U0267149

当代中医专科专病诊疗大系

耳鼻咽喉疾病诊疗全书

主　审　林天东　庞国明
主　编　张勤修　李昕蓉　刘　洋

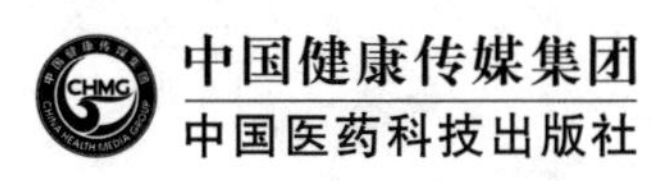

内 容 提 要

本书共分为基础篇、临床篇和附录三大部分，基础篇主要介绍了耳鼻咽喉系疾病的相关理论知识，临床篇详细介绍了常见耳鼻咽喉系疾病的中西医结合认识、诊治、预防调护、研究进展等内容，附录包括临床常用检查参考值、开设耳鼻咽喉系专病专科应注意的问题（数字资源）。全书内容丰富，言简意赅，重点突出，具有极高的学术价值和实用价值，适合中医临床工作者学习阅读参考。

图书在版编目（CIP）数据

耳鼻咽喉疾病诊疗全书 / 张勤修，李昕蓉，刘洋主编 . — 北京 ：中国医药科技出版社，2024.1
（当代中医专科专病诊疗大系）
ISBN 978-7-5214-4194-9

Ⅰ . ①耳…　Ⅱ . ①张… ②李… ③刘…　Ⅲ . ①耳鼻咽喉病—中医诊断学 ②耳鼻咽喉病—中医治疗法　Ⅳ . ① R276.1

中国国家版本馆 CIP 数据核字（2023）第 200762 号

美术编辑 陈君杞
版式设计 也 在

出版 **中国健康传媒集团** | 中国医药科技出版社
地址 北京市海淀区文慧园北路甲 22 号
邮编 100082
电话 发行：010-62227427 邮购：010-62236938
网址 www.cmstp.com
规格 787 × 1092 mm $^{1}/_{16}$
印张 24 $^{1}/_{2}$
字数 612 千字
版次 2024 年 1 月第 1 版
印次 2024 年 1 月第 1 次印刷
印刷 三河市万龙印装有限公司
经销 全国各地新华书店
书号 ISBN 978-7-5214-4194-9
定价 210.00 元

获取新书信息、投稿、为图书纠错，请扫码联系我们。

《当代中医专科专病诊疗大系》
编 委 会

朱恪材　朱章志　朱智德　乔树芳　任　文　刘　明
刘　洋　刘　辉　刘三权　刘仁毅　刘世恩　刘向哲
刘杏枝　刘佃温　刘建青　刘建航　刘树权　刘树林
刘洪宇　刘静生　刘静宇　闫金才　闫清海　闫惠霞
许凯霞　孙文正　孙文冰　孙永强　孙自学　孙英凯
纪春玲　严　振　苏广兴　李　军　李　扬　李　玲
李　洋　李　真　李　萍　李　超　李　婷　李　静
李　蔚　李　慧　李　鑫　李小荣　李少阶　李少源
李永平　李延萍　李华章　李全忠　李红哲　李红梅
李志强　李启荣　李昕蓉　李建平　李俊辰　李恒飞
李晓雷　李浩玮　李燕梅　杨　荣　杨　柳　杨　楠
杨克勤　连永红　肖　伟　吴　坚　吴人照　吴志德
吴启相　吴维炎　何庆勇　何春红　冷恩荣　沈　璐
宋剑涛　张　芳　张　侗　张　挺　张　健　张文富
张亚军　张国胜　张建伟　张春珍　张胜强　张闻东
张艳超　张振贤　张振鹏　张峻岭　张理涛　张琼瑶
张攀科　陆素琴　陈　白　陈　秋　陈太全　陈文一
陈世波　陈忠良　陈勇峰　邵丽黎　武　楠　范志刚
林　峰　林佳明　杭丹丹　卓　睿　卓进盛　易铁钢
罗　建　罗试计　和艳红　岳　林　周天寒　周冬梅
周海森　郑仁东　郑启仲　郑晓东　赵　琰　赵文霞
赵俊峰　赵海燕　胡天赤　胡汉楚　胡穗发　柳忠全
姜树民　姚　斐　秦蔚然　贾虎林　夏淑洁　党中勤
党毓起　徐　奎　徐　涛　徐林梧　徐雪芳　徐寅平
徐寒松　高　楠　高志卿　高言歌　高海兴　高铸烨
郭乃刚　郭子华　郭书文　郭世岳　郭光昕　郭欣璐
郭泉滢　唐红珍　谈太鹏　陶弘武　黄　菲　黄启勇
梅荣军　曹　奕　崔　云　崔　菲　梁　田　梁　超
寇绍杰　隆红艳　董昌武　韩文朝　韩建书　韩建涛
韩素萍　程　源　程艳彬　程常富　焦智民　储浩然
曾凡勇　曾庆云　温艳艳　谢卫平　谢宏赞　谢忠礼

孙会秀　孙治安　孙艳淑　孙继建　孙绪敏　孙善斌
杜　鹃　杜云波　杜欣冉　杜梦冉　杜跃亮　杜璐瑶
李　伟　李　柱　李　勇　李　铁　李　萌　李　梦
李　霄　李　馨　李丁蕾　李又耕　李义松　李云霞
李太政　李方旭　李玉晓　李正斌　李帅垒　李亚楠
李传印　李军武　李志恒　李志毅　李杨林　李丽花
李国霞　李钍华　李佳修　李佩芳　李金辉　李学军
李春禄　李茜羽　李晓辉　李晓静　李家云　李梦阁
李彩玲　李维云　李雯雯　李鹏超　李鹏辉　李满意
李增变　杨　丹　杨　兰　杨　洋　杨文学　杨旭光
杨旭凯　杨如鹏　杨红晓　杨沙丽　杨国防　杨明俊
杨荣源　杨科朋　杨俊红　杨济森　杨海燕　杨蕊冰
肖育志　肖耀军　吴　伟　吴平荣　吴进府　吴佐联
员富圆　邱　彤　何　苗　何光明　何慧敏　佘晓静
辛瑶瑶　汪　青　汪　梅　汪明强　沈　洁　宋震宇
张　丹　张　平　张　阳　张　苍　张　芳　张　征
张　挺　张　科　张　琼　张　锐　张大铮　张小朵
张小林　张义龙　张少明　张仁俊　张欠欠　张世林
张亚乐　张先茂　张向东　张军帅　张观刚　张克清
张林超　张国妮　张咏梅　张建立　张建福　张俊杰
张晓云　张雪梅　张富兵　张腾云　张新玲　张燕平
陆　萍　陈　娟　陈　密　陈子扬　陈丹丹　陈文莉
陈央娣　陈立民　陈永娜　陈成华　陈芹梅　陈宏灿
陈金红　陈海云　陈朝晖　陈强松　陈群英　邵玲玲
武　改　苗灵娟　范　宇　林　森　林子程　林佩芸
林学英　林学凯　尚东方　呼兴华　罗永华　罗贤亮
罗继红　罗瑞娟　周　双　周　全　周　丽　周　剑
周　涛　周　菲　周延良　周红霞　周克飞　周丽霞
周解放　岳彩生　庞　鑫　庞国胜　庞勇杰　郑　娟
郑　程　郑文静　郑雅方　单培鑫　孟　彦　赵　阳
赵　磊　赵子云　赵自娇　赵庆华　赵金岭　赵学军

《耳鼻咽喉疾病诊疗全书》
编委会

主　审　林天东　庞国明

主　编　张勤修　李昕蓉　刘　洋

副主编　张富兵　王凯锋　黄河银　张大铮　刘　敏　阮志华
陈永娜　刘　颖　何　苗　张新玲

编　委（按姓氏笔画排序）
王　珏　王　娅　王小涔　王寻雨　王晓培　王瑞琪
王瑞霞　双振伟　朱雪霖　刘欢兴　刘宗敏　齐　珂
齐银辉　许　亦　牟　月　杜孟芯　李　敏　李　馨
李方旭　李正斌　李亚楠　李军武　李红梅　李丽花
李佳修　李佩珈　李宗敏　李玲娟　杨九一　杨叶鹏
杨莎莎　张　芳　张　侗　张　敏　张新响　陈　晴
陈丹丹　庞　鑫　庞开云　庞勇杰　庞勇杰　胡　浩
钟　娟　娄　静　唐　迷　黄　洋　黄　倩　龚琦胜
康浩然　蒋　糠　傅勤为　曾　珍　曾　斌　谢　春
戴梦璘

坚持中医思维　彰显特色优势
提高临床疗效　服务人民健康

王　序

中医药学是中华民族的伟大创造，是中国古代科学的瑰宝，也是打开中华文明宝库的钥匙，为中华民族的繁衍生息作出了巨大贡献。党和政府历来高度重视中医药工作，特别是党的十八大以来，以习近平同志为核心的党中央把中医药工作摆在了更加突出的位置，中医药改革发展取得了显著成绩。2019 年 10 月 20 日发布的《中共中央 国务院关于促进中医药传承创新发展的意见》指出，传承创新发展中医药是新时代中国特色社会主义事业的重要内容，是中华民族伟大复兴的大事，对于坚持中西医并重，打造中医药和西医药相互补充协调发展的中国特色卫生健康发展模式，发挥中医药原创优势、推动我国生命科学实现创新突破，弘扬中华优秀传统文化、增强民族自信和文化自信，促进文明互鉴和民心相通、推动构建人类命运共同体具有重要意义。

传承创新发展中医药，必须发挥中医药在维护和促进人民健康中的重要作用，彰显中医药在疾病治疗中的独特优势。中医专科专病建设是坚持中医原创思维，突出中医药特色优势，提高临床疗效的重要途径和组成部分。长期以来，国家中医药管理局高度重视和大力推动中医专科专病的建设，从制定中长期发展规划到重大项目、资金安排，都将中医专科专病建设作为重要任务和重点工作进行安排部署，并不断完善和健全管理制度与诊疗规范。经过中医药界广大专家学者和中医医务工作者长期不懈的努力，全国中医专科专病建设取得了显著的成就。

实践表明：专科专病建设是突出中医药特色优势，遵循中医药自身发展规律和前进方向的重要途径；是打造中医医院核心竞争力，实现育名医、建名科、塑名院之“三名”战略的必由之路；是提升临床疗效和诊疗水平的重要手段；是培养优秀中医临床人才，打造学科专科优秀团队的重要平台；是推动学术传承创新、提升科研能力水平、促进科技成果转化的重要途径；是各级中医医院、中西医结合医院提升社会效益和经济效益的有效举措。

事实证明：中医专科专病建设的学术发展、传承创新、经验总结和推广应用，对建设综合服务功能强、中医特色突出、专科优势明显的现代中医医院和中医专科医院，建设国家中医临床研究基地，创建国家和区域中医（专科）诊疗中心及中西医结合旗舰医院，提升基层中医药特色诊疗水平和综合服务能力等方面都发挥着不可替代的基础保障和重要支撑作用。

《中共中央 国务院关于促进中医药传承创新发展的意见》对彰显中医药在疾病治疗中的优势，加强中医优势专科专病建设作出了规划和部署，强调要做优做强骨伤、肛肠、儿科、皮科、妇科、针灸、推拿以及心脑血管病、肾病、周围血管病、糖尿病等专科专病，要求及时总结形成诊疗方案，巩固扩大优势，带动特色发展，并明确提出用 3 年左右时间，筛选 50 个中医治疗优势病种和 100 项适宜技术等任务要求。2022 年 3 月国务院办公厅发布的《“十四五”中医药发展规划》也强调指出，要开展国家优势专科建设，以满足重大疑难疾病防治临床需求为导向，做优做强骨伤、肛肠、儿科、皮肤科、妇科、针灸、推拿及脾胃病、心脑血管病、肾病、肿瘤、周围血管病、糖尿病等中医优势专科专病。要制定完善并推广实施一批中医优势病种诊疗方案和临床路径，逐步提高重大疑难疾病诊疗能力和疗效水平。可以说《当代中医专科专病诊疗大系》（以下简称《大系》）的出版，是在促进中医药传承创新发展的新形势下应运而生，恰逢其时，也是贯彻落实党中央国务院决策部署的具体举措和生动实践。

《大系》是由享受国务院政府特殊津贴专家、全国第六批老中医药学术继承指导老师、全国名中医，第十三届和十四届全国人大代表庞国明教授发起，并组织全国中医药高等院校和相关的中医医疗、教学科研机构 1000 余名临床各科专家学者共同编著。全体编著者紧紧围绕国家中医药事业发展大局，根据国家和区域中医专科医疗中心建设、国家重点中医专科建设，以及省、市、县中医重点与特色专科建设的实际需要，坚持充分“彰显中医药在疾病治疗中的优势”，坚持“突出中医思维，彰显特色主线，立足临床实用，助提专科内涵，打造品牌专科集群”的编撰宗旨。《大系》共 30 个分册，由包括国医大师和院士在内的多位专家学者分别担任自己最擅长的专科专病诊疗全书的主审，为各分册指迷导津、把关定向。由包括全国名中医、岐黄学者在内的 100 多位各专科领域的学科专科带头人分别担任各分册主编。经过千余名专家学者异域同耕，历尽艰辛，寒暑不辍，五载春秋，终于成就了《大系》。《大系》的隆重出版不仅是中医特色专科专病建设的一大成果，也是中医药传承精华，守正创新进程中的一件大事，承前启后，继往开来，难能可贵，值得庆贺！

在2020年“全国两会”闭幕后，庞国明同志将《大系》的编写大纲、体例及《糖尿病诊疗全书》等书稿一并送我，并邀我写序。我不是这方面的专家，也未能尽览《大系》的全稿，但作为多年来推动中医专科专病建设的参与者和见证人，仅从大纲、体例、样稿及部分分册书稿内涵质量看，《大系》坚持了持续强化中医思维和中医专科专病特色优势的宗旨，突出了坚持提高临床疗效和诊疗水平及注重实践、实际、实用的原则。尽管我深知中医专科专病建设仍然不尽完善，做优做强专科专病依然任重道远。但我相信，《大系》的出版必将为推动我国的中医专科专病建设和进一步彰显中医药在疾病治疗中的独特优势，为充分发挥中医药在维护和促进人民健康中的重要作用，产生重大而深远的影响。

故乐以此为序。

国家中医药管理局原局长
第六届中华中医药学会会长

2023年3月18日

陈 序

由我国优秀的中医学家、全国名中医庞国明教授等一批富有临床经验的中医药界专家们共同协力合作，以传承精华、守正创新为宗旨，以助力国家中医专科医学中心、专科医疗中心、专科区域诊疗中心、优势专科、重点专科、特色专科建设为目标，编撰并将出版的这套《当代中医专科专病诊疗大系》丛书（以下简称《大系》)，是在2000年、2016年由中国医药科技出版社出版《大系》第一版、第二版的基础上，以服务于当今中医专科专病建设、突出中医特色、强化中医思维、彰显中医专科优势为出发点和落脚点，对原书进行了修编补充、拾遗补阙、完善提升而成的，丛书名由第一版、第二版的《中国中西医专科专病临床大系》更名为《当代中医专科专病诊疗大系》。其内容涵盖了内科、外科、妇科、儿科、急诊、皮肤以及骨科、康复、针灸等30个学科门类，实属不易!

该丛书的特点，主要体现在学科门类较为齐全，紧密结合专科专病建设临床实际需求，融古贯今，承髓纳新，突出中医特色，既尊重传统，又与时俱进，吸收新进展、新理论和新经验，是一套理论联系实际、贴合临床需要，可供中医、中西医结合临床、教学、科研参考应用的一套很好的工具书，很是可贵，值得推荐。

今国明教授诚邀我在为《大系》第一版、第二版所写序言基础上，为新一版《大系》作序，我认为编著者诸君在中华中医药学会常务理事兼慢病分会主任委员、中国中医药研究促进会专科专病建设工作委员会会长庞国明教授的带领下，精诚团结、友好合作，艰苦努力多年，立足中医专科专病建设，服务于临床诊疗，很接地气，完成如此庞大巨著，实为不可多得，难能可贵，爱乐为之序。

中国科学院院士
国医大师 陈可冀

2023年9月1日

王　序

传承创新发展中医药，是新时代中国特色社会主义事业的重要内容，《中共中央 国务院关于促进中医药传承创新发展的意见》明确指出“彰显中医药在疾病治疗中的优势，加强中医优势专科建设”。因此，对中医专科专病临床研究进行系统整理、加以提高，以窥全貌，就显得十分重要。

2000 年，以庞国明主任医师、林天东国医大师等共同担任总主编，组织全国 1000 余位临床专家编撰的《中国中西医专科专病临床大系》发行海内外，影响深远。二十年过去，国明主任医师再次牵头启动《大系》修编工程，以“传承精华，守正创新”为宗旨，以助力建设国家、省、市、县重点专科与特色专科为目标，丰富更新了大量内容和取得的成就，反映了中医专科研究与发展的进程，具有较强的时代性、实用性，并将书名易为《当代中医专科专病诊疗大系》，凡三十个分册，每册篇章结构，栏目设计令人耳目一新。

学无新，则无以远。这套书立意明确，就其为专科专病建设而言，无疑对全国中医、中西医结合之临床、教学、科研工作，具有重要的参考意义。编书难，编大型专著尤难，编著者们在繁忙的医疗、教学、科研工作之余，倾心打造的这部巨著必将功益杏林，更希望这部经过辛勤汗水浇灌的杏林之树（书）“融会新知绿荫蓬，今年总胜去年红”。中医之学路迢迢，莫负春光常追梦，当惜佳时再登高。

中国工程院院士
国医大师
北京中医药大学终身教授　王琦

2023 年 7 月 20 日于北京

打造中医品牌专科　带动医院跨越发展

——代前言

“工欲善其事，必先利其器。”同样，肩负着人民生命健康和健康中国建设重任的中医、中西医结合工作者，也必当首先要有善其事之利器，即过硬的诊疗技术和解除亿万民众病痛的真本领。《当代中医专科专病诊疗大系》丛书（以下简称《大系》），就是奉献给广大中医、中西医结合专科专病建设和临床诊疗工作者“利器”的载体。期望通过她的指迷导津、方向引领，把专科建设和临床诊疗效果推向一个更加崭新的阶段；期望通过向她的问道，把自己工作的专科专病科室，打造成享誉当地乃至国内外的品牌专科，实施品牌专科带动战略、促助医院跨越式发展，助力中医药事业振兴发展。

专科专病科室是相对于传统模式下的大内科、大外科等科室名称而言的。应当指出的是，专科专病科室亦不是当代人的发明，早在《周礼·天官冢宰》就有“凡邦之有疾病者……则使医分而治之”。“分而治之”就是让精于专科专病研究的医生去分别诊疗。因此，设有“食医”“疾医”“疡医”等专科医生，只不过是没把“专科专病”诊疗分得那么细和进行广泛宣传罢了。从历代医家著述和学术贡献看，亦可以说张仲景、华佗、叶天士等都是专科专病的诊疗大家。因仲景擅伤寒、叶天士擅温病、华佗擅“开颅术”等，后世与近代的医学家们更是以擅治某病而誉满华夏，如焦树德擅痹病、任继学擅脑病等。因此，诸多名医先贤大家们多是专科专病诊疗的行家里手。

那么，进入21世纪以来，为什么说加强中医专科专病建设的呼声一浪高过一浪呢？究其原由大致有四：

首先是振兴中医事业发展、突出中医特色优势的需要。20世纪80年代以后的中医界提出振兴中医的口号，国家也制定了相应的政策，中医事业得到了快速发展。但需要做的事还有很多很多。通过专科专病建设，可以培育、造就一大批高水平的中医、中西医结合专业人才，突出中医特色，总结实用科学的临床经验，推动中医、中西医结合专科专病的深入研究，助力中医药事业振兴发展!

第二是促进中西医协同、开拓医疗新领域的需要。中医、西医、中西医结合是健康中国建设中的三支主要力量，尽管中西医结合在某些领域和某些课题的研究方面取得了一些重大成就和进展，但仍存在着较浅层次"人为"结合的现象，而深层次的基础医学、临床医学等有机结合方面还有大量工作要做。同时，由于现在一些医院因人、财、物等条件的限制，也很难全面开展中西医结合的研究和临床实践。而通过开展专科专病建设，从某些病的基础、临床、药物等系统研究着手，或许将成为开展中西医协同、中西医结合的突破口，逐步建立起基于实践、符合实际的中西医协同、中西医结合的诊疗新体系，以开拓中医、中西医结合临床、教学、科研工作的新领域，实现真正意义上的中西医协同、中西医结合。

第三是服务于健康中国建设和人民大众对中医优质医疗日益增长新要求的需要。随着经济社会的发展和现代科学技术的进步，传统的医疗模式已满足不了人民群众医疗保健的需要，广大民众更加渴望绿色的、自然的、科学的、高效的和经济便捷的传统中医药。因此，开展中医专科专病诊疗，可以引导病人的就医趋向，便于病人得到及时、精准、有效的诊治；专科专病科室的开设，易于积累临床经验、聚焦研究方向、多出研究成果，必将大大促进中医医疗、医药、器械研发的进程，加快满足人民群众对中医药日益增长的医疗保健需求的步伐。

第四是提高两个效益的需要。目前有不少中医、中西医结合医院，尤其是市、县（区）级中医院，在当代医疗市场的激烈竞争中显得"神疲乏力"、缺少建设与发展中的"精气神"，竞争不强的原因虽然是多方面的，但没有专科特色、没有品牌专科活力是其重要的原因之一。"办好一个专科，救活一家医院，带动跨越发展"，已被许许多多中医、中西医医院的实践所证实。可以说，没有品牌专科的医院，是不可能成为快速发展的医院，更不可能成为有特色医院的。加强专科专病建设的实践表明：通过办好专科专病科室，能够快速彰显医院的专业优势与特色优势；能够快速提高医院的知名度，形成品牌影响力；能够快速带动医院经济效益和社会效益的提升；能够快速带动和促进医院的跨越式发展。

有鉴于上述四点，《大系》丛书，应运而生、神采问世，冀以成为全国中医、中西医结合专科专病建设工作者的良师益友。

《大系》篇幅宏大，内容精博，内涵深邃，覆盖面广，共30个分册。每分册分基础篇、临床篇和附录三大部分。基础篇主要对该专科专病国内外研究现状、诊疗进展以及提高临床疗效的思路方法等进行了全面阐述；临床篇是每分册的核心，以病为纲，分列条目，每个病下设病因病机、临床诊断、鉴别诊断、临床治疗、预后转归、预防调护、专方选要、研究进展等栏目，辨证论治、理法方药一线贯穿，使中医专科专病的诊疗系统化、规范化、特色化；附录介绍临床常用检查参考值和专科建设的注意事项（数字资源），对读者临床诊疗具有重要参考价值。

《大系》新全详精，实用性强。参考国内外书籍、杂志等达十万余册，涉及方药数万种，名医论点有出处，方药选择有依据，多有临床验证和研究报告，详略有序，条理清晰，充分反映了当代中医、中西医结合专科专病的临床实践和研究成果概况，其中不乏知名专家的精辟论述、新创方药和作者的独到见解。为了保持其原貌，《大系》各分册中所收集的古方、验方等凡涉及国家规定的稀有禁用中药没有做删改，特请读者在实际使用时注意调换药物，改换替代药品，执行国家有关法规。

本《大系》业已告竣，她是国内1000余位专家、学者、编者辛苦劳动的成果和智慧的结晶。她的出版，必将对弘扬祖国中医药学，开展中医、中西医结合专科专病建设，深入开展中医、中西医结合之医疗、教学、科研起到积极的推动作用，并为中医药事业的传承精华、守正创新和人类的医疗卫生保健事业做出积极贡献。

鉴于该《大系》编著带有较强的系统性、艰巨性、广泛性以及编者的认知差别，书中难免存在一些问题，真诚希望读者朋友不吝赐教，以便修订再版。

庞国明

2023年7月20日于北京

编写说明

早在两千多年前，我国医学家就开始研究耳鼻咽喉疾病。先秦时期的《五十二病方》是我国现存最早的医籍，涉及耳鼻咽喉方面的内容有20余处170余字，这是中医耳鼻咽喉学科的萌芽期。后来经历了战国、东汉、晋、隋、唐、宋、金、元、明、清的发展，直到中华人民共和国建立后，成立了中医学院，出现了耳鼻喉专科。在现代医学中，耳鼻咽喉科是一个独立的医学科学，其发展离不开解剖学、外科学、生理学、病理学等多个学科的支持。1988年，我国五官专业开始招收硕士研究生；1998年，我国五官专业开始招收博士研究生；2015年，针刺治疗变应性鼻炎被正式纳入美国《变应性鼻炎临床实践指南》，标志着中医治疗五官科疾病的方法已经走向世界。

一路走来，中医耳鼻咽喉科在临床、科研、教学、产业等方面行稳致远，硕果累累。为了传承、发扬、创新前辈们的研究成果，更为了耳鼻咽喉疾病的治疗朝着专科化、规范化、现代化的方向不断进步，进一步提高医务人员的业务水平、加强对耳鼻咽喉疾病的防治，我们结合当前实际需要编撰了本书。

本书编委由我国长期从事中医耳鼻咽喉医学教育的教授、学者，以及长期工作在教学、科研和临床一线的经验丰富的耳鼻咽喉科专家组成。本书共分为基础篇、临床篇、附录三部分。基础篇介绍了目前耳鼻咽喉疾病在国内外的研究现状及前景、诊断思路与方法、治则与用药规律，以及提高临床疗效的思路方法，重在阐述中医的常规治疗和用药规律，兼顾了传承和创新的两个方面。临床篇介绍了16种耳部疾病、14种鼻部疾病、7种咽部疾病、8种喉部疾病，以及耳鼻咽喉的肿瘤、职业病、异物和特殊感染性疾病，突出了中西医并重、中西药并用的特点，力求阐明当前中医学、西医学和中西医结合诊治耳鼻咽喉疾病的发展成果和最新研究进展。附录收载了临床常用检查参考值以及专病专科建设应注意的问题（数字资源）等内容。需要强调的是，为保留方剂原貌，原方中玳瑁、穿山甲等现已禁止使用的药品，未予改动，读者在临床应用时应使用相应的代用品。

本书力求全面实用，适合从事耳鼻咽喉病防治与研究的临床医师及医学院校学生使用和学习。但在临床中，医者还需要进一步做到五个结合：一是辨证和辨病相结合，诊断才会更清楚。二是局部辨证和全身辨证相结合，用药才会更准确。三是内治法与外治法相结合，疗效才会更全面。四是药物治疗与心理治疗相结合，预后才会更持久。五是医生治疗和饮食调养相结合，健康才会更稳当。

鉴于编者水平有限，加之医学进展日新月异，书中如有不足之处，恳切希望广大同道和读者提出宝贵意见，以便再版时修订。

编委会

2023 年 6 月

目　录

基础篇

数字资源

基础篇

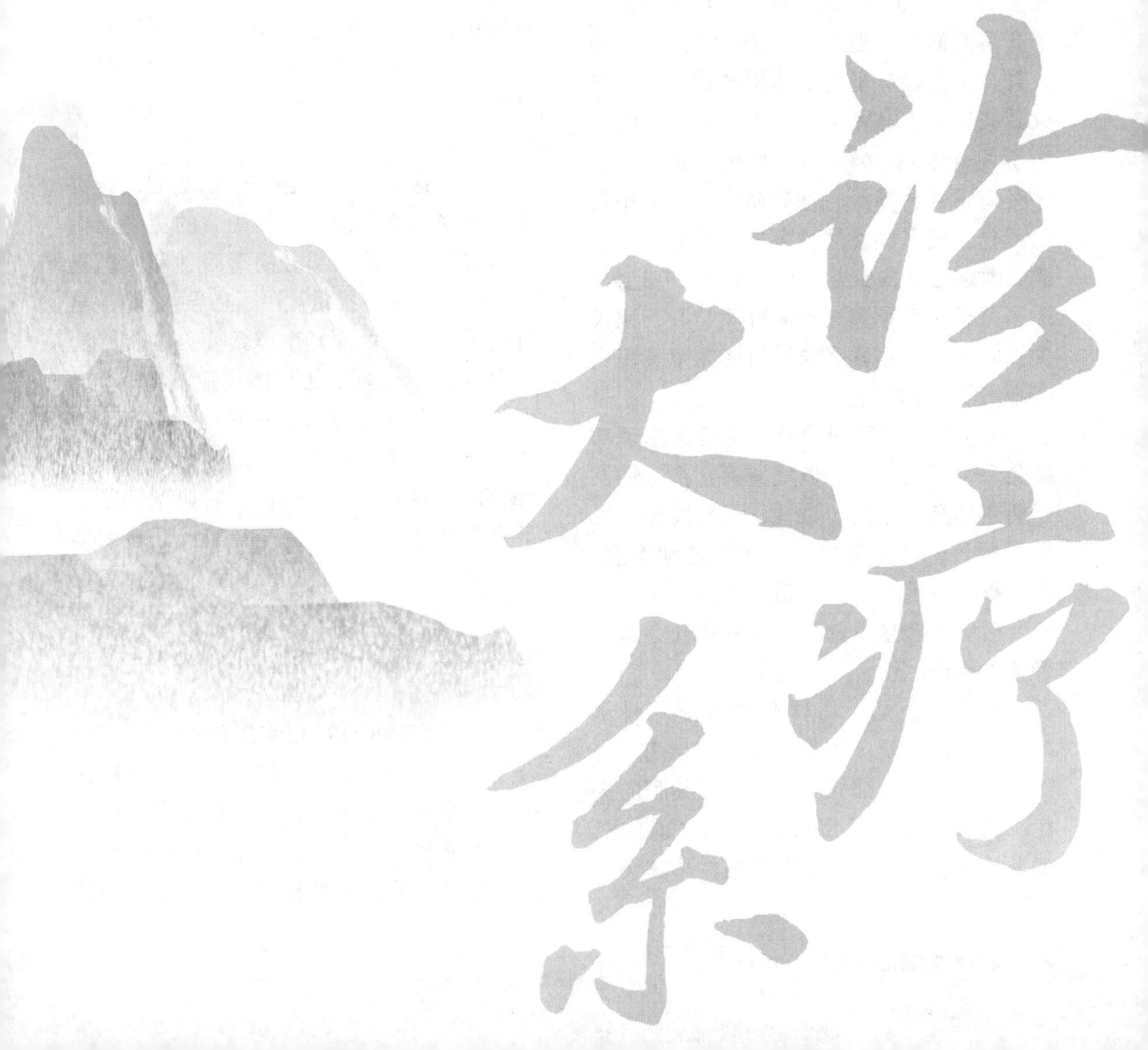

第一章　国内外研究现状及前景

一、现状与成就

（一）耳鼻咽喉感染性疾病

1. 鼻科感染性疾病

鼻窦炎（rhinosinusitis，RS）是鼻腔及鼻旁窦的炎症性疾病，是耳鼻咽喉科最常见的疾病之一，在医疗支出和生产力损失方面给社会带来了巨大负担。急性鼻窦炎（acute rhinosinusitis，ARS）通常是病毒性感冒的结果。ARS 通常是一种自限性疾病，但严重的并发症会危及生命甚至死亡。慢性鼻窦炎（chronic rhinosinusitis，CRS）是一个严重的健康问题，影响 5%~12% 的普通人群。儿童因鼻窦解剖结构的特殊性，导致其较易发生鼻窦炎，美国儿科学会流行病学调查表明，5%~13% 的儿童病毒性上呼吸道感染会导致急性鼻窦炎，其中相当一部分会发展成慢性鼻窦炎，并且近年来欧美国家儿童鼻窦炎的发病率有上升趋势。中国关于儿童鼻窦炎的流行病学调查比较少，但近年来耳鼻咽喉科门诊儿童鼻窦炎就诊患者明显增加。

鼻窦炎对于呼吸道及消化道的生理功能会产生不良影响，鼻窦炎患者在急性发作期还具有一定的传染性，而慢性鼻窦炎病程较长，可反复发作，病情迁延不愈，严重影响患者的日常生活、工作，使患者的生活质量严重下降，给患者和社会造成严重的经济负担。

2004 年美国《耳鼻咽喉头颈外科学杂志》发布鼻及鼻窦炎临床工作指南，由于所有的鼻窦炎都同时伴有鼻腔黏膜的炎症，故采用鼻 - 鼻窦炎来替代之前的鼻窦炎的概念。在新版《中国慢性鼻窦炎诊断和治疗指南（2018）》中更改为“慢性鼻窦炎”。许庚认为“慢性鼻窦炎”的翻译更为恰当。①根据英文 chronic（慢性的）和 rhinosinusitis（鼻窦炎），chronic rhinosinusitis 连起来翻译成中文就是“慢性鼻窦炎”。②无论是发病因素、病理生理学机制，还是临床诊断依据、治疗方法和治疗目标，鼻炎和鼻窦炎都有很大的区别，把鼻炎和鼻窦炎合并在一起可能会导致概念混淆。因此不建议把两种并不完全相同的疾病合并在一起，也不必因为有解剖学的延续性就把二者混为一谈。鼻窦炎发病机制具有多因素性质，其病因非常复杂，目前尚不明确。越来越多的证据表明，鼻窦炎是由多种环境因素和免疫系统相互作用导致的综合征，真菌、金黄色葡萄球菌、病毒感染都可能是 CRS 的病因，研究这些环境因素如何诱发鼻黏膜的免疫反应虽然很重要，但大部分的病因学和发病机制研究仍不能直接转化用于指导临床实践。目前关注点已由探究个体致病因素转移到鼻窦炎症上如何确认具体炎症类型。CRS 可单独或混合表现出 3 种不同免疫病理类型：①Ⅰ型免疫反应：针对细胞内病原体（最常见的病原体为病毒），它典型细胞因子是 IFN-γ；②Ⅱ型免疫反应：针对大型的细胞外寄生虫，其典型细胞因子是 IL-4、IL-5 和 IL-13；③Ⅲ型免疫反应：针对细胞外细菌和真菌，典型细胞因子是 IL-17 和 IL-22。

随着 CT 和 MRI 在临床诊断上的广泛应用，鼻窦病变显示更加清晰，与周围组织的关系更为直观，让人们对鼻窦炎的认识更加清楚。临床症状虽对诊断 CRS 有较高敏感性，但特异性较差，因此建议要结合内镜和 CT 的客观检查进行诊断。在 CT 诊断鼻窦炎方面，如果 CT 扫描只是发现 1 或 2 个窦壁黏膜的增厚，并且不涉及窦口区域黏膜，则不大可能是鼻窦炎。CHO 等通过对慢性鼻窦炎患者筛骨病理及 CT 值测量的相关研究后指出，筛骨 CT 值可以作为慢性鼻窦炎患者骨炎、骨重塑及新骨形成的重要影像学参数。患者筛骨 CT 测量值与其病情的主客观严重程度相关，可以作为临床评价病情的一个重要参数。鼻窦 Lund–Mackay CT 在慢性鼻窦炎和术后评估随访方面具有不可或缺的作用。但 CT 检查也不应滥用，结合我国国情，史建波团队提出：在初次就诊时进行比较详细的病史询问，适当放宽检查指征，比如鼻内镜检查，不建议早期 CT 检查，但单侧病变尽早行 CT 检查。《2020 年欧洲鼻窦炎和鼻息肉意见书》（《EPOS 2020》）强调术前进行鼻窦 CT 扫描以识别重要的解剖结构。

鼻窦炎致病菌各有不同，由于抗生素的广泛应用，慢性鼻窦炎的致病菌耐药性越来越强。不少学者对其分泌物或病变黏膜进行了细菌培养，以期能够更好地指导临床正确用药。何文霞团队对 100 例患者的分泌物进行细菌培养发现，细菌阳性率为 84%，且均为单一细菌生长。其中表皮葡萄球菌 22 例，占培养细菌总数的 26%，并提出 CRS 患者应进行常规细菌培养和药敏试验，抗生素的使用应以病原菌检测和药敏试验结果为基础。李军团队研究表明，革兰阳性菌菌株 66.9%，最常见的病原菌为表皮葡萄球菌、金黄色葡萄球菌、溶血葡萄球菌。革兰阴性菌中最常见的病原菌为铜绿假单胞菌、产气肠杆菌、阴沟肠杆菌。其中革兰阳性菌为主要致病菌。革兰阳性菌及革兰阴性菌在抗生素敏感度上存在很大的差异，需根据细菌培养及药敏试验选用敏感抗生素。

鼻窦炎的治疗可分为药物治疗和外科治疗。目前，大多数研究表明，急性鼻窦炎仍然以抗炎治疗和局部治疗为主。而对于慢性鼻窦炎的药物治疗方面，在最新发布的《EPOS 2020》中，局部糖皮质激素和鼻腔生理盐水冲洗是Ⅰa 类的证据，全身糖皮质激素的证据虽然也是Ⅰa 类，但专家组强调作为病情控制不良的 CRS 的补充治疗，每年 1~2 个短疗程的全身糖皮质激素是有帮助的，更大疗程仍要注意不良反应的问题。值得注意的是，研究提示术后使用短疗程的全身糖皮质激素对改善患者的生活质量似乎没有好处。近年有多项高质量的糖皮质激素缓释支架治疗 CRS 的研究，因此 EPSO 2020 将其证据级别定为Ⅰa 类。在抗生素方面，《EPOS 2020》将短期和长期口服抗生素（主要指大环内酯类药物）的证据级别都做了修改，研究显示口服抗生素对 CRS 没有明显好处。在生物制剂方面，近年已有多项高质量的临床研究发表。2019 年，首个生物治疗单抗 Dupilumab（抗 IL–4Rα 单抗）被美国和欧洲的药品管理部门批准用于治疗伴有息肉的 CRS，证据级别为Ⅰa 类，这可能是 CRS 进入到精准医学时代的重要标志。在外科治疗方面，功能性鼻内镜手术（functional endoscopic sinus surgery，FESS）是指通过鼻内镜重建鼻窦生理功能的手术，是 20 世纪 80 年代初，由奥地利学者 Messerklinger 首创。经过近 30 年的发展，该手术方式已由原来的传统根治性大部或全部刮除窦内黏膜的破坏性手术，演变为如今的在清除病变黏膜的基础上，尽可能地保留鼻腔、鼻窦等正常组织和结构，同时形成良好的通气引流，恢复鼻腔、鼻窦黏膜的形态和生理功能，从而治愈鼻窦炎和鼻息肉，降低复发率的全新的手术方式。其手术安全性和手术疗效得到飞跃进步。

中医称鼻窦炎为鼻渊，又有“脑渗”“脑漏”“脑泻”“脑崩”等病名，其“鼻渊”病名最早见于《黄帝内经》，并对其症状和病机进行了描述，《素问·气厥论篇》有云：“胆移热于脑，则辛頞鼻渊。鼻渊者，浊涕下不止也。”关于其病因病机，历代医家对其论述较多。大多认为其病机为“胆热移于脑”，如《圣济总录》说：“夫脑为髓海，藏于至阴，故藏而不泻，今胆移邪热上入于脑，则阴气不固，而藏者泻矣，故脑液下渗于鼻，其证浊涕出不已，若水之有渊源也。”《医学摘粹》云：“如中气不运，肺金壅满，即不感风寒，而浊涕时下者，此即鼻渊之谓也，而究其本源，总由土湿胃逆，浊气填塞于上，肺是以无降路矣。”指出鼻渊乃脾气失运，湿邪困滞所致。《医醇賸义》曰：“脑漏者，鼻如渊泉，涓涓流涕，致病有三，曰风也，曰火也，曰寒也。”《医碥》有云：“盖鼻渊属风热入脑，热气涌涕伤鼻。”均明确了风、火、寒致病的病机。《素问·至真要大论篇》指出邪热入肺乃鼻渊病机，“少阴之复，燠热内作……甚则入肺，咳而鼻渊。”《辨证录》：“人有鼻塞不通，浊涕黏稠，已经数年，皆以为鼻渊而火结于脑也，谁知是肺经郁火不宣”，亦认为鼻渊的发病与肺热关系密切。《秘传证治要诀及类方》提出肾虚致病说：“有不因伤冷而涕多者，涕或黄或白，或时带血，如脑髓状，此由肾虚所生。”《外科正宗》认为本病乃内外合邪所致，书中曰：“脑漏者，又名鼻渊，总因风寒凝入脑户与太阳湿热交蒸乃成。”而《景岳全书》也提出了饮食不节、寒郁化火致使湿热上熏的病机。古代文献中有关于鼻渊治疗的记载最早见于宋代。《圣济总录》治脑热用前胡汤、荆芥散和防风散，治脑热肺壅以鸡苏丸。《名医类案》指出治疗鼻渊应辨别寒热二证，属热者宜用清凉之药散之。《济生方》所载之苍耳散被认为是治疗鼻渊的要方，至今仍在临床广泛使用。《古今医统》提出肺热鼻渊治宜清金泻火清痰，方用神愈散。《类证治裁》则以辛凉之开上宣郁法治疗风寒化热之鼻渊，方以辛夷消风散加羚羊角、苦丁茶叶、黑山栀子。

现代医著及临床报道中，多认为本病属热属实，其病因病机多为肺热和肝胆热。20世纪70年代出版的《五官科学》首次将鼻渊与鼻窦炎联系起来，并指出急性鼻窦炎乃肺热或胆热上灼鼻窦，或湿热困郁脾胃而成。全国高等中医院校函授教材《中医耳鼻喉科学》始将鼻渊分为急鼻渊和慢鼻渊。王德鉴在《中医耳鼻咽喉口腔科学》书中则分别论述了急鼻渊和慢鼻渊，并将其病因病机归纳为三类：一为外感邪毒，肺经热盛；二为肝胆火热，蒸灼鼻窍；三为湿热困脾，浊阴不降。《干祖望中医五官科经验集》认为风寒侵袭、风热侵袭和清阳不升乃急性鼻窦炎的病机，分别予荆防败毒散合苍耳子散、桑菊饮合苍耳子散及藿香正气散合苍耳子散加减化裁治疗。《中医耳鼻咽喉科临床手册》则认为乃肺经风热、肝胆湿热及脾胃火热上蒸鼻窦所致，分别使用银翘散合苍耳散、龙胆泻肝汤、清胃汤化裁论治。古代医籍中还有以针灸治疗鼻渊的记载，如《针灸大成》中以针刺曲差、上星治疗鼻渊；《医学纲目》中亦有灸上星、三里、合谷治疗湿热鼻渊记载。现代单以针灸治疗鼻渊的报道鲜见，其多是一种辅助疗法。中医治疗鼻及鼻窦炎有着上千年的历史，在临床实践中积累大量有价值的经验，值得广泛推广应用。

2. 耳科感染性疾病

慢性化脓性中耳炎（chronic suppurative otitis media，CSOM）仍然是目前国内外发病率较高的耳鼻咽喉科病种之一，呈逐年上升趋势，是听力致残的主要因素之一。同时，它还可造成严重的颅内并发症，严重影响着人们的听力和生活质量，甚至危及患者生命安全。Ibrahim 等通过病例观察显示，继发于 CSOM 的脑膜炎发生率高达

5.7%。因此，对于耳科医生来说，积极防治 CSOM 和开展与其相关的研究是一项艰巨的任务。

细菌感染是公认的慢性化脓性中耳炎的致病因素，其致病菌常为需氧菌感染，但与厌氧菌感染也有较大关系，少数与真菌感染有关。目前，国内外对慢性化脓性中耳炎致病菌报道尚未达成一致意见。近年来，国内外有较多学者研究慢性化脓性中耳炎病原菌的菌群分布。有研究结果显示，慢性化脓性中耳炎致病菌或以变形菌属、铜绿假单胞菌多见，其次为金黄色葡萄球菌、链球菌；或以金黄色葡萄球菌最为多见，铜绿假单胞菌次之。王慧敏团队对慢性化脓性中耳炎患者脓液中病原菌的分布加以分析，结果表明，其菌种分布以金黄色葡萄球菌、凝固酶阴性葡萄球菌、铜绿假单胞菌和奇异变形菌为主。张伟琳的研究表明，导致慢性化脓性中耳炎的主要病原菌有金黄色葡萄球菌、表皮葡萄球菌、铜绿假单胞菌和凝固酶阴性葡萄球菌。官文君等对慢性化脓性中耳炎术前、术后细菌培养显示，最常见的致病菌均为金黄色葡萄球菌，其次为铜绿假单胞菌；术前真菌培养最常见的是近平滑假丝酵母菌，未检出白色假丝酵母菌，并认为应对CSOM患者术前、术中、术后细菌培养进行动态监测和评估，及时根据细菌培养及药敏试验结果对抗生素进行调整。熊素芳团队对 508 例慢性化脓性中耳炎患者的中耳分泌物进行分析后发现，分泌物中病原菌以金黄色葡萄球菌、铜绿假单胞菌及表皮葡萄球菌多见，对金黄色葡萄球菌敏感性较高的抗生素包括万古霉素、利奈唑胺、头孢哌酮舒巴坦；对表皮葡萄球菌敏感性较高的抗生素包括万古霉素、利奈唑胺、莫西沙星；对铜绿假单胞菌敏感性较高的抗生素包括亚胺培南、阿米卡星、哌拉西林、他唑巴坦。了解慢性化脓性中耳炎患者病原菌分布情况及其药敏性，对指导临床合理用药具有重要价值，可有效避免病原菌产生耐药性。

颞骨高分辨率 CT 扫描有助于慢性化脓性中耳炎的诊断和鉴别诊断，是粗略估计听骨链及其周围病变的主要方法，也是评估慢性化脓性中耳炎病情轻重程度的金标准。随着 CT 分辨率的提高和重建软件的迅速发展，慢性化脓性中耳炎的诊断更为有效和准确，为慢性化脓性中耳炎愈后评估、并发症的防治提供了可靠的依据，大大提高了疾病的治愈率，提高了患者的生存质量。吴旋团队研究发现颞骨高分辨率 CT 检查对慢性化脓性中耳炎的术式选择、手术入路和病灶清除及手术的安全性有重要参考价值，但对上鼓室鼓窦病变性质、听骨链破坏评估的准确性存在一定局限性，随着中耳病变加重并出现骨质破坏，准确性相应增加。Pandey 团队研究表明，CT 中耳仿真内镜评价慢性化脓性中耳炎的准确率为锤骨 100%，砧骨 88.24%，镫骨 85.29%。郭勇团队采用定义 6 条边线的高分辨率 CT 三维容积重建的方法，并利用上下两个观察视野能三维立体全面显示包括镫骨的听骨链 12 个解剖部位，更易清楚显示听骨链的破坏程度，但其局限性是不能评价镫骨底板。胡瑞利团队发现高分辨率 CT 能够准确评估慢性化脓性中耳炎的听骨链状态，3D 重建技术较为直观，但对于锤砧关节、砧镫关节及镫骨状态的评估，2D 重建技术较 3D 重建技术更为精准，临床上需结合实际需要，选用最佳的检查方法。随着对 CT 成像技术的持续改进，全面评估听骨链及其周围病变将会越来越为准确，从而为慢性化脓性中耳炎的诊断和治疗提供更为可靠的依据。

大量临床研究表明，慢性化脓性中耳炎主要治疗手段是手术治疗，即改良乳突根治术或乳突径路鼓室成形术。目前，改良乳突根治术后复发率仍然较高，而且复发后大部分依靠再次手术治疗。目前研究显示，开放式鼓室成形术在清理病灶的同时能够使中耳的传音结构重建，使用肌骨瓣膜等填塞术腔重建上鼓室的外侧壁，采用耳甲腔成形术扩大外耳道口使外耳道与鼓膜所成的角度可以最大限度提高患者的听力，而且还能提高耳道的自洁能力使痂皮堆积减少和缩短干耳时间。

20世纪40年代，Zollner和Wullstein首次将显微镜用于耳科手术，从而开创了显微外科的先河，奠定了耳显微外科的基础；并根据传音结构的损害程度和术后鼓室传音的生理功能状况建立了现代鼓室成形术，对鼓室成形术进行了系统分型即Wullstein分型法，使得鼓室成形术在世界范围内得到广泛的推广和开展。此后，在广大耳科学者的不懈努力下，鼓室成形术的术式得以不断改进，在Wullstein分型法的基础上，出现了多种新的分类方法。耳内镜技术自问世以来，因体积小、分辨率高，临床实用性强且使用方便，成为耳科常用诊疗手段。随着耳内镜解剖和生理的深入，以及高清耳内镜技术的进步，耳内镜外科得到迅速发展。耳内镜下的微创外科技术现已较为广泛地应用于耳科的检查及手术，如鼓膜修补术、镫骨手术、中耳肿瘤、血管神经减压、听神经瘤等等。近年来，将耳内镜与显微镜相结合用于手术治疗，可以发挥耳内镜多角度、视野良好、图像清晰、手术创伤小、彻底探查术腔等优点。在手术过程中，显微镜在开放乳突、鼓室需要双手操作时作用明显，但单纯地在显微镜下进行传统手术，不能充分暴露镫骨、后鼓室及其周围结构，而耳内镜则可以消除视野死角、保护面神经和提高病灶的识别率，避免对正常组织的损伤，并彻底清理残留病变组织，尤其是听骨链、咽鼓管口及后鼓室病变的探查和清理。耳内镜技术与耳显微外科技术相辅相成，使得耳科手术更加精准微创。目前有各种各样的听骨材料应用于耳微创手术，包括自体听小骨、自体皮质骨和软骨，异体听小骨和各种人工材料听骨，其中钛金属听骨赝复体由于良好的组织相容性、无毒性、质量轻等优点得到广泛应用。多个研究表明应用不同品牌及形状的钛质听骨赝复体均可不同程度地提高术后听力，听力重建成功率（术后术耳气骨导差≤20dB HL）在76%~89%之间。随着耳显微技术的发展，在清除病变的同时，恢复中耳传音结构，重建听力正受到众多耳科学工作者的关注。

慢性化脓性中耳炎相当于中医聤耳、耳疳、耳湿等病，中医对脓耳的认识最早可追溯至战国时期，《黄帝内经》中就有类似脓耳症状的记载，如《灵枢·厥病》云："耳痛不可刺者，耳中有脓。"历代医家对其病因病机论述颇多。关于其症状描述和成因首见于《诸病源候论》："耳者，宗脉之所聚，肾气之所通。足少阴，肾之经也，劳伤血气，热乘虚也，入于其经，邪随血气至耳，热气聚则生脓汁，故谓之聤耳。"《赤水玄珠》亦有"脓耳"及有关"聤耳、缠耳、伍耳、震耳"等病机的论述。诸多专著对其内服外治等治疗方法亦有记载，《外科大成》："耳疳者，为耳内流出脓水臭秽也。书有云：出黄脓为聤耳，红脓为风耳，白脓为缠耳，清脓为震耳，名虽有五，其源则一。由足少阴虚热者，四物汤加丹皮、石菖蒲及地黄丸滋补之。由手少阳风热者，蔓荆子散、交感丹清之。"《杂病源流犀烛》："耳脓者……小儿则有胎热胎风之别……胎热若何？或洗沐水误入耳，作痛生脓。初起月内不必治，项内生肿后，毒尽自愈。月外不瘥，治之，宜红棉散敷之。胎风若何？初生风吹入耳，以致生肿出脓，宜鱼牙散吹之。"

治疗脓耳之方，以《外科证治全书》

所载之方最为实用，其脓耳、聤耳、耵耳节云："皆内火攻中，郁聚不散，归芎地黄汤（熟地易生地、白芍易赤芍），加山栀子、柴胡主之。甚者用龙胆泻肝汤加柴胡主之。外俱用红棉散。"可见，古人对耳道流脓之证有颇深的了解，但脓耳始终作为单一的症状而名。1974 年修订的全国中医药院校统编教材《中医五官科学》方把"脓耳"作为一个独立的病列入教材，但其定义和范围是比较模糊的。直至全国高等医学院校试用教材《中医耳鼻咽喉科学》方正式使用脓耳一名。脓耳作为一个现代中医耳鼻咽喉科学的病名，已有广泛的理论和医疗实践基础。随着中医现代化的发展，近年来，脓耳已有急脓耳和慢脓耳之分，使得其临床诊治更加明确。关于脓耳变证，有耳后疽、脓耳面瘫、脓耳眩晕、黄耳伤寒等。

（1）耳后疽　耳后疽又称耳后附骨痈，出自于《证治准绳》。古代病症夭疽、锐毒耳后发疽可能与本病有关。《医宗金鉴》有云："此证生于耳折之间，无论左右，属三焦经风毒，兼胆经怒火上炎而成……若红肿有头，焮热易溃，稠脓者为顺；若黑陷坚硬，臖痛引脑，甚则顶、颊、肩、肘俱痛，不热迟溃，紫血者为逆。"而隋代巢元方《诸病源候论》最早提及了类似本病的症状。曰："附骨痈，是风寒搏血脉，入深近附于骨也。十二经之筋脉，有络耳后完骨者，虚则风寒客之，寒气折血，血痞涩不通，深附于骨而成痈也。其状，无头但肿痛。"关于其治疗，明代王肯堂《证治准绳》记载以神仙活命饮和十宣托里之药治之；清代吴谦则以十全大补汤治疗。目前，关于其病名仍存在一些争议，全国高等医药院校试用教材《中医耳鼻喉科学》将其称为"耳根毒"，全国高等中医院校函授教材《中医耳鼻喉科学》将其名为"耳后疽"，而《中医耳鼻喉口腔科临床手册》又称其为"耳后痈"。

（2）脓耳面瘫　中医古代文献中没有脓耳面瘫之名，本病名首见于高等医药院校教材。《中医耳鼻喉科学》第四版教材："脓耳失治，也能变生口眼㖞斜，成为脓耳口眼㖞斜。"并阐明了脓耳与口眼㖞斜的关系。《医学举要》最早将脓耳与口眼㖞斜联系起来："口眼㖞斜，亦由风邪外侵。多由内耳痔腐……风邪皆能侵入隧道，致少阳经与阳明经引缩，致成㖞僻之疾。"现代医著中，多认为本病主要由脓耳失治误治，病久邪毒入耳，邪毒与气血相搏，致使耳部络脉闭阻，气血瘀滞，经脉、肌肉失于濡养而成。其主要病机为热毒攻耳，蒸灼脉络或气血亏虚，瘀阻脉络，分别以龙胆泻肝汤、托里消毒散治之。

（3）脓耳眩晕　对于脓耳眩晕，古代医家认识较少，有关其病因病理更是缺乏系统的认识。脓耳眩晕之名首见于《中国医学百科全书·中医耳鼻咽喉口腔科学》，书中阐述了其发病与脓耳的关系。《中医耳鼻咽喉科临床手册》以脓耳引起的迷路炎对其进行论述，并明确指出其中医病名为脓耳眩晕。直至现代，才有关于其病因病理的认识，认为其多是火热、湿浊、肝肾脾虚所致。王德鉴所著《中医耳鼻咽喉口腔科学》将其病因病机归纳为三个方面：一为肝胆热盛，上扰耳窍；二为湿浊停聚，蒙蔽耳窍；三为肾精亏损，邪蚀清窍。并分别予以龙胆泻肝汤、托里消毒散合半夏白术天麻饮、杞菊地黄丸加减进行治疗。《中医耳鼻咽喉科临床手册》则认为其为慢性脓耳失治，脓毒内攻，或复感邪毒导致慢性脓耳急性发作，邪蚀筋脉，引动内风，或邪热久稽伤阴，耗伤肝肾，虚风内动所致。分别采用龙胆泻肝汤合天麻钩藤饮、镇肝熄风汤、杞菊地黄汤合大定风珠加减进行治疗。

（4）黄耳伤寒　《诸病源候论》是对

黄耳伤寒症状记述的最早医著，并描述了耳痛猝然发生脊强背直的临床表现，并认为其病因病机乃风邪入于足少阴肾经所致。而“黄耳伤寒”病名，则首见于《赤水玄珠》，曰：“凡耳中策策痛者，皆是风入于肾经也。不治，流入肾则猝然变恶寒发热，脊强背直如痓之状，曰黄耳伤寒也。”目前，各大医著及教材均将黄耳伤寒作为独立的疾病进行论述。关于其病因病机方面，王德鉴根据其病情的轻重和病邪的深浅，将其病机概括为热在营血、热入心包、热盛动风三类。就其治疗方面，清代《冯氏锦囊秘录》记载了治疗方药“此不可作正伤寒治，宜小续命去附子，加僵蚕、天麻、羌、独，次用荆防败毒散，加细辛、白芷、蝉蜕、黄芩、赤芍、紫金皮。”现代医家基本上一致认为其病机不外营血和动风二类，故治疗上大同小异。如王德鉴根据其临床分型辨证，分别予清营汤、清宫汤、羚羊钩藤汤加减，并配合使用安宫牛黄丸、紫雪丹、至宝丹等开窍醒神。

（二）耳鼻咽喉肿瘤性疾病

耳鼻咽喉肿瘤是耳鼻咽喉科的常见病，多是由组织、细胞的异常增生所致。按病理类型，可将耳鼻咽喉肿瘤分为良性肿瘤和恶性肿瘤。耳鼻咽喉恶性肿瘤是一类常见的恶性肿瘤疾病，约占全身恶性肿瘤的20%。恶性肿瘤是耳鼻咽喉科疾病常见的致死因素之一，早期发现并给予及时治疗是提高患者生存率的关键。中医学对肿瘤的认识源远流长，历代医家对于肿瘤的记载颇多，根据其形态、所在部位及病状的不同而名称各异，如有瘤、癌、失荣、菌、岩等名称。早在殷商时期，就有甲骨文记载“瘤”的病名。《诸病源候论》阐述了瘤的症状、病情发展、性质及其危害性，其云：“瘤者，皮肉中忽肿起，初如梅李大，渐长大，不痛不痒，又不结强，言留结不散，谓之为瘤。不治，乃至增大，则不复消，不能杀人。”又如《外科正宗》中描述的“失荣”类似于颃颡岩之有颈部恶核者：“失荣者……其患多生肩之以上，初起微肿，皮色不变，日久渐大，坚硬如石……犯此俱为不治。”随着现代化中医的发展，对于抗癌中药的深入研究，中医中药在治疗耳鼻咽喉肿瘤方面取得了明显进步，通过辨证施治可以调整肿瘤患者机体的阴阳气血和脏腑生理功能，减轻各种不良反应，从而巩固了疗效，提高了患者的生活质量，更好地预防了耳鼻咽喉肿瘤的复发和转移。临床上，医务工作者只有不断加深对肿瘤的认识，采用相应的辅助检查，才能使耳鼻咽喉恶性肿瘤早期发现、早期诊断，并得到相应的治疗，从而提高恶性肿瘤患者的生存率，减轻患者的痛苦。

1. 鼻科肿瘤性疾病

鼻科肿瘤按其恶变程度可分为良性肿瘤和恶性肿瘤。良性肿瘤多见于鼻腔，也可见于鼻窦及前颅底。表现为渐进性或持续性鼻塞，涕中带血。良性肿瘤在临床上并不多见，中医称之为“鼻瘤”，常见的有血管瘤、乳头状瘤和骨瘤；而相较之下，恶性肿瘤更为常见，中医病名为“鼻菌”。鼻瘤与鼻菌均可在鼻内见新生物，但鼻瘤一般较小，边界清楚，有蒂或无蒂；鼻菌则表面粗糙，边界不清，多无蒂。鼻 - 前颅底的肿瘤虽然较为少见，但由于临床症状出现晚，且肿瘤组织与一些重要的解剖结构如眼、脑相毗邻，容易对周围组织和器官功能产生较大影响和局部压迫，故处理起来较为困难。

（1）鼻科良性肿瘤　鼻良性肿瘤是耳鼻咽喉科的常见疾病之一，近年来，其发病呈逐年上升趋势，在很大程度上影响了人们的生活质量，若治疗不及时，其复发率较高，且并发症较多。目前，鼻腔及鼻窦的良性肿瘤种类繁多，大约有40种，常见的主要有血管瘤、乳头状瘤和骨瘤。鼻腔、鼻窦的良性肿瘤在发展过程中常常超出一个解剖部位而侵犯邻近器官和组织，故有时在临床上较难判断肿瘤的原发部位。部分肿瘤虽属良性，由于在发展过程中侵犯邻近器官和组织，对其功能产生较大影响。

①血管瘤：血管瘤是脉管组织良性肿瘤之一，其好发部位包括鼻及鼻窦。临床表现以鼻腔出血为主，主要发生于青壮年人群中。鼻及鼻窦血管瘤按病理类型可分为毛细血管瘤和海绵状血管瘤，前者约占80%，临床治疗以手术切除为主。近年来，低温等离子消融技术被逐渐应用于鼻腔血管瘤治疗中，有研究表明，鼻内镜下低温等离子消融术可有效减轻鼻腔血管瘤患者的手术创伤，减轻其术后疼痛感和炎症反应。小儿鼻血管瘤相对少见，但如处理不当，可造成患儿鼻部畸形和心理障碍。平阳霉素瘤内注射是小儿鼻血管瘤较为满意的治疗方法，但要注意用药总剂量应尽量小，也可选用瘤内硬化剂注射进行治疗。

②乳头状瘤：鼻腔鼻窦乳头状瘤是鼻科常见的良性肿瘤之一，其发病原因较为复杂，目前尚不明确。其中内翻性乳头状瘤约占鼻腔鼻窦乳头状瘤的70%，并占所有鼻部肿瘤的0.5%~7%。由于其复发率高，破坏性生长和易恶变的特点，研究显示，手术疗效与清除病变黏膜的彻底程度有关。目前，根治性切除术仍然是最佳的治疗手段。近期有研究表明，口服苍耳子散加减可改善内翻性乳头状瘤患者手术预后，降低复发率。文献回顾显示，鼻内镜下鼻腔入路进行乳头状瘤切除术或联合鼻外入路的疗效优于传统的鼻外侧径路切除术，现已成为治疗鼻腔鼻窦乳头状瘤的首选治疗方法。

③良性骨肿瘤：鼻良性骨肿瘤包括骨瘤、骨纤维异常增殖症和骨化纤维瘤。由于病情发展缓慢，其临床症状多不明显，但严重者，亦可引起面部不对称，甚至压迫眼眶周或颅内脑组织，导致头痛、失明等症状。目前认为，对于引起严重并发症的鼻良性骨肿瘤，应根据病变部位和病情的严重程度进行局部切除。

（2）鼻科恶性肿瘤　鼻腔、鼻窦的恶性肿瘤是指发生于鼻腔、鼻窦的恶性肿瘤，临床上较为常见。据统计，国内的鼻腔、鼻窦恶性肿瘤占全身恶性肿瘤的2.05%~3.66%。其中，癌多于肉瘤，其发病率之比约为8.5：1。

鼻腔、鼻窦的恶性肿瘤以鳞状细胞癌居多，占头颈部恶性肿瘤的3%和全身恶性肿瘤的1%。就肿瘤好发部位而言，上颌窦恶性肿瘤最为多见，高达60%~80%，其次为筛窦肿瘤。目前，联合运用CT和MRI对鼻腔、鼻窦的鳞状细胞癌的确诊率高达98%。鳞状细胞癌的疗效多与肿瘤的清除程度有关。目前，随着内镜技术的快速发展，很多学者支持鼻内镜手术切除肿瘤，并认为采取内镜手术能降低并发症的发生率和病死率。而对于伴有前颅底病变的鼻腔鼻窦鳞状细胞癌，若肿瘤已侵犯硬脑膜或更为广泛的部位，应将进行正规的颅面部径路手术作为治疗的金标准。此外，常见的鼻部恶性肿瘤还有腺癌、嗅神经母细胞瘤、恶性黑色素瘤和软骨肉瘤。对于这几种鼻部恶性肿瘤的治疗目前主要还是采取手术切除，其中，腺癌、嗅神经母细胞瘤、恶性黑色素瘤在手术治疗后，联合局部放疗可控制肿瘤的复发。

2. 耳科肿瘤性疾病

耳科肿瘤按其生长的部位可分为外耳肿瘤、中耳肿瘤及内耳肿瘤，按其恶变程度可分为良性肿瘤和恶性肿瘤。恶性者，属中医“耳菌”范畴；发生于外耳道的良性肿物，属中医“耳瘤”，又称“耳痔”“耳挺”“耳蕈”等。《医宗金鉴》中对耳痔、耳挺、耳菌的描述如下："此三证皆生耳内，耳痔形如樱桃，亦有形如羊奶者。耳蕈形类初生蘑菇，头大蒂小。耳挺形若枣核，细条而长，努出耳外，俱由肝经怒火、肾经相火、胃经积火凝结而成。"《疡科心得集》云："耳菌，耳口中发一小粒，形红无皮，宛如菌状，不作脓，亦不作寒热，但耳塞不通，缠绵不已，令人耳聋。"耳瘤较耳菌而言，肿物变化缓慢，可进行病理检查进一步鉴别两者。在耳科肿瘤中，良性肿瘤较恶性肿瘤多见，最为常见的良性肿瘤为乳头状瘤，恶性肿瘤为鳞状细胞癌。耳科肿瘤发病率较低，约占耳鼻咽喉肿瘤的 8.7%。临床上可引起耳阻塞感、耳内出血、耳漏、耳鸣、听力减退、耳痛、眩晕等症状，由于耳部及其周围有很多颅内重要的解剖结构，肿瘤晚期易引起头痛、面瘫、复视等颅神经受损表现，给患者造成极大的痛苦。研究表明，RECK 蛋白和微血管密度 MVD 与肿瘤的恶性程度和侵袭扩散有一定的相关性，联合检测 RECK 和 MVD 对外耳道癌及中耳癌的早期诊断、治疗和预后判断有重要的指导意义。尽管 CT、核磁共振成像等影像学技术给耳部肿瘤的诊断提供了依据，但耳部结构复杂，处于密质骨内，对其（尤其是内耳道肿瘤）行肿瘤组织活检诊断仍具有一定的困难。

（1）耳科良性肿瘤　按照肿瘤生长的部位，耳科良性肿瘤可分为外耳、中耳、内耳三部分。外耳良性肿瘤如外耳乳头状瘤，是耳部最常见的良性肿瘤之一。此外还有外耳道外生骨疣、外耳道骨瘤等。中耳良性肿瘤较少见，主要包括鼓室球体瘤、面神经肿瘤等。中耳息肉及炎性肉芽肿临床多见，但并非真性肿瘤。内耳常见良性肿瘤如听神经瘤等。

①乳头状瘤：多见于耳廓皮肤表面，也好发于外耳道软骨部。肿瘤病因和发病机制尚不明确，一般认为与病毒感染、局部长期慢性刺激有关。治疗以手术切除为主，可于耳内镜下行外耳道乳头状瘤摘除术。术后可用硝酸银、鸦胆子油涂于创面上，降低复发风险。

②听神经瘤：听神经瘤起源于前庭神经鞘膜，是桥小脑角区常见肿瘤之一。听神经瘤临床常用的治疗方式为随访观察、手术切除和伽马刀放射治疗，治疗目标是尽可能改善临床症状，控制肿瘤生长，减少并发症，保留和恢复相关神经功能。术后常见并发症包括颅内感染、颅内出血、饮水呛咳和脑脊液漏等，在术中需谨慎小心。肿瘤大小，有无囊变、周围水肿和术后并发症是影响术后面神经功能恢复的重要因素，应及早发现并治疗。

（2）耳科恶性肿瘤　耳科恶性肿瘤发病率低，病理上以鳞癌最常见，恶性程度高。外耳鳞状细胞癌约占所有外耳恶性肿瘤的 60%，主要表现为耳痛，流血性分泌物，伴有感染可有流脓及听力下降，侵犯面神经可有周围性面瘫。中耳恶性肿瘤以中耳癌多见，该病临床表现不典型，常与慢性中耳炎的表现相似。恶性听神经瘤较为罕见，通常继发于脑部放疗，以及听神经鞘瘤伽马刀治疗后，原发恶性听神经瘤则更为罕见。就耳部肿瘤治疗方面，因耳科手术难度高、风险大，是耳科医生面临的棘手问题。对于耳部血管性肿瘤，有学者认为介入、分期手术和使用半导体激光能有效减少术中和术后出血；目前研究表明，人类乳头状瘤病毒（HPV）DNA 在 89% 的中耳癌患者中高度表达，提示此类病毒感染可能是导致癌症形成的病因。对于耳部的乳头状瘤，由于其恶变程度高，目前提倡彻底切除肿瘤防止恶变；关于耳部恶性肿瘤的治疗，现主张在彻底清除肿瘤的基础上，最大限度地保留耳的功能，术后选择性化疗可以降低肿瘤的复发率。随着耳显微外科技术的不断成熟，耳科手术效率、安全性得以不断提高，风险逐渐降低。如面神经的术中监控，其有效的定位和预警使得手术医师损伤面神经的风险在很大程度上降低。伽马刀的应用也为垂体肿瘤、听神经瘤等耳颅底肿瘤的治疗发挥了相应的治疗作用。此外，研究还发现，重离子放疗在治疗耳科颅底肿瘤上，具有一定的优势，虽然目前其用于治疗耳科颅底肿瘤尚处于起步阶段。

3. 咽喉科肿瘤性疾病

咽喉部肿瘤性疾病按病理分类可分为良性肿瘤和恶性肿瘤。发生于咽喉部的良性肿瘤，中医称之为“咽喉瘤”；发生于咽喉部的恶性肿瘤，中医称之为“咽喉菌”。关于咽喉部的肿瘤，清代始有喉瘤及咽喉菌的记载。《经验喉科紫珍集》云：“此症因肺经受热，多语损气，或怒高喊，或诵读太急，或多饮醇酒炙煿而起。生喉蒂丁两旁，或单或双，形如圆眼，血系相裹，触之即痛。”《咽喉脉证通论》曰：“此症因食高粱炙煿厚味过多，热毒积于心脾二经，上蒸于喉，结成如菌，面厚色紫……渐如蜂巢。”受历史条件所限，大多数医著中所指的喉菌，其部位在咽，实际上是指咽部的恶性肿瘤。咽喉瘤与咽喉菌以咽异物感、声音嘶哑为主要症状，肿物边界不清、病情变化快、颈部有恶核者多为咽喉菌。

常见的咽喉部的良性肿瘤有鼻咽部血管纤维瘤、乳头状瘤和咽喉部纤维瘤等，而鼻咽部囊肿、血管瘤、浆细胞瘤、喉软骨瘤、脂肪瘤、喉神经鞘瘤等则较为少见。对于绝大多数的咽喉部的良性肿瘤性疾病，目前的治疗方法主要是予以手术切除。而咽喉部的恶性肿瘤以鼻咽癌、扁桃体恶性肿瘤、喉癌、喉咽癌等多见，目前除鼻咽癌以放射治疗为首选治疗方法外，多数咽喉部的恶性肿瘤主张手术切除加放射治疗为主要的治疗方法。

（1）咽喉科良性肿瘤　咽部良性肿瘤包括鼻咽血管纤维瘤、口咽良性肿瘤、喉咽良性肿瘤。发生于喉部的良性肿瘤则以喉乳头状瘤最为常见，此外还有喉血管瘤、喉纤维瘤等。对于容易复发的良性肿瘤，中药治疗在预防复发方面有一定疗效。

①纤维血管瘤：纤维血管瘤占头颈部肿瘤的 0.5%~1.0%，是一种高度血管化的良性肿瘤。典型的纤维血管瘤多见于皮肤和鼻咽部，其中鼻咽纤维血管瘤多发于青春期男性，故又称“青春期鼻咽纤维血管瘤”，这可能与雄激素受体的高表达有关。其临床特点包括起源部位深在、解剖结构复杂、供血血管多源、容易侵犯周围组织等。手术切除是鼻咽纤维血管瘤的首选治疗方法，传统术式包括鼻侧切开、面中部掀翻等，但存在术中出血多、术后复发率高等不足。近年来经鼻内镜切除被广泛运用于本病，相较于传统术式具有创伤小、出血少、复发率低的优势。原发于鼻咽外的纤维血管瘤较少见，中老年、女性群体更容易发病。

②喉乳头状瘤：喉乳头状瘤是上皮组织的良性肿瘤，也是导致呼吸道梗死的主要因素，可导致呼吸困难和声嘶等症状发生。喉乳头状瘤病具有多发性和复发性，可发生在任何年龄段人群中，多见于 4 岁以下儿童。有研究表明，儿童型喉乳头状瘤的发病可能与头位分娩和分娩时感染母亲产道的 HPV 病毒有关，成人型喉乳头状瘤的感染可能与幼年时 HPV 感染潜伏或不洁生活方式有关。目前最常用的治疗方法为支撑喉镜下应用 CO_2 激光切除肿瘤。对于儿童型喉乳头状瘤患者，可采取直达喉镜下肿瘤切除手术联合干扰素治疗。

（2）咽喉科恶性肿瘤　咽喉恶性肿瘤为耳鼻咽喉科常见恶性肿瘤之一，主要包括鼻咽癌及喉癌。

①鼻咽癌：鼻咽癌是头颈部常见的恶性肿瘤之一，临床表现有鼻塞、回涕带血、

耳鸣、复视、头痛及颈淋巴结肿大等。随着放疗技术的发展、化疗方案的完善以及靶向、免疫等新疗法的出现，目前鼻咽癌患者总的5年生存率可达80%。中医学并无关于“鼻咽癌”的病名，鼻咽癌的鼻衄、坏死、颈部淋巴结转移与中医学中“鼻渊、鼻疽、失荣”等疾病较为吻合。鼻咽癌以放射治疗作为首选治疗方法。在患者接受放疗前，使用中医药可改善血液流态，增强机体免疫功能，使局部癌灶消除率提高，从而提高近期疗效，起到增敏增效的作用。对于稳定期的患者，使用中医药进行续贯治疗，可以提高生存率、改善生活质量。

②喉癌：喉癌是喉腔黏膜的恶性肿瘤，分为原发性和继发性，主要表现为声嘶、呼吸困难、咳嗽、吞咽困难等症状。目前，手术与放疗联合疗法是临床上采用的主要方式。放疗会产生一系列不良反应，如迟发性淋巴水肿。此时应用利水类中药药物可改善淋巴水肿情况，从而使患者的生活质量得以提高。

（三）耳鼻咽喉高反应性疾病

鼻腔及咽喉作为上呼吸道的一部分，直接与外界相通，接受各种外界刺激。鼻腔及咽喉黏膜下聚集的抗原提呈细胞（antigen presenting cell，APC）和淋巴细胞同时还构成了黏膜相关淋巴组织（mucosa-associated lymphoid tissue，MALT），作为免疫系统的独立“部队”在黏膜免疫应答中发挥重要作用。鼻腔和咽喉常常是抗原首先进入的部位，该黏膜免疫系统也就常常成为最先发生免疫应答的位置。因而，鼻和咽喉构成了呼吸道第一道屏障。此外，鼻腔和咽喉还分布有丰富的血管和腺体，接受丰富的感觉神经末梢及自主神经末梢的支配。神经递质与炎性细胞因子及免疫细胞相互作用，触发机体神经－免疫－内分泌网络的调节作用。耳鼻咽喉科的高反应性疾病常常是鼻腔或咽喉黏膜对某些刺激因子（免疫性、非免疫性）敏感度增加，产生超过生理范围的过强反应，较多见的是变应性鼻炎、血管运动性鼻炎、变应性咽炎，其中以变应性鼻炎最为多见。下面就变应性鼻炎的研究现状和进展做一概述。

1. 变应性鼻炎流行病学

变应性鼻炎是耳鼻咽喉头颈外科学常见疾病之一，变应性鼻炎（allergic rhinitis，AR）是变应性疾病中最常见的类型之一，其现患率为10%~30%，且呈明显上升态势，对患者的生活质量乃至家庭和社会造成严重影响。变应性鼻炎患病率随着调查人群年龄、性别，以及所处地区的不同，结果可能有较大的差别。随着我国工业化进程的推进、污染的加重，以及生活方式的“西方化”，患病率也在不断增长。

对于我国变应性鼻炎的常见吸入性变应原，秦雅楠团队在2008年12月至2017年12月10年间对前往青岛大学附属医院耳鼻咽喉科就诊后，经诊断为变应性鼻炎4737患者研究发现：总阳性率前5位的分别是粉尘螨、户尘螨、蟑螂、大籽蒿花粉、梧桐花粉。在花粉变应原中，总阳性率前两位的分别是大籽蒿花粉和梧桐花粉。其中，槐树花粉过敏的患者以轻度过敏（+）为主，粉尘螨、蟑螂、豚草花粉、猫毛、狗毛过敏的患者以中度过敏（++）为主，户尘螨、大籽蒿花粉、梧桐花粉、产黄青霉过敏的患者以中重度过敏（+++）为主。在我国中部地区主要变应原为尘螨；广州地区吸入性变应原主要以户尘螨、屋尘、霉菌组合；太原市主要变应原蒿/矮豚草、树木类、户尘螨；内蒙古主要变应原为蒿属、藜苋两类花粉；重庆西南地区的主要变应原为户尘螨；乌鲁木齐主要变应原为蒿属、藜、杨属、榆科花粉。综上所述，我国大部分城市变应原为尘螨和蒿属植物花粉。

除去常见的吸入性变应原，大气污染也是变应性鼻炎的致病因素之一。机动车辆排放的增多加重了大气污染物，污染物包括一氧化氮（NO）、氮氧化合物、二氧化硫（SO_2）、苯类有机物、二氧化碳（CO_2），以及燃料和润滑剂非完全燃烧产生的微粒（PM）。SO_2是工业过程或者其他化石燃料废烟的释放污染物，PM是吸入性颗粒物或飘尘，根据微粒的直径划分，常见的有PM 2.5。PM直径越小，就越容易被吸入下呼吸道及透过气－血屏障；在鼻腔，PM 2.5容易导致鼻黏膜嗜酸性粒细胞的增多。SO_2、NO、细颗粒物以及室内装修材料对AR发病率都有影响，其原理是环境污染物通过佐剂、炎症介质等刺激鼻黏膜及呼吸黏膜导致血清中IgE增高，导致免疫偏倚或免疫抑制的发生。因此适当对气道采取防护措施，减少污染物与鼻黏膜的接触可减少AR的发病率。

2. 变应性鼻炎与哮喘

近年来，变应性鼻炎等上呼吸道炎症和哮喘等下呼吸道炎症的关系日益受到广泛重视。据报告，超过85%哮喘的患者同时患有AR，而AR是哮喘发病的独立危险因素，40%的AR患者有或将有哮喘。由于上下气道炎症反应在这些个体中是相似和相互关联的，这可以被描述为“一个气道，一种疾病”。

随着学科交叉渗透日益深入，这也使得耳鼻咽喉头颈外科医生和呼吸内科医生需要更多地相互交流和协作，共同探讨疾病发病机制，推进诊疗技术的进步。我国近年来也一直在更新《过敏性鼻炎及其对哮喘的影响指南》。

儿童变应性鼻炎和哮喘的关系也备受关注。由于“一个气道，一种疾病”，如果少年儿童时期的变应性鼻炎治疗不彻底，其成人后哮喘的发病率就将大大增高。有证据表明积极治疗AR能可推迟或预防AR儿童发展为哮喘。因此在治疗变应性鼻炎的同时，积极控制哮喘和上呼吸道其他部位的变应性炎症，对于提高患儿生活质量，改善因疾病导致的儿童认知功能的下降显得尤为重要。

3. 最轻持续性炎症状态

多年来，AR药物治疗的目的多以控制症状为主，疗效评价标准也以改善症状为主。但2008年WHO公布的《变应性鼻炎及其对哮喘的影响》（Allergic Rhinitis and its Impact on Asthma，ARIA 2008）强调：药物控制后，尽管AR症状消失或仍有轻微症状仍应继续治疗。这种治疗理念的基础就是对AR病理的进一步理解和AR最轻持续性炎症反应（minimal persistent inflammation，MPI）概念的提出。在AR的炎症过程中，首先出现由IgE介导、肥大细胞等参与的早期速发典型症状。接着在变应原激发后6~8小时之后，炎症高峰慢慢消退，进入“迟发相反应”。这种“迟发相反应”可能没有症状，但常伴有嗜酸性粒细胞（eosinophils，EOS）的浸润和细胞间黏附分子－1（intercellular adhesion molecule-1，ICAM-1）的表达。ICAM-1是变态反应性炎症进行的标志。这种当患者持续接触阈下剂量（能够激发产生AR临床症状所需变应原的最低剂量）的变应原时，虽无任何症状，但是鼻腔黏膜的变应性炎症仍然存在（EOS的浸润、ICAM-1表达）的现象被称为最轻持续性炎症反应（MPI）。

这种迟发相的炎症反应会导致鼻黏膜的高反应性，最终在接触域上变应原时引起更强烈的临床症状和炎症反应。这提示控制症状不再是AR治疗的唯一目标，潜在的炎症反应才是根本问题所在。如果把症状看作是变态反应的表面现象，那么炎症和特异性的和非特异性的高反应才是根本问题。MPI概念的提出被认为是对AR现行治疗的一个重要修订，这说明整个暴露于变应原的长期慢性过程中，都应对AR患者进行抗炎治疗，通过控制无症状的炎症反应降低鼻黏膜的高反应性，最终减少症状的发生。

4. 变应性鼻炎对患者精神心理的影响

变应性鼻炎的发生与外界环境的刺激密切相关。由于生活和环境的改变，变应性鼻炎发病率的逐年上升，患者鼻部症状的反复发作，严重地影响了其生活质量和工作、学习效率；此外，对该病诊治也对患者产生了不小的经济负担。诸多因素，导致患者产生一系列精神心理疾患。而精神负担及心理紊乱反之又会影响患者的免疫系统，形成一种恶性循环。早在2011年Randy团队对提取PubMed以及PsycINFO中的文献，回顾性研究了AR与焦虑等不良情绪之间关系，结果表明同时具有AR与焦虑、抑郁相关精神心理症状的受试者比例分别为99.9%和97.1%。

近年来，我国关于变应性鼻炎与精神心理的试验也不断增多，多种量表被用于变应性鼻炎患者的精神心理状态的研究，如：生活质量量表（SF-3f）、艾森克人格测验（EPQ）、焦虑自评量表（SAS）、抑郁自评量表（SDS）、精神症状自评量表（SCL-90）。量表测试结果经多元回归分析，揭示我国变应性鼻炎患者的心理健康状况较常人为差；青春早期是否患变应性鼻炎与成年后是否发展为重度抑郁有密切关系。重度变应性鼻炎患者的情感职能、社会功能等生活质量下降较为明显。

心理神经免疫学研究提示，变态反应过程中释放的白细胞介素（IL）可直接作用于中枢神经系统，引发疲劳、抑郁等感受，如过多的IL-1可导致易疲、注意力不集中、食欲下降、抑郁、嗜睡、日常活动的兴趣丧失、认知功能的下降等。此外，变应性鼻炎的鼻塞、喷嚏连连、清涕不断等症状也对患者的日常生活、工作、睡眠产生较大的影响，从而间接产生精神心理方面的作用效应。还有研究发现，血清中IgE的水平也和精神心理紊乱情况密切相关，变应原皮肤点刺试验（SPT）风团直径的大小可能与一些精神心理因素有一定的正相关性。精神神经内分泌学方面的研究发现，引发焦虑的声音刺激AR患者后，随着焦虑水平的升高，皮肤点刺试验（SPT）风团直径也随之增大，而未受刺激的AR患者SPT风团直径无明显改变，这可能和严重焦虑状态下IL-6生成的增加有关。焦虑、紧张情绪引起机体神经免疫体系失调，使Th2型的免疫反应占主导地位，而变应性鼻炎就是一个以Th2反应为主的炎性过程，因此，焦虑紧张可加重变应性鼻炎。其他的可能机制还包括氧化应激途径、糖皮质激素抵抗、消化道环境失调、基因环境相互作用等。在慢性压力紧张状态下，机体内的糖皮质激素含量增加。糖皮质激素可刺激产生IL-4，抑制IL-2及IgE抗体生成；应激紧张情绪下，体内释放大量儿茶酚胺类激素，也能影响变应性疾病。去甲肾上腺素通过β-肾上腺素受体抑制IL-2、干扰素-γ和IL-12，并刺激IL-6和IL-10生成。去甲肾上腺素使IL-4含量增高，从而刺激IgE的大量释放；另有研究认为精神因素会导致人体在心理应激状态下发生下丘脑-垂体-肾上腺轴的亢进反应，从而导致躯体的不适。

以上研究从基础到临床，均揭示了变应性鼻炎患者精神心理因素与疾病发生、发展及病情严重程度的密切相关性。因此，关注变应性鼻炎的患者精神心理状态并进行积极的干预也将是该病治疗中的重要环节。

5. 变应性鼻炎的治疗现状及进展

当前，AR虽不能被完全治愈，但标准化综合治疗可以达到最佳的症状控制并显著改善患者的生活质量（quality of life,

QOL）。目前变应性鼻炎的治疗主要包括环境控制、患者教育、药物治疗以及免疫治疗。

（1）环境控制与患者教育　对于变应性鼻炎最好的治疗措施是预防，注重避免或减少各种变应原以及空气污染物是最有效的一级预防措施。当无法避免在自然环境接触花粉，《中国变应性鼻炎诊断治疗指南（2022 年，修订版）》推荐使用减少变应原吸入或接触的工具（例如：特殊口罩、眼镜，鼻过滤器），减少鼻吸入或结膜接触致敏花粉，减轻鼻和眼症状。对于婴幼儿要减少生命早期的尘螨暴露水平，即尘螨回避，可能对减少由尘螨导致的变态反应具有一定的意义。一项 Cochrane 系统评价表明，室内防螨措施可减轻变应原负荷，改善常年性 AR 症状。

患者教育必须在医生和患者之间良好沟通的基础上进行。患者需要知道该做什么，为什么这么做和如何做，并在疾病一开始就做。一般来说，逐步的教育可以帮助患者认识到 AR 的特征及其对 QOL 的不利影响，了解相关的治疗策略，并为接受长期治疗做好充分的身体和情感准备。从这个意义上说，患者的积极参与有助于减少不良反应的发生，降低医疗卫生成本，提高 QOL。

（2）药物治疗　变应性鼻炎的药物治疗包括对该病的预防性治疗和对发作期症状的控制两方面。

在药物的预防性治疗中，鼻用糖皮质激素、第二代抗组胺药、色酮类、白三烯受体拮抗剂均被证明可用于变应性鼻炎的预防性治疗（ARIA 2010）。有研究提示，对于花粉过敏的患者，在花粉暴露前使用第二代抗组胺药可以明显减少高浓度花粉暴露而诱发的鼻腔过敏症状。对白三烯受体拮抗剂的研究同样表明，在花粉飘散前开始使用白三烯受体拮抗剂，并连续服药至花粉期结束，患者的变应性鼻炎症状可以得到明显的控制和缓解。此外还有资料表明，在花粉播散前 2~4 周使用鼻用糖皮质激素并持续使用药物 12 周，不但能减轻患者的鼻、眼过敏症状，而且能减少患者的持续发作状态。我国花粉种类繁多，蒿属花粉是多数地区主要的气传致敏花粉。针对花粉症患者采用适当的药物进行预防性治疗，可以更有效地控制症状，减少疾病发作，提高生活质量。

关于发作期症状的控制，《中国变应性鼻炎诊断治疗指南（2022 年，修订版）》提出以下建议：

①糖皮质激素：鼻用糖皮质激素是治疗 AR 最有效的抗炎、抗过敏、抗水肿药物。如果出现鼻塞或过敏症状严重，鼻用糖皮质激素是最合适的一线治疗。剂量使用：每日 1~2 次；轻度和中 – 重度间歇性 AR，疗程不少于 2 周；中 – 重度持续性 AR，疗程大于 4 周。对成人，推荐使用；对儿童，建议使用。妊娠期和哺乳期一般不推荐使用鼻用激素。口服糖皮质激素是 AR 二线治疗用药，中 – 重度变应性鼻炎患者其他治疗不能很好控制症状时，在排除用药禁忌证的前提下，可短期口服糖皮质激素。

②抗组胺药：口服第二代抗组胺药被认为是一线治疗，被用于间歇性和持续性 AR，除了对打喷嚏和流鼻涕有效外，对鼻塞也有一定的疗效，不良反应也较小，改善了第一代嗜睡等不良反应。鼻内抗组胺药也被提出作为一线治疗。其疗效相当于或优于第二代口服抗组胺药物，鼻用抗组胺药物较口服抗组胺药物起效更快。鼻内抗组胺药是靶向给药，可以增加鼻腔组织的剂量，同时减少全身效应。推荐使用于有阵发性鼻症状的患者，或作为吸入变应原暴露前的预处理，比用抗组胺药物安全性良好。其主要不良反应为苦味。

③抗白三烯药物：口服白三烯受体拮抗剂为治疗AR的一线用药。孟鲁斯特纳为临床常见的口服白三烯受体拮抗剂。白三烯受体拮抗剂改善鼻塞症状优于第二代抗组胺药物。推荐与鼻用激素和二代抗组胺药物联合使用。白三烯受体拮抗剂能改善睡眠障碍，更适合夜间使用。并且对儿童有良好的耐受性和安全性。白三烯受体拮抗剂不良反应较轻微，主要为头痛、口干、咽炎等。

④肥大细胞膜稳定剂：肥大细胞膜稳定剂为AR二线治疗用药。这类药物属于色酮类化合物。《变应性鼻炎及其对哮喘的影响（ARIA）》建议鼻内使用色酮类药物。对伴有眼部症状的变应性鼻炎患者，建议眼内局部使用色酮类药物，对喷嚏、鼻痒、流涕症状有一定的疗效，但改善鼻塞症状不明显。

⑤减充血剂：局部减充血剂属于二线治疗的药物。减充血剂分为两类：第一种为非选择性受体激动拟交感类（肾上腺素和麻黄碱等），第二类为选择性受体激动的半拟交感胺类（咪唑啉衍生物类）。建议使用低浓度咪唑啉类鼻喷剂，连续用药不超过2周。在患者鼻塞严重的时候，可在其他药物治疗的基础上短期合并使用鼻用减充血剂。儿童使用鼻减充血剂喷雾剂时为成人药物浓度的一半。萎缩性鼻炎、鼻腔干燥、冠心病、高血压、糖尿病、闭角型青光眼、甲状腺功能亢进、服用三环类抗抑郁药者，以及正在接受单胺氧化酶抑制剂治疗者，妊娠期妇女及3岁以下儿童不推荐使用。

⑥抗胆碱能药物：被推荐为二线药物，对清水样涕较多的患者建议使用异丙托溴铵，但对变应性鼻炎其他症状无明显效果。鼻用抗胆碱药物很少全身吸收，但对鼻腔出血、严重心血管系统疾病、膀胱颈梗阻或前列腺增生、闭角型青光眼者慎用。

⑦中药：中药治疗常见AR证型：脾气虚弱证、肺气虚寒证、肾阳不足证和肺经伏热证。Meta分析表明，中药与安慰剂治疗AR，均可改善患者的症状和生活质量。但仍需要大样本、高质量、多中心研究加以证实。

⑧鼻腔生理盐水冲洗：鼻腔生理盐水冲洗（nasal saline irrigation，NSI）被提议作为一种良好的辅助治疗选择：NSI能去除梗阻性黏液和痂壳，可能会立即改善呼吸感；其次，能清除或减少主要碱性蛋白和花粉；NSI还可以恢复受损的鼻黏膜纤毛功能。此外，NSI可以通过清除过量的鼻腔分泌物和减少先前存在的水肿来提高局部药物的疗效。

⑨抗IgE治疗：奥马珠单抗为生物制剂，为抗IgE人源化单克隆抗体，目前已获得批准用于成人和6岁以上儿童中-重度持续性变应性哮喘。IgE介导的变应性哮喘合并严重AR患者，在基础药物和变应原回避效果不佳时临床推荐使用。使用剂量依据患者血清总IgE和患者体重，每次剂量75~600mg，分1~4次皮下注射，每2周或4周给药1次。血清总IgE＜30IU/ml或＞1500IU/ml的患者除外。不良反应：6~12岁儿童，常见发热、头痛和上腹部痛，多为轻度至中度。成人和12岁以上青少年最常见注射部位疼痛、肿胀、瘙痒、红斑和头痛。妊娠期不推荐使用。

⑩药物联合治疗策略：轻度AR和中-重度间歇性AR，使用一线单一药物治疗通常获得良好疗效。重-重度持续性AR，推荐首选鼻用激素的基础上联合白三烯受体拮抗剂和第二代抗组胺药。根据AR的治疗效果可实施阶梯治疗，如治疗效果好，可减少联合用药，治疗效果差通常增加联合用药。

（3）变应原特异性免疫治疗　变应原特异性免疫治疗（allergen-specific

immunotherapy，AIT）是目前唯一可能改变过敏应答自然进程的疾病改善疗法，并可在停药后产生持续的症状缓解，通过应用逐渐增加剂量的变应原产物，减轻或消除变应原引发的临床症状，实现临床和免疫耐受。

AIT 常用途径有皮下、舌下、口服、鼻用、吸入等，目前常用途径为皮下免疫治疗（subcutaneous immunotherapy，SCIT）和舌下免疫治疗（sublingual immunotherapy，SLIT），对于变应性鼻炎及过敏性哮喘舌下免疫治疗，我国相关变应性鼻炎诊疗指南更新了关于 AIT 的相关内容。

从理论上讲，所有因吸入性变应原引起 IgE 介导的过敏反应而出现临床症状的患者均可接受免疫治疗。ARIA 推荐适合于免疫治疗的变应原种类包括：白桦和桦木科花粉、禾草花粉、豚草花粉、墙草属花粉，少数其他种类花粉，屋尘螨和粉尘螨，猫变应原，链格孢属真菌。其他变应原免疫治疗的疗效尚未得到证实。有关适用于免疫治疗的变应原的种类，目前临床研究不多，但是现有资料显示，似乎免疫治疗对多种无关变应原过敏的患者疗效可能不如单一变应原过敏的患者。

在临床实践中，AIT 简明指南推荐可在中 – 重度间歇性或持续性变应性鼻炎患者中使用 AIT，特别是当患者对现有药物治疗疗效不佳或担心药物治疗的潜在不良反应而不愿长期进行药物治疗时。AIT 也可用于治疗由某种确定变应原导致的轻度变应性哮喘。

对于儿童变应性鼻炎患者，5 岁以上儿童可考虑免疫治疗，因为 5 岁以下儿童变应性鼻 / 眼结膜炎诊断比较困难，上呼吸道病毒感染反复发作时难以鉴别，且 5 岁以下儿童发生免疫治疗的支气管反应时更难以控制。因此，虽然儿童免疫治疗可以改善变态反应发展的自然病程，目前需要更多的研究明确儿童免疫治疗的剂量、药物不良反应，以及免疫治疗如何减轻变应性疾病并预防其发展为哮喘。对于孕妇，虽然 Metager 团队的回顾性研究表明孕期的免疫治疗并不会导致特别的流产率、死亡率、未成熟儿发生率、新生儿死亡率和先天畸形发生率，但是不建议妊娠期开始对变应性鼻炎进行免疫治疗。孕期前就已经接受免疫治疗的患者，不建议妊娠期增加剂量。

目前常用的变应原特异性免疫治疗的途径是 SLIT 和 SCIT。二者均可有效治疗变应性鼻炎和哮喘，有限的临床研究资料显示 SLIT 更易发生局部的不良反应，但其中尚无致死性不良反应发生；而 SCIT 的全身不良反应较常见一些。因此，建议 SLIT 首次治疗应在医院进行，之后患者可在家中自行用药，而所有 SCIT 均应由训练有素的医生在医院进行，同时配备急救设备及药物以保证随时提供有效的急救措施。接受 AIT 的患者一般应在注射后至少观察 30 分钟，以确保不良反应的适当管理。

对于治疗时间和治疗频率，AIT 通常在治疗后 2~4 个月显效，综合研究报告认为，SLIT 的最佳疗程应为 3 年。治疗期间需反复评价疗效及可能出现的禁忌证。根据剂量累加阶段的不同，SCIT 可分为常规和加速免疫治疗，后者又有集群免疫治疗和冲击免疫治疗之分。常规 SCIT 在剂量累加阶段一般每周治疗 1 次，每次 1 针。集群 SCIT 是一种通过减少患者来诊次数、缩短剂量累加阶段而加速免疫治疗的方法，每周治疗 1 次，每次 2~3 针，通常经过 4~8 周可达到剂量维持阶段。冲击 SCIT 一般每 1~3 小时注射 1 针，甚至可每 15~60 分钟注射 1 针，在 1~3 天内达到维持剂量。Cox 研究表明，患者对集群 SCIT 的耐受情况与下列因素有关：①预服抗组胺药物；②使用缓释剂型药物；③每次注射不超过 4 针；④集群数量为 4~6 次；⑤每周治疗 1~2 次。

目前的研究显示集群 SCTI 的不良反应并不高于常规 SCIT 治疗，但更为便捷，因此在未来的临床实践中可能成为 SCIT 的重要方式。

AIT 安全性的评估，主要评价指标是注射后发生局部和（或）全身不良反应的情况。《中国变应性鼻炎诊断和治疗指南（2022 年，修订版）》将其分为四种，并给出了相应的救治措施，如表 1–1。

表 1–1　AIT 安全性评价及救治措施

等级	症状	管理
严重局部反应	硬结直径＞ 4cm（红斑、瘙痒、伪足）。	肾上腺素（1mg/ml）0.1~0.2ml 密封注射；局部类固醇；口服抗组胺药（必要时肌内注射或静脉注射）。
轻度至中度全身反应	硬化直径＞ 4cm（红斑、瘙痒、伪足），反应沿淋巴管和血管扩散，伴有鼻炎、结膜炎、哮喘或荨麻疹症状。	肾上腺素（1mg/ml）0.1~0.2ml 密封注射，必要时重复注射（每 15 分钟一次）；静脉通道；局部类固醇；抗组胺肌内注射；β_2 受体激动剂吸入或静脉注射或皮下注射；必要时安菲林静脉注射；类固醇静脉注射；检查血压和脉搏率。
严重的全身反应	（不危及生命）手掌和脚掌瘙痒，头皮瘙痒，皮肤潮红，荨麻疹皮疹，呼吸困难，呼吸急促，声音嘶哑，腹痛，恶心，呕吐。	肾上腺素（1mg/ml）0.3~0.5mg 深静脉注射；静脉通道；类固醇静脉注射，必要时重复；抗组胺静脉注射；检查血压和脉搏率；必要时使用 β_2 受体激动剂；必要时使用安菲林静脉注射；其他症状治疗。
过敏性休克	面色苍白，皮肤湿冷，血压下降，精神状态改变，眩晕。	肾上腺素（1mg/ml）0.5~0.8mg 深静脉注射或（稀释 0.1mg/ml）0.3~0.5mg 静脉注射（分次缓慢注射），可在 10~20 分钟后重复；将患者置于仰卧位；静脉通道，静脉注射剂（生理盐水）；维持血压的血管活性剂；类固醇静脉注射或静脉滴注；必要时进行机械通气；检查血压，脉搏率和氧饱和度；必要时使用 β_2 受体激动剂；必要时使用安菲林静脉注射。

为了确保变应原特异性免疫治疗的安全性，临床应选择具有产品疗效和安全性文件的、规范化生产的高质量的标准化变应原提取物。储存时确保在 2~8℃条件下避光冷藏，药瓶开启后保存不超过 6 月内。此外，执行变应原特异性免疫治疗的人员应具备相应的资质，具有对严重不良反应快速处理的能力，严格按照操作规程进行治疗，各人员之间能相互配合，共同负责诊室治疗的完成。

SLIT 疗效评估的常用指标包括鼻部症状评分、药物用量评分和生活质量评分等，具体如下。

①鼻部症状评分：四分量表法（0= 无症状 ~3= 最严重）是临床试验中最常用的评分方法，分别评估四种特定鼻部症状（鼻塞、喷嚏、鼻痒和流涕）的严重程度，每项症状评分为 0~3 分，鼻部症状总评分是四项评分之和，范围为 0~12 分。眼部症状如眼痒、分泌物、红肿等，每项评分为 0~3 分，眼部症状总评分（total ocular symptom score，TOSS）为 0~9 分。VAS 评分是一种评估患者主观症状的 10 分制评分系统。其中 0 分表示无症状，10 分表示症状最严重。VAS 评分可作为评估患者病情严重程度的一项良好指标，建议每周评估一次。

②生活质量问卷：为了评估 SLIT 的“整体”疗效，除了评估对鼻部症状的改善

外，还需要评估患者的精神/心理状态和与健康相关的生活质量状况，鼻结膜炎生活质量调查问卷是一种特定的疾病生活质量问卷，属于SLIT评估中最常用的评分系统。

③对症药物评分：部分AR患者在SLIT治疗过程中伴有症状，此时临床医生可适当处方对症药物用于症状缓解。临床上可以采用药物评分来评估SLIT的疗效。2020年版世界过敏组织严重过敏反应指导意见（WAO）具体评分标准如下：鼻用、眼用、口服抗组胺药计1分，吸入或鼻用糖皮质激素计2分，口服糖皮质激素计3分。对症药物评分为所有药物得分总和。

④客观评分：功能性测量无法替代症状和药物评分。但功能指标可以为SLIT的疗效提供客观支持。常用的客观功能性测量包括鼻气道阻力（nasal airway resistance，NAR）、声鼻测量和鼻黏膜刺激试验等。

6. 变应性鼻炎的中医研究现状及进展

变应性鼻炎属中医学“鼻鼽”或“鼽涕”的范畴。中医药治疗变应性鼻炎有悠久的历史，在历史的沿革中，该病的病因病机研究、治法治则的探索方面也取得了不断的进展。

（1）变应性鼻炎病因病机的研究　中医的辨证体系有脏腑辨证、卫气营血辨证、八纲辨证、三焦辨证等方法。从脏腑辨证的角度看，大部分医家仍然以肺、脾、肾为基础进行辨证。其中，鼻与肺的关系最为密切，肺气虚弱，卫外不固，腠理疏松，元阳不固，营卫不和而发鼻鼽。此外，脾、肾的虚损也是鼻鼽的重要病因。脾气虚弱，不能正常司其运化升清之功，鼻失滋养，御邪不力而发鼻鼽。肾主命门之火，主纳气，为气之根，肾阳虚衰，摄纳无权，气不归元，命门火衰，阳虚不能温运气血，鼻窍失于温养而喷嚏频频，清涕如水。因此脾气不足、肺气虚寒、肾阳亏虚均可致肺失温养，宣降失常而引发鼽涕。

除了肺、脾、肾三脏，心和肝与变应性鼻炎的发病也有一定的联系。多数变应性鼻炎的患者受冷风刺激后，鼻塞、鼻痒、喷嚏、清涕的症状常会突然发作、加重，表现为起病急、发病快，易于传变，而风邪“善行数变”，《素问·至真要大论篇》有“诸风掉眩，皆属于肝”。肝为刚脏，主藏血，属春木而喜风。由于肝与风之间的密切联系，而风邪又是鼻鼽的易感因素之一，那么从肝论治鼻鼽是否也可成为中医研究鼻鼽的切入点之一？

在现代中西医结合的研究中，范愈燕团队以问卷调查的形式研究了脾胃、情志因素与鼻鼽发病的相关性。调查发现在649例确诊为变应性鼻炎的患者中，合并消化系统疾病的有209例（32.3%），合并神经官能症的234例（36.1%），这从现代流行病学调查的角度说明了脾气虚是变应性鼻炎的主要病机，脾胃与鼻鼽发病有密切关系。同时，该调查的结果也说明变应性鼻炎与患者精神状态有密切关联。此外，锡琳团队对194例过敏性鼻炎患者利用SCL-90心理测试表（SCL-90）及抑郁自评表（SDS）进行测试，发现心理状态不佳者占5%，亚健康状态者占11%，合并抑郁者占41%。《类经》曰：“心为脏腑之大主，而总统魂魄，并该意志，故忧动于心则肺应，思动于心则脾应。”现代的医学证据证明了脾、心与变应性鼻炎的关系，这为变应性鼻炎的临床辨证论治提供了更多的基础。

（2）变应性鼻炎辨证分型的客观化研究　传统的中医辨证主要是通过四诊合参收集的临床资料，结合八纲辨证、脏腑辨证、气血津液辨证、六经辨证、卫气营血辨证、三焦辨证等方法，对疾病的病因、病机进行系统的分析，然后拟定一定的治法治则。传统中医辨证分型是建立在对一系列临床资料主观性的判断之上，带有个人看法和经验的烙印，而如何利用现代发达的计算机人工智能模拟技术和数据挖掘技术对影响辨证分型的各种因素进行综合分型，形成一套客观化的中医证型分类标准，则是现代中医研究的一个部分。

为了实现变应性鼻炎辨证分型的客观化，有研究对变应性鼻炎的各类生化指标、中医症状之间的相关性进行了研究，希望通过数据之间的依赖关系建立定性定量的标准。在这当中，有针对免疫功能与变应性鼻炎中医证型相互关系的研究。这些研究测定了免疫球蛋白（IgA、IgG、IgM、IgE），或免疫反应过程释放的细胞因子（IL-4、IL-5、IFN-γ），或嗜酸性粒细胞/嗜碱性粒细胞、血清一氧化氮或一氧化氮合成酶，在不同中医证型患者中的表达差异。也有研究分析了变应性鼻炎的各类症状（鼻痒、喷嚏、清涕、鼻塞），变应原分布规律、鼻鼽发病时间规律，或患者头发、血清中的微量元素与变应性鼻炎辨证分型的关系。这些研究均从不同角度研究了一系列客观的生化指标或是体征、变应原与变应性鼻炎中医辨证分型可能存在的一定关系，为寻求该病客观化辨证分型的分类标准做了有意义的探索。但是这些尝试多局限于研究某一单一因素与变应性鼻炎中医证型的相互关系，分析结果可能受到统计信息量的大小以及分析方法的限制。为了获得一套较为全面客观的变应性鼻炎中医证型分类方案，有必要对很多不确定、不完整的信息进行综合推理，即引入粗糙集理论，在保留信息的前提下进行约简、近似决策的分类，并识别评估数据之间的依赖关系。

（3）变应性鼻炎中医体质研究　体质是人体以先天禀赋为基础，在后天生长发育过程中所形成的形态、结构和功能代谢等方面相对稳定的特殊性。遗传、年龄、性别、疾病、生活环境、时令季节等都会对体质产生影响。《灵枢·寿夭刚柔》中说：“人之生也，有刚有柔，有弱有强，有短有长，有阴有阳”，说明人从刚出生就有体质的差异，这种差异就是先天的禀赋不同。体质是疾病发生的内在条件，反映着人体的阴阳寒热的偏颇、正气强弱，决定了人体对外界刺激的反应性不同。体质的差异反映了人体内在脏腑阴阳气血之偏颇和机能代谢活动的差异，代表了个体的整体特征。因此，中医体质学说认为：体质与发病息息相关，决定机体对某种致病因素或病邪的易感性和从化性，决定疾病的形成、传变与转归，甚至更能决定论治原则。体质不同，在病理上不仅表现为个体发病的不同倾向性，还影响证候的最终形成、类型、疾病的治疗难易程度。

变应性鼻炎发病过程中，体质作为疾病发病过程中的内因，受到各种致病因素等的影响后，机体阴阳失衡，气血失调而发病，因而体质因素决定了个体是否会发生过敏反应及过敏反应的发生程度。因此通过对变应性鼻炎患者的体质状况进行观察与辨识，有助于对该病的发病、辨证、治疗和预后等多个方面做出较为准确的判断。

中医体质学说提出于20世纪70年代，是以中医理论为指导，研究人类各种体质特征与体质类型的生理病理特点，并以此分析疾病的反应状况、病变性质及发病趋势，从而指导疾病预防和治疗的一门学说。体质分类方法众多，目前以王琦的九分法最具代表性。2009年3月31日由中华中医药学会正式发布了《中医体质分类与判定》标准，将体质分为平和质、气虚质、阳虚质、阴虚质、痰湿质、湿热质、血瘀质、气郁质和特禀质。量表以平和质为正常体质，其他8种体质为偏颇体质。每个体质类型有7~8个评判条目，每个条目分按1~5分进行分级评分，计算每种体质的原始分及转化分：原始分＝各个条目分值相加；

转化分数 =〔(原始分 - 条目数)/(条目数 ×4)〕×100。最后根据量表的体质评判规则判定机体的体质类型。

有学者利用《中医体质分类与判定》量表对 1008 例“鼻鼽”患者(变应性鼻炎及非变应性鼻炎)患者进行了体质调查，Logistic 回归分析的结果显示变应性鼻炎患者特禀质类型较高，而非变应性鼻炎的“鼻鼽”患者平和质、阳虚体质概率较高，组间差异具有统计学意义；气虚患者两组概率几乎相等。调查结果提示特禀质、气虚质是变应性鼻炎发病的主要体质因素。姜峰等使用中医体质量表对 230 例季节性过敏性鼻炎患者体质进行研究，结果提示：单一体质类型的占总人数的 40%，其中气虚质是最常见的体质类型，其次为阳虚质；在复合体质患者中，同样是气虚质和阳虚质占的比例较高，分别为 66.67% 和 33.33%。提示产生过敏性疾病的根本原因在于患者的过敏体质。

还有学者从体质与变应性鼻炎发病机制的相互关系进行了研究。周国雄等用主因子分析法和 HLA 组织相容性实验表明，体质具有一定的免疫遗传学基础。体质是过敏性鼻炎发生的内在条件，反映着人体阴阳寒热的偏颇，决定了人体对外界刺激的反应性不同。腾磊等人的团队构建不同体质的变应性鼻炎动物模型，瑞氏染色计数鼻黏膜组织的嗜酸性粒细胞和肥大细胞，免疫组化检测鼻腔黏膜 IL–5、IL–3 及骨髓 IL–5 的表达。得出结论：体质在变应性鼻炎的免疫调节中起着关键作用，能够影响 IL–5、IL–3 的表达；IL–5、IL–3 募集、趋化了嗜酸性粒细胞和肥大细胞在鼻腔黏膜的浸润和表达，能够反映变应性鼻炎的严重程度；骨髓 IL– 5 是募集、趋化和激活 EOS 的重要的细胞因子，能反映炎症的存在和严重程度。

体质与变应性鼻炎的预后有着密切联系。中医体质有寒热虚实之分，气虚质、阳虚质属于虚性体质，体质虚弱，易患病，病后易迁延不愈，对治疗的反应性及预后较差；而特禀质及气郁质相对而言属于实性体质，机体的抵抗力强，病后对治疗的反应性及预后较佳。《灵枢 · 论痛》说：“同时而伤，其身多热者，易已；多寒者，难已。”《素问 · 热论篇》说：“人之伤于寒也，则为病热，热虽甚不死，其两感于寒而病者，必不免于死”。《素问·评热病论篇》云：“精者三日，中年者五日，不精者七日。”指出体质强弱与疾病的预后关系紧密。因此，辨明体质，通过积极干预“体质”这一发病的“内因”，有利于针对性地调节人体的阴阳寒热的偏颇、正气强弱、气血的盈亏，更有助于变应性鼻炎的防治。

随着研究不断深入，变应性鼻炎与体质的关系将更加清晰，本病的预防和治疗也将拥有更多的科学依据。

(4)变应性鼻炎中医治疗的研究

1)中药治疗研究：中药对变应性鼻炎的治疗可分为经鼻腔给药和口服两大类。

①鼻用中药制剂：由于鼻腔内具有上、中、下鼻甲及相应鼻道的形成，鼻腔黏膜表面积大大增加，并且具有丰富的毛细血管、腺体和纤毛细胞，这使得鼻黏膜给药吸收迅速，给药后起效时间快，同时避免了口服给药对胃肠道的降解作用和肝脏的首过效应，生物利用度高。经鼻腔给药的中药剂型主要有滴鼻剂、鼻喷剂、经鼻雾化吸入剂，此外凝胶剂、膜剂也有使用。为了增加药物的透过性和释药时的速度可控性，目前部分中药鼻喷剂引入了纳米级的亚微粒药物载体。这种载体颗粒大小在 10~1000nm 之间，称为纳米球或纳米囊。将中草药超细化处理，包裹在该载体的类脂核中，制成直径 50~1000nm 之间的固态胶粒。载药纳米胶粒具备更好的生物膜透过性，且能免于触发免疫系统的反应，因

而药物利用效率更高。吴敏等通过平行对照的方法观察了辛夷挥发油纳米脂质体滴鼻剂治疗儿童变应性鼻炎的临床疗效，发现该药能改善变应性鼻炎患儿血清嗜酸性粒细胞计数。此外，制成鼻用的中药制剂还有较多的报道，但相关的安全性评价却较为缺乏。鼻用中成药中常常有吸收促进剂的加入，以提高鼻黏膜吸收效率。这些促吸收剂，以及鼻用中成药本身是否对鼻黏膜纤毛具有一定的不良反应，相关的报道还较少。研究出黏膜透过性高、吸收效率高、作用好而鼻腔毒性小的鼻用中成药，并研发出更多鼻腔用药的剂型，提高患者的依从性和药物治疗效果，仍然是今后鼻用中成药的研究方向。

②口服中药类：中药治疗鼻鼽在中国具有悠久的历史。对于西方国家来说，由于变应性鼻炎的西药治疗以糖皮质激素鼻喷剂和口服抗过敏药物为主，而这些治疗均有不同程度的不良反应，因此中药作为“补充与替代疗法”的一种重要的模式被西方国家所尝试，其安全性和临床疗效也在中西医融合的过程中被不断地探索。

从国际医学界来看，目前国际上多应用中药经典方剂和单味中药治疗变应性鼻炎，较少研究运用中医传统理论进行辨证施治。国外用以治疗变应性鼻炎的经典方剂或单味药多以温肺散寒、疏风清肺、益气固表为主，如：辛夷散、（辛夷、白芷、升麻、木通、甘草、藁本、防风、川芎、细辛）、补中益气汤、茯苓杏仁甘草汤（茯苓、甘草、干姜、枳壳、远志、半夏、杏仁）、玉屏风散、苍耳子散等。有研究统计治疗变应性鼻炎的经典名方及用药规律，其中玉屏风散、桂枝汤、麻黄附子细辛汤使用频率较高。聚类药物分析表明，核心为桂枝汤和四君子汤。古方治疗变应性鼻炎主要以补虚扶正为要，兼疏风解肌、清热泻火，标本兼治。

张勤修强调气血失调是导致变应性鼻炎发生的重要内在因素，风邪是诱发常年性变应性鼻炎的重要外在因素，同时要兼顾七情的影响。临床上，张勤修应用川芎茶调散加减调理气血药治疗，取得良好疗效。由于已有研究发现一些中草药方剂能够明显调节人体免疫系统，动物研究也显示应用抗食物过敏的中草药能有效阻断变应原，所以在美国部分中草药产品已被批准用于治疗过敏性疾病。此外，一些含多肽链的中草药也在美国被进一步研制，成为美国植物药物产品，或作为膳食补充剂被列为研究新植物药物的重要目标。同样，中药治疗变应性鼻炎也被欧洲、日本、韩国、马来西亚等国家广泛使用。

对于中药治疗变应性鼻炎的临床疗效评价，国外研究多采用VAS、GACS、RQLQ、ASRQ、Drug score、SF-36量表进行测试，同时结合一些客观指标的评定，如鼻功能评估，鼻腔分泌物或是血清/血浆的炎性反应细胞因子IL-4、IL-5、IL-10、IL-13、IFN-γ等的测定。中国大陆地区的研究多采用有效率，较少使用ARIA 2008推荐的VAS、RQLQ进行评估；部分研究结合细胞因子或鼻分泌物嗜酸性粒细胞对药物的治疗效果进行分析。

总体说来，尽管在中国大陆地区中药治疗变应性鼻炎历史悠久、广泛认可，但是如要科学地论证药物的临床疗效和安全性，仍需要科学合理设计，严格实施、合理分析的临床研究。

2）针灸治疗变应性鼻炎：针灸治疗变应性鼻炎，除了狭义的针刺、灸法，从广义上还包括穴位埋线、穴位注射、耳穴压贴、穴位注射、穴位贴敷等治疗方法。

①针刺治疗：变应性鼻炎的针刺治疗应用较为广泛，但是高质量的临床研究并不多。2013年成都中医药大学张勤修团队对近20年针刺治疗变应性鼻炎的随机对

照试验进行了系统评价。共纳入8项临床研究。其中5个研究由于终点结局指标的选择存在较大的异质性，故仅进行描述性的分析；对其余3篇以鼻症状评分量表作为结局指标的文献进行亚组分析，采用体针、腹针、耳针等不同的治疗方法。体针主要采用局部取穴与全身取穴相结合，并可配合特效穴组分析，采用Stata11.0进行Meta分析的结果表明，合并后标准化均方差（SMD），OR为-0.642，95%可信区间（95%CI）为-0.942~-0.360，森林图中菱形位于无效竖线左侧，表明针灸能降低变应性鼻炎的鼻症状评分量表分值，改善症状。研究结论：针灸治疗能改善变应性鼻炎的症状，无明显不良反应；但对于疾病实验室指标的改善还需更多的大样本临床随机对照研究进行验证；在国内开展高质量、内在真实性好的相关随机对照试验非常必要。同时，该研究结果还显示，目前针刺治疗变应性鼻炎主要选用迎香、印堂、合谷、足三里，其余穴位，如风池、肺俞、肾俞、气海、太溪、中脘、列缺被部分试验选用，太渊、脾俞、太冲、风门、天枢被个别研究选用。这些针刺研究中多采用固定穴位搭配，较少根据患者的病情进行辨证并开具适当的针灸处方。因此，个性化的针刺治疗仍是今后针刺治疗变应性鼻炎应当强调的重点。

②灸法：天灸是通过药物刺激特定穴位从而调整经络，达到预防和治疗疾病的一种中医疗法。治疗变应性鼻炎，常选用透皮性比较好的药物，如白芥子、斑蝥、甘遂等。取穴多选取背部腧穴，如督脉、膀胱经穴位。临床上，凡是骨骼、活动关节、大血管附近，以及肌肉菲薄的地方应避免直接灸；而肌肉肥厚处，各种灸法均适宜。常用灸法有：直接灸法（化脓灸、非化脓灸）、间接灸法（隔姜灸、隔蒜灸、隔盐灸、隔附子饼灸）、温针灸法、艾卷灸法、天灸等等。使用灸法需根据人体脏腑功能偏衰偏盛的情况，补偏救弊，确定合适的灸法配方。

③穴位埋线治疗：穴位埋线是针灸的延伸，是在中医学的脏腑、气血、经络理论指导下，把羊肠线或生物蛋白线埋植在相应腧穴和特定部位中，利用其对穴位的持续性刺激作用来治疗疾病的一种临床技术。穴位埋线通过在穴位内埋植线体的方式代替传统的间歇式针灸刺激，以获得一种持续长效刺激效果。这种长效刺激效果大大提高了患者的依从性，穴位埋线技术以其简、便、廉、验而不断地被推广应用，在变应性鼻炎的治疗中穴位埋线也逐渐显现出了较好的治疗作用。

在穴位埋线治疗变应性鼻炎的临床试验报道不断增多的情况下，有研究对其临床疗效和安全性进行了系统评价。在Cochrane Handbook version 5.1.0和《系统综述和meta分析优先报告的条目：PRISMA声明》(《Preferred reporting items for systematic reviews and meta-analyses: the PRISMA statement》）的指导下，成都中医药大学张勤修对近20年关于穴位埋线治疗变应性鼻炎的临床研究进行了检索，共检索到随机/半随机对照试验5个，涉及49个医疗机构，285名患者。5个研究均来自中国大陆地区。对这些研究进行风险评估，5个研究均未进行伦理审查及临床试验注册、随机方法不详，未使用盲法，未报告患者退出或失访的情况，结局指标的测量未采用国际公认标准，均存在高风险的选择性偏倚、实施偏倚、结果测量偏倚和选择性报告研究结果的偏倚。结果显示这些研究仅能为穴位埋线治疗变应性鼻炎提供低质量的证据。因此，尽管目前临床观察到了穴位埋线治疗变应性鼻炎具有良好的效果，但是要进一步推广这项技术，在国内外医学界得到认同，还需要高质量研究证据的支撑。

现在穴位埋线治疗变应性鼻炎的临床研究急需规范化。针刺临床试验干预措施报告标准（standard for reporting interventions in clinical trials of acupuncture，STRICTA）工作组、CONSORT（consolidated standards of reporting trials）工作组和中国 Cochrane 中心 2010 年发表了 STRICTA 修订版。修订的 STRICTA 对照清单有望与 CONSORT 声明及其非药物治疗扩展版共同提高针刺临床试验的报告质量。

④穴位贴敷：穴位贴敷是在传统针灸学基础上，将中药制成散、膏等剂型，贴敷于一定穴位，利用药物经皮吸收和对经络的刺激作用，进而预防和治疗疾病的一种中医外治法。穴位贴敷大致分为三伏天和非三伏天贴敷。目前国内穴位贴敷治疗变应性鼻炎的药物和选穴方法不一而足，多为经验方，组方较复杂，用药剂量大，剂型单一；穴位选择欠规范（选用不同穴位或选穴太多）等。今后的穴位贴敷治疗变应性鼻炎的研究，还应遵循中医药学理论的指导，对大量的古今文献进行分类整理，从中筛选出治疗变应性鼻炎的有效方剂和穴位，并借鉴现代提取、纯化、分离技术和现代透皮制剂理论和方法，以更好地发挥穴位贴敷法治疗变应性鼻炎的优势。

（四）阻塞性睡眠呼吸暂停低通气综合征

1. 阻塞性睡眠呼吸暂停低通气综合征发病机制的研究

阻塞性睡眠呼吸暂停低通气综合征（obstructive sleep apnea hypopnea syndrome，OSAHS）呼吸暂停按性质可分为阻塞型、中枢型及混合型，有研究发现，阻塞过程既有局部组织的结构异常，又有整个上气道呼吸力学乃至中枢系统等全身因素的参与，此外还有性别、年龄等个性差异，发病机制极其复杂。有关该病发病机制的研究可概括为以下几个主要方面：

（1）组织结构的异常　上气道中鼻、咽、喉任何解剖结构的异常均可能引起 OSAHS 的发病。如鼻中隔偏曲、鼻息肉、鼻甲肥大、腺样体肥大、鼻部肿瘤、婴儿型会厌、会厌组织的塌陷、扁桃体肥大、软腭松弛、软腭肥厚、咽腔黏膜肥厚、悬雍垂过长或过粗、咽部肿瘤、舌体肥大、舌根后坠等。口咽腔狭窄在 OSAHS 发病中占有重要的地位，早在 2003 年，就已经有研究采用 MRI 容量分析技术及多重回归分析，显示舌体肥大和软腭增厚是 OSAHS 的独立致病因素，上气道阻塞主要发生在咽腔，且软腭、悬雍垂及舌体是主要阻塞源。另外，上、下颌骨发育不良、畸形也是 OSAHS 的常见及重要病因。

（2）上气道呼吸力学改变引起的气道塌陷　主要涉及上呼吸道管腔内压、跨壁压（管腔内外压力差）和管壁表面张力等因素。Morrell 的研究结果提示上呼吸道表面张力、呼吸阻力在睡眠呼吸紊乱发病机制中的作用，呼吸道表面活性物质可减少吸气阻力峰压，并使 OSAHS 呼吸紊乱指数轻度下降。但不足的是，目前缺少分析上气道压力、阻力及管壁表面张力的数学模型，这方面的工作有待深入开展。

（3）与神经、肌肉、觉醒等因素相关的通气调控能力的影响　上气道的开放，有赖于上气道解剖学的通畅程度和咽部扩张肌与神经反射功能的正常，任何程度扩张肌收缩活动的减弱或消失都会明显增加上气道阻力并导致上气道的狭窄和塌陷。在 OSAHS 患者中，上气道扩张肌不足以预防气道狭窄或者闭塞是导致气道阻塞的主要原因，在快速眼动（rapid eye movement，REM）期，上气道扩张肌的张力和活性进一步下降，可能会导致呼吸暂停和低通气事件进一步加重。呼气末肺容积减小和低碳酸血症导致的通气驱动下降同样可能导致上气道塌陷。此外，部分OSAHS患者中枢功能失调，呼吸中枢对上气道运动神经元活性的影响大于对胸壁泵肌的影响，这两组肌肉的运动神经元控制的差异，也会引起上气道管径的波动，而导致气道阻塞。呼吸中枢功能失调还会导致睡眠过程中呼吸驱动异常降低，或对高CO_2、高H^+及低O_2的反应异常，可为原发，也可继发于长期睡眠呼吸暂停和（或）低通气而导致的睡眠低氧血症。近年来，研究显示，除上气道解剖结构异常外，调控上气道肌肉活动和呼吸环路的神经机制异常也是导致OSAHS的病理机制之一。在咽部扩张肌群中，颏舌肌被研究得最多。颏舌肌除了受延髓的舌下神经核控制，还受多种神经活动的调节，包括大脑皮层、脑干呼吸中枢、外周和中枢化学感受器、上气道的局部机械受体的反射性调节，以及五羟色胺、甘氨酸、γ氨基丁酸（GABA）、去甲肾上腺素、P物质（SP）等神经化学递质的单突触调节。当睡眠相关的呼吸驱动下降、反射消失以及相关神经递质的活动改变，相应的肌张力也会下降。肌肉活性下降到一定程度，不能抵抗吸气时咽气道的负压时，气道就会塌陷，出现呼吸暂停。

总的说来，OSAHS患者具有不稳定的呼吸形式，这种不稳定性与OSAHS的严重程度成正比。但由于目前还缺少定量分析神经、肌肉、觉醒与通气调控能力之间影响的有效模型，相应的研究基础还需进一步夯实。

（4）遗传因素及内分泌对OSAHS发病的影响　遗传因素可使OSAHS的发生概率增加2~4倍。Palmer在59个OSAHS及肥胖的非洲裔的美国人家系中进行全部基因组的筛查，结果显示肥胖患者与OSAHS患者有共享及非共享的遗传基因，肥胖的遗传决定因素受睡眠呼吸紊乱的严重度调节。一些遗传相关性疾病，如唐氏综合征、马方综合征等会影响气道的结构、肌肉张力、肌肉控制等而易发生OSAHS。2型糖尿病占糖尿病患者90%以上，并且患病率逐年增高，随着研究的深入，OSAHS与2型糖尿病关系的研究引起了临床医生的关注。OSAHS患者反复出现的呼吸暂停导致的低氧血症和高碳酸血症，增加了交感神经活性，使得血液中肾素、血管紧张素及皮质醇等水平升高，从而增加肝糖原的分解而发生或加重糖尿病。低氧血症使得胰岛β细胞的无氧代谢增加，影响胰岛β细胞ATP的产生，从而使胰岛素分泌减少。反复的睡眠呼吸暂停所致的间歇性低氧还会诱发全身的炎症反应，引起炎性细胞因子的释放，如TNF-α、IL-6。炎症细胞因子通过抑制脂肪和肌肉对葡萄糖的摄取来介导外周胰岛素抵抗，且反调节激素水平的增加可诱导游离脂肪酸的释放。炎症反应与氧化应激相互影响，参与对胰岛β细胞造成损伤。而低氧、炎症反应、高血糖可引起血管内皮功能紊乱，加重内皮细胞损伤，加大心脑血管事件的危险。OSAHS与2型糖尿病相互影响，二者都是心血管疾病的高危因素，加重心脑血管的损害。OSAHS加重胰岛素抵抗、糖代谢紊乱及糖尿病相关血管并发症的发生，糖尿病加速OSAHS疾病的进展，但二者相互影响的病理生理机制，以及治疗方法的疗效评估尚不清楚，需进一步地探索研究。

2. 阻塞性睡眠呼吸暂停综合征的术前评估

虽然阻塞性睡眠呼吸暂停综合征的常用治疗方法包括持续气道正压通气（CPAP）、口腔矫治器、行为干预及外科手术，但是对于上气道结构异常和不能耐受CPAP的患者，外科手术仍是重要的治疗手段。而OSAHS患者由于低通气、夜间缺氧、微觉醒和睡眠结构的紊乱，常常合并有高血压、冠心病、糖尿病等多器官功能损害。所以为了保证手术的安全，明确手术指征，对OSAHS进行术前评估就显得尤为重要。术前评估的内容包括以下几个方面。

（1）全身评估　包括对高血压患者昼夜血压波动情况的评估、冠心病患者心肌缺血状况的评估，以及糖尿病患者近期血糖控制情况，包括餐后、空腹血糖的评估等。

对于合并阻塞性睡眠呼吸暂停低通气综合征相关性高血压的患者，血压特点为：

①夜间及晨起血压升高，日间高血压或日间血压正常：清晨睡醒时血压较睡前血压明显升高，白天及晚间睡前血压较低。有部分患者表现为隐匿性高血压。

②血压节律紊乱：24小时动态血压监测（ambulatory blood pressure monitoring，ABPM）显示其血压可以血压曲线为“非杓型”，甚至呈现“反杓型”。

③单纯药物治疗降压效果较差：虽经多种药物联合、多次调整降压方案，仍很难将血压维持在正常范围内。

通过相关的检测，及时了解患者并发症的情况，必要时对并发症予以干预和控制，排除手术禁忌证。此外，OSAHS患者还常处于肥胖状态，因此体重指数（BMI）、颈围、腰围的测量，肥胖的评估也必不可少。

（2）多导睡眠呼吸检测　诊断OSAHS的金标准是多导睡眠图（polysomnogram，PSG），监测内容包括：口鼻气流、血氧饱和度、胸腹呼吸运动、脑电图、体位、胫前肌肌电图等。为了获得较为准确的睡眠呼吸暂停监测数据，应注意将胸腹带安放在最大呼吸运动平面，并牢固固定。口鼻气流传感器应被安放能充分接触患者的口鼻气流。安放血氧饱和度导联，则要注意使传感器的发光部分中心、吸光部分中心和指甲中心成为一线，同时注意选择厚度适中的手指，妥善固定导联并避光。

为了降低常规PSG的监测费用并尽量减少患者监测时的不适，目前常有各种便携式及家庭式睡眠呼吸监测方式。殷善开等对各种睡眠呼吸监测装置的监测结果观察发现，各类装置对中重度OSAHS患者的监测准确度较为接近，但是对于轻度患者，仍应首选PSG。2007年美国睡眠障碍协会也推荐仅对中重度OSAHS患者使用便携式睡眠监测仪，对极重度可能发生危险的以及可疑的OSAHS患者仍建议常规PSG检查。2018《成人阻塞性睡眠呼吸暂停多学科诊疗指南》也推荐，对于合并严重心肺疾病、神经肌肉疾病、清醒时通气不足或睡眠低通气风险较高、慢性阿片类药物使用或严重失眠的患者，建议采用PSG。

（3）上气道狭窄的评估　常用的上气道评估方法有Friedman分型、A线头影测量\电子纤维鼻咽镜检查、上气道CT及上气道测压等。

①Friedman分型：主要是根据患者扁桃体大小、舌体高度或腭位高度、BMI等指标对患者气道情况进行分型。该方法简单实用，能够较好预测悬雍垂腭咽成形术（UPPP）的效果。Ⅰ型患者UPPP成功率为80%，Ⅱ型患者为37.9%。Ⅲ型患者仅为8.1%；Ⅱ、Ⅲ型患者行舌根RFA治疗后其成功率分别上升至74%和43.8%。Friedman Ⅱ型患者ZPPP成功率为87.5%，Ⅲ型患者降至44.4%。

②X线头影测量：主要的测量指标是前颅底平面-下齿槽座点角（SNB）、舌骨至下颌平面的距离（MPH）和后气道间隙（PAS），提示患者有无下颌骨发育不良、舌骨低位或PAS。X线头影测量对UPPP或ZPPP疗效具有一定预测作用。MPH > 20mm，有效率为20.6%；MPH ≤ 20mm，有效率为75%。

④上气道CT、MRI：包括轴位，正中

矢状位等不同层面上气道各平面截面积大小以及睡眠时软组织塌陷的形态学改变及动态变化。对于考虑外科治疗以及可疑上气道占位患者，推荐治疗前完善上气道三维 CT 重建或上气道核磁共振检查。

⑤电子纤维鼻咽镜：最常用的是Müller 试验，用于定位患者清醒状态下上气道塌陷的情况，并判断腭咽及舌咽塌陷的程度。Faber 发现不同的检查者使用该方法对腭咽水平塌陷程度评估的一致率较高（Kappa 值 0.63），对舌咽平面塌陷程度评估的一致率较低（Kappa 值 0.3）。药物诱导睡眠纤维喉镜检查及食管压测量有助于精准判断患者睡眠期气道塌陷部位，用于上气道手术的术前评估，有利于提高手术有效率。

⑥上气道测压：正常呼吸时胸膜腔内压的变化常可以通过气道传到呼吸道的入口。如果上气道某个地方发生阻塞，那么阻塞平面以上的传感器就不能感知到胸膜腔内压的波动变化，由此可以确定上气道阻塞的最低平面。上气道测压同样可以预测手术疗效。韩德民等以腭咽阻塞构成比≥60%作为预测 UPPP 显效的标准。预测一致率为 88.9%，而腭咽阻塞构成比<60%的患者无一例达显效。田旭等人发现，上气道测压能弥补传统阻塞定位检查的不足，较准确地判断上气道阻塞平面，与传统检查相结合，能够选择更合理的手术方案，有可能提高手术疗效和避免部分舌后区手术的盲目性。

（4）阻塞性睡眠呼吸暂停低通气综合征的量表及问卷筛查　毋庸置疑，OSAHS 的金标准是多导睡眠呼吸监测（polysomnography，PSG），但是由于该项检查需要的设备昂贵，并需要专业的睡眠实验室，所以在有效的医疗资源情况下，对 OSAHS 患者进行 PSG 检查前进行简便快捷的量表或问卷筛查高风险的个体就显得必要。

①Epworth 嗜睡量表（Epworth sleepiness scale，ESS），因为嗜睡是 OSAHS 患者的白天的主要症状之一，因此 ESS 量表常被用来评价 OSAHS 患者的嗜睡程度，并被作为 OSAHS 诊断流程中的初筛工具。ESS 问卷内容包括打鼾和呼吸暂停的情况、与睡眠有关的问题、基础患病情况及家族史等。（表 1–2）

表 1–2　Epworth 嗜睡量表（Epworth sleepiness scale，ESS）

在以下情况有无打盹、嗜睡的可能性	从不（0）	很少（1）	有时（2）	经常（3）
从头阅读时				
看电视时				
在公共场所坐着不动时（如在剧场或开会）				
长时间坐车时中间不休息（超过 1h）				
坐着与人谈话时				
饭后休息时（未饮酒时）				
开车等红绿灯时				
下午静卧休息时				

评分标准：（0= 从不，1= 很少，2= 有时，3= 经常）

近年有研究对ESS与PSG的检测指标——呼吸暂停低通气指数（AHI）、最低经皮血氧饱和度（$LSpO_2$）、微觉醒指数等相关度进行了研究，结果显示ESS评分难以准确反映OSAHS的严重程度。考虑ESS评分仅是对嗜睡程度的评价，并未包含其他可以影响OSAHS病情严重程度的因素，因此ESS评分与AHI并不一定有很强的相关性，而且ESS评分受主观因素的影响较大，所以仅靠一项ESS评分来预测OSAHS严重程度难以实现，更好的判断应该结合OSAHS其他的危险因素及临床表现等。因此，ESS评分的显著升高对OSAHS患者的区分判断具有一定意义，但对OSAHS预测的准确性较差，以ESS ≥ 9作为分界来筛查OSAHS也并不可靠。此外，ESS嗜睡量表是由国外直接引进的，由于不同文化背景的差异可能影响ESS量表评分的准确的，如：量表的评分项目的评分中有两项涉及午饭后是否伴有嗜睡，对于有午休习惯的中国人在午饭后出现嗜睡的可能性很大，所以这两项评分很有可能会偏高。鉴于以上，还有待更准确、更加切合中国国情的嗜睡量表对PSG进行初筛。

②STOP-Bang问卷（SBQ）是目前国际上较新的OSAHS筛查问卷，余洋等经SBQ原作者Frances Chung教授同意并授权，经过规范的翻译工作，制定出简体中文版问卷（表1-3）。患者完成问卷中第1~4、6、8项的是或否问题的自填式问卷，研究人员测量患者身高和体重，计算身高体重指数（BMI），[BMI=体重（kg）/身高（m）^{2}]，测量环状软骨平面颈围，完成量表中第5、7项。各条目回答“是”者计1分，“否”者计0分，总分等于或高于3分者被认为具有OSAHS风险。研究显示，以SBQ ≥ 3分作为分解判定AHI ≥ 5的病例，其灵敏度、阴性预测值、与金标准的符合率均较高。由于SBQ专为筛查OSAHS设计，其构成中将OSAHS主要症状（白天嗜睡、乏力、呼吸暂停）、并发症（高血压）和危险因素（男性、肥胖等）相结合，对OSAHS的评估较ESS更为全面和客观。既往研究已证实了SBQ问卷中涉及危险因素评估的后4项客观项目（年龄、性别、BMI、颈围）可大幅提高诊断OSAHS的灵敏度。

表1-3　STOP-Bang问卷中文版

问题	是（1分）	否（0分）
打鼾：您睡眠鼾声很大吗（比普通说话声音大，或者透过关闭的门可以听到）?		
乏力：您常常觉得疲倦、乏力，或者白天昏昏欲睡?		
目击呼吸暂停：有人看到您睡眠时停止呼吸吗?		
血压：您以前有高血压或者正在接受高血压治疗吗?		
BMI：> 35kg/m^2 吗?		
年龄：> 50岁吗?		
颈围：> 40cm吗?		
性别：是男性吗?		

注：总分≥3分为阻塞性睡眠呼吸暂停高危，< 3分为阻塞性睡眠呼吸暂停低危

③鼾声量表（snore scale，SS），鼾声量表作为阻塞性睡眠呼吸暂停低通气综合征简易诊断标准之一，可以帮助缺乏专门诊断仪器的基层医院做出初步诊断。（表 1–4）

表 1–4 鼾声量表

程度	评价标准
轻度打鼾	较正常人呼吸声音粗重
中度打鼾	鼾声响亮程度大于普通人说话声音
重度打鼾	鼾声响亮以致同一房间的人无法入睡

3. 对阻塞性睡眠呼吸暂停综合征外科序列治疗的认识

由于阻塞性睡眠呼吸暂停综合征常常有多种疾病共存，临床表现复杂多样，而且患者的社会、心理状态各不相同，因而持续正压通气、药物、手术等常见治疗方法应该是多学科指导下科学的、系统的，个体化的治疗。这些治疗涉及健康教育、持续正压通气、器械治疗、外科治疗、内科治疗、心理治疗以及辅助治疗，针对每位患者，形成了一个连贯、个性化的序列治疗。序列治疗涉及的内容如下。

（1）OSAHS 的健康教育　肥胖、OSAHS 家族史、生活不规律、代谢性疾病、过大的精神压力都是 OSAHS 的危险因素。针对这些危险因素，健康教育主要包括：

①建立良好的生活习惯，改变不良生活嗜好，如戒烟戒酒、适度运动、健康饮食、注意睡眠卫生、慎用镇静催眠药物及其他可引起或加重病情的药物等；

②鼓励超重患者（BMI ≥ $23kg/m^2$）减重。

③建议体位治疗，包括侧卧位睡眠、适当抬高床头。

④避免日间过度劳累，避免睡眠剥夺。

⑤向患者宣传疾病知识，取得患者的积极配合；

⑥沟通治疗方案，选择个体化的治疗方式，取得患者的理解配合。

（2）无创通气治疗　无创通气治疗是中重度 OSAHS 患者的首选治疗方法。持续正压通气（continuous positive airway pressure，CPAP）则是无创正压通气的一种常用方法。此外，无创正压通气还包括自动调节 CPAP，适应性伺服通气型，双水平气道正压通气型，平均容积保证压力支持型。

CPAP 是成人 OSAHS 患者的首选和初始治疗手段，CO_2 潴留明显的患者，建议使用双水平持续正压通气。对于需要手术的严重的 OSAHS 患者围手术期的 CPAP 也是保证手术安全的一项重要措施。现在较推荐的治疗方法是每周至少 6 天，每日至少 6 小时。经过 CPAP 的治疗，患有 OSAHS 相关的高血压的患者，夜间血压可以逐渐恢复成正常的"杓型"，日间血压也可逐渐下降，甚至恢复正常。在给予 CPAP 治疗的过程中，要注意对其通气压力进行调整，经合适压力的 CPAP 治疗，患者睡眠期鼾声、憋气消退，无间歇性缺氧，SpO_2 正常；PSG 监测实现 AHI < 5 次 / 小时，最低 SaO_2 > 90%；白天嗜睡明显改善或消失等。CPAP 治疗过程中，最初 3 个月，以及以后 6~12 个月要定期随访复查 CPAP 的压力，酌情调整 CPAP 通气治疗参数。CPAP 的疗效应在连续治疗 1~3 个月以后再行评价。

虽然 CPAP 是无创的，但是长期使用 CPAP 常常有鼻塞、鼻腔干燥、面罩吹气而损伤面罩周围皮肤、幽闭综合征等，且需要终生使用。因此，CPAP 的治疗需要密切随访、良好服务、及时沟通，以保证患者的依从性。

（3）氧疗　大多数患者在接受 CPAP 治疗时不需要氧疗，但对于 CPAP 治疗消除所有呼吸事件后，SaO_2 仍有较大波动，尤其是在 REM 睡眠期 $SaO_2 \leqslant 88\%$ 者，可考虑辅以氧疗；对于合并慢阻肺、心力衰竭或神经肌肉疾患的 OSAHS 患者，可在其他治疗基础上适当辅以氧疗。夜间氧疗需在无创气道正压通气治疗的支持下进行，氧疗期间需警惕肺泡低通气的发生。

（4）器械治疗　器械治疗主要包括口腔矫治器、鼻咽通气道或口咽通气道等治疗。口腔矫治器可作为单纯鼾症和轻、中度患者的一线治疗方法，可与手术或无创气道正压通气治疗联合应用治疗重度 OSAHS。通过作用于下颌、舌、软腭，实现下颌前移、软腭上移、舌位维持等，保持下咽腔的开放，减轻上气道阻力。矫治器适合于以上气道为主的混合型以及阻塞型 OSAHS 患者。下颌后缩、舌后坠则是应用口腔矫治器的直接指征。但是重度颞颌关节炎或功能障碍，严重牙周病，严重牙列缺失者不适宜于口腔矫治器的治疗。

鼻咽通气道或口咽通气道是通过鼻腔或口腔放置的通气道，绕过阻塞部位，维持睡眠时的通气，常常用于术前诊断、麻醉及术后辅助通气。

（5）OSAHS 的外科治疗方法　不同的阻塞平面常有不同的外科治疗术式。

①鼻及鼻咽阻塞的外科治疗：造成鼻及鼻咽腔阻塞的因素包括：下鼻甲肥大、鼻中隔偏曲、鼻息肉、鼻瓣区狭窄以及腺样体肥大等。约一半的 OSAHS 患者常伴有鼻或鼻咽腔的阻塞。根据该平面阻塞的具体疾病，可采用下鼻甲黏骨膜下部分切除术、下鼻甲骨折外移术、下鼻甲等离子消融术、鼻中隔矫正术、功能性鼻内镜手术等。该类手术对因鼻 / 鼻咽阻塞导致的 OSAHS 患者具有治疗作用；对于重度 OSAHS 患者，则是手术治疗重要组成部分。

②腭及口咽平面阻塞的外科治疗：腭及口咽平面阻塞在 OSAHS 患者中最为常见。林娜等对拟行悬雍垂腭咽成形术（UPPP）手术的 30 名男性 OSAHS 患者围手术期上气道的评估发现，完全肌松后，30 例患者软腭悬雍垂平面完全塌陷（100%），23 例患者舌咽平面全部塌陷（76.7%）。针对腭及悬雍垂平面狭窄最常见的术式是悬雍垂腭咽成形术。该术式经历了一系列的改良：1993 年 Fairbanks 缩短软腭两侧、保留中部肌肉组织；2000 年韩德民切除腭帆间隙的脂肪组织，扩大软腭成形范围，保留完成悬雍垂；2004 年 Friedman 的 Z 形腭咽成形术（ZPP）+ 舌根低温等离子射频消融术；Yi 的 Z 形腭咽成形术（ZPP+ 扁桃体切除术 + 咽成形联合术）。术式的改进使得患者手术成功率逐渐上升至 65% 左右。特别对于中重度 OSAHS，更是大大提高了手术成功率。术前可采用 Friedman 分型系统及 TCM 手术疗效评分预测系统预估手术疗效。瘢痕体质、未成年患者不宜行此手术治疗，对于语音要求高的患者，如演员歌唱家等应谨慎行该手术。伴有扁桃体Ⅱ度及以上肥大者，行 UPPP 同时推荐行双侧扁桃体切除术。

单纯扁桃体切除术可显著改善 OSAHS 患者的客观及主观指标，适用于扁桃体Ⅱ度及以上肥大、术前 AHI ＜ 30 次 / 小时的成人患者。若伴有腺样体明显肥大，则同时行腺样体切除术。硬腭截短软腭前移术，适用于软腭后间隙狭窄，硬腭过长，鼻咽部气道骨性狭窄的患者。该类患者由于骨性气道的狭窄，UPPP 手术后腭咽部仍然存在阻塞的患者。

软腭植入术，通过植入不可吸收的聚酯材料，硬化软腭，减少软腭振动，操作简单可逆。可用于治疗 BMI < 32kg/m^2 且没有任何其他解剖部位狭窄及呼吸暂停综合征手术治疗史的轻中度患者，该治疗方式远期疗效有待进一步观察。

③舌根及下咽平面阻塞的外科治疗：包括舌部分切除术、颏舌肌前移舌骨悬吊术（GAHM）、颌骨手术。

（6）低温等离子射频治疗　该项技术可以用于鼻甲、扁桃体、腺样体、UPPP、舌根等多个阻塞平面。由于该技术通过电压调制射频控制器，能保持较低的能量，工作时能保持较低的温度（40~70℃），因而对周边组织的热损伤小，在切除病变的同时还可以消融、止血、冲洗、吸引，而且术后患者术区疼痛相对较轻，伤口愈合时间较快，患者恢复正常饮食及活动快，因此低温等离子射频消融术在 OSAHS 的治疗中显示了优良的性能。由于该技术黏膜损伤轻，手术创伤小，术后恢复快，能精确定位于需要减容的部位。所以该技术不仅可应用于上气道阻力综合征、轻度 OSAHS 患者、习惯性打鼾患者，还可作为中重度 OSAHS 患者的一种重要辅助治疗手段。但是该项技术也要注意一些并发症，如软腭黏膜溃疡，舌根神经痛，悬雍垂坏死、舌根脓肿、吞咽困难、术后出血等。为了最大限度地避免低温等离子射频消融术的并发症，手术者应该缜密计划、严格训练、总结经验，选择适当的手术适应证。

（7）气管切开术　预防性的气管切开常常作为保障 OSAHS 围手术期气道安全的一项措施，特别是对于过度肥胖、小下颌、下咽组织过度肥厚的患者。

（8）OSAHS 序列外科治疗方案　同功能性鼻内镜手术一样，OSAHS 的手术目的不仅仅在于扩大上气道的通气截面，保留气道的正常结构和生理功能、降低手术并发症，也是该类手术的目的之一。为 OSAHS 制定合适的手术治疗方案，需要考虑患者气道的阻塞部位、手术难易程度、手术的痛苦与创伤大小以及患者的接受程度。殷善开等建议将 OSAHS 序列外科治疗方案应做相应修改和完善，相应的序列治疗包括以下 3 个阶段。

第 1 阶段的外科治疗以解除上气道的明显解剖结构异常为目的，包括鼻中隔偏曲、扁桃体、腺样体肥大和颌骨发育不良，手术以鼻部重建手术，扁桃体、腺样体切除，严重颌骨畸形的上颌及下颚骨前移整形（MMA）手术为主。

第 2 阶段的 OSAHS 序列外科治疗主要涉及不能耐受无创通气治疗及口腔矫治器治疗的患者，包括保留悬雍垂结构与功能的 H–UPPP，舌根射频手术，舌前移、舌骨悬吊术和 GAHM。但该类患者存在手术远期疗效的不确定性，因此，手术选择应格外慎重，术前需进行全面、系统的评估。

第 3 阶段的 OSAHS 序列外科治疗包括各类上下颌骨手术及气管切开术。第 3 阶段的手术主要运用于第 1、第 2 阶段手术治疗失败，拒绝 CPAP 或口器治疗的重度 OSAHS 患者。简化手术术式，保证疗效，减少手术并发症是序列治疗的宗旨。

4. 阻塞性睡眠呼吸暂停低通气综合征的内科治疗

由于 OSAHS 患者可伴有心脏病、高血压、糖尿病、肾病的内科疾病，这些疾病与 OSAHS 又常常互为因果，形成恶性循环，因此 OSAHS 相关内科疾病的治疗应贯穿 OSAHS 治疗的始终。

对于 OSAHS 相关性高血压患者可选用的药物，推荐使用肾素血管紧张素系统阻断剂类降压药。另有研究显示，缬沙坦、氯沙坦与氢氯噻嗪的复合制剂能有效地降低夜间高血压（尤其是呼吸暂停后血压的升高），同时减少呼吸睡眠紊乱指数、降低迷走神经和交感神经张力。不宜选用的降压药：β受体阻滞剂——易于加重心动过缓并增加呼吸道阻力；中枢类降压药，如可乐定——具有镇静作用而加重睡眠呼吸紊乱。

对于OSAHS疾病本身来说，目前并无理想的药物。过去有尝试使用麻黄碱收缩鼻甲、改善上气道阻力；甲羟孕酮增加膈肌及上呼吸道弹性；乙酰唑胺增加颈动脉体活性；氨茶碱改善膈肌收缩性等，但是由于这些药物常常具有不可避免的不良反应，且缺乏确定的临床效果，因此临床上较少使用。

5. 阻塞性睡眠呼吸暂停低通气综合征的并发症治疗

阻塞性睡眠呼吸暂停低通气综合征可合并失眠、发作性睡病、不宁腿综合征（RLS）及REM期行为障碍（RBD）。

对于OSAHS继发失眠者，推荐使用CPAP治疗，可改善或缓解失眠。失眠治疗首选失眠认知行为治疗（CBT-I），药物治疗选用唑吡坦和右佐匹克隆，避免使用苯二氮䓬类或巴比妥类药物。

OSAHS合并发作性睡病：对于年龄小、严重思睡（ESS评分> 15分）但AHI < 30次/小时的患者应怀疑合并发作性睡病。经CPAP有效治疗后仍有残余思睡者，选用莫达非尼（阿莫达非尼）治疗。

OSAHS合并不宁腿综合征（RLS），患者在CPAP治疗3个月后不宁腿综合征可得以改善。RLS间歇性症状时，可采用改变生活方式和适当锻炼、腿部按摩、冷或热浴等措施治疗；若RLS症状较重，则应行药物治疗，可使用多巴胺受体激动剂。氯硝西泮会恶化OSAHS，临床慎用。

OSAHS合并REM期行为障碍（RBD）者，氯硝西泮为治疗RBD的药物，但因其会加重OSAHS，临床慎用。除了药物治疗外，CPAP也可在一定程度上改善RBD症状。

6. 阻塞性睡眠呼吸暂停低通气综合征的心理治疗

上述的手术及内科治疗可以在一定程度上改善患者的睡眠呼吸的紊乱，但是该类患者常常还有神经心理障碍，如：强迫、焦虑、人际敏感等心理问题，因此通过适当的心理干预，引导患者客观认识OSAHS，清晰了解OSAHS的医疗干预现状，增加患者的认同感，消除手术恐惧，进而减少、消除心理负担，更好地配合其他治疗并逐渐融入正常的生活中。

心理治疗的主要手段是交谈和演示，交谈内容包括介绍该疾病的相关睡眠医学知识、手术常识、围手术期处理的重要性，手术后的康复治疗，还可以介绍类似病例，分析患者的人格特征、气质和心理特点，积极鼓励患者，帮助患者建立正常的生活习惯。心理治疗和内科治疗一样，应该始终贯穿于OSAHS的整个治疗当中。

7. 儿童睡眠呼吸暂停低通气综合征的治疗

（1）流行病学研究及常见病因　儿童睡眠呼吸暂停低通气综合征是影响儿童健康成长及发育的常见疾病。与成人的OSAHS有很大差异，儿童OSAHS较少见到白天嗜睡，其主要表现有夜间遗尿、多汗、张口呼吸、反复翻身以及白天多动、注意力不集中、生长发育延迟等，进一步可发生认知障碍、情绪不稳定，生长和发育滞后等严重问题。儿童OSAHS的患病率常为1%~4%，高峰年龄为2~8岁，与淋巴组织增生的年龄段相符。我国有研究对国内部分地区4~7岁儿童采用问卷调查及PSG监测相结合的方法显示，这部分儿童的OSAHS的患病率为3.91%，主要发病原因是腺样体肥大和（或）扁桃体肥大，此外，肥胖、颅面畸形、神经肌肉疾病等因素也可能与儿童OSAHS的发病有关。其性别差异不明显，与年龄及体重指数无明显相关性。

儿童OSAHS的常见原因包括上气道阻力增加引起顺应性改变以及影响神经调控等因素，最常见的原因是腺样体肥大和扁桃体肥大。但有研究显示，在儿童OSAHS的阻塞原因中，扁桃体作用不明显，腺样体肥大与OSAHS之间有相关性，但不是唯一原因。手术切除OSAHS患儿扁桃体和（或）腺样体后，AHI、夜间血氧饱和度低于0.90的时间所占睡眠时间的百分比、最长呼吸暂停时间较术前有明显改善。

腺样体、扁桃体肥大往往对儿童颌面骨骼形态的发育产生影响。腺样体肥大导致儿童长期呼吸道阻塞和张口呼吸。患儿为保持呼吸道通畅和减少压迫刺激，舌体常向前伸，并带动下颌向前，导致上颌骨发育不足，硬腭高拱，上牙列严重拥挤，上切牙外露，唇厚，上唇上翘，下颌后荡，下颌骨发育过度、下牙弓宽大，前牙反合，面中1/3凹陷，形成具有特征性的“月牙”面型；同时患儿鼻腔鼻窦缺乏足够气流量的刺激，因而鼻骨发育不良，鼻背塌陷，双内眦间距增宽，形成所谓的“腺样体面容”。

肥胖作为成人OSAHS的独立危险因素已得到公认，但是体重因素在儿童OSAHS中的意义还存在争议。争议来自究竟是肥胖使上气道阻力增加从而加大了OSAHS的风险，还是OSAHS患儿长期睡眠障碍引起生长激素分泌不足而引发体格发育迟缓。

临床上，我们对OSAHS诊断参考的指标主要是呼吸暂停低通气指数（AHI）和最低SaO_2，但是在儿童OSAHS的诊断中，如果我们同时对阻塞性呼吸暂停指数（obstructive apnea index，OAI）进行分析，可能发现，无论是对OSAHS的诊断还是OSAHS病情程度的判断上，以呼吸暂停低通气指数（AHI）为标准纳入的病例将会多于以阻塞性呼吸暂停指数（obstructive apnea index，OAI）为诊断标准。AHI（次/小时）=（呼吸暂停+低通气）总次数/总睡眠时间，OAI（次/小时）=阻塞性呼吸暂停总次数/总睡眠时间，其原因在于AHI包含了中枢因素的影响。一方面，儿童中枢神经系统发育不完善，中枢调控神经紧张性存在一定不足；另一方面，OSAHS患儿由于快眼动（REM）期睡眠的减少，可对大脑功能造成影响。黄振云等通过监测发现OSAHS组REM期睡眠减少，REM睡眠对于儿童神经系统的成熟有密切关系，REM期脑内蛋白质合成加快，其时间长短与大脑皮质联络纤维的发育和髓鞘发生相平行；同时，REM睡眠期间有利于建立突触联系而促进学习记忆活动。

总之，对OSAHS患儿术前进行PSG监测，经充分分析OSAHS成因后再判断患儿是否有手术指征，然后确定相应的治疗是非常必要的。

（2）儿童睡眠呼吸监测　夜间PSG检查是目前诊断睡眠呼吸疾病的标准方法，任何年龄的患儿均可实施。行PSG检查的目的是：①鉴别单纯鼾症与OSAHS；②确定OSAHS的诊断；③评价OSAHS的严重程度；④评估手术效果；⑤鉴别中枢性呼吸暂停及肺泡低通气；⑥评估睡眠结构及非呼吸相关性睡眠障碍（如夜间癫痫发作等）。

儿童睡眠呼吸监测中，为了获得患儿及家长的配合，提高患儿监测的舒适度，进而提高睡眠呼吸监测的依从性，目前使用无捆绑的儿童型微动敏感床垫式睡眠监测仪（简称床垫系统）对儿童OSAHS进行检测。床垫分成3个相对独立的敏感测试区域，即头颈部、躯干及下肢区，每个测试区由充满流体的微压敏感单元组成。床垫系统测试原理是：床垫内不同部位有微压敏感传感器，可感知患儿心搏、呼吸和其他身体运动所产生的压力变化，而这种压力变化也可以通过相应的计算机程序再转换为心搏、呼吸和其他身体运动的电信号。有研究对床垫系统与PSG监测结果进行比较，结果提示两种监测方法所得的AHI指数比较结果差异无统计学意义，说明床垫系统的判定规则可以适用于OSAHS患儿的睡眠呼吸事件判定，但在患儿病情严重程度判定上还存在一定的差异，应该通过临床研究对采集原始生理信号进行二次整合过程中的计算做适当的调整。床垫系统以方便、舒适，监测过程中受试者的睡眠更接近自然状态为优点。但是目前临床监测的样本量还不够大，其对OSAHS严重程度判断的准确性还需要更多的研究数据进一步证实。

（3）儿童睡眠呼吸暂停低通气综合征的治疗

①手术治疗：由于儿童OSAHS最主要的病因是腺样体及扁桃体肥大，其手术治疗的主要方式是扁桃体及腺样体切除。《中国儿童阻塞性睡眠呼吸暂停诊断与治疗指南》推荐确诊为OSAHS且临床检查符合腺样体和（或）扁桃体肥大的患儿，无手术禁忌时，推荐腺样体和（或）扁桃体切除术作为中、重度OSA患儿的首选。治疗手术方式较多，包括传统剥离术、扁桃体挤切术、扁桃体激光切除术、扁桃体超声聚焦刀切除术、鼻内镜引导下动力刨削系统辅助切割吸引腺样体等。此外，低温等离子射频手术系统在腺样体和扁桃体切除术中也得到了较多的应用。低温等离子射频具有在40~70℃低温下切割、消融、止血等功能集于一体的特点，所以不仅手术创伤小、手术时间短、出血少，而且患儿术后恢复也更快。

由于扁桃体是儿童免疫系统的重要组成部分，是生成淋巴细胞的重要场所之一，其产生的各种免疫球蛋白，是抵抗呼吸道黏膜局部感染的重要因素。对于扁桃体并无反复炎症发生，仅仅因为扁桃体增生肥大而妨碍呼吸的患儿，保留部分扁桃体则有助于保留其生理功能，扁桃体部分切除术还有利于减少术中出血和术后疼痛，患儿恢复更快。但是对于这类扁桃体，究竟该切除多少目前并无定论。有报道认为切除至扁桃体残体游离缘平咽腭弓即可有效扩大口咽腔，达到治疗目的。该研究中，术后1年患儿复诊，扁桃体表面光滑，仅有少部分瘢痕形成，陷窝口正常，无囊肿形成。和扁桃体全切术相比，因为扁桃体全部切除后扁桃体生理功能完全丧失，舌根及咽后壁的淋巴组织可能会发生增生肥大以代偿扁桃体的生理功能；而扁桃体部分切除的患儿，残留的扁桃体仍可发挥其免疫器官的作用，因此无此现象发生。以上结果提示：扁桃体部分切除对患儿机体的免疫力和局部的免疫水平并无影响。对于扁桃体增生肥大且非病灶的患儿，低温等离子射频切除部分扁桃体不失为一种较好的手术方法。根据法国耳鼻咽喉头颈外科学会指南的推荐，对于单纯扁桃体肥大引起潜在OSAHS的患儿，可行囊内部分切除。

②保守治疗：CPAP在整个呼吸周期都提供持续正压，目前最常用于上气道阻塞。CPAP治疗OSAHS患儿的作用已经得到证实，等待手术或者准备手术的严重OSAHS患儿，有手术禁忌或手术无效的患儿，都可以选择CPAP治疗。用于OSAHS患儿的指征：不伴有腺样体与扁桃体肥大的重度OSAHS患儿，腺样体与扁桃体手术后持续存在睡眠呼吸阻塞的患儿；与咽部或喉部病理相关的复杂梗阻，如肺泡通气不足、病态肥胖、支气管或肺部发育不良；气管切开的替代方案。

（五）听力障碍的防治

当听觉系统中的传音部分、感音部分、听神经或其各级中枢发生病变，听觉功能出现障碍时，即发生不同程度的听力减退，称为耳聋。听力障碍作为最常见的残疾病之一，严重影响了人类的交流和社会发展，是主要的公共卫生问题之一。我国文献亦对听力障碍早有记载，《杂病源流犀烛》曾将听力减退按其轻重程度的不同分为重听和耳聋两种。书中曰："耳聋者，声音闭隔，竟一无所闻者也；亦有不至无闻，但闻之不真者，名为重听。"《左传·僖公二十四年》亦有云："耳不听五声之和为聋。"

导致听力障碍的病因复杂，由多种因素共同引起，包括先天性遗传性聋和非遗传性聋。其中，约 60% 的耳聋由遗传性缺陷所致，遗传性聋分为综合征性和非综合征性聋，常染色体显性遗传性聋占 15%~20%。此外，脑膜炎、麻疹、腮腺炎和慢性耳部感染等传染病均有可能导致听力障碍。其他常见病因还包括暴露于过量噪音、头部和耳部受伤、衰老和使用耳毒性药物等。在所有耳聋和听力障碍病例中，至少一半病例可通过初级预防得以避免。对儿童期疾病包括麻疹、脑膜炎、风疹和腮腺炎的预防接种是预防听力障碍的关键。因此，对于听力障碍的防治仍然是当前耳科科学家们为之奋斗的目标。生活在当代信息社会中的人类对维护正常听觉的要求越来越高。尽管助听器的功能正在逐步完善，但其并不能帮助所有耳蜗性聋的患者。由于助听器价格偏高和人们习惯难以改变，目前仅被部分患者所接受。随着人工耳蜗植入手术适应证的不断扩大，使深度聋和极重度聋患者重返有声世界成为可能，但却不适合于所有的听障患者。目前，科学家们正在努力探索耳蜗毛细胞再生的秘密，以期能够解决耳蜗性聋的治疗问题，但这的确需要漫长的等待。

我国传统医学主要从心、肝、脾、肾四脏入手辨析耳聋病因病机，并提出以龙胆泻肝汤、通窍活血汤等作为主方加减的内治法，结合针灸、穴位注射、按摩导引等外治法的综合疗法，在治疗本病上取得良好疗效。

迄今为止，各国在防聋治聋的科研和临床上取得了长足的进步，我们相信，随着人工耳蜗植入术和遗传性耳聋基因研究的不断发展，听力障碍的防治工作将会取得更多丰硕的成果。

1. 人工耳蜗植入

人工耳蜗（cochlear implant，CI）即电子耳蜗，其实质上是通过特殊的声 – 电转换电子装置使深度及全聋患者产生某种程度的听觉。人工耳蜗植入是目前世界上帮助重度和极重度耳聋患者恢复听觉的主要方法，这项技术的出现，为全世界的耳聋患者带来了福音。放眼全球，聋哑人已是残疾人中最大的一个群体，其对人工耳蜗的需求量亦在不断地增加。对于重度听障患者而言，应尽快选择植入人工耳蜗，以最大限度地重返有声世界。近年来，人工耳蜗植入技术取得突破性进展，愈来愈多的重度感音神经性聋患者接受了人工耳蜗植入术，生活质量得以提高，并重新参与社会生活。

以往人工耳蜗的患者选择标准为"重度或极重度感音神经性聋"。我国《人工耳蜗植入工作指南（2013）》中，对成人语后聋的标准进一步明确为："双耳纯音气导听阈测定＞ 80dBHL。如果好耳的有助开放短句识别达不到 30%，而听力损失≥ 75dBHL 也可以考虑使用人工耳蜗"。

从 1961 年 House 首次为一语后聋患者植入单导 CI 开始至今，CI 技术发展迅速，已成为很多大型医院的常规手术。在人工耳蜗植入早期，仅将语后聋患者列为人工耳蜗植入的对象，现在认为，语前聋及部分先天性聋患者也可施行人工耳蜗植入术，并认为手术植入时的年龄越小则效果越佳。研究表明，3岁前是植入耳蜗、进行听力训练、恢复听力的最佳时期，同时，在言语形成的早期阶段进行人工耳蜗植入，还能从不同程度上帮助深度聋或全聋儿童恢复言语能力。张治华等认为，1岁以下患儿人工耳蜗植入具有可行性，可缩短患儿的听力剥夺时间。意大利Colletti等通过回顾研究发现，1岁以下进行CI植入的耳聋患儿，相较于年龄大些植入的患儿语言能力发育得更好。随着人工耳蜗科技及手术技巧的不断进步和发展，对于合适的患者可进行双侧CI的植入。双侧植入可以改善声源定位能力、安静和背景噪声下的言语识别能力，有助于获得更自然的声音感受，促进听觉言语和音乐欣赏能力的发展。手术可以选择双侧同时植入或顺序植入，顺序植入两次手术间隔越短，越有利于术后言语康复。有研究显示，1岁以下进行双侧CI植入的患儿，可进一步提高患者的听力水平，且能使患者有更好的声音定位感及语言认知能力。且对于对侧有残余听力的CI植入患者，目前多提倡患者在单耳CI植入后对侧耳进行助听器验配可获得有益补偿，即双耳双模式聆听。此外，过去一直将听神经病作为CI植入的手术禁忌证，但目前则认为CI的植入对多数听神经病患者听觉改善有效。同时，影像学技术的飞速发展，也使得耳蜗骨化和先天性内耳畸形不再是人工耳植入术的绝对禁忌证。

CI植入后的言语康复工作也尤为重要，术前必须与患者及家属充分沟通，告知CI植入后还需要进行术后调试、健康心理指导和评估等，使其积极配合，促进患者听觉感知和言语表达能力的恢复。

目前，常用的人工耳蜗装置主要有3种，澳大利亚Cochlear（最早研制生产人工耳蜗）公司的Nucleus、美国Advanced Bionics公司的Clarion和奥地利Mdical Electronic公司的MED-EL。日本近年来也在积极研制开发新型电子耳蜗产品。据报道，日本Rion公司生产的人工耳蜗已有近百名患者使用。经过十多年的不懈努力，我国国产人工耳蜗生产取得突破性进展，使CI价格降低，且更加适用于汉语发音的国内听障患者。

随着医疗技术的发展及医疗资源的合理分配，人工耳蜗的性能在不断提高，其成本的逐步降低，相信在不久的将来，CI植入会造福于更多的听障患者，使其免于未来人生成为聋哑人的厄运，并最大限度地为国家节约资源。

2. 耳聋分子遗传学

遗传性耳聋（hereditary deafness）是指由亲代致聋基因或基因突变所致的耳部发育异常，或代谢障碍所致的听功能不良。遗传性耳聋包括因内耳发育不良导致的感音神经性聋，以及外耳和中耳发育畸形所引起的传导性聋。其中，感音神经性聋占绝大部分。

近年来，随着分子遗传学的快速发展，遗传性耳聋基因的定位、分离、克隆等研究方面均取得了明显的进步。按伴发疾病的有无可将遗传性耳聋分为综合性聋和非综合性聋。其中，非综合征性聋约占遗传性聋的70%，综合征性聋约占30%。目前研究发现，遗传性综合性耳聋中的颅面骨发育不全综合征，特雷彻·柯林斯综合征、Duane综合征，先天性成骨不全综合征，马方综合征，腭裂、颌小及舌下垂综合征，软骨发育不全，尖头并指（趾）畸形，先天性短颈畸形综合征，奥尔波特综合征中的Ⅴ和Ⅵ型等均为常染色体显性遗传；延迟性成骨不全，甲状腺肿耳聋综合征，Franconi综合征，雷夫叙姆病，耳聋、心电图异常综合征大多为常染色体隐性遗传；

诺里病，Alport 综合征中的Ⅱ、Ⅲ、Ⅳ型，耳－腭－指综合征为性连锁遗传；21－三体综合征是由染色体的增多或减少、缺损所引起；而厄舍综合征及额部白化、鼻根增宽、耳聋综合征则可属常染色体显性遗传，亦可为隐性遗传或性连锁遗传。随着关于厄舍综合征的分子遗传学研究愈加深入，目前已经定位出 13 个致病位点和 10 个致病基因。遗传性非综合性耳聋具有很强的异质性，常染色体隐性遗传约占 75%~80%，少数为显性遗传或 X 连锁遗传以及线粒体突变母系遗传。自 1993 年第一个非综合征型耳聋基因被克隆开始，目前已成功定位的非综合征型耳聋基因位点共 116 个，其中，常染色体显性遗传性聋基因位点（DFNA）64 个，成功克隆的 DFNA 耳聋基因 25 个。约有 40%~50% 常染色体隐性遗传性耳聋与编码缝隙连接蛋白 Connexin–26 基因突变有关，目前研究表明，它是东亚人种最常见的致聋突变基因。此外目前还发现了其他与非综合性耳聋相关的基因及位点，如编码缝隙连接蛋白 Connexin–30、Connexin–31、SLC26A4、COCH、myo7、myo6、tecta 等基因突变均可致非综合性耳聋的发生。

目前，多数遗传性传导性耳聋可通过手术提高听力，而遗传性感音神经性耳聋仍缺乏有效的治疗手段，耳聋的基因治疗亦尚处于起步阶段，而转基因治疗和干细胞移植治疗将会是今后探索的治疗方法。随着分子遗传学对耳聋基因研究的不断深入和发展，更多的致聋基因将被发现，并为耳聋的基因治疗提供理论依据，对耳聋患者及其亲属进行相关致聋基因的诊断，避免同类聋病的继续传播，更有利于新生儿基因筛查，指导携带致病基因的患者的行为。同时，还可对胎儿进行基因筛查，指导生育，预防耳聋的发生，提高我国人口质量，减轻社会负担。

二、问题与对策

耳鼻咽喉疾病的防治过程中一些亟待解决的问题有以下几个方面。

（一）需要大样本、规范的流行病学调查

目前我国对耳鼻咽喉科流行病学的调查主要集中在一些大中城市。以变应性鼻炎为例，虽然资料显示某地区的工业化和城市化进程会增加变应性鼻炎的发病率，但是由于缺乏更多地区以及动态化资料的比较，目前还需要更进一步的流行病学调查来支持这一结论。此外，虽然有研究陆续报道了我国成人和儿童的变应性鼻炎患病率，但是由于各个调查的方法欠统一，问卷调查、电话调查、患者自报等多种形式穿插其间，各研究间的横向可比性受到了限制。在变应性鼻炎患病率的诊断中，部分研究仅对该病的症状、体征进行了调查，仅三分之一左右的研究进行了变应原皮肤点刺试验（SPT），这使得部分其他的高反应性鼻病，如血管运动性鼻炎被纳入该病，因而高估变应性鼻炎的发病率。因此多中心、大样本、严格规范的变应性鼻炎临床流行病学调查研究仍显必要。

（二）发病机制研究有待进一步深入

以变应性鼻炎为例，该病是以 Th2 为优势反应的慢性炎症性疾病，受遗传因素与环境因素的共同作用，具有复杂的免疫学机制，对其源头的发病机制的认识将有助于获得新的治疗靶点，并可望取得更持久更彻底的疗效。变应原作用的分子机制、固有免疫系统、获得性免疫系统如何在 Th2 的偏向反应中发挥作用，当中的上皮细胞、树突状细胞、肥大细胞等在免疫反应过程中的作用机制也有待进一步研究。此外，神经肽类物质与变应性鼻炎的关系也是人

们研究的热点。在鼻黏膜受到变应原刺激时，局部感觉神经末梢通过轴索反射释放感觉神经肽类物质（如P物质、降钙素基因相关肽等），导致微血管的扩张，并通过特异性受体作用于血管内皮细胞、肥大细胞等，加速炎症介质及细胞因子的释放。随着变应性鼻炎神经源性炎症的深入，如何阻止感觉神经肽类物质的释放和对炎性细胞的作用，可望为变应性鼻炎的治疗提供新方法。

（三）治疗效果并未到达理想水平

目前耳鼻咽喉科的一些常见病、多发病的诊治都有临床诊疗指南、临床路径等指导，如我国《慢性鼻窦炎临床诊疗指南-2008》（CPOS-2008）《耳鸣的诊断和治疗指南（建议案）》《分泌性中耳炎的临床诊断与处理指南》《突发性聋诊断和治疗指南》《阻塞性睡眠呼吸暂停低通气综合征临床路径》等，但是在广大的基层卫生医疗机构，真正参照相关的诊疗指南进行疾病的规范化诊治的比例还有待提高。同样以变应性鼻炎为例，变应性鼻炎临床上常采用的治疗手段中，鼻用糖皮质激素、抗组胺药物以及中医药主要是控制鼻症状、改善患者生活质量，仅有变应原特异性免疫治疗可通过免疫调节作用对疾病的进程产生本质影响，即使在停止治疗后，疗效仍可长期维持，达到“根治性”的治疗效果，但特异性免疫治疗也需要一个较长的过程。由于缺乏足够的患者健康教育，部分患者在就诊过程中更多表现出的是对使用某种特效药物或手段简单快速“根治”的渴求，对该病治疗的长期性、艰巨性和复杂性缺乏足够的心理准备，因而其治疗依从性受到影响，难以长期坚持治疗。

从专科医生的角度来看，变应性鼻炎的诊断中，目前我国临床医生主要依赖患者的症状和体征（61%），依靠客观检查手段（皮肤点刺试验或血清特异性IgE检测）诊断的比例仅为1/3（35%）。同样，在英国也有调查显示，熟悉ARIA指南的耳鼻咽喉头颈外科医生只有63%，多数医生（81%）在诊断变应性鼻炎时采用皮肤点刺试验，采用血清IgE检测的约占一半（55%），而进行鼻通气功能检测仅有10%，不做任何客观检测的尚有13%，仅1%进行肺功能检测，将患者转诊至呼吸科医生会诊的也仅为1%。因此，我国的耳鼻咽喉科医生还需进一步努力，将诊疗指南真正贯彻在日常的诊疗活动当中。

此外，耳鼻咽喉疾病的治疗效果除了临床医生按照正确的诊疗方案，选用合理的药物和治疗方式外，患者的依从性也是影响其疗效的一个关键因素。我国现有的医疗服务体系中，由于优质资源常常集中在中心城市的大型综合医院，临床一线医生工作繁重，不能花费更多的时间与患者进行交流及随访，这在一定程度上会影响患者的治疗依从性。

患者的依从性还受到医疗服务体系中各环节沟通的影响。正如ARIA 2008所述，患有变应性鼻炎的患者中大约有40%可能同时罹患哮喘。这类患者可能同时需要对上、下呼吸道的疾患进行处理。按照目前的各学科相对独立、缺乏共享患者医疗信息的诊疗模式，患者常常需要辗转不同学科之间，不仅花费大量的时间精力，而且可能还会对不同学科医生的不同处方而无所适从，因而导致患者的依从性下降。

因此，怎样在我国现有医疗服务体系下，探讨耳鼻咽喉疾病诊治过程中的难点，提高该病治疗的实际社会效果仍是今后探索的方向。

（四）中医药治疗相关研究需规范

中医药治疗耳鼻咽喉疾病临床有效，必然建立在一定的调节机制之上。近年，中医药治疗变应性鼻炎的机制研究中主要集中在以下方面：降低 IgE 水平；调节炎性细胞，如肥大细胞、嗜酸性粒细胞；调节 Th1/Th2 及相关细胞因子，如干扰素 γ（IFN-γ）、白介素类细胞因子、转化生长因子 β（TGF-β）、趋化因子等；调节神经肽，如乙酰胆碱（Ach）、感觉神经肽 P 物质（SP）、降钙素基因相关肽（CGRP）等；

调节信号通路相关信息，如第二信使（环核苷酸和钙离子）、信号转录及转录激活因子等。但是由于免疫调节本身就是一个复杂的过程，涉及复杂的由多种细胞和炎性介质参与的调节网络，目前中医药治疗变应性鼻炎的机制研究只涉及其中较为局限的一个部分，缺乏系统、完整、深入的机制研究，很多研究也未能与中医的辨证论治思想相结合，相应的病证结合动物模型也较为缺乏。所以，中医药对于耳鼻咽喉科疾病机制的研究还要更为科学、合理的设计以及规范化的实验操作。

中医药治疗耳鼻咽喉疾病的临床研究，正如前一节中对于中药、针灸及穴位埋线治疗变应性鼻炎的临床研究现状的分析所述，虽然研究数量不少，但是高质量的随机对照研究缺乏。临床试验设计欠合理，未能选择国际医学界公认的结局指标，研究的质量控制较差，在选择性偏倚、实施偏倚、随访偏倚、测量偏倚、选择性报告偏倚等方面均存在高风险。因此，今后在进行变应性鼻炎的中医药临床研究时应注意事先参照 CONSORT 声明、SCRICTA 对照清单，进行合理的设计、严格的质量控制、科学的数据管理及分析，为中医药治疗变应性鼻炎提供高质量的证据。

三、前景与思考

随着我国工业化的转型，包括变应性鼻炎、慢性鼻窦炎、慢性咽炎在内的耳鼻咽喉科常见病的发生率也在逐年增加。另一方面，随着计算机、生物工程学的研究进步，耳鼻咽喉科疾病的病理生理研究也不断深入，诸如睡眠呼吸暂停低通气综合征之类的病理生理认识也愈加深刻。人们希望把耳鼻咽喉科疾病的基础研究、临床研究、转化医学研究相结合，取得更多的突破，并将这些研究成果更好地用于患者，提高我国耳鼻咽喉疾病的卫生保健质量。

（一）深入研究病因和发病机制

在变应性鼻炎的研究领域，首先是变应原的研究。在食物变应原的领域，我国学者已经鉴定出了一批新的变应原分子及其表位，并对变应原结构与活性的关系做了探讨。在吸入性变应原的领域，变应原制剂的标准化、合法化仍是热点的研究方向。变应性鼻炎的变应原种类众多，常见变应原标准化注射液的研究还有待进一步开发。

其次，在耳鼻咽喉疾病发病机制的研究方面，免疫分子与信号分子、免疫细胞、遗传学研究还有很多待开发的热点。如，目前学说认为变应性鼻炎是 IgE 介导的 Ⅰ 型变态反应性疾病，但是南京医科大学的研究认为，变应原不仅可以通过 IgE，还可以通过 IgG、TLR 及一些小分子引起变态反应。作者认为不管通过什么途径，肥大细胞和嗜碱性粒细胞的激活是最终激发症状的基础，因此建议将“过敏是一种 IgE 介导的过程”修正为“肥大细胞和嗜碱性粒细胞介导的炎性过程”。在涉及肥大细胞的研究中，国内的研究团队分别对肥大细胞的 Toll 样受体、钙池调控的钙离子通道，骨髓来源肥大细胞表面的 FcγRIIB 和 FcγRIIIA 受体、IgG 免疫复合与肥大细胞的凋亡之间的关系进行了研究。以上的研究，可以让我们管中窥豹，耳鼻咽喉疾病的机制研究还有很多工作有待深入，拓展。

（二）整合多学科的资源优势，加强下游转化研究

如果要有效应对耳鼻咽喉疾病，需要整合基础、临床、公共卫生方面的研究资源优势。往往在每一类疾病的研究中，国内为数不多的研究机构推动了我国该学科的一些较重要的进展，形成研究区域分布上的热点，造成了本学科存在内部发展不均衡和区域发展不均衡。因此，建议加强多学科合作和跨区域合作，提升耳鼻咽喉科疾病的诊断试验、干预性试验的质量，期待有更多的多中心、开放、随机对照试验。此外，对有些耳鼻咽喉疾病的病因学研究，需要有更多的地区和单位加入。如：变应性鼻炎的变应原大气生物学监测中，真实反映我国气传花粉、气象因素、环境污染与变应性疾病发病的相互关系；变应性鼻炎的流行病学调查方面，有待通过大型的横断面流行病学调查为我国变应性鼻炎的发病情况、变应原分布情况、为生活习惯和行为认知对变应性鼻炎的影响补充更为翔实的数据，这些将对我国变应性鼻炎的防治产生深远影响。

耳鼻咽喉疾病下游的转化医学研究有待进一步推进。Hulley 等给转化医学的定义为：转化医学研究是临床医学研究的一种类型，包括两个部分，其一是将基础医学的发现与成果运用于患者的临床研究（T1 研究），其二是如何将这些研究成果运用于提高社区卫生保健质量的研究（T2 研究）。转化医学研究，使更多成果得以更快、更有效地运用于临床，造福患者。但是转化医学研究因为涉及人群研究，耗资较大，操作调度较难，周期长，影响因素多且较难控制，而且转化医学研究需要跨学科人才培养或多学科人才合作，因此要想通过转化医学将大量的医学科研成果真正转化为提高医疗保健的措施，还有大量的工作要开展。

（三）加强中西医结合临床研究

1. 推进病、证、症三位一体的原则

西医对疾病的定义：“疾病是指在内、外致病因素作用下，由于机体自稳调节紊乱发生的生命活动障碍的过程。”中医对疾病的定义：在包括六淫、七情、遗传、饮食营养、劳逸、外伤等一定病因的损害性作用下，机体与环境的关系失调，机体内部的阴阳平衡和气血生化运行发生紊乱，生理状况被破坏，出现功能、代谢或形态等方面病理变化的异常生命活动过程。中医证的定义：“证，是机体在疾病发展过程中的某一阶段的病理概括。”由于它包括了病变的部位、原因、性质，以及邪正关系，反映出疾病过程中某一阶段的病理变化的本质，因而它比症状更全面、更深刻、更正确地揭示了疾病的本质。病证结合有西医病与中医证结合、中医病证结合。中西医结合研究采用的病证结合是西医病与中医证的结合，首先辨出西医疾病，进一步辨出疾病的不同分期、不同类型等，在此基础上再根据中医病机证候表现，辨出中医证型，结合西医病与中医证采用中西医方法进行辨病辨证治疗。

辨病和辨证论治结合自古有之。《黄帝内经》阐述了辨病论治为主，与辨证论治相结合的思想。《伤寒论》则确立了病、证、症三位一体的病证结合论治模式，在辨病基础上辨证论治，随症加减，既有原则性，又能知常达变。随着西医东渐，衷中参西的“辨西医病中医证”的病证结合论治新模式逐渐形成，其代表人物为清代中西医汇通派医家张锡纯，奠定了后来的中西医结合临床诊治模式的基础。西医辨病侧重于疾病病理变化全过程的认识，强调疾病固有的生理病理变化规律，中医辨证侧重于疾病阶段病情状态的整体认识，强调机体的功能状态对疾病反应的差异性。辨病

与辨证分之则两偏，合之则两全。采取一纵一横的视角，以辨病指导辨证，以辨证充实辨病，相辅相成，各展其长而互补其短。辨西医疾病以其确定性为证提供了一个良好的坐标，将中医辨证引向更深入的水平。

2. 构建新型诊断及疗效评价体系

为了充分发挥中西医结合优势，耳鼻咽喉科中西医结合临床研究宜以常见多发、疑难疾病为研究对象，以提高临床疗效为目的，以构建中西医结合诊断及疗效评价体系与标准，阐明疾病发病与疗效机制为核心。这些疾病利用西医治疗要么费用畸高（如肿瘤治疗），要么不良反应大（如头颈部肿瘤化疗），要么容易复发（如变应性鼻炎），要么治疗时间很长导致患者依从性降低（如脱敏治疗），要么没有特别有效药物或方法（如慢性咽炎、咽异感症），要么疗效不确定（如耳鸣）等。对于西医治疗具有立竿见影效果的疾病如急性会厌炎、气管食管异物、外伤、外耳道疖、喉梗阻等至少目前不是中西医结合研究重点。在研究总体思路上，宜以病证结合论治为原则，选择某一疾病，从文献研究、诊断标准、发病机制、治则治法、疗效指标与标准、内治外治、疗效机制、药物开发等进行纵向横向系统研究，充分应用现代各种研究手段，才能逐渐获得一批有价值的系统研究成果。宜尽量避免散发性研究。好的临床研究结果一定要发表出来，应尽量选择相关的专业杂志发表才能提高在业界的影响力，才能有利于进一步推广其研究成果。

由于汇通整合了中西医两种思维，中西医结合诊断标准，有别于单纯西医、中医，应通过系统研究逐渐形成独立的中西医结合诊断标准。只有逐渐形成了自己的标准，在临床研究中才能完成诊断、纳入、排除、剔除疾病等标准，其研究结果才能具有可信度。当前，应抓紧选择一批中西医结合优势常见重点病种，集中力量进行研究以期形成行业标准。

3. 推进中西医结合的治疗方式

中西医结合的治疗方式，主要包括辨病论治与辨证论治的结合，抑或在辨病基础上采用单纯中医药方法、标准西医治疗加标准中医药治疗、部分西医方法与部分中医药治疗整合、中医西医并治、中医西医先后论治、围手术期辨证论治、各种中医非药物疗法、治未病方法、体质调理等等。针对某一研究疾病，宜采用令人信服的中西医结合治疗方法，要注意的是采用中医药治疗时尽量辨证治疗，对于一些“无证可辨”，或者临床经验证实无须辨证的一些治疗方法，也可以直接辨西医病而采用中医治疗，这主要是一些非药物外治法如针灸、埋线、烙法等，但是即使如此，也应尽量按照中医理论进行，比如应该循经取穴进行针刺、埋线等治疗，否则其研究结果很难体现中西医结合优势。在具体治疗中，以临床研究为目的者应尽量采用他人可重复操作的标准化疗法，由于随症加减的不确定性，一般尽量避免随症加减药物，而以临床治疗为目的者可随症加减；临床实践中充分应用病、证、症三位一体的治疗模式，积累经验后可探索病、证、症三位一体的治疗研究方法与结果。

4. 构建中西医结合的疗效评价标准

西医疗效标准通常包括4个方面的内容（简称四指标法）：临床人员报告资料、生理（实验室指标）报告资料、护理人员报告资料和患者报告资料。长期以来中医疗效多数都是研究者经验指标，缺乏可信度。虽然已经有所谓的行业标准，但这些标准大多是建立在专家个人经验基础上的模糊指标，依然缺乏可信度。病证结合的中西医临床研究应该形成自己的相对独立疗效标准，整合西医、中医两种思维体系，使其更具科学性。综合国内外研究，为了获得业界认可的临床研究结果，病证结合的中西医结合疗效标准，应尽可能采用指南性西医疗效标准，在此基础上，整合中医证候、生存质量评价等在内的综合临床疗效指标体系，尽量选用客观量化指标、执简驭繁的各种量表，对于一些基于患者报告的PRO主观指标，如疼痛、鼻塞、鼻痒、嗅觉减退、脓涕多少等，应尽量采用视觉模拟量表（visual analogue scale，VAS）。当前宜集中力量，研究开发出具有中医特色的各种诊断量表，逐渐形成一些中西医结合优势病种的中西医结合疗效评价体系与标准。

推行病证结合论治的中西医结合耳鼻咽喉科疾病临床研究，促进中西医结合耳鼻咽喉疾病的临床应用基础研究，将大力促进包括该类疾病的中医诊疗规范、疗效评价及治疗机制研究的建设，有助于在迅猛发展的医学体系中凸显中医的闪光点。

第二章　诊断思路与方法

一、诊断思路

（一）明病识证，病证结合

中医学认为，“病”通常是从总的方面反映疾病全过程的特点与发展变化规律，其着重于整个疾病的基本病理变化，是纵向的、相对静止的。通过辨病，我们可以了解人体功能、形质异常变化或病理状态的诊断学概念，它具有一定的规律，有病情演变的大致轮廓，在治疗上常有大法可循。“证”，一般认为是对疾病当前阶段的病位、病性等所做的结论。其着眼于疾病某一阶段机体反应状态的病理变化，是横向的、相对动态的。“病”反映了疾病的基本矛盾，辨病有利于从疾病全过程及特征上了解其本质；“证”是疾病某一阶段的主要矛盾，辨证重在由表及里，判断当前的病位、病性、病因、病机，为治疗提供依据，并指明方向。“病”“证”反映了疾病本质的不同侧重面，“辨病”“辨证”相结合，是中医整体观念的体现。此外，需要指出的是，中医经典中记载的“病”或有西医学中存在的病名同其对应，可参以治之，如《金匮要略》中的“历节病”；或代表了某一“证”，可相应地参考其理法方药以辨证论治，如《伤寒论》中的六经之病；还有部分“病”既对应现代病名，又可参以辨证论治，如《金匮要略》中的“狐惑病”，既可对应“白塞病”，又为湿、热、瘀、毒之证。

针对耳鼻咽喉疾病的发病特点，必须强调辨病与辨证相结合的诊治思路。通过辨病思维来确诊疾病，对某一病的病因、病变规律和转归预后有一个总体的认识；再通过中医辩证思维，根据该病当时的临床表现和检查结果来辨析该病目前尚处于病变的哪一阶段或类型，从而确立当时该病的“证候”，然后根据“证候”来确定治则治法和处方遣药。即通常所说的“先辨病，再辨证”，“以辨病为先，以辨证为主”的临床诊治原则，在识病的前提下，更好地把握全局，了解证的发生、发展和演变，如：脓耳，中医学认为脓耳发病外因为风热湿邪侵袭所致，其病尚浅易治。内外湿热困结耳窍，湿热邪毒炽盛，伤腐血肉，化腐成脓。若脾虚运化失健，湿浊内生，困聚耳窍，则致脓耳缠绵难愈。肾元虚损，耳窍失养，邪毒乘虚侵袭或滞留，又使脓耳迁延难愈，肾虚耳部骨质失养，不堪邪毒腐蚀，久则骨腐，脓浊而臭，甚至邪毒内陷，更致脓耳变证。

（二）审病度势，把握传变规律

病势的进退是任何疾病在发生发展过程中共有的基本规律。即“起病－高峰－恢复或死亡”。疾病由起病向高峰期发展，或由高峰期继续恶化，即为病进；疾病自高峰期日趋向善，或由危转重，由重转轻，即为病退。在耳鼻咽喉疾病临床诊疗中，认真审病度势，是能否正确地进行辨证论治的重要环节。如急性鼻炎的发生发展，就表现为初起邪在肺卫，壅于鼻窍，症见鼻塞、流涕、打喷嚏等症状，属表证。继之表邪入里而表现为发热、恶寒、大汗出、口渴、咽痛等热邪壅肺之证。此时疾病可有两种发展趋势：若病邪尚不甚，加之治疗得当，病情可日趋向善，即为病退；若病邪甚，加之治疗不当，即可发展为危重症，便是病进。又如脓耳，依其临床发展规律，可将其分为初期、化脓期、恢复期。明确疾病的这一发展趋势，对于制定治疗方案、防止疾病恶化有重要意义。因此审病度势，把握演变规律，在一定程度上提高了辨证施治的水平。

（三）审证求因，把握病机

中医学认为疾病间可有着共同的病机，如正邪斗争、阴阳失调、升降失常等。各种致病因素引起脏腑功能失调，导致耳鼻咽喉疾病的发生，其病机不外乎实证、虚证或虚实夹杂证三大类。兹择其要者归纳如下。

1. 实证

耳鼻咽喉疾病的实证常见于病变的初期或中期，以外邪侵袭、脏腑火热、痰湿困结、气滞血瘀等为多见。

（1）外邪侵袭　外感六淫邪毒或时行疫疠之邪，可致耳、鼻、咽喉诸窍疾病。如风寒或风热外袭，肺失宣降，邪毒上犯清窍，可致伤风鼻塞、耳胀、喉痹、喉痈等病证；风热夹湿邪侵犯，可致旋耳疮、鼻疳等病证；燥邪犯肺，耗伤津液，鼻窍失养，可致鼻槁等病证。

（2）脏腑火热　肺、胃、肝、胆、心等脏腑火热上炎，蒸灼清窍，常导致多种耳鼻咽喉疾病。如肺经蕴热，上犯鼻窍，可致鼻疳、鼻鼽、鼻衄等病证；胃腑积热，上灼咽喉，可致喉痹、乳蛾、喉痈等病证。肝胆火热上炎或肝胆湿热上蒸，可致耳疖、耳疮、脓耳、耳鸣、耳聋、鼻渊、鼻衄等病证；心火上炎，可致鼻衄等；热入心包，可致黄耳伤寒等。

（3）痰湿困结　肺、脾、肾功能失调，痰湿内生，困结体内，常可导致耳鼻咽喉疾病。如痰湿凝滞，困结于耳，可致耳廓痰包；困结于鼻，可致鼻痰包、鼻菌等病证；痰气互结于咽喉，可致梅核气；痰浊结聚于咽喉，可致咽喉瘤、咽喉菌等病证。

（4）气滞血瘀　外伤血瘀，或久病入络，气滞血瘀，清窍脉络不通亦为耳鼻咽喉疾病常见的病机之一，如耳损伤、鼻损伤、咽喉损伤等，其共同的病机为外伤血瘀。气滞血瘀常可导致耳胀、耳聋、耳鸣、鼻窒、喉喑、咽喉瘤、咽喉菌等病证。

2. 虚证

耳鼻咽喉疾病的虚证常见于疾病的后期和一些慢性疾病中，临床上以肺、脾、肾的虚损为多见。

（1）肺脏虚损　肺脏虚损，多见于肺气虚和肺阴虚。如肺气虚，卫外不固，可致鼻鼽等病证；肺气虚无力鼓动声门，可致声疲、喉喑；肺阴虚，鼻窍、咽喉或口齿失于濡养，可致鼻槁、喉痹、乳蛾、喉癣等病证。

（2）脾胃虚弱　脾胃虚弱，运化失职，气血生化之源不足，则官窍失养而发生多种耳鼻咽喉疾病。脾气虚弱，清阳不升，可致耳鸣、耳聋、耳眩晕；脾气虚弱，宗气生成不足，无力鼓动声门，可致喉喑；脾气虚弱，气不摄血，可致声疲、鼻衄；脾胃虚弱，化生不足，鼻窍失养，可致鼻鼽。

（3）肾脏亏虚　肾脏亏虚常出现肾阴虚或肾阳虚的病理变化。肾精亏虚，耳窍失养，可致耳鸣、耳聋、耳眩晕；肾阴虚，鼻窍失养，可致鼻槁；肾阴不足，无以制火，虚火上炎，可致鼻衄、喉痹、喉喑、喉癣等病证；肾阳亏虚，寒水上犯，可致耳眩晕；肾阳不足，鼻失温养，可致鼻鼽。

3. 虚实夹杂证

虚实夹杂证，即正气亏虚而邪气滞留的病证。耳鼻咽喉的慢性疾病，常可出现这类病证。如肺脾气虚，邪滞鼻窍，可致鼻窒；脾气虚弱，湿浊内困，可致鼻渊、耳胀、脓耳等病证，气虚血瘀，可致耳面瘫；喉痈溃脓后期常出现气阴耗损，而余邪未清之证。

（四）注意引进诊断新技术

引进诊断新技术是提高耳鼻咽喉疾病诊疗水平的必由之路。如内窥镜以其角度多、视野广的特点，可完成对耳鼻咽喉各个部分的检查，对有可疑病变的部位，可用活检钳取活检，做病理组织学检查。高分辨率 CT 扫描能清晰地显示耳部及其邻近组织的精细解剖结构，对耳部的先天畸形、外伤、各种中耳炎症及某些耳源性颅内并发症（如硬脑膜外脓肿、乙状窦周围脓肿、脑脓肿等）、肿瘤等具有较高的诊断价值，在临床上得到了广泛的应用。颞骨 CT 薄层扫描及膜迷路实时三维重建亦可观察内耳发育状况。鼻窦 CT 可清楚显示鼻、鼻窦的骨、软组织、含气窦腔和邻近部位（眼眶、颅底、翼腭窝及鼻咽部）等处解剖影像及病变范围，可以更清楚地观察骨结构和软组织。喉部 CT 及 MRI 扫描，对了解喉部肿瘤的位置、大小、范围有一定的价值，同时可用以了解喉周围间隙、会厌前间隙及喉软骨的受累情况，对于颈部淋巴结有无转移及淋巴结被膜外受侵状况、喉癌的分期及预后的评估更有价值。同时，CT 对于喉部外伤的程度、软骨骨折移位的程度、呼吸道梗阻的状态也有一定的诊断价值。

应充分运用现代科学技术方法，如各种实验室检查、影像学检查等辅助检查手段，将各种检查结果作为症状和体征的延伸融入中医学的辨证材料之中，使其能够进一步反映耳鼻咽喉疾病的阶段性本质或某一类型的本质，提高耳鼻咽喉疾病的诊疗水平。

（五）预后转归

总的来说，耳鼻咽喉疾病若病邪不甚，加以治疗得当，大多在较短时间内即可获得痊愈。若病邪壅盛，加以治疗不当，则病情可迁延不愈，甚至发展为危重症。

二、诊断方法

（一）辨病诊断

辨病诊断不仅是耳鼻咽喉疾病在西医学中的一个重要原则，也可与中医辨证论治互为补充。耳鼻咽喉诸器官与全身各系统在解剖和功能上存在密切联系，如胃内容物反流至食管上括约肌以上部位（包括鼻腔、口腔、咽、喉等）导致的咽喉反流及其引起的系列症状和体征（咽喉反流性疾病）；全身消耗性疾病或代谢性疾病、免疫力下降而诱发的耳鼻咽喉部真菌感染；人类免疫缺陷病毒（HIV）感染而导致的机会性肿瘤（如卡波西肉瘤）。因此，耳鼻咽喉疾病的诊断需要周密详细的病史询问结合耳鼻咽喉专科检查，这是耳鼻咽喉疾病诊断的基础。辅助检查对耳鼻咽喉疾病的普查及诊断有着重要的价值，如通过影像学对头颈部恶性肿瘤（NHC）进行早期识别。因此务必对病史、耳鼻咽喉专科检查及辅助检查结果进行全面地搜集、分析，力求对耳鼻咽喉疾病的病因、病性及病势做出明确的诊断。

1. 病史

主要了解是否存在耳鼻咽喉相关外源性致病物质接触史及遗传史。主要包括致敏物接触史（如各种花粉、粉尘、动物皮毛、海鲜发物等），吸烟史，剧烈噪音或刺激性气体暴露史，耳鼻咽喉毒性药物使用史（如可能产生耳毒性的氨基糖苷类抗生素、一些有局部毒性的鼻黏膜给药制剂等），遗传病史（如过敏性鼻炎、哮喘等）。其次，需要询问患者是否存在不良生活习惯及近期情志刺激。一些全身性疾病也会并发耳鼻咽喉病症或产生局部症状，应注意鉴别区分。

采集耳鼻咽喉病史，必须熟悉耳鼻咽喉科证候学。耳鼻咽喉科症状多，局部病变与全身疾病互为影响，应仔细询问病史，分析症状特点以获得可靠诊断依据。

2. 症状

（1）耳病的症状　耳病常见症状有耳痛、耳漏、耳聋、耳鸣、眩晕等。

1）耳痛：耳痛多为炎性疾病所致，按发生机制可将耳痛分为原发性、继发性与神经性三类：

①原发性耳痛：又称耳源性耳痛，系耳部疾病所致。如耳外伤、耳廓软骨膜炎及湿疹、丹毒等耳廓疾病，外耳道疖、弥漫性外耳道炎、耵聍膨胀嵌顿等外耳道疾病，大疱性鼓膜炎、急性中耳炎、中耳乳突炎的并发症、鼓室负压或积液，以及耳部恶性肿瘤等中耳疾病。由于原发疾病不同，其表现各异，根据病史与检查即可做出诊断。

②继发性耳痛：又称反射性耳痛，系发生于邻近（如口腔、头颅、咽、喉部、颞颌关节、腮腺及颈部）或远隔器官的疾病，因耳同邻近器官解剖上的关联，或因邻近器官或远隔器官病变引起的神经反射所致。如下颌智齿阻生、磨牙嵌顿、龋病、错位咬合、颞颌关节炎症等口腔科疾病，急性扁桃体炎、扁桃体周围脓肿、扁桃体切除术后早期、咽喉部恶性肿瘤或溃疡等咽、喉部疾病，颈性骨关节炎以及小儿上呼吸道与消化道疾病等均可引起牵涉性耳痛。

③神经性耳痛：耳部有着丰富的神经分部，如耳廓的耳颞神经、迷走神经耳支、耳大神经、枕小神经、面神经耳支等，外耳道的耳颞神经、迷走神经耳支等，中耳的三叉神经耳颞支、迷走神经耳支、鼓室神经丛等。耳部神经本身的病变可导致如耳颞神经痛、耳大神经痛、膝状神经节神经痛等。

除此之外，一些耳鼻咽喉局部及全身性治疗方法，如鼻腔冲洗高压氧疗法、锁骨下静脉穿刺置管等，也可能会导致耳痛，需要结合治疗史予以鉴别。

2）耳漏：外耳道、中耳或其周围组织的急慢性炎症、创伤、肿瘤等都可引起耳漏，但以炎性病变所致者为常见。少量黄色或棕褐色油脂样稀薄液体积附于外耳道，多为耵聍腺分泌物。淡黄色、透明、稀薄的液体，多为中耳黏膜浆液腺分泌物或从血管中漏出的血清，可见于分泌性中耳炎早期的抽吸液及鼓膜置管后的溢液，或中耳炎好转期；若此种性质的液体量较多，且持续不断地溢出，多为变应性中耳炎。胶水样溢液，多为中耳黏膜黏液腺分泌物，常见于慢性化脓性中耳炎。脓性溢液较多者，多见于急、慢性化脓性中耳炎；若脓液不多而具恶臭者，应考虑胆脂瘤的可能。耳及颅脑外伤或手术后出现多量水样溢液者，多为脑脊液耳漏。有血性溢液者，应考虑大疱性鼓膜炎、耳外伤、部分中耳炎、颈静脉球体瘤或中耳恶性肿瘤等，应注意及早进行影像学中耳肿瘤筛查，颈静脉球体瘤患者可能会出现“蓝鼓膜征”，耳内镜操作时要尤为注意。

3）耳聋：通常多按病变部位分为传导性聋、感音神经性聋与混合性聋3类。传导性聋的病变主要在外耳与中耳，系外耳道或中耳传音装置发生障碍影响声波传导所致。若病变位于柯蒂器的毛细胞、听神经或各级听中枢，则对声音的感受及神经冲动传导等发生障碍，因而引起感音神经性聋。其中毛细胞病变引起者称感音性聋（耳蜗性聋），如药物中毒性聋即属于此，常有重振现象；病变位于听神经及其传导路径者称神经性聋（蜗后性聋），听神经瘤所致之耳聋属此类，其特点为言语识别率明显下降，患者诉说能听到声音，但不能辨别语句；病变发生于大脑皮层听中枢者称中枢性聋。混合性聋发生于既有外耳、中耳病变，又有柯蒂器毛细胞或听神经病变而引起的同时具有传导性聋与感音神经性聋者，例如长期患慢性化脓性中耳炎者，既有因鼓膜穿孔、听小骨破坏所致的传导性聋，又有因长期毒素吸收，损伤耳蜗毛细胞而引起感音性聋。

4）耳鸣：耳鸣的表现多种多样，常见描述有蝉鸣声、汽笛声、蒸汽机声、嘶嘶声、铃声等等。有的间歇性出现，有的持续不停；轻者安静时方觉耳鸣，重者扰人不安，工作和生活皆可受影响。引起耳鸣的常见原因有外耳道炎、耵聍栓塞、急性中耳炎、慢性中耳炎、咽鼓管阻塞、鼓室积液、耳硬化等外耳和中耳疾病；以及梅尼埃病、听神经瘤、噪声性聋、药物中毒性聋、老年性聋等内耳疾病。由耳部疾病引起的耳鸣常伴有听力减退或眩晕等症状；其耳鸣的性质常与病变部位、耳聋程度等有关，多与听力损失最大的频率相近似，如传导性聋的耳鸣多为低音调，感音神经性聋的耳鸣常为高音调。有些耳鸣可能是某种疾病的先兆，如注射链霉素后发生的耳鸣，提示可能发生了耳中毒；高血压患者出现耳鸣加重，常示血压上升；耳鸣可见于心脏病的先驱症状；故应引起注意。一些全身性疾病亦可引起耳鸣，如高血压、低血压、动脉硬化、贫血、白血病、肾病、糖尿病、毒血症、神经官能症，以及长期接触铅、汞、苯、砷等化学物品和烟酒过度等。全身因素引起的耳鸣可不伴耳聋、眩晕等症状，但可伴有某些疾病的相关症状，如搏动性耳鸣、脉冲样或流动样耳鸣常提示为血管源性；动脉性耳鸣常呈粗糙、尖锐的搏动性耳鸣；静脉性耳鸣声常呈节律明显的嗡嗡样机器声。“聋为鸣之渐，鸣为聋之始”，中医认为，耳鸣是多种病症的常见症状，常与耳聋合并出现。

5）眩晕：按病变部位和病因可将眩晕分为前庭性眩晕和非前庭性眩晕两大类，前者又可分为前庭中枢性和前庭外周性眩晕两亚类。其临床表现特点如下。

①前庭外周性眩晕：又称真性眩晕，常突然发病，患者感自身或四周景物旋转或摇摆，可因头位变动而加重；持续时间较短，常伴耳鸣、听力减退，可出现规律性眼震，伴有恶心、呕吐等自主神经症状，神志清醒，有自行缓解和反复发作倾向。常见疾病如梅尼埃病、迷路炎、窗膜破裂、耳毒性药物中毒等。

②前庭中枢性眩晕：发病较慢，多为左右摇晃、上下浮动，而非真正旋转性眩晕；可为进行性，持续时间较长，发病与头位变动无关，一般无耳鸣及听力减退，常伴各种不同类型的眼震和其他中枢神经系统病损的表现。常见病变如脑干或小脑肿瘤、脑部血管病变等。有些疾病可同时累及前庭外周及前庭中枢，而出现相应症状。

③非前庭性眩晕：表现不一，可为平面漂浮感、倾斜感或直线晃动感等。常见疾病有高血压、严重贫血、心脏病、脑外伤后遗症、低血糖、神经官能症，以及颈性眩晕和眼性眩晕等，须予以鉴别。

《灵枢·邪气脏腑病形》中记载“十二经脉，三百六十五络，其血气皆上于面而走空窍……其别气走于耳而为听”。《灵枢·经脉》中更是直接提到手太阳小肠经和手少阳三焦经之“是动则病……耳聋”；足少阴肾经之“目𥆨𥆨如无所见”。耳为宗脉之所聚，全身经脉皆直接或间接循行交汇于耳，使耳与全身脏腑、组织、器官有着密切的联系。气血正平，长有天命；血气不和，百病乃变化而生。气血是人体中最重要的两种成分，气血状态决定着人的组织生理状态，其关系涉及健康与疾病的转化。

（2）鼻病症状　常见的有鼻塞、鼻涕、喷嚏、鼻出血、头痛、嗅觉障碍等。

1）鼻塞：视原因不同可表现为持续

性、间歇性、交替性或进行性加重。持续性鼻塞常见于鼻内结构异常，如先天性后鼻孔闭锁、鼻中隔偏曲、中鼻甲过度气化、上颌骨额突增厚内移，以及先天性梨状孔狭窄等。幼儿见单侧持续性鼻塞并伴有呼气臭味、脓血涕者多为鼻腔异物引起。间歇性或发作性、交替性鼻塞多见于鼻黏膜炎性或血管神经性反应，如感染、变态反应、自主神经紊乱、药物作用、内分泌失调等，此类鼻塞多为双侧。单侧鼻塞进行性加重与鼻内或邻近部位新生物有关，如鼻息肉、鼻及鼻窦肿瘤、鼻咽部肿瘤等；若为双侧常由慢性炎症引起的黏膜增生性病变所致。

2）鼻涕：清水样鼻涕，常见于变态反应性鼻炎、血管运动性鼻炎或急性鼻炎早期等。黏液性鼻涕，常见于慢性鼻炎、慢性鼻窦炎，后者常经后鼻孔流下。黏液脓性鼻涕，由细菌感染引起，见于慢性鼻窦炎或急性鼻炎恢复期。若鼻涕为黄绿色，浑浊且有臭味，常见于牙源性上颌窦炎、鼻腔异物。血性鼻溢时，鼻涕混有血液，若仅有数日后即消失，常为鼻黏膜的急性炎症；若涕中带血超过两周，可见于鼻腔异物、鼻真菌感染、鼻及鼻窦或鼻咽部肿瘤，此种情况多为单侧。

3）喷嚏：如果喷嚏每日发生，且每次连续3~5个甚至更多，病程连续4天以上，则应视为异常。可见于急性鼻炎、变态反应性鼻炎、血管运动性鼻炎，常伴有鼻塞、涕多等症状。

4）鼻出血：鼻出血可表现为涕中带血、滴血、流血、血流如注等。出血程度一般与出血原因和部位有关。鼻出血既可为鼻腔局部疾病所致，如外伤、黏膜炎症、糜烂、肿瘤，也可为全身疾病在鼻部的表现，如肝功能异常、血液病、高血压病、动脉硬化等。头外伤后若伴有视力急剧减退的严重鼻出血可来自蝶骨骨折导致颅内假性动脉瘤破裂。

5）鼻源性头痛：鼻源性头痛，分感染性和非感染性两类。感染性鼻源性头痛往往伴有鼻及鼻窦的急性感染，且疼痛有一定部位和时间。如疼痛位于前额部、眼眶内上方或全头痛，见于急性额窦炎。如上午轻、下午重，见于急性上颌窦炎；早晨重，下午缓解，晚间消失，见于急性额窦炎。非感染性鼻源性头痛见于变应性鼻炎、萎缩性鼻炎、鼻中隔偏曲、鼻及鼻窦肿瘤等。

6）嗅觉障碍：嗅觉障碍按原因可分为下列3种类型：

①呼吸性嗅觉减退和失嗅，可见于如鼻孔、鼻腔或鼻咽部闭锁或粘连、中鼻甲与下鼻甲肥大、鼻腔慢性肉芽肿（结核、梅毒、麻风或硬结病等特异感染所致）、鼻息肉或肿瘤及鼻中隔偏曲等。

②感觉性嗅觉减退或失嗅，如萎缩性鼻炎、过敏性鼻炎、病毒感染、化学损伤（腐蚀伤、甲醛暴露或吸烟等）、中毒性嗅神经炎、鼻顶部外伤、肿瘤及老年性退变等。

③嗅觉官能症，多见于如癔症、癫痫、神经衰弱、精神病态、躁狂症、精神分裂症。

（3）咽喉病症状　常见的有咽喉红肿疼痛、异物感、声音异常、呼吸困难等。

1）咽喉红肿疼痛：凡咽喉部黏膜和淋巴组织的急、慢性炎症，以及咽喉部创伤、溃疡、异物、特异性感染（如结核、白喉）、恶性肿瘤、茎突过长、颈动脉鞘炎、颈部纤维组织炎、咽肌风湿性病变，以及某些全身性疾病（如白血病、艾滋病）等，均有不同程度的咽喉痛症状，但剧烈疼痛多见于急性炎症、咽喉间隙感染和下咽癌，其疼痛可放射至耳部。

2）咽喉异物感：咽喉部及其周围组织的器质性病变，如慢性炎症、工业粉尘或有毒气体吸入、咽角化症、扁桃体肥大、悬雍垂过长、茎突过长或口咽、喉咽部肿瘤等均可引起咽喉部异物感。

3）声音异常：喉部本身的病变常见的原因有以下几种。

①先天性畸形：如先天性喉蹼。

②喉炎症性疾病（包括非特异性炎症和特异性炎症）：如急性喉炎、慢性喉炎、喉结核、白喉、喉梅毒。

③声带息肉、小结、囊肿。

④喉良性肿瘤：如喉乳头状瘤、纤维瘤、血管瘤等。

⑤喉部恶性肿瘤如喉癌。

⑥外伤：如喉部外伤影响到声带或环杓关节。

⑦喉的代谢性疾病：如喉淀粉样变。

⑧癔症性声嘶。肿瘤等使支配声带运动神经受损也是引起声音异常的常见原因。

4）呼吸困难：引起呼吸困难常见的咽喉部疾病有以下几类。

①先天性喉畸形：喉蹼、喉囊肿、喉软骨畸形或声门下梗阻等。

②喉感染性疾病：小儿急性喉炎、急性会厌炎、急性喉气管支气管炎、白喉、喉结核等。

③喉肿瘤：如喉乳头状瘤、喉癌。

④喉的其他疾病：如喉水肿、喉异物、喉痉挛、喉外伤、双侧喉返神经麻痹等。

3. 耳鼻咽喉局部四诊

（1）耳局部四诊

1）望诊主要包括耳廓、外耳道、鼓膜等的变化。

①耳廓、耳周望诊主要观察耳廓的形态、厚薄、荣枯、高低、大小、位置，有无畸形，两侧耳廓是否对称；查看局部皮肤有无红肿、增厚、瘘口、赘生物、瘀斑、瘢痕、破损、溃疡、糜烂、渗液、结痂等变化。

②外耳道望诊主要观察外耳道有无红肿、疖肿、瘘口、新生物、耵聍、异物、分泌物等；注意观察外耳道有无狭窄及塌陷等。

③鼓膜望诊首先要辨识鼓膜的正常生理性标志，如锤骨柄、鼓脐、光锥、锤骨短突，分清紧张部与松弛部。然后通过正常标志的变化观察鼓膜的病变，如鼓膜外凸或内陷、液平线、气泡，鼓膜色泽的改变（红赤、发蓝、白斑、混浊等）情况，是否有鼓膜瘢痕、疱疹、肉芽等改变，鼓膜穿孔的位置、大小、形状等。通过鼓气耳内镜观察鼓膜的活动度。

此外，利用X线、CT、MRI等影像学手段可了解中耳乳突情况。对眩晕者应观察是否有眼震的存在，以及其强度、方向、节律。

2）闻诊包括嗅与耳相关的气味和听与耳相关的声响两部分。

①嗅诊：嗅耳道内分泌物的气味，注意脓液有无腥秽恶臭味。

②听诊：行咽鼓管吹张术，可通过听诊管听到鼓气声，或咽鼓管不同程度开放的通气声。利用纯音测听、声导抗等手段可了解听力损失的程度、性质及中耳功能状况。

3）问诊重点围绕与耳病相关的特有症状进行询问，如耳聋、耳鸣、眩晕、耳痛等。

①问耳聋要注意耳聋的起病情况，如突发或渐发；耳聋的时间长短；是否有引起耳聋耳鸣的病因，如接触噪声、使用耳毒性药物等；是否经过治疗；有无与耳聋相关的全身性疾病，如糖尿病、肾病等。

②问耳鸣注意耳鸣的发作时间，是持续性还是间歇性，耳鸣的响度，耳鸣的音调，诱发加重的因素及听力情况等。

③问眩晕注意眩晕的发作特点，如是否为旋转性眩晕，是否伴恶心呕吐等症状，意识是否清晰；眩晕发作时是否伴有耳鸣

耳聋；过去有无耳痛。注意耳痛的时间长短、性质，以及是否伴有耳漏，有无挖耳史或污水入耳史等。

4）切诊主要针对耳廓、耳周及耳道进行触诊。牵拉耳廓，按压耳屏、耳廓及耳周并询问受检者是否有疼痛反应。若有臖核、肿胀或新生物，应探查其软硬程度、活动度及是否有波动感或压痛。

全身经脉循行交汇于耳，耳与全身脏腑、组织、器官有着密切的联系，并在耳廓上与脏腑、器官有相应的敏感点，即耳穴。当脏腑、器官等功能失调时，这些耳穴往往会出现颜色、形态或导电性能的改变，如局部压痛、结节或脱屑等。

耳穴有着各自的名称，并按一定的规律分布在耳廓上，与其所联系的脏腑、器官名称相关。如与内脏相应的穴位集中在耳甲艇和耳甲腔内；与头面相应的穴位在耳垂上；与上肢相应的穴位在耳舟上；与躯干和下肢相应的穴位在对耳轮和对耳轮前后脚上等。这些耳穴连接起来，很像一个倒置的胎儿。临床上常可根据耳穴局部颜色、形态的变化或导电性能的变化协助诊断或配合其他疗法预防和治疗有关疾病。

（2）鼻局部四诊

1）望诊主要观察外鼻、鼻腔及鼻涕、鼻出血等。

①外鼻、鼻前庭望诊观察外鼻形态的改变，是否有红肿、畸形、歪斜；鼻翼是否煽动；鼻窦表面是否红肿、隆起；鼻前庭有无红肿、糜烂、溃疡、皲裂、结痂；鼻毛是否脱落。《黄帝内经》也对望鼻诊病颇为重视，认为“五色独决于明堂”。鼻居面部中央，为肺之窍，又称“明堂”。望鼻不仅可以诊察肺和脾胃的病变，而且可以诊断脏腑的虚实、胃气的盛衰、病情的轻重和预后。中医学认为，五色分属于五脏，其对应关系是青为肝、赤为心、白为肺、黄为脾、黑为肾，五脏之气外发，正常时可隐现于皮肤色泽之中；当脏腑有病时，则可显露出相应的五色异常。

②鼻腔望诊主要观察鼻黏膜的色泽及形态改变；鼻甲是否出现肿胀、肥大、息肉样变、萎缩等改变；鼻中隔是否出现偏曲、糜烂、穿孔、出血；鼻道是否存在异物、息肉、肿物及分泌物积留。此外，X线、CT等手段可进一步观察鼻窦的情况。

③鼻涕望诊观察鼻涕色、质、量、潴留部位等。

④鼻血望诊观察鼻出血的部位、色泽、出血量及出血缓急等。

2）闻诊包括嗅鼻呼气时的气味和听鼻息的声音。

①嗅诊注意鼻呼气时有无腥臭等气味。

②听诊是听鼻息的声音，注意有无闭塞性鼻音、开放性鼻音、鼾声及喷嚏的情况。

3）问诊注意围绕鼻塞、鼻涕、嗅觉、鼻痛等主要症状进行询问。

①问鼻塞：鼻塞发作的时间，间歇性或持续性，单侧、双侧或交替性鼻塞，原因及诱发加重的因素等。

②问鼻涕：流涕的时间长短，鼻涕的量、质、色、异味以及是否带血丝等。

③问嗅觉：嗅觉障碍发生的时间长短和诱发因素，有无嗅幻觉、倒错等。

④问鼻痛、头痛：鼻痛发生的部位；鼻痛的性质，如：灼痛、胀痛、刺痛、跳痛等；头痛的时间规律，如上午、下午或晚上；是否为阵发性痛等。

4）切诊包括外鼻部和鼻腔两部分的触诊。

①外鼻部的触诊：触压颧、额、鼻根、目内眦两侧，有无压痛；触摸鼻根、鼻背部有无骨擦音或凹陷；对鼻前庭疖肿、囊肿、硬结进行触诊等。

②鼻腔内触诊：对鼻甲肥大有新生物

者，可用卷棉子探查其是否有弹性感，可轻轻触压了解其软硬程度、活动度。

（3）咽喉局部四诊

1）望诊包括鼻咽、口咽和喉部望诊。

①鼻咽部望诊用间接鼻咽镜或纤维鼻咽镜进行望诊。观察鼻咽顶后壁、咽隐窝、咽鼓管咽口、腺样体及后鼻孔等部位，两侧结构是否对称，有无充血肿胀、隆起、新生物，黏膜是否粗糙、糜烂、溃疡，是否有出血、分泌物、痂块等情况。

②口咽部望诊观察口腔黏膜有无红肿、干燥、溃疡等；咽后壁有无颗粒突起；咽侧索是否增生；腭扁桃体有无红肿及脓点；前、后腭弓及悬雍垂、软腭有无异常等。

③喉咽部及喉腔望诊用间接喉镜或纤维喉镜进行望诊。观察舌根部、会厌谷、梨状窝等部位有无异物、新生物等；会厌活动情况及有无囊肿；喉黏膜有无充血、肿胀；劈裂、声带、假声带的活动情况及有无肥厚、增生、新生物等。

④喉的外部望诊主要观察喉外部大小是否正常，是否居于颈前正中部，两侧是否对称，有无肿胀、畸形、瘢痕等形态的变化。对于呼吸困难者，应观察吸气时胸骨上窝、锁骨上窝、肋间隙等部位有无凹陷。

2）闻诊包括嗅咽喉部呼出气味及分泌物的气味和听声音。

①嗅诊有无腥臭、腐臭气味。

②听诊嗓音是否洪亮，有无毛、沙、嘶、哑等情况；呼吸音有无喘鸣；咳嗽声是否清脆，有无犬吠样咳嗽声等。

3）问诊主要围绕与咽喉有关的一些症状进行询问。

①问咽喉疼痛：疼痛的时间及其规律，如持续痛或间歇痛、新痛或久痛等；疼痛的部位及其性质，如刺痛、钝痛、跳痛、灼痛等；疼痛是否放射至耳部。

②问咽喉异物感：如焮热感、干燥感、痒感、痰黏着感、窒息感等。

③问吞咽情况：有无吞咽异常的感觉，如吞咽不利、吞咽困难、吞咽呛咳等，空咽与进食吞咽有无不同。

④问发音情况：声音变化的时间，如渐发或突发；声嘶加重或减轻的诱因；发音时是否伴有喉痛；是否从事与用嗓有关的职业等。

⑤问咳嗽痰涎：咳嗽的特点，如干咳、呛咳、痒咳、阵咳等；咳嗽发作的时间规律；咳痰的色、质、量及是否带血（血的色、质、量）等。

⑥问呼吸情况：有无气急、气促、气短；呼吸时有无喉鸣音；呼吸困难与活动、体位的关系等。

4）切诊

①颈部触诊：颈部有无肿胀、包块，以及其大小、软硬度、活动度、触压痛。

②咽喉触诊：咽部肿块软硬程度及活动度，有无压痛；触摸增殖体，辨其大小、软硬等情况；按压喉核，观察有无分泌物溢出；如咽喉有局限性红肿，可在局部触压以判断是否成脓；用拇指、食指按住喉体，向两侧推移，判断喉关节的摩擦感是否正常。

（二）辨证诊断

耳鼻咽喉疾病的辨证，是从整体观出发，对四诊所收集的资料，采用八纲辨证、脏腑辨证、症状辨证等方法进行分析、综合、归纳，以识别病证，推断病情，为防治疾病提供依据。“知其要者，一言而终。不知其要者，流散无穷”，临床中的证型千变万化。患者往往多证并存，且有主有次、有先有后。或一证未罢而他证又起；或多证同时出现；而证本身也在时刻动态变化着。所以，证是“定量”的，且有一定的发展方向，类似于“向量”，而非“定性”的。临床辨治，重在灵活运用，纵横取舍。

这里，我们简要介绍耳鼻咽喉疾病临床常用的八纲辨证、脏腑辨证。

1. 八纲辨证

（1）表里辨证　表证是由于外邪侵袭、壅遏肺系、肺失宣降、清窍不利所致的证候。常表现为猝然耳鸣、听力下降、耳内胀闷堵塞感、耳窍疼痛、耳道流脓等；或见鼻塞、鼻涕量多、涓涓而下、嗅觉障碍；或见咽喉疼痛、吞咽不利、声音嘶哑等；可全身兼见恶寒发热、头身疼痛、苔白，脉浮等。

里证多由表证未解，邪气由浅入深，传入于里；或由情志、饮食所伤；或脏腑虚损，气血失和，清窍失养；或脏腑功能失调，气火上炎，熏灼清窍所致。常表现为听力渐减、耳内虚鸣日久，耳道流脓量多且缠绵难愈，头晕目眩；或见鼻塞日久，鼻涕量多脓稠不易擤出而结痂，鼻气腥臭，嗅觉障碍，或鼻腔干燥，或喷嚏频频，或鼻衄反复，经久不愈，或鼻腔内有赘生物等；或见咽喉肿胀疼痛，呼吸困难，痰涎壅盛，汤水难下，或咽喉干燥，灼痛不适，咽部异物感，声嘶无力等。

（2）寒热辨证　寒证是由于感受寒邪或机体阴盛阳衰，脏腑功能活动相对降低，清窍失于温煦所致的证候。常表现为经久不愈的耳道流脓清稀，耳鸣耳聋，目眩头晕；或反复发作的鼻痒，疼痛不适日久，异物感，痰涎清稀量多，声音嘶哑，说话费力等；全身可兼见面色㿠白，腰膝冷痛，形寒肢冷，舌淡、苔白，脉沉无力等。

热证是由于邪热侵袭，内蕴脏腑；或情志不遂，郁而化火；或饮食不节，郁积化火；或邪热炽盛，上炎清窍；或素体阴虚阳亢，脏腑功能相对亢进所致的证候。常表现为耳窍疼痛拒按，或耳道流脓质稠，脓液色黄量多；或见鼻尖、鼻翼、鼻前庭充血肿胀，疼痛拒按，或鼻塞头痛，鼻涕脓稠不易擤出，鼻窍出血，色深红量多；或见咽喉疼痛日渐加剧，汤水难咽等。全身可兼见口渴饮冷，发热心烦，口气热臭面赤气粗，舌红、苔黄，脉数等。

（3）虚实辨证　虚证是由病久伤正或脏腑素虚，清窍失养所致的证候。常表现为听力渐减，头晕目眩，或耳道流脓，经久不愈；或见鼻塞持续，鼻涕清稀，遇冷加重，喷嚏阵发，或鼻窍流血，血色淡红；或见咽喉干燥，灼热不适，痰涎增多，声音嘶哑，说话费力等。全身可兼见面色无华，气短懒言，自汗乏力，腰膝酸软，形体消瘦，舌质淡、苔白，或舌质红，少苔，脉细无力等。

实证是由于邪气过盛或脏腑功能失调，热毒、痰饮、水湿、瘀血等搏结于清窍所致的证候。常表现为耳道流脓，耳内闷胀；或见鼻塞不利，鼻涕黄浊黏稠、腥臭，嗅觉障碍，或鼻衄，色深量多；或见咽喉肿胀疼痛，疼痛日渐加剧，吞咽困难或汤水难下，声音嘶哑，口臭等。全身可兼见心烦易怒，呼吸气粗，面赤发热，痰涎壅盛，舌质红、苔黄或黄腻，脉数有力等。

（4）阴阳辨证　阴阳辨证是八纲辨证的根本，总领耳鼻咽喉疾病八纲辨证的总纲。阴证兼备耳鼻咽喉病里证、寒证、虚证的表现。阳证兼备耳鼻咽喉病表证、热证、实证的表现。

2. 脏腑辨证

（1）肾病辨证

肾阴虚证：肾阴是一身阴液之根本，四肢百骸、五官九窍均赖肾阴之滋润濡养。若久病、房劳等伤肾，致肾阴亏虚，清窍失养，表现于耳，则耳鸣耳聋渐进，头晕目眩，耳内流脓，日久不愈等；表现于鼻，则鼻腔干燥少津，鼻衄量少时作；表现于咽喉，则咽喉不适，咽干灼痛、异物感，声音嘶哑，说话费力，不能持久等。全身可兼见腰膝酸软，头晕，五心烦热，大便干结，舌质红、少苔，脉细数。

肾阳虚证：肾阳为元阳之宅，四肢百骸，五官九窍均赖肾阳之温煦。若久病、房劳、年老等导致肾阳亏虚，清窍失于温煦，表现于耳，则耳鸣耳聋日久，眩晕突发或时作，耳内流脓臭秽；表现于鼻，则喷嚏频作，清涕量多不已，鼻黏膜苍白，鼻塞不利，遇寒而重，黏涕量少难出，头痛；表现于咽喉，则咽喉不适，声音嘶哑，咽喉微干不欲饮，咽喉黏膜色淡。全身可兼见腰膝酸软，头晕，手足不温，小便清长，阳痿，舌质淡，脉沉弱。

（2）肝病辨证

肝胆湿热证：肝主疏泄，胆主决断。若肝胆湿热蕴结清窍，表现于耳，则耳道灼痛，耳鸣哄哄，耳窍流脓质稠色黄、量多而臭，耳道疼痛拒按，张口咀嚼时痛增，听力障碍；表现于鼻，则鼻塞，鼻涕稠浊，色黄量多，或鼻涕胶结难擤，嗅觉障碍，头昏头胀等。全身可兼见口苦心烦，舌红、苔黄腻，脉滑数。

肝火上炎证：肝火上逆，上壅清窍。表现于耳，则耳鸣如雷，耳内胀闷，听力障碍，耳窍猝然失聪，耳窍疼痛，耳道流脓流血；表现于鼻，则鼻内干燥疼痛，鼻涕稠浊，量少难擤或结痂，鼻衄量多势猛色深等。全身症状可兼见头痛，头晕目眩，口苦咽干，心烦易怒，恶心呕吐，舌红、苔黄干，脉弦数。

肝郁气滞证：肝主疏泄，调畅气机。若肝失疏泄，气滞清窍，表现于耳，则耳闭塞闷胀，耳内鸣响，听力障碍；表现于咽喉，则咽喉有异物感，或如梅核，或如炙脔，吞之不入，吐之不出，不碍饮食等。全身可兼见恶心干呕，情志抑郁，心烦易怒，胸胁胀闷不适，妇人月经不调，乳房少腹胀，舌淡苔白，脉弦。

（3）脾胃病辨证

脾胃气虚证：脾胃为后天之本、气血生化之源。若脾胃虚弱，清窍失养，表现于耳，则耳鸣，听力障碍，耳内流脓，脓液清稀，色白量多，经久难愈；表现于鼻，则鼻塞，鼻涕黏多或清稀，嗅觉障碍，头昏头晕，少气懒言，或喷嚏时作，或鼻衄色淡，渗渗而出；表现于咽喉则声音哑，说话不能持久，语声低怯等。全身可兼见形体消瘦，面色不华，头晕目眩，少气懒言，乏力倦怠，纳呆腹胀，大便溏泄，舌淡苔白，脉弱。

脾胃湿热证：脾主运化，升清阳，降浊阴。若饮食不节，湿热内生，熏蒸清窍，表现于耳，则耳道湿痒灼痛，耳道流脓，脓液质稠色黄，量多而臭；表现于鼻，则鼻塞，鼻涕脓稠量多，嗅觉障碍；表现于咽喉，则咽喉肿胀疼痛，有异物感，吞咽不利，吞咽时疼痛增剧，口气臭秽，痰多黄稠等。全身可兼见头晕目眩，困倦乏力，胸脘痞闷，舌苔黄腻，脉濡数。

胃火炽盛证：胃火炽盛，上炎清窍。表现于鼻，则鼻准、鼻翼或鼻前庭红赤肿胀、疼痛，鼻涕脓臭而稠，鼻干，或鼻衄量多势猛，色鲜红；表现于咽喉，则咽喉疼痛剧烈，吞咽时痛增，甚至汤水难咽，疼痛连及耳窍，牙关开阖不利等。全身可兼见烦渴引饮，口气热臭，心烦，大便燥结，舌红、苔黄，脉数有力。

（4）肺病辨证

外邪壅肺证：肺主皮毛，外邪袭人，首犯肺卫。若邪壅肺系，清窍闭塞，表现于耳，则耳内堵塞，胀闷不适，听音不真，耳内鸣响，自听声增强；表现于鼻，则鼻鼽声重，鼻涕增多，喷嚏时作，嗅觉减退；表现于咽喉，则咽喉疼痛，吞咽不利，声嘶声哑等。全身症状可兼见发热，恶寒，舌苔薄白或黄，脉浮紧或浮数。

肺阴亏虚证：肺阴可滋养人之上窍。若肺阴亏虚，清窍失养，表现于鼻，则鼻干灼热，涕少而稠不易擤出或干结成痂，鼻衄时作，色深红，鼻气腥臭；表现于咽喉，则咽喉干灼疼痛，有异物感，声音嘶哑，说话费力，干咳痰稠，咳痰带血等。可兼见肌肤不润，舌红少津，脉细数。

肺气虚弱证：肺主气，司呼吸。若肺气虚，清窍失于温煦，表现于鼻，则鼻塞不通，呼吸不利，嗅觉障碍，喷嚏时作，清涕如水，遇寒加重；表现于咽喉，则咽喉异物感，声音不扬，声嘶音沙，声音低怯，或气坠声喑，音哑无力，说话费力等。全身可兼见面色㿠白，气短乏力，易感外邪，舌淡，脉弱。

燥邪犯肺证：燥热伤肺，清窍失濡。表现于鼻，则鼻内干燥，灼痛不适，涕少而稠，不易擤出，或鼻衄时作；表现于咽喉，则咽喉疼痛，干燥作痒，声音干沙，干咳少痰，或痰中带血等。全身可兼见舌红、苔黄少津，脉数。

（5）脏腑兼病辨证

脾肾阳虚证：脾肾阳虚，清窍失煦；或气化失常，水泛清窍。若病在耳则多见听力障碍，耳内虚鸣，耳道流脓反复，色淡质稀量多；若病在鼻则多见鼻塞难通，嗅觉障碍，鼻痒，喷嚏频频，清涕如水；若病在咽喉则多见咽喉不适，咳喘痰多，声音低怯，说话费力，咽喉肌膜腐溃流脓，脓液清稀或伴有臭秽等。全身可兼见头晕目眩，面色㿠白，倦怠乏力，四肢不温，腹胀纳呆，下利清谷，腰膝、少腹冷痛，舌质淡嫩，舌体胖，舌苔白滑，脉沉弱。

肺脾气虚证：肺脾气虚，清窍失养。若病在鼻则多见鼻塞头痛，嗅觉障碍，鼻涕增多或清稀，鼻痒，喷嚏时作，鼻衄，色淡量少，渗渗而出，鼻涕干结。全身可兼见气短乏力，面色㿠白，舌淡、苔白，脉细弱。

肺胃热盛证：肺胃邪热，上炎清窍。若病在咽喉则多见咽喉焮赤干燥，肿胀疼痛，吞咽时疼痛加剧，声嘶等。全身可兼见壮热烦渴，呼吸气粗，口气热臭，痰鸣气促，舌苔黄干，脉数有力。

第三章　治则与用药规律

一、治疗法则

（一）辨病治疗

耳鼻咽喉病又分为耳部、鼻部、咽部、喉部疾病及耳鼻咽喉肿瘤，其治疗在诊断明确的情况下均有相应的对策。对感染性疾病应当尽量明确病原菌，完善药敏试验，给予系统性抗生素治疗，同时根据部位不同给予相应的局部用药。比如急性化脓性中耳炎，除尽早应用足量的抗菌药物控制感染外，鼻减充血剂滴鼻或鼻咽部喷雾的使用也有利于恢复咽鼓管功能；同时，若发生鼓膜穿孔，可使用0.3%氧氟沙星滴耳液或相应抗生素滴耳液中的一种滴耳。对于反复发作迁延为慢性发作且有手术指征者，可考虑相应手术治疗。耳鼻咽喉肿瘤的治疗手段有手术、放疗、化疗、免疫疗法和中医药疗法。对于部分耳鼻咽喉肿瘤，早期发现并手术切除为最佳治疗，其在不同程度上提高了生存率。中医药疗法目前广泛用于肿瘤的治疗，主要有三大作用：一是直接作用于肿瘤及相关症状，以行气活血、软坚散结、除湿化痰等大法，抑制肿瘤的生长，缓解相关症状；二是减少抗肿瘤西药不良反应及耐药性等，同时有研究表明，特定部位针刺可以提高抗肿瘤西药的靶向作用；三是固护正气，通过中医内、外治法及一些传统功法、音乐疗法等调养患者身心境况，提高其生存质量。

（二）辨证治疗

辨证论治是中医的精髓和特色。继承传统中医辨证论治理论，引入西医检查方法和理论，以充实耳鼻咽喉疾病局部辨证，提高中医诊治水平，可以最大限度地发挥中医优势和特色。

1. 主张治未病

中医“治未病”理论包括未病先防、已病早治、既病防变及愈后防复四个层次。在耳鼻咽喉疾病的临床治疗中，治未病思想得到了充分的应用。如常见的伤风鼻塞表证，临床上常根据其属风寒或风热，辨证应用通窍汤以散寒通窍或银翘散清热通窍，以防止风邪入里并发鼻渊、喉痹、耳胀等。又如，脓耳如果失治误治则易出现耳后附骨痈、脓耳面瘫、脓耳眩晕及黄耳伤寒等变证，只要给予及时有效的治疗，就可防止其传变发生脓耳变证。但治未病需要对疾病有系统而全面的认识，要动态地把握疾病自身发生、发展及变化规律，只有在此基础上，才有可能根据疾病的发展变化，有效地治其已病，防其未病，否则就不可能有真正意义上的“治未病”。除此之外，“正气存内，邪不可干；邪之所凑，其气必虚”，人体自身正气不充、阴阳气血失调是疾病发生的重要基础，应依据不同体质、时节调养正气，做到“未病先防”。

2. 重视整体性

《素问·宝命全形论篇》言：“夫人生于地，悬命于天，天地合气，命之曰人。”中医诊疗强调“三因制宜”，在诊病疗疾时要综合考虑时节、地域及患者自身的生理病理特征。运气学说是中医整体观的依据，是中医辨证施治思想的渊源，对预测疾病、养生保健、制定诊疗方法具有独特价值。天人相应决定一个人的健康，是运气学说的内核，在耳鼻咽喉疾病的临床诊治中，也应形成一种“司天（运气）、司人（如体质）、司病证”相结合的临床诊疗体系。正如《素问·宝命全形论篇》曰："人以天地之气生，四时之法成。"《灵枢·邪气脏腑病形》曰："十二经脉、三百六十五络，其血气皆上于面而走空窍。"耳鼻咽喉位于头颈部，皆为清窍，其通过经络与人体脏腑联结成一个整体。因此，不同脏腑的生理功能和病理变化，可分别循经反映于耳、鼻、咽、喉。例如肾开窍于耳，肾精亏损，不能上奉于耳，则出现耳鸣耳聋。另一方面，耳、鼻、咽、喉发生病变，亦可波及其所属脏腑。如鼻为肺窍，临床上常见鼻鼽日久可致喘证，西医学的"鼻－肺反射"亦证明了这一点。最后，应当注意到耳鼻咽喉本身亦是一个整体，一个部位的疾病常常波及另一个相关部位。例如，临床常见的伤风鼻塞，可堵塞耳窍而致耳胀，这时只要治疗伤风鼻塞，耳胀就会自愈；再如胆腑郁热所致的鼻渊，如失治误治可致脓耳。

所以，在临证时应当时时考虑到人与自然、人体本身及耳、鼻、喉三者都是一个有机的整体，不应仅局限于局部症状，忽视整体的辨证施治。

3. 注重从脏腑经络进行辨治

《金匮要略》对内伤杂病运用脏腑经络辨证，并与治法方药有机结合，从而形成了脏腑经络辨证论治体系。脏腑与经络息息相关，离开脏腑，则无以言经络；而离开经络，也无以言整体。但脏腑经络辨证是围绕脏腑功能失常及通过所属经络按照阴阳表里、五行生克等关系对其他脏腑功能相互影响展开的，所以，脏腑经络辨证仍以脏腑为核心。在病因和疾病传变方面，以脏腑经络分内外，提出了"千般疢难，不越三条"的病因分类；从整体观出发，根据正与邪、人体脏腑间的相互关系，提出"若五脏元真通畅，人即安和"以及"见肝之病，知肝传脾"等有关发病和疾病传变的理论。在诊断方面，通过四诊的综合分析，结合八纲辨证，把疾病的种种表现都归属到具体的脏腑经络病证上。脏腑经络辨证已逐渐发展为现今耳鼻咽喉科临床诊治的主要辨证方法之一。如脓耳，若因风热外侵所致，则治以疏风清热、解毒消肿，以蔓荆子散加减；若因肝胆火盛所致，则治以清肝泻火、解毒排脓，以龙胆泻肝汤加减；若因脾虚湿困所致，则治以健脾渗湿、补托排脓，以托里消毒散加减；如因肾元亏损所致，则治以补肾培元、祛腐化湿，根据肾阴虚和肾阳虚的不同，以知柏地黄丸或肾气丸加减，其他耳鼻咽喉疾病亦如此。由此可以看出，脏腑经络辨证已经成为当今耳鼻咽喉科临床的主要辨证体系之一。

4. 强调辨病与辨证相结合

现代耳鼻咽喉疾病辨病与辨证相结合。同一种疾病，因其处于不同的病理时期，在治疗时亦常常在辨证论治的基础上根据不同的症状及病理特征有针对性地加用不同的药物。例如：耳胀因风邪外袭痞塞耳窍者，加石菖蒲以加强散邪通窍之功；中耳积液多者加用车前子、木通以清热利湿。辨证可以认识疾病某个阶段的主要矛盾，若只辨病，忽视辨证，则治不得法；若只辨证，忽视辨病，则不能全面认识疾病发展变化规律；只有辨病与辨证相结合，才能进一步提高临床疗效。

5. 重视局部辨证

借助西医学的检查仪器，进行局部检查，并结合中医局部辨证。如"耳咽管阻塞"一病，检查见鼓膜内陷，属传导性聋，结合辨证，为"邪袭肺经，循经上犯，致清窍蒙垢而不空不清，难纳外来音响"。治疗上主要以"宣泄肺经伏邪"为主。外治方法中，如配合"吹张"，则疗效更佳。而"分泌性中耳炎"一病检查所见为鼓室积液，属传导性聋，乃中医称为"痰饮"的分泌物在鼓室局部潴留而致，并根据患病新旧和全身辨证，又有"风邪之痰，湿浊之痰、脾虚之痰或肾虚之痰”之分。此外，可以所抽出液体作为依据，“稀者用王氏二陈汤……极稠者用控涎丹”。外治方法中，积液多时可配合鼓膜穿刺吸液法。又如在“慢性肥大性鼻炎”之辨证中，若痰气相凝，则见“鼻甲纵然肥大肿胀结实，但黏膜正常，也有稍偏苍白者”；若为瘀证者，则见“鼻甲肥大，黏膜呈暗红色，触之坚硬，表面粗糙呈桑椹样”；若为清阳不升者，“鼻黏膜多苍白，质较柔软，对收缩剂之反应较以上两型稍微敏感”，遇暖则鼻塞稍微改善，遇冷则鼻塞加重。凡此等等，在其他各病中，均或多或少地结合西医学局部检查方法，查见局部体征，并结合中医辨证和治疗。

（三）病证结合治疗

耳鼻咽喉疾病同样要做到病证结合治疗，在明病察机、辨证论治的基础上，兼以结合现代中医药研究成果施治，或中西医结合治疗，不仅可提高近、远期疗效，减少病症复发率，还可减少西药的使用而减轻了治疗过程中的不良反应。耳鼻咽喉诸器官位于头面颈部，为清阳之气通道，属“清窍”，诸器官解剖上互通，生理上相连，故病理上多相互影响。耳鼻咽喉疾病在病因病机上多虚实夹杂，多表现为脏腑功能失调兼夹风、痰、湿、瘀等邪，故在耳鼻咽喉疾病预防与治疗中注重其“清窍”特点及与它窍、脏腑等的联系，扶正祛邪兼顾，重视调养脏腑、固护正气，多用通窍法以透邪外出，舒畅气机，从而通利诸窍；同时还重视饮食、情志等预防与调护。

二、用药规律

（一）辨病用药

耳鼻咽喉疾病的辨病用药就是在辨证论治遣方用药的基础上根据不同疾病治疗用药的临床经验或现代研究成果进行相应的药味加减。具体而言，其还包括辨病症（疾病较为突出的症状）、辨病机（疾病的西医学发病机制）、辨病因（疾病的直接或间接致病因素）等，是广义上的“辨病”。下面是对根据一些常见的耳鼻咽喉疾病症状、发病机制、致病因素所使用的中药进行归纳总结。

（1）祛痰药物　桔梗、远志、艾叶、紫菀、半夏、南沙参、甘草等。

（2）激活体液免疫与抗体形成的药物　人参、党参、黄芪、白术、白花蛇舌草、山药、黄精、仙茅、淫羊藿、黄连、黄柏、大青叶、板蓝根、紫河车、穿心莲、鱼腥草、野菊花等。

（3）促进淋巴细胞转化的药物　黄连、黄芩、金银花、蒲公英、黄芪、淫羊藿、五味子、阿胶、白芍、柴胡、川芎、当归、红花、丹参、枸杞子等。

（4）提高细胞免疫功能的药物　人参、黄芪、黄精、党参、白术、山药、五味子等。

（5）提升白细胞和血小板的药物　黄芪、当归、太子参、白术、阿胶、丹参、鸡血藤、冬虫夏草、山茱肉、石斛等。

（6）具有广谱抗菌作用的药物　金银花、连翘、板蓝根、大青叶、青黛、黄芩、黄连、黄柏、紫花地丁、栀子、丹皮、蒲公英、败酱草、穿心莲、夏枯草等。

（7）抗肿瘤药物　栀子、大蒜、野菊花、白花蛇舌草、鱼腥草、龙葵、七叶一枝花、皂角、南星、木瓜、女贞子、桑寄生、龟甲、补骨脂、山核桃等。

（8）抗过敏药物　荆芥、白芷、薄荷、蝉蜕、甘草、黄芪、茵陈、艾叶、金银花、黄柏等。

（9）收缩血管药物　麻黄、辛夷、苍耳子、细辛等。

（10）舒张血管药物　桃仁、红花、当

归、川芎、赤芍、葛根、羌活、丹参等。

（11）消炎止痛药物　金银花、连翘、大青叶、板蓝根、青黛、黄连、黄柏、黄芩、马尾连、紫花地丁、蒲公英等。

（12）减少组织水肿的药物　槐米、槐花、连翘、白茅根、黄芪、黄芩、红藤、水牛角、南五加皮、青皮、秦艽、陈皮等。

（13）促进腺体分泌的药物　生姜、诃子、青果、乌梅、五味子、花椒、石斛、玄参、射干、桂枝、葛根、槟榔、肉苁蓉等。

（14）抗病毒药物　大青叶、板蓝根、青黛、金银花、连翘、射干、黄芩、黄连、黄柏、大黄、肿节风等。

（二）辨证用药

耳鼻咽喉疾病多根据耳、鼻或咽喉的病位及其具体疾病的不同证型辨证施方用药。药有四气五味、升降浮沉、品类归经，所用辨证方法不同（如八纲辨证、脏腑辨证或主要症状辨证），则证型可能不同，而论治用方、用药自有所差异。“清阳出上窍，浊阴出下窍”，耳、鼻、咽喉位居人体清窍，以通为要。“虚者补之使通，实者泻之使通”，这里主要对耳鼻咽喉不同疾病、证型的治疗大法之一——“通清窍（广义）”常用相关药味加减进行总结。不同疾病的辨证论治、理法方药详见各论。

（1）健脾利湿通窍　党参、茯苓、白术、山药、扁豆、半夏、陈皮、砂仁、茯苓、山药、浙贝等。

（2）祛痰化痰通窍　马勃、黛蛤散、诃子、桔梗、甘草、连翘、射干、半夏、浙贝、紫菀、款冬花、百部、细辛、陈皮、瓜蒌、竹沥、胆南星、竹茹等

（3）芳香散邪行气通窍　苍耳子、辛夷、白芷、藁本、石菖蒲、藿香、佩兰、厚朴、苍术、砂仁等。

（4）行气活血通窍　柴胡、香附、赤芍、川芎、郁金等。

（5）升阳通窍　柴胡、升麻、桔梗、葛根等。

（6）养血安神通窍　当归、远志、夜交藤等

（7）解郁通窍　柴胡、石菖蒲、郁金、远志、夜交藤、远志等。

（8）消肿利咽通窍　金银花、连翘、前胡、桔梗、射干、浮萍、牛蒡子、山豆根、僵蚕、玄参、沙参、知母等。

（9）开音通窍　蝉蜕、僵蚕、薄荷、石菖蒲、凤凰衣、西青果、桔梗、射干、木蝴蝶、郁金、诃子等。

（三）中西药合用

1. 内治法与外治法结合

近几年来，耳鼻咽喉科临床内外治法的结合有了更进一步的发展。如咽喉部疾病，常加用雾化吸入和中药含化以达到局部治疗的目的；耳部疾病，特别是脓耳，常用过氧化氢祛除脓液再以清热除湿解毒中药滴耳液滴耳；鼻部疾病，若鼻塞重属湿热困着者，常加用黄柏滴鼻液以达到减轻局部症状的目的。合理地采用内治法和外治法，可以有效地缩短病程，防止疾病传变。当然，并不是所有的耳鼻咽喉疾病都适用内外治法的结合，临证时需要区别对待。

2. 明辨标本缓急

如病有主次，主为本，次为标。重病、久病为本，轻病、暴病为标。慢性病与急性病同时存在的，则慢性为本，急性为标。新病、旧病同时存在者，旧病为本，新病为标。人与病，则人为本，病为标。以脏腑言，脏病为本，腑病为标。以三因而言，内因为本，外因为标。而“体用”则指“凡有形有质者都可称体，看不见而具有功能者，都可称用”。取用于此，凡器质性疾病，属体，功能性疾病，属用。故属体者，

可考虑手术；属用者，不考虑手术而重视药治。

3. 重视局部症状

如耳胀多为病之初起，多由风邪侵袭，痞塞耳窍，或肝胆湿热上蒸耳窍而致；耳闭多为耳胀反复发作，迁延日久，邪毒滞留，气血瘀阻所致，与脏腑失调有关。根据不同证型，治宜芳香通窍、利湿通窍、行气活血通窍等。如日久虚实夹杂，宜补益相应脏腑，合通窍法以透邪外出，助通耳窍。也可见脾虚失运，湿浊滞留耳窍，气压损耳或病久入络，邪毒滞留，气血瘀阻。常用方如参苓白术散加减、通窍活血汤加减。常用药如党参、茯苓、白术、山药、扁豆健脾利湿通窍；苍耳子、石菖蒲芳香散邪通窍；柴胡、香附、赤芍、川芎行气活血通窍；柴胡、升麻升阳通窍；桔梗引诸药上行，并常配合外用滴鼻，或当小儿无鼻塞而流涕多时吹气球，从而通畅鼻窍及耳窍，促使耳窍积液排出。

如耳鸣、耳聋分虚证、实证两类，实证多责之风邪上犯、肝火上扰、痰火郁结、气滞血瘀等，虚证多与肾精亏损或气血亏虚有关。临证中，中青年多见气血亏虚兼夹痰、湿、瘀等邪气，老年人多见肾精亏损证。不同年龄段都以补益脏腑气血为基础，结合兼夹的痰、湿、郁、瘀等邪气及耳窍易闭、宜通为顺的特点，常配合通窍法。常用方如归脾汤加减、耳聋左慈丸加减。常用药有党参、黄芪、白术、甘草健脾益气；熟地黄、山药、山茱萸、茯苓、丹皮滋阴补肾；煅龙骨、煅牡蛎、煅磁石重镇潜阳；赤芍、川芎、郁金行气活血通窍；当归、远志、夜交藤养血安神通窍；柴胡、葛根、升麻升阳通窍；半夏、浙贝、石菖蒲化痰通窍；柴胡、石菖蒲、郁金、远志解郁通窍。可嘱患者每日按摩外耳道、涌泉穴等，助气血流通。

头面为诸阳所聚，鼻居面中，属阳中之阳，清阳之气从鼻窍出入，属“清窍”之一，鼻与脏腑、经络有着密切联系。所以脏腑功能健旺，清气上升于头面部，则鼻窍通利；若脏腑功能失健，清气不升，鼻窍失于濡养则易受外邪侵袭或因清气不升，浊邪干扰，邪毒滞留窍道，而形成鼻的各种疾病。临床常见鼻病如鼻窒、鼻渊、鼻鼽等，鼻塞、流涕、嗅觉障碍是其主要症状。治法以健脾益气，升阳利湿为主。常选方如补中益气汤加减。常选药包括党参、黄芪、白术健脾益气；升麻、柴胡升阳通窍；苍术、厚朴、陈皮、藿香、佩兰、砂仁醒脾化湿通窍；苍耳子、辛夷花芳香通窍。还可以常用中药或其成分制剂滴鼻、熏鼻、冲洗鼻腔等外治法加强通利鼻窍作用。把补益、通窍、内治、外治相结合，共奏通利鼻窍之效。

第四章　提高临床疗效的思路方法

提高中医药临床疗效，一直为历代医家所重视，是学者不懈追求的目标，虽方法众多，然其原则是一致的。影响临床疗效的因素很多，多数医家认为如下几点不容忽视。

一、明确病性，审证求因

明确病性是辨证施治的前提。四诊合参，审察内外。当对患者作全面的了解和周密的观察时，既要了解患者的病史，又要了解患者的内外环境对疾病发生、发展、转归可能产生的影响，将检查所得进行分析归纳，判断病情，以此作为辨病、辨证、立法、处方用药的依据。辨病就是明确疾病的类别，辨性就是辨别疾病的性质。疾病的发生，根本在于邪正斗争引起的阴阳失调，故病性无非阴阳的偏盛与偏衰。寒热虚实是耳鼻咽喉疾病中最基本性质，所以治疗总的原则当是补虚、泻实、清热、温寒。辨病明性是为了能够准确地为治疗提出一个精准的治疗原则。故其为辨证中的一项重要内容，也是能否提高中医药疗效的前提。

审证求因是辨证的进一步深化，是根据患者的一系列具体证候，包括患者的自觉症状，四诊及检查结果，加以综合分析，求得疾病的症结所在。掌握病因，针对病因，从根本上治疗疾病。

二、明本立法，选方遣药

治病求本是诊治疾病的根本原则，这也是提高疗效必须下功夫的地方。无论针对病因治疗或针对病机治疗，都必须遵循治病求本的原则。辨明病本是针对病机而求医的具体化，它使病机的主次，以及因果关系得到明确，是确定治则的直接依据。明确病本，可确立相应的治疗法则，每一证候都有相应的治疗法则，整体来说可归纳为“去其有余、补其不足”，即去其阴阳之偏盛，补其阴阳之偏衰。方剂是针对证候而设，具有固定的组成配伍，有其一定的适用范围。因此要选择恰当的方剂，必须熟悉各个方剂的组成、方义和药物的配伍关系，选择对证的方剂是辨证施治的最后关键，临床疗效即是通过方剂的运用从而体现出来的。

应特别提出的是，方剂是前人临床经验的总结，也是历代医家在有关学术理论指导下，和对某些病症认识的基础上，所创造的具体治疗方法。我们应重视它，学习运用它，并在前人基础上不断发展和创新。刘河间《素问病机气宜保命集》：“方不对病，非方也；剂不蠲疾，非剂也”，因此，临床上要防止杂药凑合，有方无法的弊病。当然，也可不拘成方，但要随证检药，法度井然。

在选定方剂的基础上，应根据病症的兼夹情况，照顾疾病的次要矛盾，针对具体病情加减药物，灵活运用方剂，才能使其更加贴切病情，从而提高临床疗效。

三、动态观察，分段论治

疾病不是一成不变的，疾病受患者体质、治疗方法及外界环境等多方面的影响，在不同的阶段会产生不同的病理变化，表现形式复杂多变，换句话说会出现不同的证，因此辨证论治也讲究分期论治，观察病情前后联系，审其主次，把握疾病的动态变化，才能更好地在不同的疾病发展阶段，根据疾病的不同病机选择最合适的治法，以及最有效的方药，而不是一方一法固守到底。这也是中医辨病的核心之一，针对同一疾病把握其不同的病症时期、病机特点，同病异治，避免单一的辨病辨证治疗延误病情。

四、用药方法，灵活多变

传统中药汤、膏、丸、散等内服药治疗，仍是当今治疗耳鼻咽喉疾病的主要用药方法，但在今天的临床上，随时代及科技的发展、人们生活节奏的变化，中药剂型已有了很大的变化，中药针剂、冲剂、胶囊剂、气雾剂，也开始广泛应用，并显示了良好的临床疗效。同时，给药途径也更加多样化，除内服、静脉及肌内注射外，尚有超声雾化吸入、穴位注射及贴敷、中药灌肠等，通过局部直接作用或多重作用，可大大提高药物疗效。不同的用药方法适合不同的人群，这在很大程度上促进了中医药的使用，提高了患者的依从性，从而提高临床疗效。

五、中西医结合，明确标准

传统中医对临床疗效的判定常从宏观考察，没有精准的衡量标准，但中医药对微观的影响是综合疗效评判不可忽视的重要内容，因此，重视中西医结合诊疗，汲取西医精准诊疗的优势，有利于观察疗效，总结经验。

六、重视医嘱，医护结合

严格按照医生的医嘱执行，是对患者的基本保障，也是身体康复的直接前提。同时也要重视护理调摄，适宜恰当的日常调护，有助于健康的恢复及预防疾病的反复发作，中医调护强调调理饮食、调畅情志、保暖得当、劳逸结合等。提高中医药疗效的方法很多，但这里仍要特别强调的是，中医临床必须遵循中医药学的基本规律，那就是要遵循整体观念，注重辨证论治的规律，这也是中医耳鼻咽喉科诊疗常规的基本出发点，是提高中医药治疗耳鼻咽喉科疾病疗效的前提和最基本的保障。

临床篇

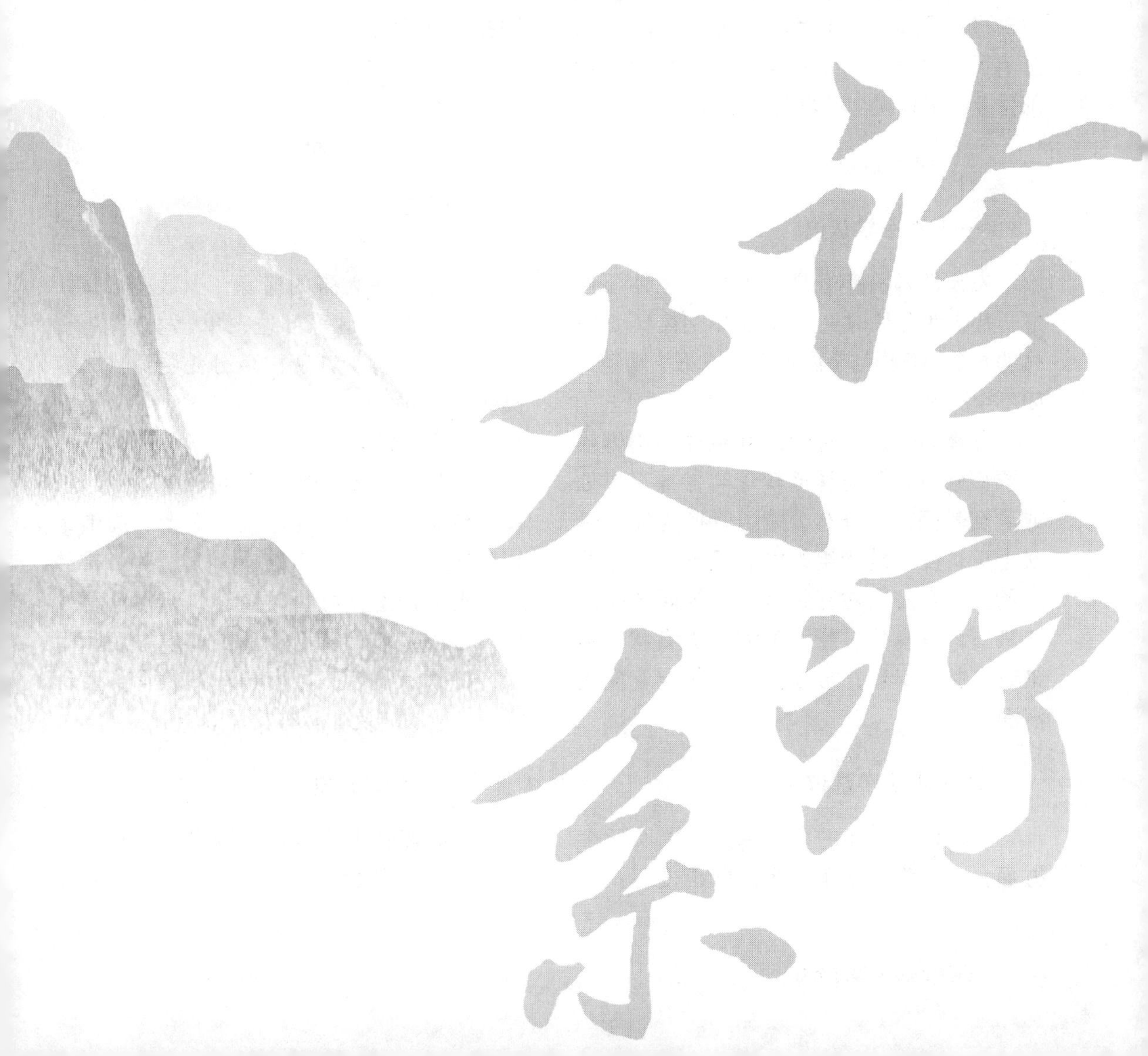

第五章　耳部疾病

第一节　先天性耳前瘘管

先天性耳前瘘管是临床上较为常见的先天性外耳疾病。根据国内抽样调查发现，其发生率达1.2%，单侧与双侧发病比例为4∶1，女性略多于男性（约1.7∶1）。瘘管的开口很小，多位于耳轮脚前，少数可在耳廓之三角窝或耳甲腔部。临床上一般无症状，偶尔可自觉局部发痒，挤压时可有少量白色皮脂样物；感染时，局部红肿、疼痛、溢脓液，重者周围组织肿胀，皮肤溃破成多个漏孔。中医学早在《黄帝内经》已有关于“瘘病”的记载，按本病的发病部位及临床表现，可归入“耳瘘”的范畴。

一、病因病机

（一）西医学认识

先天性耳前瘘管是一种常染色体显性遗传病，为胚胎时期形成耳廓的第1、2鳃弓的6个小丘样结节融合不良或第1鳃沟封闭不全所致。

瘘管为一狭窄盲管，可穿过耳轮脚或耳廓部软骨，深至耳道软骨与骨部交界处或乳突骨面，部分有分枝。管壁为复层鳞状上皮，皮下结缔组织中有毛囊、汗腺及皮脂腺，管腔内常有脱落上皮等混合而成之鳞屑，有臭味。管腔可膨大成囊状，感染时有脓液潴留，形成脓肿，管周有炎性浸润。

（二）中医学认识

中医认为耳瘘的发生原因主要有两个方面，一为先天禀赋不足，邪毒侵犯；一为邪毒滞留，托毒无力。禀赋不足和邪毒为本病发病的两个基本要素，其中先天禀赋不足是发病的基础，而邪毒入侵则是发病的外在条件。先天禀赋不足，邪毒入侵是本病发生的主要机制。

先天不足，脏腑虚损，发育障碍，颞颥间皮肤腠理疏松，而成瘘管，邪毒乘虚而入，壅滞瘘管则发为本病，多表现为局部红肿、疼痛、溢脓液，治疗及时则症状可消失。然若正气不足，耳瘘日久，反复发作，邪毒滞留不去，气血耗伤，托毒无力，则经久难愈，皮肤周围可溃破成多个漏孔，形成瘘病。

二、临床诊断

（一）辨病诊断

1. 病史

出生后耳前即可发现有瘘管开口，开口多位于耳轮大脚的前缘，少数亦可位于耳甲腔及外耳道等部位，单侧发病多见，挤压瘘口可有少许灰白色分泌物溢出，有臭味。

2. 临床表现

一般无症状，偶尔局部发痒。感染时，局部红肿、疼痛、溢脓液。重者，周围组织肿胀，皮肤可以溃破成多个漏孔。排脓后，炎症消退，可暂时愈合，但常反复发作，形成瘢痕，多见于耳屏前上方发际附近，瘘管深长者，可影响耳道软骨部及耳廓，一般不波及耳后沟及耳道骨部。

（二）辨证诊断

耳前瘘管无染毒者，则呈一黑点，大小不等，一般无明显不适。或有轻度发痒等。若染毒或热火内蕴，上攻瘘管，则见红肿疼痛或溢脓。耳瘘红肿疼痛，无化脓溃烂者，多属风热侵袭；若红肿疼痛明显，或溃烂流脓量多者，多属湿热壅盛；瘘管时发时止，久不收口，流脓清稀者，多属气血不足，邪毒滞留。具体分型论治，则需结合临床分而论之。

1. 风热侵袭型

（1）临床症状　瘘管口及周围红肿，按之疼痛，有少量脓液溢出，小儿可有发热等，舌尖红、苔薄黄，脉数。

（2）辨证要点　瘘管流脓量少，发热，疼痛，舌尖红、苔薄黄，脉数。

2. 湿热稽留型

（1）临床症状　瘘管口红肿明显，疼痛剧烈，脓液较多，黏稠，可伴有口干，大便秘结，舌红、苔黄腻，脉弦数。

（2）辨证要点　疼痛剧烈，口干，大便秘结，舌红、苔黄腻，脉弦数。

3. 正虚邪滞型

（1）临床症状　瘘口长期渗流不止，脓质稀薄，局部微肿微痛，可见面色无华，少气乏力，舌淡、苔白，脉沉细。

（2）辨证要点　脓质稀薄，面色无华，少气乏力，舌淡、苔白，脉沉细。

三、鉴别诊断

（一）西医学鉴别诊断

第一鳃裂瘘

（1）瘘口位置与瘘管走向不同　第一鳃裂瘘又称颈耳瘘管，典型的第一鳃裂瘘的位置是自外耳道向下向前，到同侧下颌中部的下方。瘘管的外孔多在下颌的下缘，舌骨平面以上，胸锁乳突肌与颈中线之间的颌下三角区内；内孔进入外耳道软骨部。而先天性耳前瘘管的开口多位于耳轮脚前部、耳轮脚基部、耳前部，少数可在耳廓之三角窝或耳甲腔部，另一端为盲管。

（2）症状不同　第一鳃裂瘘患者多于出生后不久，在下颌角下方附近发现有瘘孔，有黏性分泌物自瘘孔溢出。有外耳道瘘孔者，外耳道也常有黏性或脓性分泌物。而先天性耳前瘘管一般没有明显的症状，合并感染时局部会出现红肿、疼痛、溢脓液。

（二）中医学鉴别诊断

耳疖

本病一般不易与其他疾病混淆，但首次发病应注意与耳疖相鉴别。耳疖多由于挖耳损伤耳道，风热之邪乘机侵袭，或因污水入耳，染毒而发。耳疖疼痛较剧，可见外耳道软骨部局限性红肿突起如椒目，或有脓头，排脓后，炎症消退，无须手术治疗。而先天性耳前瘘管若反复感染，形成瘢痕，需手术切除瘘管才能防止复发。

四、临床治疗

（一）提高临床疗效的基本要素

先天性耳前瘘管是一种先天性疾病，在静止期是无须处理的，一旦感染其根治方法则是手术治疗。但在急性感染期可先选择保守治疗，如反复发作，最终需行手术治疗。对于手术时机的把握，根据疾病不同的临床时期，医者有不同的处理方式。急性感染期可行局部治疗，如有化脓亦可切开引流，待炎症控制后行彻底手术治疗。现有研究报道称先天性耳前瘘管手术的预后与瘘管是否感染关系不明确，但与手术是否彻底切除瘘管有关，只要彻底切除瘘管，即可防止复发，减少患者痛苦。实际临床工作中存在许多不可预知情况，应充分结合患者自身病情及治疗过程，选择适合患者的手术时机，确保手术疗效。

（二）辨病治疗

一般可不作处理。一旦继发感染，应积极抗感染治疗，选用敏感抗生素，并配合应用清热解毒、消肿止痛的中药，辅之以外用药治疗。若感染久不愈，或反复发生感染者，则行手术治疗彻底切除瘘管。

（1）红肿明显或伴有发热等全身症状时，予以头孢类药物口服或注射，一日2次，具体计量根据具体用药而定。

（2）脓肿形成或溃破者，予以切开引流并换药治疗。引流条可用庆大霉素浸润后换药，或采用2%莫匹罗星软膏纱条脓腔内填塞换药，或采用复方多黏菌素B软膏纱条。

（3）日久迁延不愈，或反复感染者，可择期行手术治疗，彻底切除瘘管，达到根治目的。静止期，宜行瘘管切除术，可获根治；有感染者应先控制炎症再切除瘘管。长期反复感染者，先将肉芽彻底刮除，庆大霉素纱条换药至感染控制后再手术；成人及较大儿童可在局麻下施行，先将亚甲蓝注入瘘管内，瘘口周做梭形切口，循染色标志并借助探针引导，将瘘管及其分支或可疑之组织全部切除，间断缝合皮肤。

（三）辨证治疗

1. 辨证论治

（1）风热侵袭型

治法：疏风清热，解毒排脓。

方药：五味消毒饮加减。

金银花、野菊花、蒲公英、紫花地丁、紫背天葵。可于方中加白芷、皂角刺等以增强消肿排脓功效；小儿发热者，可合用银翘散；若肝胆蕴热，复感风热，瘘管红肿疼痛明显，或已溃烂流脓，黄稠量多，发热头痛者，可用龙胆泻肝汤加减，以清泄肝胆，直折其势，解毒消肿。

方解：金银花、野菊花均具有发散风热、清热解毒的作用，蒲公英、紫花地丁、紫背天葵均可清热解毒，凉血消肿，主要用于疮痈。方中少加酒，可通血脉，行药势，有利于消散痈肿。

（2）湿热稽留型

治法：利湿化浊，清热退黄。

方药：茵陈五苓散加减。

茵陈、茯苓、猪苓、泽泻、白术。若湿浊明显，加藿香、蔻仁。兼呕逆者，加法半夏、陈皮；兼食滞不化而大便尚通者，加枳实、神曲；腹胀甚者，加大腹皮、木香。

方解：茵陈味苦性寒，苦能燥湿，寒能清热，具有清热利湿的作用，为君药；茯苓、猪苓、泽泻为臣药，均可利水渗湿，加强君药利湿的功效，且水散热亦消；佐以白术健脾利湿。

（3）正虚邪滞型

治法：扶正祛邪，托毒排脓。

方药：托里消毒散加减。

黄芪、党参、白术、茯苓、白芍、当归、川芎、金银花、生甘草、桔梗、皂角刺、白芷。脓稀量多者，可加制附子、薏苡仁温阳利水；局部暗红发硬者，加红花、桃仁散瘀消肿。

方解：方中黄芪、党参、白术、茯苓补气健脾；当归、白芍、川芎补血活血；金银花、生甘草清热解毒；白芷、皂角刺、生甘草排脓。诸药合用，共奏补益和血，托里排脓之功效。

2. 外治疗法

外治是本病的主要疗法，临床报道较多。除手术方法外，还有用洁尔阴灌洗、加压冲洗、硝酸银涂布、一效膏、白普膏药线等方法。20世纪60年代曾使用“脱管钉”等插入瘘管内治疗本病。可能因瘘管常有分支，难达根治目的等原因，现已少见此类报道。

（1）涂敷　染毒红肿者，可用金黄散、

黄连膏、紫金锭局部涂敷；也可用麻油调清风散外敷，以清热解毒、消肿散结。

（2）插线　白降丹、普鲁卡因粉，用太乙膏黏在医用丝线上。用时取粗细长短适宜的药线直插至瘘管尽端，瘘口撒五五丹，万应膏贴敷。可拔蚀瘘管，祛腐生肌。

（3）灸法　临床上对于瘘管红肿不甚，流脓清稀，久不收口者，可用艾卷悬灸局部，灸至局部发红，微痛为度。

（4）物理疗法　局部红肿疼痛，或疮烂久不收口者，均可用超短波、氦－氖激光、磁疗等，行局部照射或贴敷治疗。

（四）新疗法选粹

电磁波治疗：在感染期切开引流的基础上采用特定电磁波谱治疗器直接照射创面，照射距离约30cm，或根据患者对热的感受定距离，皮肤感觉温度约40℃为宜，1次30分钟，一日1次，至伤口愈合。

适应证：先天性耳前瘘管。

五、预后转归

本病不遭邪侵则无碍健康。感染邪毒后及时治疗，亦无大碍。若失治误治，可致瘘口长期不愈，时时流脓渗液，或留下较大瘢痕，影响面容。

六、预防调护

保持局部清洁，防止染毒；忌食辛辣煎炸之品；不慎感染，应及时、彻底治疗，免遗后患。

七、研究进展

（一）相关检查

研究发现，三维超声可清晰显示耳前瘘管主管及内口盲端，显示瘘管分支的有无或走行，立体展现瘘管主管、盲端及分支，以及瘘管与周围组织结构的关系，术前为患者提供精准、全面的影像学参考，有助于减少术后复发。

此外，超高频超声（频率22MHz）可提供清晰的二维图像及血流图像，可确定瘘管的位置、走形及分支数目，观察内口盲端的位置，与耳轮脚及腮腺之间的关系，能够提高手术的精确性，减少复发。

（二）治法探讨

（1）显微外科技术的应用　对于复发性先天性耳前瘘管患者，可在手术切口痕迹及复发的不健康皮肤周围做一梭形切口，在显微镜的帮助下用显微器械配合B5消融电极追踪残余的瘘管组织及瘢痕组织并彻底切除之。通过显微镜辅助，再结合消融电极保证术腔无血，可以清楚辨认术野中的残留瘘管、瘢痕、软骨膜等组织，切除范围更准确，损伤小，复发率低。

（2）局部穿刺冲洗疗法　采用超声引导定位感染部位，标记出脓肿病灶；然后实施穿刺操作，抽取局部脓液，待脓腔中的脓液抽取完毕，则运用甲硝唑液对脓腔进行反复冲洗。冲洗完毕，将针头拔出，使脓腔闭合，并实施加压包扎。局部穿刺冲洗治疗后，行常规抗生素抗感染治疗。观察病情，结合病灶肿胀消退、感染控制情况，局部穿刺冲洗治疗的次日或者第3日重复上述治疗操作。在对患者实施重复操作治疗时，应该从第一次治疗的针眼进行穿刺。穿刺次数一般可根据彩超及患者临床症状改善情况来决定。

（三）外治疗法

肌内效贴加压换药：传统压力治疗以纱布外常覆以医用透明胶带。肌内效贴加压，即使用肌内效贴在纱布外贴扎加压。肌内效贴主要用于体育和物理治疗行业，将肌内效胶布顺着受伤的肌肉走向以及特定部位的运动解剖学结构进行贴扎，可以起到缓解疼痛、减轻水肿、改善循环、促进愈合等作用。耳前瘘管患者在纱条引流，纱布加压的基础上，再使用肌内效贴固定，可促进循环、缩短患者的换药时间。

主要参考文献

[1] 朱霞玲，刘菲，金修才，等. 三维超声诊断先天性耳前瘘管的应用价值［J］. 中华耳鼻咽喉头颈外科杂志，2017，52（10）：771-773.

[2] 高秀丽，徐晓冰，傅窈窈，等. 超高频超声在先天性耳前瘘管诊断中的应用［J］. 中国眼耳鼻喉科杂志，2021，21（3）：185-188.

[3] 冀庆军，柴伟，冯春博，等. 显微镜下配合消融电极手术治疗复发性先天性耳前瘘管16例［J］. 中国耳鼻咽喉头颈外科，2022，29（11）：736-737.

[4] 王荣霞. 局部穿刺冲洗治疗先天性耳前瘘管感染55例［J］. 陕西医学杂志，2016，45（10）：1384-1385.

[5] 岳慧娟，付红英，张永春，等. 肌内效贴加压换药配合五味消毒饮治疗先天性耳前瘘管感染脓肿切开的临床研究［J］. 贵州中医药大学学报，2021，43（5）：42-45.

第二节　耳廓假性囊肿

耳廓假性囊肿又名耳廓非化脓性软骨膜炎、耳廓浆液性软骨膜炎、耳廓软骨间积液等，系指耳廓软骨夹层内的非化脓性浆液性囊肿，内有浆液性渗出液，形成囊肿样隆起。本病多发生于一侧耳廓的外侧前面上半部，发病年龄以30~50岁居多，男性明显多于女性。

中医学认为，本病多由痰浊凝聚于耳廓肌肤之间，表现为局部隆起，按之柔软，不红不痛为主症的耳病。古代医籍中并无本病病名，因其征候特征与“痰包”相似，且发生于耳廓，故称其为“耳廓痰包”。

一、病因病机

（一）西医学认识

病因尚不明确，有以下学说。

（1）外伤　局部受到某些机械性刺激，如无意碰撞、挤压等，而引起局部微循环障碍、组织间出现反应性渗出液积聚有关。

（2）先天性发育不良，即胚胎第1、2鳃弓的6个耳丘融合异常遗留潜在的组织腔隙，留下了发生耳廓假性囊肿的组织基础。

（3）氨基葡聚糖过多　软骨内产生过多的氨基葡聚糖使软骨裂开，形成小囊肿。

（4）软骨膜退行性变　软骨液化、裂解而致本病。

积液在软骨内，而非软骨膜与软骨之间。显微镜下可见从皮肤到囊壁的组织层次为皮肤、皮下组织、软骨膜及与其密切相连的软骨层，该软骨层的厚薄依囊肿大小而定，囊小壁厚者可见连续完整的软骨，囊大壁薄者软骨不完整，裂处为纤维组织所替代，此种情况为囊肿增大时软骨被吸收所致。囊腔内侧壁的软骨层较厚，故常见耳廓外侧面出现一个半球形的无痛囊性隆起，有张力，有透光性，穿刺抽取物常为淡黄色清液。软骨层的内侧面被覆一层浆液纤维素，其表面无上皮细胞结构，故为假性囊肿，实为耳廓软骨间积液。

（二）中医学认识

因古代对本病没有明确记载，关于本病的病因病机也就未见专论。而明代陈实功《外科正宗》记载：“痰包，乃痰饮乘火流行凝注舌下，结而匏肿。绵软不硬，有妨言语，作痛不安。用利剪当包剪破，流出黄痰”，与本病特点相一致，故现代医家多从痰论治本病。本病多因脾失健运，水湿内停，复因耳壳受到挤压、冻伤等，致脉络受损，经气痞塞，湿浊凝聚耳壳而成。

二、临床诊断

（一）辨病诊断

1. 临床表现

（1）本病患者男性较女性多见，各年龄阶段中以青壮年多见。

（2）常有耳部受挤压、碰撞、掐捏、冻伤等病史。

（3）症状多不明显，好发于舟状窝、三角窝处，偶可波及耳甲腔，但不侵及耳廓后面，表现为耳廓外侧面出现局部性隆起，常因刺激后加速增大。同时可伴有胀感，无痛，有时有灼热和痒感，小囊肿仅显隆起，大时隆起明显，有波动感，无压痛，表面肤色正常。

2. 相关检查

病原学诊断：穿刺可抽出淡黄色液体，生化检查为丰富的蛋白质，细菌培养无细菌生长。

（二）辨证诊断

古代无本病的确切论述，因其特点可参考“痰包”的病机，故可从痰湿方面论治。

1. 痰浊凝聚型

（1）临床症状　耳壳凹面肿胀，大小不一，按之如囊，皮色不变，日久不消，无痛，微痒或麻胀，多偶然发现。全身症状不明显，舌淡红、苔白或腻，脉缓滑。

（2）辨证要点　皮色不变，无痛，舌淡红、苔白或腻，脉缓滑。

2. 邪毒侵袭型

（1）临床症状　患部红肿疼痛，灼热，拒按；检查见耳壳上部局限性隆起，皮肤色红，按之较硬，穿刺可获脓性分泌物。可伴有畏寒发热、尿黄便结等症，舌红、苔黄，脉弦数。

（2）辨证要点　红肿疼痛，灼热拒按，舌红苔黄，脉弦数。

三、鉴别诊断

（一）西医学鉴别诊断

根据病史和临床表现，诊断不难，但应注意与耳廓化脓性软骨膜炎和耳廓血肿相鉴别。

（1）耳廓化脓性软骨膜炎　多为耳廓损伤，如外伤继发感染所致。致病菌以绿脓杆菌及金黄色葡萄球菌居多。临床表现为耳廓红、肿、热、痛伴全身不适；脓肿破溃后形成瘘管、软骨蚕食性坏死，融化后形成耳廓萎缩畸形。

（2）耳廓血肿　耳廓触痛、耳廓局部肿胀或波动感形成，穿刺后可见血性液体。

（二）中医学鉴别诊断

断耳疮：耳廓痰包与断耳疮发病早期均有耳廓肿胀，但断耳疮多有耳部外伤史，局部红肿明显，疼痛剧烈，甚至溃烂脱落、缺损。

四、临床治疗

（一）提高临床疗效的基本要素

内外结合，中西合璧。本病多因饮食、劳倦伤脾，以致脾胃运化失健，痰湿内生，复受风邪外袭，夹痰湿上窜耳窍，痰浊凝滞而为肿胀。故治疗上多从痰湿论治。根据本病特征，采用外治法是治疗本病的主要手段，同时配合内治。此外，穿刺抽液后辅以中药治疗，达到中西医结合的目的，取得更好的临床疗效。

（二）辨病治疗

治疗方法视囊肿大小而定，目的是刺激囊壁，促其纤维化，防止液体再生，促进囊壁粘连愈合。

（1）理疗　早期仅表现为增厚，无明显积液者，可行紫外线照射或超短波等物理治疗，以制止渗液与促进吸收。也可用激光（YAG激光或CO_2激光）将囊壁打穿，放出液体，加压包扎。也有报道用蜡疗、磁疗、冷冻、射频等治疗。

（2）穿刺抽液加压包扎法　有积液者，在严格无菌条件下将囊液抽出，注入2%碘酊少许，加压包扎。由于耳廓外侧面不平，一般包扎不易奏效，故可先用棉球或细纱条依耳廓形状压迫局部后，再用纱布、绷带包扎；或用石膏固定压迫局部，也可用两片圆形（直径约1.0cm）的磁铁置于囊肿部位的耳廓前后，用磁铁吸力压迫局部。

（3）高渗液囊腔注入法　抽尽积液后注入15%高渗盐水或50%葡萄糖0.5~1ml，不加压包扎，24小时抽出注入液体，至抽出液呈红色，即不再注药，否则可重复注射。前述治疗无效时，可于抽液后注入5-氟尿嘧啶。然后用石膏模加压包扎，多可治愈。

（4）手术疗法　经久不愈者可考虑手术。在隆起最突出处切开积液腔，吸尽积液，切除部分囊肿前壁，搔刮囊肿内肉芽及增厚组织，可放置或不放置引流条，加压包扎。

（二）辨证治疗

1. 辨证论治

（1）痰浊凝聚型

治法：健脾祛湿，化痰散结。

方药：导痰汤加减。

半夏、陈皮、茯苓、枳实、制南星、炙甘草、大枣。可酌加僵蚕、浙贝母等增强祛痰散结之功；局部麻、胀感明显者可加地龙、瓦楞子疏风通络散结；局部有灼热感者，加栀子、黄芩、半枝莲以清热散结消肿；局部暗红增厚者，加当归、桃仁、丹皮等，以活血化瘀，散结消肿。

方解：本方为燥湿化痰基础方二陈汤加枳实、南星而成。方中南星燥湿化痰，消肿散结，枳实破气祛痰，共为君药；半夏燥湿祛痰，陈皮行气祛痰，均为臣药，辅助君药加强行气祛痰之力；茯苓健脾祛湿，甘草和中，为佐使药。全方共奏燥湿化痰，行气开郁之功。

（2）邪毒侵袭型

治法：清热解毒，消肿散结。

方药：仙方活命饮加减。

金银花、甘草、陈皮、乳香、没药、归尾、赤芍、贝母、天花粉、白芷、防风、穿山甲（以他药代替）、皂角刺。便秘者可加生大黄、芒硝通腑泄热；热盛者可加黄连、黄芩以增清热解毒之力。

方解：方中重用金银花为君药，其性味甘寒，最善清热解毒。归尾、赤芍、乳香、没药、陈皮行气活血通络，消肿止痛，共为臣药。白芷、防风相配，使热毒从外透解；贝母、天花粉清热化痰散结，可使脓未成即消；穿山甲（以他药代替）、皂角刺通行经络，透脓溃坚，可使脓成即溃，均为佐药。甘草清热解毒，并调和诸药。诸药合用，共奏清热解毒，消肿溃坚，活血止痛之功。

2. 外治疗法

（1）压石膏模法　将痰包周围皮肤严格消毒，以无菌注射器针头刺入痰包内，抽尽包内浊液，无菌纱布遮盖患部，然后用调匀的石膏糊敷布，纱布加压包扎固定，一周左右除去，多可获愈。

（2）热蜡疗法　操作同上，但用55~60℃石蜡液代替石膏糊。

（3）敷药　可用玄明粉液湿敷，或用如意金黄散、六神丸研末调敷。

（4）针刺疗法　采用火针灼刺患处以治疗本病，疗效满意。

（5）艾灸　艾条悬灸患处，可活血通络，但有感染者忌用此法。

（6）物理疗法　目前有关物理疗法治疗本病的报道有很多，并且取得了很好的效果，值得借鉴。常用的方法有磁疗、激光、紫外线、冷冻、注药等等。

①磁疗：局部消毒抽液后，用钕铁永磁体两片，异名极对置病变部位，胶布固定、连续贴敷。3~10天为1个疗程。

②激光治疗：可用二氧化碳、Nd：YAG激光治疗仪，酌情选用适当波长、功率、光斑直径、功率密度及治疗时间。一般每日1次，10次为1个疗程。

③冷冻治疗：局部消毒，抽尽囊液。选择与囊肿大小相似的冷冻头，采用接触冷冻法，稍加压力，以1分钟为1个冻融，至局部呈白色冰冻组织即可，不必麻醉。

④紫外线治疗：局部消毒，抽尽囊液后，用YZ-4型冷光紫外线治疗仪，功率50W，垂直照射患处，每日1次，首次用4个生物剂量，第2~3次用5个生物剂量，以后每次用6个生物剂量。

3. 单方验方

（1）芙蓉膏　芙蓉叶、大黄、黄连、黄芩、黄柏、泽兰各80g，冰片2g，研细，凡士林调膏，敷患处，纱布包扎，2~3天一换。适用于邪毒侵袭型耳廓痰包。

（2）中药糊　牡蛎粉2份，面粉2份，玄明粉1份，大黄粉1份，甘遂粉1/5份，混合备用。用时以蛋清调成糊状，涂患处，每日换药1次。适用于邪毒侵袭型耳廓痰包。

（3）芒硝粉　芒硝50g，生大黄15g，乳香、没药各3g，研细末，醋调外敷，每日换药1次。适用于邪毒侵袭型耳廓痰包。

（4）紫银汤　紫花地丁30g，银花15g，夏枯草9g，连翘9g，赤芍9g，黄芩9g，半边莲15g，山栀9g，丹皮9g，生甘草9g。水煎服，每日1剂，早晚各服1次，需用药1个月。适用于邪毒侵袭型耳廓痰包。

五、预后转归

本病经适当治疗后，一般不再复发。但治疗不彻底，可反复发作；若被邪毒侵袭，则可能转变为断耳疮重症。

六、预防调护

（1）平时注意保护耳部，避免受伤。

（2）一般不宜切开引流，以免感染而转为断耳疮。局部处理应严格注意无菌操作，以防感染。

（3）不可揉按患处，以免促其迅速增大。

（4）加压包扎不宜过紧，以免影响耳部血液循环，在加压包扎固定期间，不应随便解除，以免复发。

七、研究进展

（一）病因病理

耳廓假性囊肿的病因尚不明了，有学者认为与自身免疫反应有关，目前尚无确切的预防措施。积液是在软骨内，而非软骨与骨膜之间，从病理学观点看称之为软骨积液更为恰当。张晓彤等通过对60例手术患者耳廓假性囊肿做病理检查，发现其外壁由皮肤、皮下组织、软骨膜和新生软骨构成，底壁由耳廓软骨、软骨膜及其背后的皮肤构成，中间为浆液性渗液。当软骨膜生成整块软骨时，浆液性渗出即终止。最后软骨间积液被吸收、机化，新生软骨与耳廓软骨粘连，耳廓增厚、变形，遗留耳廓畸形。

（二）治法探讨

耳廓假性囊肿治疗目标是保持耳廓解剖形态，防止囊肿复发。张晓彤等采用局部浸润麻醉，沿囊肿外壁的外周缘作舌形切口，切开皮肤及皮下组织，勿切开软骨膜，沿外壁软骨膜表面分离皮肤直至囊肿内周缘处，翻起舌形皮瓣，囊肿外壁完全显露，整块切除外壁，囊腔开放，吸除囊液，清除囊肿底壁耳廓软骨表面附着的黏液样物，轻轻刮除其表面退变软化的软骨组织，以抗生素液或氯化钠盐水冲洗术腔，整复皮瓣，缝合切口，置引流条，加压包扎。耳廓假性囊肿手术必须彻底切除囊肿外壁的软骨膜，以消除产生浆液渗出之源头，是治本之法。通过切除囊肿外壁增厚的软骨膜和软骨组织，清除囊腔内黏稠、机化的液体，使耳廓囊性硬块消除，形态恢复正常，弹性良好，消除了耳廓变形的后遗症。该手术方法对早、中、晚期耳廓假性囊肿均可施行。通常根据其病理进展选择治疗方法，早期可保守治疗，保守治疗无效者和中、晚期者最好手术治疗。

吴永柏等采用山莨菪碱等药物联合多功能电离子开窗治疗耳廓假性囊肿。山莨菪碱治疗耳廓假性囊肿的作用机制主要在于钙拮抗及扩血管作用，其可改善微循环，解除微血管痉挛，从而改善耳软骨膜及耳廓软组织内的微循环，促进病理性无菌炎症水肿消散并减少炎症渗出。同时采用多功能电离子手术治疗仪，在囊肿壁上开窗丝线对穿引流外用弹力绷带包扎，从而有利于囊肿继发渗出的引流并促进囊壁粘连的愈合。

主要参考文献

[1] 马胜民，郭伟，胡芳，等. 内服中药汤剂联合六神丸外敷治疗耳廓假性囊肿的疗效观察[J]. 中成药，2017，39(10)：2210-2212.

[2] 吴永柏，颜培娥，崔丽华，等. 多功能电离子开窗联合山莨菪碱等药物治疗耳廓假性囊肿[J]. 临床耳鼻咽喉头颈外科杂志，2015，29(17)：1561-1562.

第三节　外耳道真菌病

外耳道真菌病又叫真菌性外耳道炎，是真菌侵入外耳道或外耳道内的条件致病性真菌，在适宜的条件下繁殖，引起的外耳道的炎性病变。真菌易在温暖潮湿的环境生长繁殖。本病在我国南方气候湿热的省份多见。

外耳道真菌病临床以耳内瘙痒，甚至奇痒难忍，或伴耳胀闷、潮湿渗液等为主要症状。中医学按其临床主要表现将其称为“耳痒”“耳中作痒”或“外耳道霉痒症”。

一、病因病机

（一）西医学认识

在自然界中存在种类繁多的真菌，尤其在温度高、湿度大的热带和亚热带地区，生长繁殖更快。一些真菌侵犯人的外耳道，在下列情况可为外耳道真菌病的致病因素。

（1）正常人的外耳道处于略偏酸性的环境，如由于耳内进水或不适当地用药，改变了外耳道 pH 值，有利于真菌的生长。

（2）游泳、挖耳等引起外耳道的炎症，中耳炎流出脓液的浸泡，外耳道分泌物的堆积和刺激，真菌得以生长繁殖。

（3）全身性慢性疾病，机体抵抗力下降，或全身长期大剂量应用抗生素，都为真菌的生长提供了条件。

（4）近年来抗生素的不正确使用和滥用，也增加了真菌感染的机会。

外耳道真菌病常见的致病菌有酵母菌、念珠菌、芽生菌、曲霉菌、毛霉菌、放线菌、青霉菌等。来自 CADIS 一组资料报道显示，40 例真菌性外耳道炎中，感染近平滑念珠菌者占 42.9%，感染黑曲菌者为 35.7%，40% 的人发病前用过抗生素。

感染的真菌种类不同，引起的局部组织病理学改变不同。如曲菌感染一般不侵犯骨质，无组织破坏。白色念珠菌感染早期以渗出为主，晚期为肉芽肿性炎症。芽生菌、放线菌是化脓和肉芽肿性改变。毛霉菌侵入血管，引起血栓，组织梗死，引起坏死和白细胞浸润。

（二）中医学认识

“春分……当至不至，多病耳痒”，是关于耳痒的最早论述。《重订严氏济生方》《世医得效方》都有“耳痒”之病名；此后医家多用此名，但也可见“耳热出汁作痒”“耳中作痒”等病症名。历代医家对本病的病因病理认识不一，但脏腑都离不开心、肝、肾，病因不外风、火、痰。元代《世医得效方》曰：“有人耳痒一日一作，可畏，直挑剔出血稍愈，此乃肾脏虚，致浮毒上攻，未易以常法治也，宜服透冰丹。”指出了本症的证候特点、病因病理、内治法等。《杂病源流犀烛》中提出了风、火、痰湿的病因病理，发展了内外治法。目前大家公认为风热、湿热上扰，肝肾阴虚，浮毒上攻是耳痒发病的主要病机。临床上多表现为久处湿地，污水入耳，风热侵袭，或素体肝肾阴虚，耳失所养，风毒上扰，发为本病。

二、临床诊断

（一）辨病诊断

1. 临床表现

（1）症状　①外耳道不适，胀痛或奇痒；②由于真菌大量繁殖，堆积形成团块可阻塞外耳道引起阻塞感；③真菌团块刺激，外耳道可有少量分泌物，患者感外耳道潮湿；④外耳道阻塞，鼓膜受侵，患者可有听觉障碍，耳鸣，甚至眩晕；⑤如病变损害范围较大或较深，可有局部疼痛；⑥有些真菌引起的改变以化脓和肉芽肿为主。严重的可致面瘫；⑦真菌可致坏死性外耳道炎；⑧有些真菌感染可引起全身低到中等发热。

（2）体征　感染的真菌种类不同，检查所见外耳道表现不同。

①念珠菌感染外耳道皮肤潮红糜烂，界限清楚，表面覆白色或奶油样沉积物；②曲菌或酵母菌感染外耳道内有菌丝，菌丝的颜色可为白色、灰黄色、灰色或褐色；③芽生菌感染初期可见外耳道皮肤散在丘疹或小脓疱，其后发展成暗红色边缘不整的浅溃疡，有肉芽生长，表面有脓性分泌物；④毛霉菌感染耳流脓，如引起面瘫可见面瘫的各种表现。

2. 相关检查

分泌物涂片、真菌培养，可以帮助判断致病菌的种类，取霉苔置载玻片上，滴少许10%氢氧化钾溶液，适当保温，短时间后，于显微镜下可见到菌丝体或芽孢状物。必要时需做活组织检查，有助于鉴别诊断和治疗。听力学检查可以得知其对听力的影响程度。

（二）辨证诊断

现代中医耳鼻咽喉科专著中针对本病证候特点和病变实质，实证期多采用祛风除湿清热法，对虚证期则以滋补肝肾法为主。但辨证治疗本症的临床报道并不多见。本病主要是辨别病邪性质，若发病急，病程短，发痒较甚，耳内潮红、渗液者，多属风热湿邪侵袭，阻遏气机；若病程长，耳痒经久不愈者，多属肝肾阴虚，耳道失养。

1. 风火痰湿袭耳型

（1）临床症状　一侧或双侧耳奇痒或痒痛，伴耳胀闷不适或低音调耳鸣；检查可见外耳道有灰褐色痂皮堵塞，上有黄白色霉点，去除痂皮后见外耳道皮肤潮红、肿胀、渗液。舌红、苔白或腻，脉弦。

（2）辨证要点　耳内奇痒难忍，耳胀闷不适，舌红、苔白或腻，脉弦。

2. 肝肾不足，耳窍失濡型

（1）临床症状　耳内奇痒难忍，耳胀闷或耳内蝉鸣，伴神疲腰酸痛；检查可见外耳道有灰褐色或黄白色霉点，去除后见外耳道皮肤潮红、脱屑、粗糙。舌淡红、苔薄，脉弦细。

（2）辨证要点　耳内奇痒，伴神疲腰酸痛，舌淡红、苔薄，脉弦细。

三、鉴别诊断

（一）西医学鉴别诊断

一些外耳道的真菌感染经检查根据外耳道所见就可作出判断。要了解感染的真菌的种类应作真菌培养或涂片检查。有些要经过活组织检查才能做出诊断。应和普通的外耳道细菌感染、坏死性外耳道炎、外耳道新生物相鉴别。有时还要和中耳的感染相鉴别。

（1）慢性外耳道炎　慢性外耳道炎主要表现症状为耳痒、耳闷胀感、耳漏、听力减退等，是外耳道皮肤和皮下组织的慢性或复发性炎症。慢性者可见外耳道皮肤增厚，有上皮脱屑现象。

（2）坏死性外耳道炎　坏死性外耳道炎是一种伴有侵袭性骨质破坏的进行性、危险性外耳道炎。多见于老年糖尿病患者或有免疫缺陷的患者。本病炎性骨质破坏可呈进行发展，常累及腮腺颌后窝、颅底、脑神经和脑组织，最终因出血、脑膜炎、脑脓肿等危及患者生命。致病菌常为铜绿假单胞菌。临床表现为耳痛而且对镇痛药有抵抗作用。有浆液、脓性耳漏，也可伴有出血，有臭味，听力下降，下颌关节运动障碍，全身情况随病情加重而变坏；外耳道底壁可见肉芽，可并发腮腺炎，颌后窝感染，内耳感染，Ⅴ、Ⅵ、Ⅸ、Ⅹ、Ⅺ、Ⅻ等脑神经麻痹和脑膜炎、脑脓肿，CT显示骨质破坏。

（二）中医学鉴别诊断

耳疮

耳疮是指以外耳道弥漫性红肿疼痛为主要特征的疾病。好发于夏秋季节，相当于西医学的“弥漫性外耳道炎”。临床症状以耳内灼热疼痛，少许流脓，或耳内发痒不适为主要，外耳道可见潮红、糜烂、渗液，但以疼痛为主，瘙痒不明显，且耳道内没有霉点。

四、临床治疗

（一）提高临床疗效的基本要素

（1）辨别虚实，分期治疗　目前大家公认为风热、湿热上扰，肝肾阴虚，浮毒上攻是耳痒发病的主要病机，若发病急，病程短，发痒较甚，耳内潮红、渗液者，多属风热湿邪侵袭，阻遏气机；若病程长，耳痒经久不愈者，多属肝肾阴虚，耳道失养。临床上实证期多采用祛风除湿清热法，对虚证期则以滋补肝肾法为主。

（2）注重外治，疗效显著　外治法是本病的主要疗法，临床应用较多。一般选用清热祛湿、祛风止痒药物或制剂。用药方法也多种多样，如滴耳、涂耳、吹耳等。由于真菌顽固，西医亦以外用治法为主，使药物直接接触耳道皮肤、黏膜，最大限度接触病原体，以达到杀灭真菌的作用。

（二）辨病治疗

以局部治疗为主，控制真菌感染，保持外耳道干燥，减少局部刺激。

清除外耳道内的所有真菌痂皮和分泌物，用3%水杨酸乙醇，或1%~2%麝香草酚乙醇涂耳，或喷洒克霉唑类抗真菌药粉，也可涂用硝酸咪康唑乳膏。尽量保持外耳道干燥。一般不需要全身应用抗真菌药。若症状较严重则可先局部应用广谱抗真菌药物，待获得真菌培养结果后应尽快选用敏感的抗菌药物；若病情十分严重，要静脉给予抗真菌药物治疗。

（1）曲安奈德益康唑乳膏　首先用耵聍钩、枪状镊、卷棉子或吸引器彻底清除外耳道痂皮及分泌物，再用3%过氧化氢冲洗，然后用卷棉子擦干外耳道。痂皮较硬难以取出时，先用3%过氧化氢或5%碳酸氢钠液浸泡30分钟后再清理。用卷棉子蘸取曲安奈德益康唑乳膏涂布于外耳道皮肤充血处，累及鼓膜者亦涂布于其表面，使成一均匀薄层，每2天1次，连用3~5次，如未愈可再行治疗3~5次。

（2）聚维酮碘液及氟康唑注射液　患者取坐位，小心清除外耳道分泌物及霉菌块。用聚维酮碘液棉片涂擦外耳道3遍。然后取卧位，患耳向上，滴入氟康唑注射液6滴，10分钟后倒出药液。2次/日。如遇霉菌块较多，可给予过氧化氢冲洗外耳道，再用聚维酮碘液棉片涂擦外耳道3遍，再滴入氟康唑注射液。连续治疗7~10天。

（3）硝酸咪康唑乳膏　先在额镜或耳内镜下清除外耳道内的耳结或分泌物，再用3%过氧化氢清洗外耳道，然后用卷棉子消毒棉蘸干外耳道，更换消毒棉，将硝酸咪康唑乳膏挤于卷棉子的消毒棉上，均匀地涂抹于外耳道内，一日1次，3周为1个疗程。

（4）口服特比萘芬联合外用萘替芬酮康唑　清除外耳道分泌物后，待外耳道较干燥后外涂萘替芬酮康唑乳膏，深达鼓膜，一日1次，连用1个月；同时口服特比萘芬，常规剂量每次0.25g，每天1次，连用7天。

（三）辨证治疗

1. 辨证论治

（1）风火痰湿袭耳型

治法：祛风解毒，清热化痰。

方药：玄参贝母汤加减。防风、白芷、蔓荆子、天麻、贝母、茯苓、法半夏、天花粉、玄参、黄柏、甘草。一般加地肤子、苦参、百部。若湿邪偏盛，耳内渗液较多，可用萆薢渗湿汤加减。

方解：方中贝母清热化痰、消肿，玄参泻火解毒，为君药。天花粉清热泻火消肿，黄柏清热燥湿，为臣药。防风、白芷、蔓荆子、天麻祛风止痛，引药上行；茯苓健脾祛湿，法半夏燥湿化痰，为佐药。甘草调和诸药为使。

（2）肝肾不足，耳窍失濡型

治法：滋补肝肾，祛风解毒。

方药：一贯煎加减。沙参、生地、麦冬、枸杞、当归、川楝子。一般加土茯苓、蔓荆子、淫羊藿、益智仁、石菖蒲。亦可在方中加入地肤子、苦参、白鲜皮等以助祛风止痒。

方解：方中生地滋阴补血，兼益肝肾，为君药。枸杞子滋肝肾之阴；当归补血养肝；沙参、麦冬养阴生津，润肺清燥，均为臣药。川楝子苦寒清热，疏肝理气，为佐使。诸药共奏滋阴疏肝之功。

2. 外治疗法

历代医家对本病重内治，轻外治，诸多医籍中很少有外治方，但在现代中医学的认识中，外治方是本病的主要疗法，临床应用较多。一般选用清热祛湿、祛风止痒药物或制剂。

（1）滴耳　实证可用黄连滴耳液、黄柏滴耳液、冰酒液等；虚证可用蜀椒油或猪胆汁滴耳。

（2）涂耳　可用50%洁尔阴溶液涂耳。

（3）吹耳　渗液多者，可用绿袍散吹入耳内。

（4）理疗

①微波：选择MTC-3型微波仪进行治疗，功率为10W，将探头放置在患者的外耳道内，每次照射20分钟，每日2次，持续治疗2周。微波治疗后涂抹抗真菌药物。

②半导体激光：采用血液红外吸收谱第一吸收峰的808nm波长半导体激光为照射源，输出功率15~25W，将耳辐射器置于患者患耳内，以温热感为宜，每次持续照射10分钟，一日1次，连续治疗7~14天。

3. 成药应用

（1）苦参酊剂　早晚各1次，外耳道1/3处涂敷，7天为1个疗程，连续使用2个疗程。适用于风火痰湿袭耳型耳痒。

（2）疏风解毒胶囊（虎杖、连翘、板蓝根、柴胡、败酱草、马鞭草、芦根、甘草）　每日3次，每次4粒，温开水送服。连续使用半个月至1个月。适用于风火痰湿袭耳型耳痒。

（3）裸花紫珠片　一次2片，一日3次，使用1周。适用于风火痰湿袭耳型耳痒。

（四）新疗法选粹

外耳道臭氧吹气：在清理完外耳道分泌物后，先采用DZZ型多维电离子综合治疗仪行外耳道臭氧吹气治疗，吹气量为1.0升/分钟，一次15分钟，后以棉签将派瑞松乳膏均匀涂于外耳道壁，每日2次，2周为1个疗程。

适应证：外耳道真菌病。

五、预后转归

本症一般预后良好，但治不彻底，或常不洁挖耳，也可致反复感染，迁延难愈。

六、预防与调护

（1）增强抵抗力　起居规律，均衡饮食，适当锻炼。

（2）注意个人卫生，戒除挖耳习惯，防止脏水入耳。不要体验街边采耳。

（3）忌滥用抗生素和激素，以免体内菌群平衡失调。

（4）耳科器械应清洁消毒，以免交叉感染。

七、研究进展

（一）治法探讨

对于妊娠期的女性，在患病时通常不敢接受药物治疗，所以一直以来没有统一的治疗方案。国外的一些标准将克霉唑阴道剂型对妊娠期的危害列为B级，没有证据提示克霉素具有胚胎毒性，妊娠期妇女可以正常使用。基于上述理论，魏先梅等采用局部清理联合局部克霉唑软膏涂抹治疗真菌性外耳道病，两周后治愈，随访四周无复发，在治疗过程中无局部不良反应，产科各项指标均正常。这表明克霉唑可用于妊娠期外耳道真菌病。

（二）外治疗法

尹邦宇采用中药浴耳煎剂（广藿香、苦参、白鲜皮、虎杖、蛇床子等组成）1~2ml进行耳浴，每次持续时间为30分钟，每日2次，疗程为2周，效果良好。煎剂中广藿香、苦参、白鲜皮、虎杖、蛇床子等具有祛风除湿、清热利湿、行气活血等功效。将以上诸药浓煎后置于患耳，通过耳浴外治药物可直达病所，直接作用于耳道肌膜，能充分发挥祛风除湿止痒的作用；且病变组织浸泡于药物中，能产生和增强行气活血、复原生肌的作用，充实腠理、恢复耳窍皮肤黏膜功能。

靳阳子采用苦参洗耳汤耳浴治疗真菌性外耳道病：苦参20g，百部30g，黄柏15g，蛇床子19g，白鲜皮、地肤子各10g。1剂，水煎100ml，静置弃渣取上清液，耳浴10分钟，每日2次，连续用药3~7天。

杨洪采用艾苍挥发油水溶液（组成苍术、艾叶、丁香、藿香、豆蔻、花椒、佩兰）滴耳，每次1~2滴，每日2次，疗程1~2周，治疗效果显著，适合于湿热侵耳型耳痒病。目前中药挥发油在耳鼻咽喉科的应用较少，但其具有“走、行、窜”等特性，可抑菌抗炎，具有良好的应用前景。

主要参考文献

[1] 朱世明，毛晓萍，刘全．微波联合曲安奈德益康唑乳膏治疗真菌性外耳道炎的效果［J］．中国实用医药，2019，14(1)：78-79.

[2] 简雷，肖才文，何庆文，等．真菌性外耳道炎应用半导体激光与硼酸粉联合治疗的临床效果分析［J］．安徽医药，2017，21(2)：327-329.

[3] 孟令浩，朱瑞丽，闫保星．疏风解毒胶囊联合曲安奈德益康唑乳膏治疗真菌性外耳道炎的临床观察［J］．北京中医药，2017，36(11)：1030-1031，1035.

[4] 李湘医，黄见平．裸花紫珠片和派瑞松乳膏联合应用治疗真菌性外耳道炎的临床研究［J］．海峡药学，2016，28(8)：155-156.

[5] 董保华，滕清晓，张锋，等．外耳道臭氧吹气联合派瑞松治疗真菌性外耳道炎的临床观察［J］．中国现代医生，2016，54(4)：58-60.

[6] 魏先梅，陆玲，高下．耳内镜下外耳道清理联合克霉唑软膏治疗妊娠期真菌性外耳道炎的疗效观察［J］．临床耳鼻咽喉头颈外科杂志，2018，32(2)：134-137.

[7] 尹邦宇．中药煎剂耳浴外治在真菌性外耳道炎治疗中的疗效观察［J］．内蒙古中医药，2018，37(8)：84-85.

[8] 靳阳子，丁小龙．苦参洗耳汤耳浴治疗难治性真菌性外耳道炎27例［J］．浙江中医杂志，2017，52(8)：563.

[3] 杨洪．苍艾挥发油治疗耳痒病的安全性实验研究及临床疗效观察［D］．昆明：云南中医药大学，2021.

第四节　外耳湿疹

湿疹是指由多种内外因素引起的变态反应性多形性皮炎。发生在外耳道内称外耳道湿疹。若不仅发生在外耳道，还包括耳廓和耳周皮肤则为外耳湿疹。

外耳湿疹临床以耳壳或耳周瘙痒、潮红、糜烂、渗液，或耳道、耳壳肌肤粗糙、脱屑、皲裂等为主要症状。中医学按其发病部位与症状特点将其命名为“旋耳疮”“月蚀疮”“浸淫疮”或“黄水疮”等。

一、病因病机

（一）西医学认识

1. 病因

湿疹的病因和发病机制尚不清楚，多与变态反应有关，还可能和精神因素、神经功能障碍、内分泌功能失调、代谢障碍、消化不良等因素有关。引起变态反应的因素可为食物（如牛奶、鱼虾、海鲜等）、吸入物（如天花粉、动物的皮毛、油漆、化学气体等）、接触物（如漆树、药物、化妆品、织物、肥皂、助听器外壳的化学物质等）及其他内在因素等。潮湿和高温常是诱因。

外耳道内湿疹常由接触过敏引起，Hillen等报道145例外耳道炎中1/3是过敏性接触性皮炎。最重要的变应原是局部用药，如硫酸新霉素、多黏菌素B和赋形剂。化脓性中耳炎脓性分泌物对外耳道皮肤的刺激，外伤后细菌或病毒感染等也可引起外耳道湿疹。

2. 临床分类

对外耳道湿疹有不同的分类，有的根据病程进行分类，分急性湿疹、亚急性湿疹和慢性湿疹。也有按有无外因分类，有外因者为湿疹样皮炎，无外因者为湿疹；前者又分为传染性和非传染性湿疹。后者则分为异位性皮炎（异位性湿疹）和脂溢性皮炎。

外耳的传染性湿疹多由中耳炎的脓液持续刺激引起，也可以是头颈和面部皮炎的蔓延。非传染性湿疹一般是物体（如助听器的塑料外壳、眼镜架、化学物质、药物、化妆品等）直接刺激皮肤引起的反应性皮炎，又称接触性皮炎。异位性皮炎是一种遗传性疾病，常见于婴儿，又称遗传性过敏性皮炎或婴儿湿疹。

（二）中医学认识

隋代巢元方认为，本病是“风湿搏于血气所生”；《普济方》指出嗜食肥甘，荣卫不清，风热毒热之气蕴蓄脏腑是体病的病因病机。《外科启玄》说本病乃足阳明胃经、少阳胆经湿热所致。《证治准绳》则说“大抵风湿热毒成疳，故名月蚀疳疮”。《外科正宗》说：“此因日晒风吹，暴感湿热，或因内餐湿热之物，风动火生者有之。”《医宗金鉴》载“黄水疮”，认为其是“由脾胃湿热，外受风邪，相搏而成”；“旋耳疮”则是“由胆、脾湿热所致”。总而言之，根据古人及现代临床研究，本病外因风、湿、热，内因脾胃、肝胆功能失调。

二、临床诊断

（一）辨病诊断

（1）急性湿疹　患处奇痒，多伴烧灼感，挖耳后流出黄色水样分泌物，凝固后形成黄痂。有时分泌物流到哪儿就引起哪儿的病变。患处红肿，散在红斑、粟粒状丘疹、小水疱；这些丘疹水疱破裂后，有淡黄色分泌物流出，皮肤为红色糜烂面，或有黄色结痂。

（2）亚急性湿疹　多由急性湿疹未经治疗、治疗不当或久治不愈迁延所致。患处皮肤红肿较轻，局部仍瘙痒，渗液比急性湿疹少而稠，有结痂和脱屑。

（3）慢性湿疹　急性和亚急性湿疹反复发作或久治不愈，就成为慢性湿疹，外耳道内剧痒，患处皮肤增厚，粗糙，皲裂，苔藓样变，有脱屑和色素沉着。

（4）传染性湿疹　有化脓性中耳炎并有脓液流出，或有头颈和面部皮炎。

（5）非传染性湿疹　有某种物质接触史，发病的部位一般在该物质接触的部位；病变的轻重和机体变态反应的强度以及刺激物质的性质、浓度、接触的时间有关，外耳道湿疹可能反复发作。

（二）辨证诊断

急性期多从风、湿、热施治，慢性期从血虚风燥论治。

辨邪性：湿热内蕴，风邪外袭，上犯于耳，则耳部瘙痒，皮肤糜烂、渗液；阴血亏虚，耳失所养，余邪为患，则耳部肌肤粗糙脱屑，病程缠绵难愈。

辨新久：新病者，肌肤潮红、肿胀、溃烂，黄水淋漓，灼热瘙痒；久病者，肌肤干燥、增厚、结痂、脱屑，奇痒等。

1. 风热湿邪侵袭型

（1）临床症状　患处发痒，喜搔抓，灼热，流黄水；检查见耳壳凹面、耳道或耳后褶缝等处红肿，可见小水疱或糜烂，创面黄水淋漓，或结黄色痂皮；疮面可沿黄水流经之处蔓延，或见纳少，烦躁，难入睡等症；舌尖红、苔薄黄微腻，脉濡数。

（2）辨证要点　发痒，黄水淋漓，舌苔薄黄微腻，脉濡数。

2. 血虚生风化燥型

（1）临床症状　患耳瘙痒明显，甚或剧痒难忍，皮肤粗糙、干燥、皲裂、脱屑，缠绵难愈；可见神疲乏力，舌质淡、苔白，脉细缓。

（2）辨证要点　剧痒难忍，缠绵难愈，神疲乏力，脉细缓。

三、鉴别诊断

（一）西医学鉴别诊断

（1）耳带状疱疹　耳带状疱疹以刺痛

为主，瘙痒不甚，皮疹如针头大小，密集成簇，严重者可见口眼㖞斜。

（2）神经性皮炎　慢性湿疹的皮损呈多形性，浸润肥厚明显，可有小丘疹及丘疱疹、苔藓化不明显，伴剧痒。而神经性皮炎皮损多呈皮纹加深、皮嵴隆起、干燥、粗糙、呈苔藓化表现，周围可有小的扁平丘疹。

（二）中医学鉴别诊断

本病应注意与耳疮，即外耳道炎相鉴别。耳疮也可见耳道红肿、糜烂、渗液，但该病以疼痛为主症，瘙痒不甚，其渗出液体为脓性，而非黄水状。根据临床表现，不难鉴别。

四、临床治疗

（一）辨病治疗

1. 病因治疗

尽可能找出病因，去除变应原。病因不明者，停食辛辣、刺激性或有较强变应原性食物。

告诉患者不要抓挠外耳道，不要随便用水清洗；如怀疑是局部用药引起，应停用这些药物；如由中耳脓液刺激引起者，应用有效药物治疗中耳炎，同时要兼顾外耳道炎的治疗。

2. 全身治疗

口服抗过敏药物，如苯海拉明、氯雷他定、地氯雷他定、西替利嗪、特非那定、非索非那定等。如继发感染，全身和局部加用抗生素。

3. 局部治疗

有人提出“湿以湿治，干以干治”的原则。

（1）急性湿疹渗液较多者，用炉甘石洗剂清洗渗液和痂皮后，用硼酸溶液或醋酸铝溶液湿敷。干燥后用氧化锌糊剂或硼酸氧化锌糊剂涂搽。局部紫外线照射等物理治疗也有帮助。

（2）亚急性湿疹在无明显渗液，以丘疹红斑为主的情况下，可以使用炉甘石洗剂。

（3）慢性湿疹，局部干燥者，局部涂搽氧化锌糊剂或硼酸氧化锌糊剂、10% 氧化锌软膏、抗生素激素软膏或艾洛松软膏等。干痂较多者先用过氧化氢清洗局部后再用上述膏剂。皮肤增厚者可用 3% 的水杨酸软膏。

（二）辨证治疗

1. 辨证论治

（1）风热湿邪侵袭型

治法：清热利湿，祛风止痒。

方药：除湿汤加减。黄芩、黄连、木通、车前子、茯苓、滑石、荆芥、防风、连翘、陈皮、枳壳、甘草。风重痒甚者，可加徐长卿、地肤子、白鲜皮，或用消风散加减；湿盛黄水淋漓不止者，可加车前子、豨莶草，或用萆薢渗湿汤加减；肝胆湿热偏盛，见口苦咽干，舌红、苔黄腻者，可用龙胆泻肝汤加减。

方解：方中黄芩、黄连、连翘、甘草清热解毒；木通、车前子、滑石清利湿热，使湿从小便而去，茯苓健脾祛湿；荆芥、防风祛风止痒；枳壳、陈皮理气以助化湿。诸药合用，具有祛风清热利湿之功效。

（2）血虚生风化燥型

治法：养血润燥，祛风止痒。

方药：四物消风汤加减。生地黄、赤芍、川芎、当归、荆芥、防风、白鲜皮、薏苡仁。若气虚明显者，可用参苓白术散合四物汤加减。

方解：方中生地、赤芍、川芎、当归相配，具有养血润燥的作用，为君药。荆芥、防风可祛风止痒，为臣药。白鲜皮可祛风止痒、清热燥湿，薏苡仁健脾清热利湿，为佐药。

2. 外治疗法

（1）外洗及湿敷　白鲜皮、苍术、苦参、黄柏各 15g，或马齿苋、黄柏、败酱草各 30g，煎水外洗或湿敷患耳。适用于风热湿邪侵袭型旋耳疮。

（2）涂敷法　根据证型选不同药物：①湿热盛者，选如意金黄散以清热燥湿止痒；②湿盛者，选青黛散，用麻油调搽，以清热除湿，收敛止痒；③热盛而有脓痂者，用黄连膏或黄连粉外搽，以清热解毒；④皮肤粗糙、增厚、皲裂者，可选用穿粉散以香油调敷，以滋润肌肤，解毒祛湿。

（3）烟熏疗法　苍术、黄柏、苦参、防风各 9g，白鲜皮 30g，五倍子 15g。将上述药末放在较厚草纸内制成纸卷，或将药末置于特制熏炉内，点燃，使烟雾直熏患处，每日 1~2 次，每次 15~30 分钟。适用于风热湿邪侵袭型旋耳疮。

（4）针刺疗法　风热湿邪上犯者，取督脉、手阳明、足太阴等穴位为主，如陶道、曲池、合谷、神门、血海等，针用泻法；血虚生风化燥者，取足阳明、太阴穴位为主，如足三里、三阴交、大都等，针用补法。

（5）推拿按摩法　采用分阴阳、清补脾土、逆运八卦、推掐四横纹、揉小天心、揉外劳宫、揉一窝风、清天河水、推六腑法、揉风市十法。推、运、揉、捏脊均用泻法。先上肢，后下肢，再背部。通常先进行轻柔的手法，将刺激重的手法放在最后进行。同时要柔和有力，用力均匀，轻重适宜，该手法一般一日 1 次，每次约 35 分钟，3 周为 1 个疗程，若 1 个疗程未愈，则进行下 1 个疗程，无须间隔，直至病愈。

（6）穴位注射　可选用西药地塞米松等做听宫、听会穴位注射。

（7）中药脐疗法　将辨证后所开出的中药方剂粉碎混合成药末，每次取适量填充于小儿肚脐部位然后用纱布、绷带固定。治疗小儿湿疹常用方剂有消风导赤散、万氏胡麻丸等方。

（8）外耳道臭氧吹气　采用多维电离子综合治疗仪进行外耳道吹气治疗，每次单侧耳 15 分钟，2 次 / 日，3~5 日为 1 个疗程。

3. 成药应用

（1）冰硼散　清洗患处后均匀撒上冰硼散，每日 2 次，持续 3~7 天。适用于风热湿邪侵袭型旋耳疮。

（2）祛风止痒口服液　10ml，3 次 / 日，口服，10 天为 1 个疗程。适用于血虚生风化燥型耳疮。

（3）黄柏胶囊　每次 3 粒，每日 3 次，口服，1 周为 1 个疗程。适用于风热湿邪侵袭型旋耳疮。

（4）血毒丸　每次 20 粒，每日 2 次，口服，连服 7 天为 1 个疗程，连续服用 2 个疗程。适用于湿热血燥型旋耳疮。

（5）解湿热合剂　35ml，每日早晚各 1 次，口服，连服 2 周。适用于风热湿邪侵袭型旋耳疮。

（6）荆皮癣湿酊（安徽中医药大学第一附属医院制剂中心）搽患处，每日 3 次，连续用药 1 周。适用于风热湿邪侵袭型旋耳疮。

4. 单方验方

（1）黄水淋漓不止者，可用防风、苦参、金银花等煎水，加枯矾适量，清洗患处；患处结痂者，可用菊花、蒲公英煎水外洗。

（2）黄连液　用黄连 50g，浸泡在 60% 乙醇液 200ml 中 7 天，外涂患部，每日 1 次，10 天为 1 个疗程。

（3）猪蹄甲（即猪小鞋）1 双，明矾适量。将明矾研末，装入猪蹄甲内，令满为度。以草木火烧为度，待凉，研成细末，装入瓶中。用香油适量，将药末调成糊状，涂患处，每日两次。

（4）患处渗水、裂口、痒痛，用黄连粉、云南白药粉交替敷于患处，效果奇好，燥湿杀菌，收敛裂口，数次可根除。

（5）枫杨合剂　选取适量的枫杨叶及果实（重量按1：1比例）洗净，加2倍水武火煎煮，水沸后小火煎煮10~15分钟，过滤后备用，如果皮损处渗液多者可酌情加少许食盐或明矾。用棉签蘸药液涂搽清洗外耳道及耳周皮损处。若伴有全身泛发性湿疹者，可将药液倒入盆中待药液温度适宜时浸泡洗澡。每日1次，连用5天为1个疗程。

（三）新疗法选粹

（1）曲安奈德混合乳酸依沙吖啶纱条　使用曲安奈德注射液50mg/5ml混合0.1%乳酸依沙吖啶纱条予以患耳换药，用无菌纱布覆盖，胶布固定，每日1次，治疗15天。

适应证：外耳湿疹。

（2）半导体激光　每日早晚先给予3%的过氧化氢溶液清洗后局部均匀涂抹曲安奈德益康唑乳膏，立即给予激光治疗。仪器采用的是LHH-500IVB型半导体激光治疗仪，其波长810nm，功率500mW，每日2次，每次10分钟，疗程5天，第1个疗程结束5天后重复治疗1个疗程。

适应证：外耳湿疹。

（四）医家诊疗经验

1. 朱红军

朱红军将慢性湿疹分为脾虚型及血虚风燥型。认为湿性黏滞，可久恋肌表，日久则耗伤气血，气虚则卫外无以抗邪，邪恋在皮肤则见瘙痒。脾虚型以健脾化湿为要，佐以清热，方用除湿胃苓汤加减；血虚风燥型以养血润燥为要，佐以祛风止痒。方用当归饮子加减。

2. 张士卿

张士卿将湿热看作小儿湿疹的病因，或为胎温热毒，或为禀赋脾虚湿盛。因此将湿疹分为干、湿两种。张士卿认为因母体在孕期或哺乳期饮食无节，以致辛辣刺激动风之品耗伤脾胃津液，脾失健运，湿热内生。若兼受外邪之风，内外两邪夹杂相互搏结，无法疏泄内邪，又无法透达外邪，邪恋于肌肤腠理之间，则发为皮疹色红、瘙痒、干燥、渍水。张士卿认为本病的治疗应以祛风止痒为主法，湿性湿疹侧重于清热利湿、燥湿健脾，方药选用四妙丸加减；干性湿疹侧重于养血润燥，方药选用四物汤加减。

3. 蔡福养

蔡福养将外耳湿疹分为湿热蕴肤及阴虚血燥两型辨证施治。湿热蕴肤型：治以清热凉血、祛风止痒；药用龙胆草、黄芩、山栀、生地、丹皮、柴胡、黄柏、苍术、甘草等。阴虚血燥型：治以滋阴养血、润燥除湿；药用当归、赤芍、鸡血藤、金银花、桃仁、红花、伸筋草、路路通、生白术、薏苡仁。蔡福养认为，耳部湿疹的治疗以调养为重，在服用方药的过程中应当注意改善生活及饮食的方式。要保持患处的皮损清洁干燥，尽量少烫少洗。饮食要注意忌食辛辣刺激、忌食鱼虾蟹等发物，忌食肥甘厚味滋腻之品以及甜食，戒烟戒酒及浓茶等，作息规律，加强锻炼，提高自身免疫力。此外，要注意寻找发病原因和诱因，尽量避免接触变应原。

4. 孙世道

孙世道认为，湿疹病因病机主要有三点：湿热壅结，肌肤不和；热伤阴血，肌肤失养；气机不畅，血瘀肌肤；肺卫不固，肺脾两虚。尤其是婴幼儿湿疹、反复发作的湿疹患者，肺卫不固、肺脾两虚是疾病发生的根本原因。在治疗上，孙世道认为：①清热利湿当贯穿始终，只是轻重有别。

在急性期，以湿热之邪为主，所以清热利湿的药物多、剂量重。在慢性期，以阴虚血瘀为主，湿热较轻，故清热利湿药物数量少、剂量轻；②在湿疹缓解期，为防止复发，当缓则治本，固卫健脾，补肾御邪，志在除根。处方：黄芪15~30g，白术15g，防风9~12g，怀山药15g，茯苓15g，女贞子15g等；③瘙痒是湿疹的主要症状，很有必要对症治疗，采用养心安神止痒法、重镇安神止痒法，可用酸枣仁、柏子仁、珍珠母、磁石。

五、预后转归

本病一般预后良好，但失治误治也可致缠绵难愈，日久导致听力下降。

六、预防调护

（1）注意耳部卫生，保持患耳干燥清洁，戒除挖耳习惯；小儿可经常清洗耳后褶缝，可预防本病发生。

（2）积极治疗可能引发本病的脓耳、耳疮等耳部及耳周疾病。

（3）忌食辛辣、炙煿食物以及鱼、虾或其他可引起过敏的食物，也应避免任何局部刺激，忌用肥皂或水洗患处。急性期间，不宜预防接种，尤其是婴儿患者，不可接种牛痘。

七、专方选介

（1）祛风饮　黄芪30g，生地黄、龙骨、牡蛎各20g，白芍、当归、防风、荆芥、何首乌、白蒺藜各15g，川芎、蝉蜕、苦参各10g。本方祛风止痒，养血润燥，适用于血虚风燥型湿疹。每日1剂，分3次，早晚各服用1/3，剩余的汤药用纱布蘸药汁对患处进行湿敷，坚持治疗1个月。

（2）清热化浊利湿中药　白鲜皮、徐长卿各30g，泽泻、茵陈、竹叶、灯心草各20g，生地、赤茯苓、黄芩、山栀各15g，白术、枳壳、甘草各12g，水煎服，一日1剂，每日服2次。加用中药外洗，方药用：黄芩、马齿苋、连翘、薏苡仁、紫草各20g，地榆、荆芥、防风、黄柏、苍术、苦参、生地各10g，每日2次，2日1剂。田艳认为中药内服与外治联合运用可以有效提高湿疹的疗效，采用清热化浊利湿法治疗湿疹，能够较明显地改善瘙痒的症状，中药外治能加快皮损的愈合，有一定的治疗效果。

（3）除湿丸　来自于中医大家赵炳南的经验集。除湿丸主要成分包括威灵仙、猪苓、栀仁、黄芩、黄连、连翘、归尾、泽泻、紫草、茜草根、赤苓皮、白鲜皮、粉丹皮、干生地等。有清热凉血，除湿利水，祛风止痒等功效，主治各种湿疹。

（4）耳净散　成分主要由硼砂、枯矾、朱砂、儿茶、冰片等中药材组成，经现代工艺加工而成的中药粉末状制剂。诸药合用，起到清热解毒、活血止痛、收湿敛疮的功效。对于渗液型湿疹患者在耳内镜下，用正压喷枪将中药耳净散粉剂均匀喷敷于耳道皮肤表面，无药粉堆积，每三日1次，两周为1个疗程。

八、研究进展

李菊香治疗1例顽固性外耳道湿疹患者，采取铜砭刮痧、铜砭磨痧、铜球磨痧、五音疗法进行治疗，每日1次，5天为1个疗程，每2个疗程之间间隔2天，经过4个疗程后，患者外耳道皮肤正常，且随访2个月无复发。

铜砭刮痧：局部涂抹松子油后开始刮痧，刮痧范围为耳前3cm，耳后至发际线，耳上下各3cm。先刮耳前，后刮耳后，由上至下反复刮痧。先刮左耳，后刮右耳。左右耳各10分钟。

铜砭磨痧：先用松子油润滑耳郭，然后施以铜砭顺时针磨法，力度以耳廓皮肤带动皮下组织一起运动且患者感觉“得气”为宜，即患者感觉热、麻、酸，但能耐受为度。先磨左耳，后磨右耳，左右耳各20分钟。

铜球磨痧：先用松子油润滑软骨性外耳道皮肤，然后使用铜球进行顺时针旋磨，铜球大小刚好能放入骨性外耳道，力度以外耳道皮肤带动皮下组织一起运动且患者感觉“得气”为宜，即患者感觉热、麻、酸，但能耐受为度。先磨左耳，后磨右耳，左右耳各20分钟。五音疗法：播放《花好月圆》《蓝色多瑙河》《水乐伏阳郎照》《绿叶迎风》等五行音乐，音量为40~50 dB，以患者感觉舒适为宜。

李菊香认为，“李氏砭法”是一种独具中医特色的刮痧疗法体系，“通论”是李氏砭法的关键所在。对于旋耳疮患者，“通”法可以去除阻于皮下的风湿热三邪。采用铜砭和铜球磨痧，刮痧和磨痧重在调气，可以实现“通”的目的。另外，由于使用铜砭时患者的疼痛感最弱，且铜离子与水生成的·OH具有杀菌性能，故治疗工具均选用铜质。另外，播放五行音乐，不同频率的声波刺激经络腧穴，可以调节气血，同时可以缓解患者的焦虑，减少顽固性外耳道湿疹的内源性因素。

主要参考文献

[1] 何玉华，康静，刘光珍. 推拿治疗婴幼儿湿疹近远期疗效观察[J]. 中国针灸, 2009, 29(8): 655–657.

[2] 谢云芳，邱根祥，徐忠良，等. 脐疗结合中药外洗治疗小儿湿疹30例[J]. 浙江中医杂志, 2016, 51(8): 585.

[3] 王建东，马建华，黄洁华. 外耳道臭氧吹气治疗婴幼儿外耳道湿疹疗效分析[J]. 中国医学文摘（耳鼻咽喉科学）, 2018, 33(6): 482–484.

[4] 徐志荣，张斌，王秋发，等. 枫杨洗剂治疗旋耳疮[J]. 新中医, 2007(7): 105.

[5] 朱红军. 辨证论治慢性湿疹96例[J]. 陕西中医, 2010, 31(4): 443–444.

[6] 武欢欢，张士卿. 张士卿教授治疗小儿湿疹经验[J]. 中医儿科杂志, 2011, 7(5): 3–5.

[7] 王霞. 蔡福养治疗外耳湿疹经验[J]. 实用中医药杂志, 2012, 28(12): 1054.

[8] 王耀萍，孙世道. 孙世道治疗湿疹经验[J]. 中医杂志, 2010, 51(S1): 103–104.

[9] 龙兴震，贾敏. 祛风饮内服外用治疗血虚风燥型湿疹的临床分析[J]. 大众健康：理论版, 2012, 6: 16–17.

[10] 田艳，刘建，王庆海，等. 清热化浊利湿中药配伍治疗湿疹疗效观察[J]. 陕西中医, 2012, 33(4): 455–456.

[11] 艾建伟，徐景利，盖建青，等. 中药除湿丸联合耳净散内外合治外耳湿疹的疗效评价[J]. 中华耳科学杂志, 2017, 15(4): 471–474.

[12] 李菊香，杨淑华，金丽芬，等. 1例顽固性外耳道湿疹病人的中医护理[J]. 全科护理, 2022, 20(30): 4319–4320.

第五节　外耳道炎

外耳道炎是外耳道皮肤或皮下组织的广泛的急、慢性炎症。根据病程可分为急性弥漫性外耳道炎和慢性外耳道炎。这是耳鼻咽喉科门诊的常见病，多发病。由于在潮湿的热带地区发病率很高，因而又被称为“热带耳”。

外耳道炎临床以外耳道肌肤弥漫红肿，灼热疼痛，或溃烂流脓为主要症状。中医学以其症状特征进行命名，将其归属“耳疮”范畴。

一、病因病机

（一）西医学认识

正常的外耳道皮肤及其附属腺体的分泌对外耳道具有保护作用，当外耳道皮肤本身的抵抗力下降或遭损伤时，微生物进入引起感染，发生急性弥漫性外耳道炎症。如患者有全身性慢性疾病，抵抗力差，或局部病因长期未予祛除，炎症会迁延为慢性。这里主要列出引起急性外耳道炎的病因。

（1）温度升高，空气湿度过大，腺体分泌受到影响，降低了局部的防御能力。

（2）外耳道局部环境的改变　游泳、洗澡或洗头，水进入外耳道，浸泡皮肤，角质层被破坏，微生物得以侵入。另外，外耳道略偏酸性，各种因素改变了这种酸性环境，都会使外耳道的抵抗力下降。

（3）外伤　挖耳时不慎损伤外耳道皮肤，或异物擦伤皮肤，引起感染。

（4）中耳炎脓液流入外耳道，刺激、浸泡，使皮肤损伤感染。

（5）全身性疾病使身体抵抗力下降，外耳道也易感染，且不易治愈，如糖尿病、慢性肾炎、内分泌紊乱、贫血等。

外耳道的致病菌因地区不同而有差异，在温带地区以溶血性链球菌和金黄色葡萄球菌多见，而在热带地区，则以铜绿假单胞菌最多，还有变形杆菌和大肠杆菌等感染。同一地区的致病菌种可因季节而不同。

急性弥漫性外耳道炎病理表现为局部皮肤水肿和多核白细胞浸润，上皮细胞呈海绵样变或角化不全。早期皮脂腺分泌抑制。耵聍腺扩张，其内可充满脓液，周围有多核白细胞浸润。皮肤表面渗液、脱屑。

（二）中医学认识

（1）本病多因挖耳损伤外耳道皮肤，风热湿邪乘机侵犯，或因耳道不洁，污水入耳，或因脓耳之脓液浸渍，湿郁化热，风热湿邪犯耳，与气血相搏，致生耳疮。

（2）湿热邪毒壅盛，引动肝胆火热，循经上犯耳窍，蒸灼耳道，壅遏经脉，逆于肌肤而生耳疮。

（3）久病不愈，阴血耗伤，耳窍肌肤失于涵养，血虚耳燥而致病。

二、临床诊断

（一）辨病诊断

1. 临床表现

（1）急性弥漫性外耳道炎

①症状：发病初期耳内有灼热感，随病情发展，耳内胀痛，疼痛逐渐加剧，甚至坐卧不宁，咀嚼或说话时加重。外耳道有分泌物流出，并逐渐增多，初期是稀薄的分泌物，逐渐变稠成脓性。

②体征：外耳道弥漫性充血，肿胀，潮湿，有时可见小脓疱；外耳道内有分泌物，早期是稀薄的浆液性分泌物，晚期变稠或脓性；如外耳道肿胀不重，可用小耳镜看到鼓膜，鼓膜可呈粉红色，也可大致正常，如肿胀严重，则看不到鼓膜，或不能窥其全貌；如病情严重，耳廓周围可出现水肿，耳周淋巴结肿胀或压痛；有耳屏压痛和耳廓牵引痛。

（2）慢性外耳道炎

①症状：耳痒不适，不时有少量分泌物流出。如由于游泳、洗澡水进入外耳道，或挖耳损伤外耳道可转为急性感染，具有急性弥漫性外耳道炎的症状。

②体征：外耳道皮肤多增厚，有痂皮附着，撕脱后外耳道皮肤呈渗血状。外耳道内可有少量稠厚的分泌物，或外耳道潮湿，有白色豆渣状分泌物堆积在外耳道深部。

2. 相关检查

分泌物做细菌培养和药物敏感试验有助于了解感染的微生物种类和对其敏感的药物。

（二）辨证诊断

根据其病因病机的不同，分为风热湿邪、肝胆湿热、血虚化燥三型。一般而言，本病多责之于风热湿邪为患，治以疏风清热祛湿；若日久不愈，气血受损，则当扶正祛邪。

1. 风热湿邪，上犯耳窍型

（1）临床症状　耳痛、耳痒、耳道灼热感，伴头痛、发热、恶寒，舌质红、苔薄黄，脉浮数。检查见耳屏压痛，耳廓牵拉痛，外耳道弥漫性红肿，或耳道潮湿，有少量分泌物。

（2）辨证要点　耳痛，外耳道弥漫性红肿，或耳道潮湿，有少量分泌物，头痛，发热，恶寒，舌质红、苔薄黄，脉浮数。

2. 肝胆湿热，上攻耳窍型

（1）临床症状　耳痛，牵引同侧头痛，口苦，咽干，可伴有发热等症。舌红、苔黄腻，脉弦数。检查见耳屏压痛，耳廓牵拉痛，外耳道弥漫性红肿、糜烂，渗出黄色脂水。

（2）辨证要点　耳痛，外耳道弥漫性红肿、糜烂，渗出黄色脂水，口苦，咽干，可伴有发热等症，舌红、苔黄腻，脉弦数。

3. 血虚化燥，耳窍失养型

（1）临床症状　病程较长，耳痒、耳痛反复发作，全身症状不明显，舌质淡、苔白，脉细数。检查见外耳道皮肤潮红、增厚、破裂，表面或见痂皮。

（2）辨证要点　病程长，外耳道皮肤潮红、增厚、破裂，全身症状不明显，舌质淡、苔白，脉细数。

三、鉴别诊断

一般来说，急、慢性外耳道炎的诊断并不难，但有时需与下列疾病相鉴别。

（一）西医学鉴别诊断

（1）化脓性中耳炎　急性化脓性中耳炎听力减退明显，可有全身症状；早期有剧烈耳痛，流脓后耳痛缓解；检查可见鼓膜红肿或穿孔；脓液呈黏脓性。慢性化脓性中耳炎鼓膜穿孔，听力明显下降，流黏脓性脓液。当急、慢性化脓性中耳炎的脓液刺激引起急、慢性外耳道炎，慢性化脓性中耳炎松弛部穿孔被干痂覆盖时，或各自症状不典型，需将脓液或干痂清除干净，根据上述特点仔细检查，必要时暂予局部用药，告诉患者要随诊。

（2）急、慢性外耳道湿疹或急性药物性皮炎　大量水样分泌物和外耳道奇痒是急性湿疹和急性药物过敏的主要特征，一般无耳痛，检查时可见外耳道肿胀，有丘疹或水疱。慢性外耳道湿疹局部奇痒，并有脱屑，可有外耳道潮湿，清理后见鼓膜完整。

（二）中医学鉴别诊断

耳疖：外耳道红肿或脓肿多较局限。耳疮为弥漫性红肿。

四、临床治疗

（一）辨病治疗

（1）清洁外耳道，保证局部清洁、干燥和引流通畅，保持外耳道处于酸性环境。

（2）取分泌物做细菌培养和药物敏感试验，选择敏感的抗生素。

（3）在尚未获得细菌培养结果时，局部选择酸化的广谱抗生素滴耳液治疗，注意不要用有耳毒性的和接触过敏的药物。

（4）外耳道红肿时，局部敷用鱼石脂甘油或紫色消肿膏纱条，可起到消炎消肿的作用。如外耳道严重红肿影响引流，可向外耳道内放一纱条引流条，滴药后使药液沿引流条流入外耳道深处。

（5）近年的文献报道，用环丙沙星溶液滴耳治疗铜绿假单胞菌引起的外耳道炎效果较好。

（6）严重的外耳道炎需全身应用抗生素；耳痛剧烈者给止痛药和镇静剂。

（7）慢性外耳道炎保持局部清洁，局部用酸化的干燥的药物，可联合应用抗生素和可的松类药物。

（二）辨证治疗

1. 辨证论治

（1）风热湿邪，上犯耳窍型

治法：疏风清热，解毒祛湿。

方药：银花解毒汤加减。

金银花、地丁、水牛角、赤茯苓、连翘、丹皮、川黄连、夏枯草。耳道红肿疼痛明显者，可选加皂角刺、白芷、桔梗等，或可配合五味消毒饮加减治疗。

方解：方中金银花、连翘疏风清热解毒，合以水牛角、牡丹皮清热凉血，川黄连、夏枯草、地丁清热解毒，赤茯苓清热利湿，引热下行，使热邪从小便而出。诸药合用，共奏清热凉血，解毒消肿之功。

（2）肝胆湿热，上攻耳窍型

治法：清泻肝胆，利湿消肿。

方药：龙胆泻肝汤加减。

龙胆草、黄芩、山栀子、泽泻、木通、车前子、当归（酒炒）、生地黄、柴胡、生甘草。脓出不畅者，可合用仙方活命饮。便秘者，可加大黄、玄明粉等。

方解：方中龙胆草苦寒，善于泻肝胆实火，清下焦湿热，为君药。黄芩、栀子可加强龙胆草清泻肝火的作用；车前子、泽泻、木通清利湿热，使湿热从小便而解，为臣药。生地、当归养血益阴；柴胡疏肝理气，使凉而不郁，为佐药。甘草和中，为使药。

（3）血虚化燥，耳窍失养型

治法：养血润燥。

方药：地黄饮加减。

熟地黄、巴戟天、山茱萸、石斛、肉苁蓉、附子、五味子、官桂、白茯苓、麦冬、菖蒲、远志。耳道皮肤增厚暗红者，可加桃仁、红花、川芎等；局部潮红肿胀、分泌物稀少，日久不愈者，可用托里消毒散加减治疗。

方解：方中熟地黄滋补肾阴，山茱萸补益肝肾，两者相配补肾填精；肉苁蓉、巴戟天补肾壮阳，为君药。附子、肉桂温肾助阳，引火归原；石斛、麦冬、五味子滋阴敛液，壮水以济火，为臣药。菖蒲、远志、茯苓交通心肾，开窍化痰，为佐药。少量薄荷以疏郁而轻清上行，生姜、大枣和中，为使药。方中阴阳并补，温而不燥。

2. 外治疗法

（1）涂敷及吹耳

① 可用黄连膏、京万红油膏、紫金锭等局部涂敷；海蛱龙散吹耳。

② 黄连、海螵蛸、冰片各10g，枯矾少许，共研成粉末，加适量香油，放入瓶中备用。在清理耳道后，涂上药物，一日1次，重者一日2次。如果渗液较多，清理后直接将不加香油的粉剂吹入耳中。

③ 双料喉风散纱条：可将小纱条浸液状石蜡后，喷上双料喉风散，将纱条置入耳道，隔日更换1次，5次为1个疗程。六神丸纱条：剪取纱条0.5×0.3（cm）100根，将六神丸300粒研磨成细粉末，以液状石蜡将药粉调成糊状，加入纱条搅拌，使药物均匀附着于纱条上，装瓶备用。在清理耳道后，将六神丸纱条1~4根置入外耳道，覆盖炎症部位。每日换药1次。孕妇忌用。

（2）滴耳　可用清热解毒的中药制成

滴耳液滴耳。如苦参、威灵仙各 30g，加水 250ml，煎约 60ml 药液，过滤，待药凉后加入冰片 2g，密封阴凉处保存备用。每次取药液约 2ml，蘸棉棒清洗外耳道后滴入药液 2 滴，每日 2 次，15 天为 1 个疗程。

（3）针灸疗法　耳痛较甚者，可针刺合谷、内关、少商等穴

（4）激光疗法

①半导体激光：采用波长 830nm 的半导体激光治疗仪，输出端耦合腔内照射导子（末端弯曲 250）输出功率 20mW，光斑直径 0.4cm，功率密度 160mW/cm^2。激光分别照射患耳外耳道内、外及上、下侧壁，每个光斑照射时间 5 分钟，共照射 20 分钟，每日 1 次，10 次 1 个疗程。

②采用波长 632.8nm 的氦氖激光照射器耦合光纤照射患耳外耳道，激光治疗参数、照射部位和时间及疗程均同半导体激光组。

3. 成药应用

（1）裸花紫珠片　一次两粒，每日 3 次，1 周为 1 个疗程。

（2）丹参酮胶囊　每日 3 次，每次 4 粒，连续服用 14 天。

（3）和美口服液　2ml 滴耳，患耳朝上，耳浴 5 分钟；同时口服 20ml，每日 3 次，疗程 10~15 天。适用于血虚化燥，耳窍失养型耳疮。

（4）清热消肿合剂　成人每次 120ml，儿童每次 60ml，每日 2 次。

4. 单方验方

（1）韭菜 250g，切取韭白捣烂，过滤取新鲜汁，用去针头的注射器抽取约 1ml，滴入患耳，每日滴 2~3 次，每次滴洗后留液浸洗约 10 分钟。连用约 1 周，症状缓解。

（2）将氯己定口腔溃疡膜用过氧化氢湿润后，置入耳道内。

（三）新疗法选粹

微波治疗：患耳外耳道用 3% 过氧化氢清洗干净后，用棉签蘸 2% 酚甘油涂布患处；再用 WFL－Ⅲ型电脑微波治疗仪进行微波治疗，耳道内理疗探头输出功率 22W，治疗时间 20 分钟；治疗结束后再用 2% 酚甘油棉片填充外耳道并保留。每日 2 次；不服用任何抗生素。

适应证：外耳道炎。

五、预后转归

本病若正确治疗，预后良好。失治误治则可导致病情缠绵难愈，甚至伤及鼓膜，妨碍听力。

六、预防调护

（1）避免挖耳及污水入耳。

（2）及时治疗脓耳，以免脓液长期浸渍耳道而为病。

（3）注意耳部卫生，及时清理耳道分泌物及痂皮。

（4）患病期间，忌进食辛辣食品，以防火热、湿热内蕴，加重病情。

七、研究进展

（一）病因病机

耳炎苏黎世菌多存活于健康人的皮肤、肠道和外耳道，致病率低。2004 年，蒙彼利埃大学医院研究发现耳炎苏黎世菌与中耳炎的感染相关，从而证实了该菌的致病作用。近期，东莞康华医院从 2 例外耳道炎患者的外耳道脓性分泌物细菌培养中检出耳炎苏黎世菌，证实该菌为患者外耳道炎的致病菌。因此，不可忽视耳炎苏黎世菌的致病性。

（二）外治疗法

舒小琼等对于急性外耳道炎患者，采用双氯芬酸钠滴眼液滴耳，保持患侧朝上，且保持1分钟，连续5天。双氯芬酸钠滴眼液为非甾体类抗炎药，具有很好的抗炎效果，而且不含防腐剂，避免了对外耳道皮肤的刺激。

朱会进采用膨胀海绵加地塞米松联合红霉素眼膏治疗急性外耳道炎：根据外耳道情况，将膨胀海绵剪成长1.5~3.0cm、宽0.3~0.5cm的小节段，将红霉素眼膏涂在海绵上。先将外耳道清理干净，然后将海绵放置于外耳道内，用注射器抽取地塞米松注射液1~2ml注入海绵内，使其膨胀填塞于外耳道，放置3天后取出。此治疗方法可使患者耳部疼痛和肿胀的消除时间明显缩短。

主要参考文献

[1] 代红梅，张林果．盐酸洛美沙星滴耳液结合海呋龙散治疗外耳道炎临床观察［J］．淮海医药，2017，35（4）：488–489.

[2] 卞学平，卞玉洁，张志宏．镓铝砷半导体激光和He–Ne激光局部照射治疗急性弥漫性外耳道炎100例［J］．中国激光医学杂志，2012，21（5）：322–323.

[3] 佟佳梅，胡一多，焦宇，等．裸花紫珠片和甲硝唑治疗急性弥漫性外耳道炎疗效观察［J］．中国现代药物应用，2009，3（7）：110–111.

[4] 陈佩玲．韭菜汁滴耳治疗外耳道炎［J］．中国民间疗法，2013，21（9）：42.

[5] 修宁宁，邓沛汶，潘俊均．耳炎苏黎世菌引起外耳道炎2例报道［J］．检验医学，2022，37（12）：1207–1208.

[6] 舒小琼，冯美乐，张全艳，等．双氯芬酸钠滴眼液辅助治疗急性外耳道炎的临床观察［J］．医学理论与实践，2022，35（21）：3686–3688.

[7] 朱会进．膨胀海绵加地塞米松联合红霉素眼膏治疗急性细菌性外耳道炎的疗效观察［J］．临床医学研究与实践，2016，1（25）：96，104.

第六节　大疱性鼓膜炎

大疱性鼓膜炎又称出血性大疱性鼓膜炎，是病毒感染引起的鼓膜和邻近鼓膜的外耳道皮肤的急性炎症。多发生在儿童和30岁以下的成人。

大疱性鼓膜炎临床以耳痛、鼓膜起血疱等为主要症状，中医学中并无相应病名。

一、病因病机

（一）西医学认识

一般认为流感病毒是主要的致病源，常发生在流感之后，也可发生在其他上呼吸道感染或脊髓灰质炎之后，有报道少数病例由肺炎支原体引起。

（二）中医学认识

（1）风热时邪外侵，首先犯肺，肺经受邪，循经上犯耳窍，搏结于鼓膜而为病。

（2）素有肝胆郁火，风热时邪外侵，引动肝胆火热，火毒循经上灼耳窍，燔灼鼓膜而为病。

二、临床诊断

（一）辨病诊断

1. 临床表现

（1）症状　本病首要症状为外耳道剧痛，是耳科急诊之一，可伴有听力损害，但发病初期多被疼痛遮盖。一般在流感发热消退后2~3天发病。随之，由于大疱破裂有稀薄血性分泌物自外耳道内流出，一些患者此时耳痛也减轻，但有些患者耳痛并不减轻；由于病变限于上皮下，故大疱破裂后无鼓膜穿孔。部分患者可有耳鸣或眩晕。

（2）体征　鼓膜及邻近外耳道皮肤充血，常于鼓膜后上方出现一个或多个红色或紫色的血疱。血疱破裂时可流出少许血性渗出液，形成薄痂而渐愈。轻者血疱内液体可被吸收。

2. 相关检查

（1）耳镜检查　大疱性鼓膜炎的耳镜检查可见鼓膜表面和（或）外耳道深部皮肤有一个或几个紫红色或红色的血疱，大小不等，大的可以覆盖整个鼓膜，鼓膜充血。如果血疱破裂，在外耳道内有浆液血性液体或浆液性液。血疱破裂或自行吸收，在鼓膜表面可不留痕迹，或仅有鼓膜充血。

（2）听力检查　既往认为大疱性鼓膜炎引起的是传导性听力损失，近年不断有报道大疱性鼓膜炎可引起内耳损害，Hariri 报道 20 耳大疱性鼓膜炎，6 耳为感音神经性听力损失，7 耳混合性听力损失，4 耳传导性听力损失。13 耳感音神经性听力损失完全恢复，均有复响现象。提示大疱性鼓膜炎感音神经性听力损失比以往认为的要多，许多是暂时性的，受损部位在耳蜗。也有文献报道感音神经性听力损失是永久性的。

（3）如伴眩晕，需作前庭功能检查，了解前庭损害程度。眩晕本身也证明了内耳的受累。

（二）辨证诊断

1. 风热时邪，上犯耳窍型

（1）临床症状　环耳疼痛剧烈，耳胀，听力减退。伴发热恶寒、头痛、鼻干、鼻塞、喷嚏等，舌质红、苔薄黄，脉浮数。检查见鼓膜及邻近外耳道皮肤充血，鼓膜后上方见红色血疱，若血疱破裂，则外耳道可见血性分泌物流出。

（2）辨证要点　发热恶寒、头痛、鼻干、鼻塞、喷嚏等，舌质红、苔薄黄，脉浮数。

2. 肝胆火毒，燔灼耳窍型

（1）临床症状　患耳疼痛剧烈，痛引同侧头部及面颊。伴目赤，口苦咽干，大便秘结，尿黄，舌质红、苔黄，脉弦数。检查见外耳道内段及鼓膜充血，鼓膜后上方可见血疱，若血疱破溃，则见外耳道有血性分泌物流出。

（2）辨证要点　目赤，口苦咽干，大便秘结，尿黄，舌质红、苔黄，脉弦数。

三、鉴别诊断

根据近日有感冒的病史、剧烈的耳痛等症状及检查所见，不难诊断。当大疱性鼓膜炎的症状不明显时要与急性化脓性中耳炎和颈静脉球体瘤相鉴别。

（1）急性化脓性中耳炎可有疼痛，但多不如大疱性鼓膜炎重；检查见鼓膜弥漫性充血；鼓膜穿孔后流脓性或黏脓性分泌物。

（2）颈静脉球体瘤就诊时多无耳痛的主诉，肿物来自中耳腔，与大疱相比更具实体感，鼓膜向外膨隆。

四、临床治疗

（一）提高临床疗效的基本要素

大疱性鼓膜炎是一种急性病毒感染性疾病，治疗不合理易造成鼓膜穿孔，遗留后遗症，此疾病易误诊为急性中耳炎，它与急性中耳炎的病理变化及治疗有一定差别。而临床上明确诊断、对症治疗是保证疗效的首要条件。

（二）辨病治疗

（1）由于大疱性鼓膜炎疼痛较重，要给予镇痛药物。其多为病毒感染，可口服阿昔洛韦等抗病毒药物。

（2）在大疱破裂前局部保持清洁，并用消炎镇痛的滴耳剂，如2%~3%酚甘油。局部物理治疗可促进炎症吸收。

（3）大疱破裂后，拭干外耳道，保持清洁，不能再用2%~3%酚甘油，可用非氨基糖苷类抗生素滴耳液预防继发感染。

（三）辨证治疗

1. 辨证论治

（1）风热时邪，上犯耳窍型

治法：疏风散邪，清热解毒。

方药：银翘散合五味消毒饮加减。

银翘散加减：连翘、银花、桔梗、薄荷、竹叶、生甘草、荆芥穗、淡豆豉、牛蒡子。

方解：银花、连翘气味芳香，既可疏散风热，清热解毒，又能辟秽化浊，故为君药。薄荷、牛蒡子疏散风热，清利头目；荆芥穗、淡豆豉辛而微温，解表散邪，助君药开皮毛以逐邪，俱为臣药。竹叶清热生津；桔梗合牛蒡子宣肃肺气，同为佐药。生甘草调和药性，是为佐使。

五味消毒饮：金银花、野菊花、蒲公英、紫花地丁、紫背天葵。

方解：金银花、野菊花清热解毒，金银花入肺胃，可解中上焦之热毒，野菊花入肝经，专清肝胆之火，二药相配，善清气分热结；蒲公英、紫花地丁均清热解毒，蒲公英兼利水通淋，泻下焦之湿热，与紫花地丁相配，善清血分之热结；紫背天葵能入三焦，善除三焦之火。

（2）肝胆火毒，燔灼耳窍型

治法：清泻肝胆，解毒泻火。

方药：龙胆泻肝汤加减。

龙胆草（酒炒）、黄芩（酒炒）、山栀子（酒炒）、泽泻、木通、车前子、当归（酒炒）、生地黄、柴胡、生甘草。血疱溃破出血者，去当归，加牡丹皮、赤芍、白茅根等。

方解：龙胆草泻肝胆实火，清热燥湿，为君药。黄芩、栀子清热泻火兼燥湿，协君药泻火之力，为臣药。泽泻、木通、车前子清利湿热，助君药除湿之功；生地、当归滋阴养血，使邪去阴血不伤，以上均为佐药。柴胡舒畅肝胆气机，并能引诸药归于肝胆之经；甘草护胃安中，调和诸药，二药同兼佐使之用。

2. 外治疗法

（1）耳痛剧烈难忍时，可在无菌操作下挑破血疱，使耳痛缓解。

（2）可用清热解毒之中药制成滴耳液滴耳。

（3）耳部热敷　耳部热敷或透热疗法，可促进疱液吸收，加速血疱消退。

3. 成药应用

（1）银翘解毒丸　用于风热时邪，上犯耳窍，发热恶寒，头痛，鼻干，鼻塞，喷嚏。每次5丸，每日3次，口服。

（2）龙胆泻肝丸　用于肝胆火毒，燔灼耳窍，目赤，口苦咽干，大便秘结，尿黄。每次1~2袋，每日2次，口服。

（四）新疗法选粹

（1）高频微波法　治疗前先用3%硼酸乙醇滴耳液对患者外耳道行常规消毒，然后对微波治疗仪的耳部专用探头用75%乙醇棉球行常规消毒，消毒后将微波治疗仪的耳部专用探头平行缓慢探入外耳道，探入深度视患者外耳道长度约为1 ~5cm，输出功率视患者年龄为5~12 W，治疗时间视患者年龄及病情轻重为5~15分钟。

适应证：大疱性鼓膜炎。

（2）氦氖激光法　氦氖激光波长632.8 nm，输出功率3~5 mW（连续可调），光束为点状。治疗时采用输出功率为5 mW，将激光管口对准外耳道口直接照射鼓膜，每日1次，每次10分钟，5次为1个疗程。

适应证：大疱性鼓膜炎。

（3）药浴法　氯霉素滴眼液 10ml+ 地塞米松注射液 3~5mg。用药时患者侧卧，患耳朝上，将药液滴满患耳后按压耳屏处数次，使药液与耳道、鼓膜充分接触，保持 20~30 分钟，每日 3 次，5 天为 1 个疗程。但鼓膜一旦穿孔，则不再使用药浴法。如果大疱破溃后出现浅溃疡面，可滴用氯霉素滴眼液加地塞米松注射液，方法同药浴法，或可喷地塞米松氯霉素粉剂，以防止继发感染及促进上皮愈合。

五、预后转归

如治疗及时正确，本病一般预后良好。

六、预防调护

加强体育锻炼，增强抗病能力。预防流感。注意耳部清洁，避免污水入耳。

主要参考文献

[1] 徐亚莉. 药浴疗法治疗急性鼓膜炎的临床效果观察[J]. 包头医学院学报，2016，32（1）：76–77.
[2] 赵芯铭. 高频微波治疗急性鼓膜炎 475 例[J]. 中国民间疗法，2014，22（11）：27.

第七节　急性和慢性分泌性中耳炎

分泌性中耳炎是以中耳积液（包括浆液、黏液、浆 – 黏液，而非血液或脑脊液）及听力下降为主要特征的中耳非化脓性炎性疾病。

分泌性中耳炎临床以耳堵塞、闷胀感、听力下降等为主要症状，部分患者伴有耳鸣、头晕、头痛等症状。本病的同义词较多，如分泌性中耳炎，卡他性中耳炎，浆液性中耳炎，黏液性中耳炎等。中耳积液甚为黏稠者称胶耳。

按病程的长短不同，可将本病分为急性和慢性两种，一般认为，分泌性中耳炎病程长达 8 周以上者即为慢性。慢性分泌性中耳炎是因急性期未得到及时与恰当的治疗，或由急性分泌性中耳炎反复发作、迁延、转化而来。由于急性分泌性中耳炎和慢性分泌性中耳炎的临床表现相似，治疗有连续性，故在此一并叙述。中医学将其统一归入“耳胀”“耳闭”的范畴。

一、病因病机

（一）西医学认识

病因复杂，目前看来与多种因素有关。

（1）咽鼓管功能障碍　咽鼓管具有保持中耳内、外的气压平衡，清洁和防止逆行感染等功能。由各种原因引起的咽鼓管功能不良是酿成本病的重要原因之一。

①乳突气化不良：乳突气房系统气化良好时可以有效调节中耳腔气压，而当鼓室负压出现在伴有乳突气房发育不良或气房产生炎症的患者中时，乳突气房调节中耳腔压力的能力降低，患者易发展成为慢性分泌性中耳炎。

②腺样体肥大：腺样体肥大与本病的关系密切。一是腺样体组织内存留的致病菌可逆行至中耳引起中耳腔感染，导致发病；二是咽鼓管咽口被肥大的腺样体机械性压迫，导致咽鼓管的通气引流功能受到限制；三是腺样体属于淋巴组织，能释放组胺、前列腺素等炎症递质，使咽鼓管及中耳黏膜产生水肿，进一步加重机械性阻塞。

③鼻咽癌：鼻咽癌除了可以直接压迫咽鼓管咽口导致本病，还有相当一部分鼻咽癌患者放疗前没有罹患分泌性中耳炎，而放疗后并发了，这一比例甚至高达 50%。其机制一是腭帆张肌、腭帆提肌、咽鼓管软骨及管腔上皮遭肿瘤破坏或放射性损伤，以及咽口的瘢痕性狭窄等因素有关，再者

就是电离辐射对中耳腔黏液纤毛排送系统产生了损伤，导致分泌物排出障碍。

（2）感染　随着技术的发展，在几乎1/3的患者中耳积液中发现了细菌性病原体。常见的致病菌为流感嗜血杆菌和肺炎链球菌，其次为β溶血性链球菌，金黄色葡萄球菌和卡他布兰汉球菌等。

晚近应用PCR等现代检测技术发现，慢性分泌性中耳炎的中耳积液中可检出如流感病毒，呼吸道合孢病毒，腺病毒等病毒，因此，病毒也可能是本病的致病病因。而衣原体、幽门螺杆菌的感染也有个别报道。

（3）免疫反应　中耳具有独立的免疫防御系统，出生后随着年龄的增长而逐渐发育成熟。由于中耳积液中的细菌检出率较高，炎性介质的存在，并检测到细菌的特异性抗体、免疫复合物及补体等，提示慢性分泌性中耳炎可能是一种由抗体介导的免疫复合物疾病，即Ⅲ型变态反应，抗原可能存在于腺样体或鼻咽部淋巴组织内。但也有学者认为它是由T细胞介导的迟发性变态反应（Ⅳ型变态反应）。

除以上三大学说外，还有神经能性炎症机制学说，喉咽反流学说等。牙错位咬合，裂腭亦引起本病。被动吸烟，居住环境不良，哺乳方法不当，家族中有中耳炎患者等属于患病的危险因素。

关于早期，中耳黏膜水肿，毛细血管增生，通透性增加。继之黏膜增厚，上皮化生，鼓室前部低矮的假复层柱状纤毛上皮变为增厚的分泌性上皮；鼓室后部的单层扁平上皮变为假复层柱状上皮，杯状细胞增多。上皮下有病理性腺体样组织形成，固有层有圆形细胞浸润。恢复期中，腺体退化，分泌物减少，黏膜逐渐恢复正常。如病变未能得到控制，晚期可出现积液机化，或形成包裹性积液，伴有肉芽组织形成等，可发展为粘连性中耳炎，胆固醇肉芽肿，鼓室硬化及胆脂瘤等后遗症。

中耳积液为漏出液、渗出液和黏液的混合液体，早期主要为浆液，然后逐渐转变为浆–黏液、黏液。浆液性液体稀薄，如水样，呈深浅不同的黄色。黏液性液体黏稠，大多呈灰白色。胶耳液体如胶冻状。上述各种液体中细胞成分不多，除脱落上皮细胞外，尚有淋巴细胞、吞噬细胞、多形核白细胞，个别可见嗜酸性粒细胞。此外，尚可检出免疫球蛋白（sIgA、IgG、IgA等）、前列腺素等炎性介质、氧化酶、水解酶，以及IL–1、IL–6、TNF–α、IFN–γ。

总之，因其病因复杂，该病的病因学及发病机制的研究正在逐步深入。

（二）中医学认识

本病急性者多因风邪袭表，肺失宣肃，循经上犯，邪闭耳窍；或外感风邪，传于少阳，循经入耳，闭阻清窍。慢性者多由正气不足，鼻、鼻咽部病变后肺系余邪未清，或急性者反复发作，致邪毒滞留，气血痰瘀阻滞耳窍而成。

二、临床诊断

（一）辨病诊断

1. 临床表现

根据病史和临床表现，结合听力学检查结果，诊断一般不难。必要时可在无菌操作下作鼓膜穿刺术而确诊。但如积液甚为黏稠，也可能抽不出液体，此时应善加辨识。

（1）症状　听力下降，耳痛，耳内闭塞感，耳鸣等。

（2）体征　急性期，鼓膜松弛部充血，或全鼓膜轻度弥漫性充血。鼓膜内陷，表现为光锥缩短，变形或消失，锤骨柄向后上移位，锤骨短突明显向外突起。鼓室积液时，鼓膜失去正常光泽，呈淡黄、橙红或琥珀色，慢性者可呈灰蓝或乳白色，鼓膜紧张部有扩张的微血管。若液体不黏稠，且未充满鼓室，可透过鼓膜见到液平面。此液面形如弧形的发丝，凹面向上，请患者头前俯、后仰时，此平面与地面平行的关系不变。有时还可透过鼓膜见到气泡影，作咽鼓管吹张后气泡可增多、移位。积液甚多时，鼓膜向外隆凸，鼓膜活动受限。

2. 相关检查

（1）听力学检测　①音叉试验：林纳试验（–），韦伯试验偏向患侧；②纯音听阈测试：示传导性听力损失。听力下降的程度不一，重者可达40dB，轻者15dB~20dB。听阈可随积液量的改变而波动。听力损失一般以低频为主，但由于中耳传音结构及两窗阻抗的变化，高频气导及骨导听力亦可下降。少数患者可合并感音神经性听力损失；③声导抗测试：声导抗图对诊断有重要价值。平坦型（B 型）是分泌性中耳炎的典型曲线，负压型（C 型）是鼓室负压，咽鼓管功能不良，其中部分中耳有积液。

（2）鼓气耳镜　鼓气耳镜可以通过改变外耳道压力来观察鼓膜的活动情况，对于分泌性中耳炎诊断具有重要意义。

（3）影像学检查

①小儿可作 X 线头部侧位拍片：了解腺样体是否增生。

②成人做详细的鼻咽部影像学检查：了解鼻咽部病变，特别注意排除鼻咽癌，如磁共振、CT 等。

（二）辨证诊断

本病初起多表现为肺经风寒或肺经风热表证，应从全身症状及舌脉加以区别，但肺经风寒证往往持续时间很短即风从热化或寒郁化热，而表现为风热证。若见口苦、咽干、目眩等，则属少阳风热。若病变迁延不愈，邪毒滞留，可致气血痰浊瘀阻耳窍。

1. 风热上壅型

（1）临床症状　耳内胀闷闭塞感，或有耳内疼痛，耳鸣，听力减退；鼓膜充血，或有鼓室积液征。伴见头昏痛，鼻塞，涕黏黄，咽干咽痛，或有咳嗽，声嘶。舌质偏红、苔薄黄，脉浮略数。

（2）辨证要点　头昏痛，鼻塞，涕黏黄，咽干咽痛。舌质偏红、苔薄黄，脉浮略数。

2. 痰瘀交阻型

（1）临床症状　耳内胀闷闭塞，经年不愈，听力减退，逐渐加重，或伴耳鸣；鼓膜内陷，混浊，咽鼓管不通或欠通畅。全身可伴肺、脾、肾虚之证。舌质暗或有瘀点，脉弦或涩。

（2）辨证要点　全身可伴肺、脾、肾虚之证。舌质黯或有瘀点，脉弦或涩。

三、鉴别诊断

（1）鼻咽癌　因为本病可为鼻咽癌患者的首诊症状。故对成年患者，特别是一侧分泌性中耳炎，应警惕有鼻咽癌的可能。仔细的后鼻孔镜或纤维鼻咽镜检查，血清中 EBV–VCA–IgA 等 EBV 相关抗体以及血浆 EBV DNA 的测定等应列为常规检查项目之一，必要时作鼻咽部 CT 扫描或 MRI。

（2）脑脊液耳漏　颞骨骨折并脑脊液漏而鼓膜完整者，脑脊液聚集于鼓室内，可产生类似分泌性中耳炎的临床表现。根据头部外伤史，鼓室液体的实验室检查结果及颞骨 CT 或 X 线拍片可资鉴别。

（3）外淋巴瘘不多见。多继发于镫骨手术后，或有气压损伤史。瘘孔好发于蜗窗及前庭窗，耳聋为感音神经性或混合性。

（4）胆固醇肉芽肿　亦称特发性血鼓室。病因不明，可为分泌性中耳炎晚期的并发症。中耳内有棕褐色液体，鼓室及乳突腔内有暗红色或棕褐色肉芽，内有含铁血黄素与胆固醇结晶溶解后形成的裂隙，伴有异物巨细胞反应。鼓膜呈蓝色或蓝黑色。颞骨 CT 片示鼓室及乳突内有软组织影，少数有骨质破坏。

（5）粘连性中耳炎　粘连性中耳炎是慢性分泌性中耳炎的后遗症或终末期。两病症状相似，但粘连性中耳炎的病程一般较长，咽鼓管吹张治疗无效；鼓膜紧张部与鼓室内壁、听骨链粘连，听力损失较重，声导抗图为“B”型、“C”型或“As”型。

四、临床治疗

（一）辨病治疗

采取清除中耳积液，控制感染，改善中耳通气、引流，以及治疗相关疾病等综合治疗。

1. 非手术治疗

（1）抗生素　急性分泌性中耳炎可选用抗生素口服、静滴或滴耳。抗生素治疗分泌性中耳炎理论依据来源于在几乎 1/3 的患者中耳积液中发现了病原体。然而，并不是所有的抗生素效果良好，原因可能是它们对于中耳积液的渗透性不同。有学者认为治疗分泌性中耳炎只有持续 4 周的连续治疗才会起明显效果。故目前对抗生素的常规使用存在争议。

（2）糖皮质激素　如地塞米松，或泼尼松等作局部、短期应用。因为目前的研究并没有足够的临床证据表明糖皮质激素是一种长期有效的治疗分泌性中耳炎的方法。尤其对于婴幼儿患者不推荐使用，因为风险大于益处。

（3）黏液溶解剂，如卡巴斯汀可减少中耳黏液产生，具有短期疗效。虽然长期疗效尚未经证实，黏液溶解剂可用于观察治疗期间用药。

（4）氨溴索　氨溴索治疗分泌性中耳炎的机制主要是提高咽鼓管腔内的纤毛活力，促进积液排出。又研究发现应用氨溴索可以改善分泌性中耳炎患者症状，加快鼓室积液消除，同时也能明显改善血清及中耳积液的炎性介质。

（5）保持鼻腔及咽鼓管通畅　减充血剂如盐酸羟甲唑啉滴（喷）鼻腔，减轻咽鼓管口及其附近的黏膜水肿，提高咽鼓管功能，保持中耳气压平衡，有利于中耳腔引流。咽鼓管吹张（可采用捏鼻鼓气法、波氏球法或导管法）、鼻内镜下咽鼓管注药。前者可以改善咽鼓管通气功能，加速中耳积液排出，后者可以直接减轻中耳及咽鼓管的炎症，促进中耳积液的吸收。

2. 手术治疗

（1）鼓膜穿刺术　鼓膜穿刺，抽出积液。必要时可重复穿刺。亦可于抽液后注入糖皮质激素，α 糜蛋白酶等类药物。

（2）鼓膜切开术　液体较黏稠，鼓膜穿刺时不能将其吸尽时，或经反复穿刺，积液在抽吸后又迅速生成、积聚时，宜作鼓膜切开术。小儿与其在全麻下做鼓膜穿刺术，倒不如以鼓膜切开术取代之。

（3）鼓膜切开加置管术　凡病情迁延长期不愈，或反复发作之慢性分泌性中耳炎及胶耳等，可于鼓膜切开并将积液充分吸尽后，在切口处放置一通气管，以改善中耳的通气，有利液体的引流，促进咽鼓管功能的修复。通气管的留置时间长短不一，一般为 6~8 周，最长可达 1~2 年，不超过 3 年。咽鼓管功能恢复后，通气管大多可自行脱出。亦可用激光在鼓膜前下方造孔，但此孔短期内会自行愈合。

（4）咽鼓管球囊扩张术　指在鼻内镜直视下，通过专用器械经鼻腔将球囊导管放入咽鼓管内，以使咽鼓管扩张，进而帮助恢复咽鼓管功能的一项技术。

（5）慢性分泌性中耳炎，特别在成年人，经上述各种治疗无效，又未查出明显相关疾病时，宜做颞骨 CT 扫描，如发现鼓室或乳突内有肉芽或鼓室粘连时，应做鼓室探查术或单纯乳突开放术，彻底清除病变组织后，根据不同情况进行鼓室成形术。

（6）其他　积极治疗鼻咽或鼻部疾病，如腺样体切除术（3 岁以上的儿童）、鼻息肉摘除术、下鼻甲部分切除术、功能性鼻窦内镜手术、鼻中隔黏膜下矫正术等。其中，腺样体切除术在儿童分泌性中耳炎的治疗中应受到足够的重视。

（二）辨证治疗

1. 辨证论治

（1）风热上壅型

治法：疏风清热，散邪通窍。

方药：银翘散加减。

金银花、连翘、桔梗、薄荷、竹叶、荆芥穗、牛蒡子、淡豆豉、芦根、甘草。鼻塞，涕黄黏难出者，加白芷、辛夷；鼓室积液者，加葶苈子、泽泻、车前子、木通。

方解：银花、连翘气味芳香，既可疏散风热，清热解毒，又能辟秽化浊，故为君药。薄荷、牛蒡子疏散风热，清利头目；荆芥穗、淡豆豉辛而微温，解表散邪，助君药开皮毛以逐邪，俱为臣药。竹叶清热生津；桔梗合牛蒡子宣肃肺气，同为佐药。生甘草调和药性，是为佐使。

（2）痰瘀交阻型

治法：活血化瘀，祛痰开窍。

方药：桃红四物汤合通气散加减。

桃红四物汤：桃仁、红花、当归、白芍、熟地黄、川芎。

方解：熟地黄味厚滋腻，为滋阴补血之要药，为君药。当归甘温质润，补血养肝，和血调经，既可助熟地黄补血之力，又可行经隧脉道之滞，为臣药。白芍酸甘质柔，养血敛阴，与地黄、当归相协则滋阴养血之功益著；川芎辛散温通，上行头目，下行血海，中开郁结，旁通络脉，与当归相伍则畅达血脉之力益彰，两者同为佐药。桃仁、红花为活血化瘀之要药，增强行血之力

通气散：川芎、香附、柴胡。

方解：柴胡疏肝解郁。香附辛香行散，疏肝理气；川芎活血行气，二药助柴胡调达肝气。

2. 外治疗法

（1）滴鼻　使用具有疏风消肿、通窍作用的药物滴鼻，使鼻窍及耳窍通畅，减轻堵塞，并促使耳窍积液的排出。

（2）鼓膜按摩　亦可用鼓气耳镜放入外耳道内，反复挤压、放松橡皮球使外耳道交替产生正、负压，引起鼓膜的运动而起到鼓膜按摩的作用。

（3）咽鼓管吹张　可用咽鼓管自行吹张法，也可用咽鼓管导管进行通气，每日 1 次。若耳痛较甚，鼓膜充血，或鼻塞涕多者，不宜进行咽鼓管吹张。

（4）针刺　可采用局部取穴与远端取穴相结合的方法。耳周取听宫、听会、耳门、翳风；远端可取合谷、内关。用泻法，留针 10~20 分钟，每日 1 次。耳闭而脾虚表现明显者，加灸足三里、脾俞、伏兔等穴，肾虚加刺三阴交、关元、肾俞，用补法或加灸。

（5）耳针　取内耳、神门、肺、肝、胆、肾等穴位埋针，每次选 2~3 穴；也可用王不留行籽或磁珠贴压 3~5 日，经常用手轻按贴穴，以维持刺激。

（6）穴位注射　耳周取耳门、听宫、听会、翳风等做穴位注射，药物可选用丹参注射液、当归注射液、柴胡注射液、毛冬青注射液等。每次选用 2 穴，每穴注射 0.5~1ml 药液，可隔日 1 次，5~7 次为 1 个疗程。

（7）穴位磁疗　对有耳鸣的患者，可在翳风、听宫等穴贴上磁片，或加用电流，

以疏通经络气血，减轻耳鸣，每日1次，每次20分钟。

（8）超短波理疗、氦氖激光照射等均有助于减少中耳积液，改善中耳的通气引流。

3. 成药应用

（1）银翘解毒丸　用于风热上壅，伴鼻塞、涕黏黄、咽干咽痛。每次5丸，每日3次，口服。

（2）龙胆泻肝丸　用于肝胆湿热型，伴耳鸣、烦躁易怒、胸胁苦满、口干口苦。每次60mg，每日3次，口服。

（三）新疗法选粹

CO_2激光治疗：患者取坐位，术前清理外耳道并以75%乙醇消毒。耳道内滴入1%丁卡因表面麻醉，15分钟后擦拭干净。CO_2激光设置为连续模式，功率8~10 W，脉冲时间0.01s。将耳镜固定于耳道口，激光光斑照射在鼓膜的前下或后下象限，启动激光，在鼓膜紧张部形成直径为2~4mm的鼓膜造孔，用直径1.6mm的吸引器吸出鼓室内液体。术后口服抗生素1周。

适应证：分泌性中耳炎。

（四）医家诊疗经验

1. 干祖望

（1）风邪外袭型　风邪易于侵袭肺经，王孟英谓："肺经之结穴在耳中，名曰龙葱"。故分泌性中耳炎伴听力下降可宗《温热经纬》"耳聋治肺"之法，可以用三拗汤治疗。疾病初期受风者应治以宣肺开窍，方用三拗汤加减。三拗汤开宣肺气、利湿通经。方中加石菖蒲、路路通、防己。方中麻黄苦辛性温，开腠发汗，祛在表之风寒，宣肺平喘，开闭郁之肺气；杏仁降利肺气，麻杏配伍，一宣一降，共奏宣肺散邪之功。炙甘草助麻、杏以止咳平喘，又能益气和中，调和药性。诸药合用能达到宣肺开窍、祛湿聪耳的功效。

（2）清阳不升型　外感风邪后期，脾气渐虚，脾胃失调则气机不畅，耳鼻失其空清之用而致耳闭。干祖望用升清流气饮来治疗此型。升清流气饮是干祖望根据自己多年的经验总结而成的临床验方，具有调理气机、升清开窍的功效。方中升麻、柴胡、葛根升举阳气、升清降浊；石菖蒲、路路通、乌药、木香豁痰、开窍、通络；党参、白术、茯苓健脾利湿、补气升提。诸药相和，理气化瘀、升清开窍。

（3）脾虚湿困型　干祖望运用六君子汤治疗。六君子汤是益气健脾、化痰祛湿的代表方。党参健脾养胃祛湿，白术健脾燥湿，与党参相协，补气健脾之力益著。茯苓健脾渗湿，与白术相伍，一者补中健脾，一者除湿助运，两者相辅相成。炙甘草助党参、白术益气补中，兼调和药性。半夏、陈皮燥湿化痰和胃。诸药合用以达益气、健脾、化痰之功效。

（4）病程日久，中耳腔渗液逐渐变黏稠者，治以化痰通窍为主，用王氏二陈汤。半夏燥湿化痰；陈皮理气行滞，燥湿祛痰。君臣相配，相辅相成，治痰先理气。痰由湿生，湿自脾来，故佐以茯苓健脾渗湿，使湿去脾旺，痰无由生。白芥子温通祛痰，性善走窜，可豁痰利气。诸药合用燥湿化痰理气。

2. 王士贞

（1）疏风祛邪，健脾祛湿　本病是由于风邪侵袭后，经气痞塞，水湿停聚，窍闭耳聋。治则祛除病因。初期治疗宜疏风祛邪，常用柴胡、菊花、蔓荆子、蝉蜕、地龙、白术、土茯苓、泽泻为基本方，辨证加减运用。方中柴胡祛邪解表，疏散少阳之邪，疏解肝经之气机郁滞；菊花疏散风热兼能清肝；蔓荆子疏散风热，清利头目。柴胡、菊花、蔓荆子三药合用，轻清上行，善解头目官窍之风热。其中地 龙、白术、土茯苓、泽泻利湿通窍除积液。小儿为稚阴稚阳之体，脾胃易伤。另外，小儿耳胀病多继发于上呼吸道感染，发病后多数已使用抗生素及激素，易引起胃肠功能紊乱等不良反应，出现脾胃运化失常的表现，日久而脾虚致水湿运化失常。因此，王士贞常用四君子汤合玉屏风散加减以健脾利湿，益气固表，并酌情加用土茯苓、薏苡仁、白术、泽泻等利湿之品。

（2）强调耳、鼻、咽喉诸窍疾病并治　本病病位虽在耳，但多继发于上呼吸道感染，除中耳病变外，常合并鼻炎及咽喉炎。故王士贞在治疗本病时，强调耳、鼻、咽喉诸窍疾病并治。常选用柴胡、菊花、蔓荆子、蒺藜、石菖蒲等疏风散邪、清头目诸窍；辛夷、白芷、苍耳子通鼻窍；藿香、佩兰芳香化浊，醒脾通窍；玄参、射干、毛冬青、岗梅根、黄芩等清利咽喉。诸药合用，耳鼻咽喉诸窍通畅，耳胀病除。

（3）配合局部治疗提高疗效　如积液量多或黏稠难以自行排出时，可行鼓膜穿刺或鼓膜置管；如合并鼻炎，黏涕多者可用药物喷鼻或滴鼻、中药煎煮以蒸汽熏鼻等；如合并腺样体肥大或扁桃体肥大者，必要时可行腺样体切除术或扁桃体烙法、扁桃体切除术。

五、预后转归

耳胀若能及时合理治疗，可不影响听力，预后良好。病程迁延，亦可转成耳闭或脓耳。如中耳有积液，反复发作者，可致鼓膜与鼓室内壁粘连，听力明显下降。

六、预防调护

（1）加强体育锻炼，增强抗病能力，积极防治感冒和鼻病。

（2）鼻塞流涕时，应掌握正确的擤鼻方法，不宜用力过猛，以免邪壅颃颡，闭阻咽鼓管。做自行咽鼓管吹张时，应先排清鼻腔分泌物。

（3）本病急性期应及早、彻底治愈，以免迁延成慢性，或遗留中耳粘连等病。

主要参考文献

[1] 刘玉红，苏法仁．分泌性中耳炎的相关发病机制及治疗研究［J］．中华耳科学杂志，2018，16（2）：234-238.

[2] 唐旭兰，周慧群，殷善开．CO_2 激光鼓膜造孔术治疗分泌性中耳炎的近期疗效观察［J］．听力学及言语疾病杂志，2010，18（5）：499-500.

[3] 刘宇鹏．儿童分泌性中耳炎治疗国际共识（IFOS）解读及国内诊疗现状［J］．临床耳鼻咽喉头颈外科杂志，2018，32（21）：1674-1678.

[4] 陈晨．国医大师干祖望治疗分泌性中耳炎用药规律分析［J］．湖南中医药大学学报，2022，42（4）：521-527.

[5] 邱宝珊，周小军．王士贞教授治疗小儿耳胀病经验介绍［J］．新中医，2006，38（2）：7-8.

第八节　急性化脓性中耳炎

急性化脓性中耳炎是中耳黏膜的急性化脓性炎症。病变常累及包括鼓室、鼓窦及乳突气房的整个中耳黏鼓膜。临床上以全身症状、耳痛、耳鸣及听力减退、耳漏为特点。好发于儿童，冬春季多见，常继发于上呼吸道感染。本病属于中医“脓耳”范畴。

一、病因病机

（一）西医学认识

本病主要致病菌为肺炎链球菌、流感嗜血杆菌、乙型溶血性链球菌及葡萄球菌、铜绿假单胞菌等。致病菌进入中耳的途径分别为：咽鼓管途径、外耳道鼓膜途径及血行感染。其一，咽鼓管途径最常见，当发生急性上呼吸道感染时、急性传染病期间、不适当地擤鼻或捏鼻鼓气时、婴儿哺乳位置不当时均可使咽鼓管感染，其黏膜发生充血、肿胀、纤毛运动障碍等，致病菌可乘虚循咽鼓管侵入中耳。其二，外耳道鼓膜途径，因鼓膜外伤、不正规的鼓膜穿刺或鼓膜置管时，致病菌由外耳道直接进入中耳。其三，血性感染极少见。本病的诱因有由各种原因引起的身体抵抗力下降，全身慢性疾病以及邻近部位的病灶疾病（如慢性扁桃体炎、慢性化脓性鼻窦炎等），小儿腺样体肥大等。

其病理变化表现为：早期，中耳黏膜充血水肿及咽鼓管咽口闭塞，鼓室内氧气吸收变为负压，由于毛细血管扩张，通透性增加，血清、纤维素、红细胞及多形核白细胞渗出，黏膜增厚，纤毛脱落，杯状细胞增多。鼓室内有浆液性渗出物聚集，逐渐转为黏液脓性或脓性。鼓室内压力随积脓增多而增加，鼓膜受压而致血供障碍，鼓膜局限性膨出，炎症波及鼓膜，加之血栓性静脉炎，纤维层出现坏死、断裂，终致局部坏死溃破，鼓膜穿孔，脓液外泄。若治疗得当，局部引流通畅，炎症可逐渐吸收，黏膜恢复正常，小的鼓膜穿孔可自行修复。

（二）中医学认识

本病多因风热外袭或风寒化热循经上犯，风热邪毒结聚耳窍而为病；或风热湿邪侵袭传里，引动肝胆之火，或嗜食肥甘，内酿湿热，湿热壅滞肝胆，上蒸耳窍，蚀腐鼓膜，化腐成脓。

二、临床诊断

（一）辨病诊断

根据病史及检查结果，诊断不难。

1. 临床表现

（1）症状

①全身症状：在鼓膜穿孔前，全身症状较明显，可有畏寒、发热、倦怠及食欲减退。小儿全身症状较重，可有高热、惊厥，常伴呕吐、腹泻等类似消化道中毒症状。一旦鼓膜穿孔，体温很快恢复正常，全身症状亦明显减轻。

②耳痛：多数患者鼓膜穿孔前疼痛剧烈，呈钝痛或搏动性跳痛，疼痛可经三叉神经放射至同侧额、颞、顶部、牙或整个半侧头部，吞咽、咳嗽、喷嚏时耳痛加重。鼓膜穿孔或行鼓膜切开术后，脓液向外宣泄，疼痛减轻。

③听力减退及耳鸣：病程初期常有明显耳闷、低调耳鸣和听力减退。耳痛剧烈者，轻度的耳聋可不被患者察觉，鼓膜穿孔排脓后，听力反而提高。如病变侵入内耳，可出现眩晕和感音性聋。

④流脓：鼓膜穿孔后耳内有液体流出，初为浆液血性，以后变为黏液脓性或脓性。

（2）体征

①耳镜检查：早期，鼓膜松弛部充血，锤骨柄及紧张部周边可见呈放射状的扩张血管，继之鼓膜弥漫性充血、肿胀，标志不易辨认，局部可见小黄点，鼓膜可全部向外膨出或部分外凸而如乳头状。进一步发展为鼓膜穿孔，穿孔一般位于紧张部，开始时甚小，如针尖大，不易看清，穿孔处有搏动亮点，称之为“灯塔征”，分泌物从该处涌出。

②触诊：乳突部可有轻微压痛，鼓窦区较明显。鼓膜穿孔后逐渐消失。

2. 相关检查

（1）听力检查　纯音听力测试显示传导性听力损失。少数可为重度感音性听力损失。少数内耳受细菌毒素损害，则可出现混合性听力损失。

（2）血液分析　白细胞总数增多，中性粒细胞增加，鼓膜穿孔后血象渐恢复正常。

（二）辨证诊断

本病主要依据起病的缓急，脓液的质、量、色，结合所兼症状及舌脉等情况，综合辨证。一般来说，初期多为实证、热证。按其脓色，黄脓多为湿热，红脓多为肝胆火盛。临证治疗时，在辨证用药的基础上，应注意排脓法的运用。

1. 风热外侵型

（1）临床症状　起病较急，病程短，耳痛呈进行性加重，为跳痛或锥痛，耳内胀闷闭塞感，耳鸣，听力下降；鼓膜红赤，标志不清，或见鼓膜穿孔及流脓。可见全身不适，发热，头痛，恶风寒或鼻塞流涕，舌质偏红、苔薄白或薄黄，脉浮数。

（2）辨证要点　发热，头痛，恶风寒或鼻塞流涕，舌质偏红、苔薄白或薄黄，脉浮数。

2. 肝胆湿热型

（1）临床症状　耳内剧痛如锥刺，痛引腮脑，耳内流脓量多而黄稠或带红色，耳聋耳鸣；鼓膜红赤，或鼓膜穿孔，耳道内脓液黄稠，量多或带红色。全身可见发热，口苦咽干，小便黄赤，大便干结，舌质红、苔黄腻，脉弦数有力。

（2）辨证要点　发热，口苦咽干，小便黄赤，大便干结，舌质红、苔黄腻，脉弦数有力。

三、鉴别诊断

（1）急性外耳道炎、外耳道疖　表现为耳内疼痛、耳廓牵拉痛明显。外耳道口及耳道内肿胀，晚期局限成疖肿，鼓膜表面炎症轻微或正常。一般听力正常。

（2）急性鼓膜炎　大多并发于流感及耳带状疱疹，耳痛剧烈，听力下降不明显。检查见鼓膜充血形成大疱。一般无鼓膜穿孔。

四、临床治疗

（一）提高临床疗效的要素

（1）辨证分型，重视脓液性质　辨证论治是中医治疗疾病的基础要求，脓耳患者除合之整体辨证外，尚需注意耳脓的质、色、量、味以辨其虚实寒热，脓液质稀色黄或秽浊，状如污水而恶臭者多属虚火；若流黄水多而臭，且耳湿发痒者多为虚火夹有湿热。临证时应当详辨，方能治之中肯。

（2）内外结合，双管齐下　无论是中医还是西医，除内服药物治疗外，外用治疗方法也很常见。由于外治法可直接作用于耳局部病变，在内治的同时辅以外治，可加速患者症状改善，缩短病程，达到标本兼治的目的。

（二）辨病治疗

治疗原则为抗感染，畅引流，去病因。

1. 病因治疗

积极治疗鼻腔、鼻窦、咽部和鼻咽部慢性疾病，如慢性鼻窦炎、肥厚性鼻炎、腺样体肥大、慢性扁桃体炎等。

2. 药物治疗

（1）抗菌药物　尽早应用足量抗菌药物，一般可用青霉素类、头孢菌素类等药物。鼓膜穿孔后应取脓液作细菌培养及药敏试验，参照其结果选用适宜的抗菌药。

（2）鼻腔减充血剂　减轻鼻黏膜肿胀，有利于恢复咽鼓管功能。

（3）支持治疗　全身症状重者给予补液等支持疗法。

（三）辨证治疗

1. 辨证论治

（1）风热外侵型

治法：疏风清热，解毒消肿。

方药：蔓荆子散加减：蔓荆子、皂角刺、菊花、升麻、木通、赤茯苓、桑白皮、前胡、生地、赤芍、麦冬、柴胡、石菖蒲。

方解：蔓荆子、菊花、升麻善疏散风热，清利头目；木通、赤茯苓、桑白皮清热利水祛湿；前胡助蔓荆子宣散，助桑白皮而化痰；生地、赤芍、麦冬养阴凉血；柴胡、石菖蒲宣通耳窍；皂角刺活血排脓。

风热偏盛者，可配合五味消毒饮，以加强清热解毒，消肿止痛之功：金银花、野菊花、蒲公英、紫花地丁、紫背天葵。

方解：金银花、野菊花清热解毒，金银花入肺胃，可解中上焦之热毒，野菊花入肝经，专清肝胆之火，二药相配，善清气分热结；蒲公英、紫花地丁均清热解毒，蒲公英兼利水通淋，泻下焦之湿热，与紫花地丁相配，善清血分之热结；紫背天葵能入三焦，善除三焦之火。

（2）肝胆湿热型

治法：清肝泄热，祛湿排脓。

方药：龙胆泻肝汤加减：龙胆草、黄芩、栀子、泽泻、木通、当归、生地、柴胡、生甘草、车前子。

方解：龙胆草泻肝胆实火，清热燥湿，为君药。黄芩、栀子清热泻火兼燥湿，协君药泻火之力，为臣药。泽泻、木通、车前子清利湿热，助君药除湿之功；生地、当归滋阴养血，使邪去阴血不伤，以上均为佐药。柴胡舒畅肝胆气机，并能引诸药归于肝胆之经；生甘草护胃安中，调和诸药，二药同兼佐使之用。

热毒内陷，高热烦躁者，可酌加钩藤、蝉蜕清热息风。

2. 外治疗法

（1）清洗法　目前大多数采用3%过氧化氢清洗外耳道及鼓膜内脓液，有条件时同时采用吸引器负压清洗，这样对耳道的分泌物清洗比较彻底，更利于外用药和中耳病变组织的接触，以提高疗效。

（2）吹药法　适用于各型脓耳。每次吹药不宜过多，且每次吹药前必须洗净耳道的分泌物和药垢。临床使用最多的如耳红棉散，其具有收敛、解毒之功能。

（3）滴耳法　用于治疗各种脓耳。水剂、油剂、酊剂均有使用。但酊剂使用时应注意，因有一定的刺激性，一般儿童不宜使用。常用滴耳剂如黄连滴耳液、耳炎灵等。亦可运用新鲜中草药汁液和动物液如大活田螺、蚯蚓液等滴耳。

（4）针灸治疗　以足太阴、足阳明、足少阴、足太阳经穴为主，穴位有阳陵泉、足三里、中脘、脾俞、肾俞、听会、太溪、照海、心俞、肝俞等，针用补法；肾阴虚者不灸，肾阳虚者多用灸法。

（5）穴位注射　同侧取穴肩髃，以徐长卿注射液或丹参注射液等进行穴位注射，每次注射0.5~1ml，每周2次，7~10次为1个疗程。

（6）按摩导引疗法　用两手分别按摩左右耳廓，反复按压和擦1~2分钟。

（7）物理疗法

①激光疗法：用氦氖激光照射听宫、听会、耳门等穴，以疏通气血，祛邪排脓。

②超短波、微波疗法是用超短波或微波照射患耳耳道深部，以达活血通络祛邪的目的，每日1次，5~10次为1个疗程。

3. 成药应用

（1）银翘散　用于风热外侵型，伴全身不适、发热、头痛、恶风寒或鼻塞流涕。每次1包，每日3次，口服。

（2）疏风解毒胶囊　同样适用于风热

外侵型。每次4粒，每日3次，口服。

（3）龙胆泻肝丸　用于肝胆湿热型，伴发热、口苦咽干、小便黄赤、大便干结。每次8丸，每日3次，口服。

（四）新疗法选粹

半导体激光疗法：采用810nm和650nm半导体激光连续治疗7~10天为1个疗程，治疗1~2个疗程。

五、预后转归

若治疗及时、适当，分泌物引流通畅，炎症消退后鼓膜穿孔多可自行愈合，听力大多能恢复正常。治疗不当或病情严重者，可遗留鼓膜穿孔、中耳粘连症、鼓室硬化转变为慢性化脓性中耳炎，甚至引起各种并发症。

六、预防调护

积极防治上呼吸道感染和呼吸道传染病；普及有关正确擤鼻及哺乳姿势；鼓膜穿孔及鼓室置管者避免游泳，洗浴时防止污水流入耳内。

七、专方选要

耳净散：由硼砂、枯矾、朱砂、儿茶、冰片等中药材组成，硼砂性味甘咸、凉、无毒，外用清热解毒、消肿、防腐；枯矾味酸、寒，外用燥湿、止血、解毒、杀虫；儿茶性味苦、涩、微寒，外用活血止痛、止血生肌、收湿敛疮；冰片性味辛苦、凉，外用清热散毒、抗炎镇痛、抑菌杀菌；诸药合用起到清热解毒、活血止痛、收湿敛疮的功效。

主要参考文献

[1] 刘东杰. 耳净散治疗急性化脓性中耳炎疗效研究[J]. 陕西中医，2019，40(3)：347-350.

[2] 王建，谭林. 疏风解毒胶囊治疗急性化脓性中耳炎的临床观察[J]. 中华中医药杂志，2017，32(1)：386-388.

[3] 安艳萍，王维荣，张超，等. 810nm和650nm半导体激光治疗仪治疗急性化脓性中耳炎215例[J]. 中国激光医学杂志，2018，27(2)：80-81.

第九节　慢性化脓性中耳炎

慢性化脓性中耳炎是中耳黏膜、骨膜或深达骨质的慢性化脓性炎症。病变不仅位于鼓室，还常侵犯鼓窦、乳突和咽鼓管。本病很常见。临床上以耳内长期间断或持续性流脓，鼓膜穿孔和听力下降为特点；在一定条件下，可以引起颅内、外并发症。本病同属于中医“脓耳”范畴。

一、病因病机

（一）西医学认识

本病多因急性化脓性中耳炎延误治疗或治疗不当而迁延所致；或儿童急性传染病所并发的急性中耳炎，因病变重，可造成骨质或听骨坏死，不易治愈而转为慢性。鼻及咽部感染病灶，如慢性鼻窦炎、慢性扁桃体炎、腺样体肥大等，或全身性慢性疾病，如贫血、肺结核等常为本病的重要诱因。

其病理变化表现为黏膜充血增厚，腺体分泌活跃，炎症细胞浸润等。轻微病变仅位于鼓室的黏膜层，鼓室黏膜充血、水肿，有炎性细胞浸润，及以中性粒细胞为主的渗出物，此称单纯型。病变重者，除了上述病理变化外，黏膜尚可出现增生、肥厚，若黏骨膜破坏，病变深达骨质，可形成吸收性骨炎，造成骨质破坏。可伴有肉芽或息肉形成，称骨疡型。病变长期不愈合者，有些局部可形成广泛性粘连，甚至导致硬化灶形成，影响听骨链的振动。

（二）中医学认识

本病多因脾虚生湿，浊阴上干，邪毒久稽于耳；或肾虚耳窍失养，湿浊邪毒久稽于耳，发为本病。

二、临床诊断

（一）辨病诊断

根据病史及检查结果，诊断不难。

1. 临床表现

（1）症状

①耳溢液：耳溢液为间断性，或长期持续不停，上呼吸道感染时或经外耳道再感染时，耳溢液发作或增多。分泌物为黏液脓，或稀薄或黏稠，有肉芽或息肉者，分泌物中偶可混有血液；分泌物之量多少不等。

②听力下降：听力损失程度不等，轻者可不自觉，待听力损失严重时方觉听力下降。

③耳鸣：部分患者可出现耳鸣。

（2）分型

①单纯型：耳内经常或持续性流脓，呈黏液性或黏脓性，量多少不定，每于感冒后增多。鼓膜紧张部中央性穿孔，鼓室黏膜肿胀，增厚。耳聋一般不重，呈传导性聋。X线照片或见乳突气房模糊，无骨质破坏。

②骨疡型：经常性耳内流脓，量一般不多，味臭。鼓膜呈边缘性穿孔或紧张部穿孔，鼓室内有肉芽或息肉，听骨链破坏。有较重的传导性聋或混合性聋。X线照片示乳突气房和骨壁有边缘模糊不清的透光区。

（3）体征　鼓膜穿孔位于鼓膜紧张部，大小不等，可分为中央性和边缘性两种：若穿孔的四周均有残余鼓膜环绕，无论其位于鼓膜的中央或周边，皆称中央性穿孔；如穿孔的边缘有部分或全部已达鼓沟，该处无残余鼓膜，则名为边缘性穿孔。从穿孔处可见鼓室内壁黏膜充血，肿胀，或增厚，高低不平，或有肉芽、息肉，大的肉芽或息肉可循穿孔伸展于外耳道，穿孔被遮盖而不可见。鼓室内或肉芽周围及外耳道内有脓性分泌物。

2. 相关检查

（1）听力检查　纯音听力测试示传导性或混合性听力损失，程度轻重不一。少数可为重度感音性听力损失。

（2）影像学检查　颞骨高分辨率CT扫描，炎症主要局限于鼓室黏膜者，乳突多为气化型，充气良好。若有骨疡，黏膜增厚或肉芽生长等病损时，则气房模糊，内有软组织影。此时乳突多为板障型或硬化型。

（二）辨证诊断

同急性化脓性中耳炎，本病主要依据起病的缓急，脓液的质、量、色，结合所兼症状及舌脉等情况，综合辨证。一般来说，流脓日久，多属虚证或虚中带实。按其脓色，白脓多为脾虚，流脓臭秽黑腐者，多为肾虚。临证治疗时，在辨证用药的基础上，应注意排脓法的运用。

1. 脾虚邪滞耳窍型

（1）临床症状　病程长，间歇性或持续性耳内流脓，脓液黏黄或黏白，量时少时多，无臭味，听力轻度下降，时轻时重；耳膜紧张部中央性穿孔，鼓室黏膜肿胀色淡。面色不华，倦怠乏力，腹胀，纳差。舌质淡胖、苔白微腻，脉缓无力。

（2）辨证要点　面色不华，倦怠乏力，腹胀，纳差。舌质淡胖、苔白微腻，脉缓无力

2. 肾虚骨腐耳窍型

（1）临床症状　耳脓量少，污秽而臭，经年累月不瘥，听力下降；鼓膜紧张部后上或松弛部边缘性穿孔或见有暗红色肉芽长出。全身并见头晕神疲，腰膝酸软，手足心热，心烦多梦，咽干口燥，舌质偏红、

苔薄少，脉细数等肾阴亏虚之证，或见形寒肢冷，面色㿠白，夜尿频数，舌质淡胖、苔白润，脉沉弱等肾阳亏虚之证。

（2）辨证要点　头晕神疲，腰膝酸软，手足心热，心烦多梦，咽干口燥，舌质偏红、苔薄少，脉细数或形寒肢冷，面色㿠白，夜尿频数，舌质淡胖、苔白润，脉沉弱。

三、鉴别诊断

（1）结核性中耳炎　常继发于肺结核或其他部位的结核病变。起病隐袭，多无耳痛，脓稀有臭味，听力下降明显。检查时可见鼓膜水肿苍白，有时见苍白色息肉样组织，可有多个穿孔。脓液涂片或培养可找到结核杆菌。如有肉芽，取之做病理切片检查，可显示典型的结核病变

（2）中耳恶性肿瘤　好发于中年以上患者，有耳流脓，常为脓血性，外耳道肉芽生长较快，触之易出血。病理检查可确诊。

四、临床治疗

（一）提高临床疗效的要素

（1）辨证分型，重视脓液性质。

（2）中西合璧，权衡祛邪与扶正　脓耳流脓日久，多属虚症，或虚中挟实，易反复发作。是由于急性脓耳治疗不彻底，邪毒留滞或热性病后余毒未清，兼以脾虚失健，湿浊不化，停聚耳窍。为此，慢性脓耳治疗上常选用参苓白术散加减治疗，达到健脾除湿，扶正排脓的功效，起到扶正祛邪的作用。这与西医学提高免疫机制相同，从整体来调节身体功能，增强抗病能力，促进中耳炎症消除，使邪祛病除。

（3）内外结合，双管齐下。

（二）辨病治疗

治疗原则为控制感染，通畅引流，清除病灶，恢复听力，消除病因。

1. 病因治疗

积极治疗上呼吸道病灶性疾病，如慢性扁桃体炎、慢性化脓性鼻窦炎等。

2. 药物治疗

近年来临床治疗注意了中耳脓液的细菌培养，发现主要致病菌为变形杆菌、金黄色葡萄球菌、大肠杆菌等，厌氧菌感染亦渐受重视。慢性化脓性中耳炎往往是需氧菌和厌氧菌的混合感染，治疗时应予以注意。局部用药如下。

（1）抗菌消炎剂　0.25%~0.5% 氯霉素溶液、10% 磺胺噻唑溶液、5% 氯霉素甘油、1% 小檗碱溶液、3% 林可霉素液、4% 硼酸乙醇滴耳液等。

（2）抗生素与激素混合类　复方氯霉素液、多黏菌素与氢化可的松混合剂等。

（3）粉剂　1%~2% 碘硼酸粉合剂、1：4 的氯霉素硼酸合剂、三黄粉等。药粉要保持干燥，且仅用于穿孔大，分泌物很少，或乳突后换药。

（4）干耳剂　4% 硼酸乙醇滴耳液、1% 氯霉素硼酸甘油酯等。局部用药应注意以下几点：用氨基糖苷类抗生素滴耳剂可引起内耳中毒，应忌用；耳内脓液较多时，应先以 3% 过氧化氢清洁外耳道，无脓后再滴药；局部用药同样可产生耐药性，故必要时应更换；滴用水剂、酯剂和油剂，以置换法最好。滴药时患耳朝上，滴入药液后，用手指按压耳屏数次，促使药液经鼓膜穿孔流入中耳。

3. 手术治疗

骨疡型和保守治疗无效的单纯型化脓性中耳炎，均应考虑手术治疗。手术方式应根据病变范围及听力情况分别选择鼓室成形术、乳突根治术或改良乳突根治术。随着手术设备和手术操作水平的不断提高，鼓室成形术的适应证也明显放宽。慢性流脓不是手术的禁忌证，局部病灶不除尽则

难以干耳，可在有脓的情况下施行联合进路鼓室成形术（即完壁式鼓室成形术）。此种术式要求乳突“轮廓比”（亦称骨骼化），即用电钻磨除全部乳突气房，彻底去除病灶及入侵的鳞状上皮，否则有复发之忧，然后同期施行听骨链重建。二期鼓室成形术，即在某些情况下，如下允许一期完成去除病灶和听力重建时，需分二期完成。一期去病灶（完壁式或开放式），造就一个含气中耳腔，6~8个月后进行二期手术，即听骨链重建术。

4. 其他疗法

（1）吸引法　用16~18号钝头弯针接吸引器，在直视下进行抽吸，如脓液较黏稠，可滴入耳内抗生素稀释液后再抽吸，直至耳内脓液彻底清除为止。

（2）高负压疗法　适应证以单纯型慢性化脓性中耳炎和上鼓室胆脂瘤为主。治疗中负压最高安全限度为80.0kPa（600mmHg）。

（三）辨证治疗

1. 辨证论治

（1）脾虚邪滞耳窍型

治法：健脾渗湿，扶正祛邪。

方药：托里消毒散加减：黄芪、皂角刺、金银花、桔梗、陈皮、白芷、川芎、白术、茯苓、党参、泽泻、石菖蒲、炙甘草。

方解：党参、黄芪、茯苓、白术、炙甘草、白芍、川芎、当归补益气血；金银花清解余毒；桔梗、白芷、皂角刺排脓。

纳差腹胀便溏者，加薏苡仁、砂仁；脓液黏黄，加黄芩、蒲公英、野菊花；脓液黄臭，加泽兰、马勃。

（2）肾虚骨腐耳窍型

治法：补益肾元，扶正祛邪。

方药：偏肾阴亏虚者用知柏地黄汤；偏肾阳亏虚者，用桂附八味丸。

知柏地黄汤：知母、黄柏、熟地、怀山药、山萸肉、丹皮、茯苓、泽泻。

方解：熟地黄质润入肾，滋阴补肾，填精益髓，为君药。山萸肉补益肝肾，涩精敛汗；怀山药补益脾阴，亦能益肾涩精，合熟地则滋阴益肾之力益彰，且兼具养肝补脾，共为臣药。以上为“三补”。泽泻利湿而泻肾浊，并防熟地黄之滋腻；茯苓淡渗脾湿，并助山药之健脾，与泽泻共泄湿浊；丹皮清泄虚热，并制山萸肉之温涩。此为“三泻”。知母、黄柏清热泻火，滋阴燥湿，二者相须为用，降火坚阴。

可加木通、夏枯草、穿山甲、皂角刺、桃仁。

桂附八味丸：附片、肉桂、熟地、怀山药、山萸肉、丹皮、茯苓、泽泻。

方解：附片、肉桂温肾补阳，共为君药。熟地补肾填精，合山萸肉、山药补肝、脾、肾而滋阴，共为臣药。佐以泽泻、茯苓利水渗湿；丹皮活血化瘀。

阳和汤：鹿角胶、炮姜炭、麻黄、白芥子、熟地、肉桂、生甘草。

方解：方中重用甘温之熟地，补肾填精，温养营血；鹿角胶生精补髓，养血助阳，二药合用，温养补血养精，共为君药。肉桂、炮姜炭药性辛热，温阳散寒，温通血脉，共为臣药。白芥子辛温通散温化寒痰，通络散结；少量麻黄，辛温达卫，宣通毛窍，开肌腠而散寒凝，共为佐药。生甘草为使，解毒而调诸药。

2. 外治疗法

可参考急性化脓性中耳炎外治疗法。

3. 成药应用

（1）参苓白术散　用于脾虚邪滞耳窍型，面色不华，倦怠乏力，腹胀，纳差。每次600~900mg，每日3次，冲服。

（2）知柏地黄丸　用于肾虚骨腐耳窍型中偏肾阴亏虚者，腰膝酸软，手足心热，心烦多梦，咽干口燥。每次8粒，每日3次，口服。

（3）桂附八味丸　用于肾虚骨腐耳窍

型中偏肾阳亏虚，形寒肢冷，面色皖白，夜尿频数者。一次 1 丸，每日 3 次，口服。

（四）新疗法选粹

氧化羟基气体疗法：首先给予 3% 过氧化氢溶液冲洗脓液、左氧氟沙星滴耳液滴耳后，应用电离子综合治疗仪，采用氧化羟基气体治疗，每日 1 次，每次 20 分钟，7 次为 1 个疗程。仪器接触头消毒后，放置在患耳耳道内，接触头一人一换，防止交叉感染，治疗 20 分钟，既保证了足够的氧化羟基气体进入耳道及中耳内，又杜绝了任何可能污染的机会。

适应证：单纯型慢性化脓性中耳炎。

（五）医家诊疗经验

干祖望

（1）培土健脾，益气升阳　干祖望认为本病病位主要在脾，常用补虚药配伍理气健脾之陈皮、枳壳，补而不滞。

（2）补气活血　对于本病迁延不愈的情况，在补气的基础上加入当归补血活血，川芎活血行气。有利于败精的排泄，并使血行气生。

（3）疮疡之“消”法　干祖望认为，本病可遵循治疗外科疮疡疾病之原则，运用“消”“托”“补”中的“消”法，选用清热药、解表药，以清热解毒燥湿。

五、预后转归

本病反复发作，常遗留耳膜穿孔，甚者听骨链缺损，听力减退。如果耳膜穿孔在紧张部后上边缘，则可因上皮移行进入中耳腔或因耳膜穿孔在松弛部，终因中耳引流不畅而形成胆脂瘤，并引致严重的颅内外并发症，以及听力进一步损害。

六、预防调护

（1）除病因治疗外，应防止再感染，预防感冒，勿使污水入耳。患急性化脓性中耳炎，要积极治疗，以免转为慢性化脓性中耳炎。清除耳分泌物时，应用消毒器械和敷料。慢性化脓性中耳炎在清除脓液的基础上，需按照病情或细菌的不同，选用滴耳药或吹耳药进行治疗。注意吹耳及滴耳的正确方法。

（2）对干性鼓膜穿孔病例，应尽早施行鼓膜修补术或鼓室成形术，以免中耳炎复发。积极治疗鼻咽部疾病，以免病菌进入中耳，引发炎症。

（3）不能强力擤鼻和随便冲洗鼻腔，不能同时压闭两只鼻孔，应交叉单侧擤鼻涕。

（4）挖取底部耳垢，应十分小心，宜先湿润后再挖，避免损坏鼓膜。

（5）小虫进入耳道，勿急躁、硬捉，可滴入食油泡死小虫后捉取。

（6）忌食辛、辣刺激食品，如姜、胡椒、酒、羊肉、辣椒等。不要服热性补药，如人参、肉桂、附子、鹿茸、牛鞭、大补膏之类。多食用有清热消炎作用的新鲜蔬菜，如芹菜、丝瓜、茄子、荠菜、蓬蒿、黄瓜、苦瓜等。

七、专方选要

同急性化脓性中耳炎。

八、研究进展

评价与展望

中医药治疗本病积累了十分丰富经验，但也可见到一些问题及不足。总的来说尚未对本病行完整客观系统的临床实验研究，缺乏较为系统的临床证据。但中医药在治疗中所起到的作用是不容忽视的。虽然本病治疗目前以手术为主，但是在改善症状方面，中医药的内服外用疗法具有显著疗效。

主要参考文献

[1] 李英，董维刚，欧宁江，等. 氧化羟基气体治疗慢性化脓性中耳60例分析[J]. 宁夏医学杂志，2018，40(12)：1206-1207.

[2] 盖建青，孙宝霞，艾建伟，等. 中药耳净散治疗慢性化脓性中耳炎活动期的应用研究[J]. 中华耳科学杂志，2017，15(2)：191-194.

[3] 乔植，史军，陈晨，等. 基于数据挖掘的国医大师干祖望治疗慢性化脓性中耳炎用药规律研究[J]. 湖南中医药大学学报，2021，41(12)：1830-1834.

第十节　中耳胆脂瘤

中耳胆脂瘤是由位于鼓室和或乳突腔内的角化的鳞状上皮细胞、上皮下的结缔组织以及不断堆积的角化碎片形成的团块，周围伴或不伴炎症反应。由于胆脂瘤可破坏周围骨质，出现严重的颅内、外并发症，应该重视。中医并无相应病名，可参考“脓耳”辨证论治。

颞骨内的胆脂瘤可分为先天性和后天性两种。先天性胆脂瘤系胚胎期外胚层组织遗留或迷走于颅骨中发展而成，在颞骨可见于岩尖，鼓室或乳突。后天性胆脂瘤又分为原发性和继发性两种：后天性原发性胆脂瘤常见于中耳负压引起鼓膜内陷袋，内见脱落的上皮细胞的集聚，无化脓性中耳炎病史，胆脂瘤合并细菌感染后中耳可出现化脓性炎症；继发性胆脂瘤则继发于以前的中耳炎、创伤、医源性因素导致的鼓膜穿孔。

一、病因病机

(一)西医学认识

后天性胆脂瘤形成的确切机制尚不清楚，主要的学说以下几种。

(1)袋状内陷学说　由于咽鼓管通气功能不良，中耳内长期处于负压状态；或咽鼓管功能虽然正常，而中耳长期受到慢性炎症的刺激，位于中、上鼓室间的鼓室隔处的黏膜、黏膜皱襞、韧带等组织肿胀、增厚，甚至发生粘连，鼓前峡和鼓后峡因此而全部或部分闭锁，上鼓室、鼓窦及乳突腔与中、下鼓室、咽鼓管之间因而形成两个互不相通，或不完全相通的系统。受上鼓室长期高负压的影响，鼓膜松弛部向鼓室内陷入，该处逐渐形成内陷囊袋。因囊袋的内壁系由鼓膜的表皮层组成，此表层上皮及角化物质可不断脱落；加之外耳道上皮因慢性炎症的影响而丧失其自洁能力，囊内角化物及上皮屑不能排出，随着其在囊内堆积数量的增加，囊腔的体积逐渐扩大，最终形成胆脂瘤。即后天性原发性胆脂瘤。这种胆脂瘤早期大多沿锤骨头颈、砧骨之外侧发展。

(2)上皮移行学说　具有鼓膜的边缘性穿孔或大穿孔的慢性化脓性中耳炎，其外耳道及鼓膜的上皮沿边缘性穿孔的骨面向鼓室内移行生长，并逐渐伸达鼓室窦、鼓窦及乳突区，其脱落上皮及角化物质堆积于该处而不能自洁，逐渐聚集成团，形成继发性胆脂瘤。医源性操作也有可能把这些细胞引入鼓室，比如镫骨切除术等耳科手术术后都有胆脂瘤发生的报道。

(3)鳞状上皮化生学说　该学说认为，中耳黏膜的上皮细胞受到炎症刺激后，可化生为角化型鳞状上皮，继而发展为胆脂瘤。

(4)基底细胞增殖学说　认为鼓膜松弛部的上皮细胞能通过增殖而形成上皮小柱，后者破坏基底膜后伸入上皮下组织，在此基础上形成胆脂瘤，为原发性胆脂瘤。

胆脂瘤是一种囊性结构，而非真性肿瘤。囊的内壁为复层鳞状上皮，囊内充满脱落的鳞状上皮和角化物质。无论原发性或继发性胆脂瘤，均可破坏周围的骨质，并向四周不断膨胀、扩大。这种骨质遭破坏的确切机制尚不清楚，早期有机械压迫学说，以后有酶（蛋白酶、胶原酶、酸性磷酸酶等）学说，或认为与前列腺素、肿瘤坏死因子、淋巴因子等有关。此外，胆脂瘤还经常合并骨疡，伴有肉芽生长或胆固醇肉芽肿等。

（二）中医学认识

1. 气血瘀滞，闭塞清窍

邪气久恋清窍，清窍不通，气血瘀滞而致。

2. 肾脏虚损，邪毒滞留

脓耳邪毒剧烈，肾气受损，邪毒滞留清窍，腐蚀耳窍骨质，久之形成胆脂瘤腔。甚者邪毒壅盛，走窜脑窍。

二、临床诊断

（一）辨病诊断

1. 临床表现

（1）症状

①耳溢液：继发性胆脂瘤有耳内长期流脓，脓量多少不等，由于腐败菌的继发感染，脓液常有特殊的恶臭。后天原发性胆脂瘤早期无耳内流脓，待合并感染时方有耳溢液。

②听力下降：先天性中耳胆脂瘤中晚期主要临床表现。原发性上鼓室内的早期局限性胆脂瘤可无任何症状，不引起明显的听力下降。如听骨链遭破坏，则可因听力下降而首诊。继发性胆脂瘤一般均有较重的传导性或混合性听力损失。由于胆脂瘤可作为缺损听骨间的传音桥梁，即使听骨已有部分破坏，听力损失也可不甚明显。

③耳鸣：可有高音调或低音调耳鸣。早期多不出现耳鸣。

（2）体征　先天性中耳胆脂瘤可观察到在完整的鼓膜内侧有白色团块聚集。后天性原发性中耳胆脂瘤可观察到鼓膜松弛部的内陷袋，内有白色胆脂瘤上皮堆积或肉芽组织增生，鼓膜紧张部完整或内陷，光锥消失；随着胆脂瘤不断增大，鼓膜松弛部膨隆甚至破溃穿孔，可出现耳道流脓。早期原发性胆脂瘤，松弛部穿孔可被一层痂皮覆盖，初学者不识，不除痂深究，常致漏诊。后天性继发性中耳胆脂瘤的鼓膜松弛部穿孔或紧张部后上方边缘性穿孔，或鼓膜大穿孔，从穿孔处可见鼓室内有灰白色鳞片状或豆渣样无定形物质，奇臭。穿孔处可伴有肉芽组织。大的胆脂瘤可致上鼓室外侧骨壁或外耳道后上骨壁破坏，或可见外耳道后上壁塌陷。

2. 相关检查

（1）纯音测听　先天性中耳胆脂瘤患者的听力检查可正常或轻度传导性耳聋。后天性中耳胆脂瘤患者常表现为传导性或混合型耳聋，听力损失可轻可重，少数为感音性聋。

（2）声导抗测试　中耳胆脂瘤的患者鼓室曲线图多呈现“B”型曲线，提示鼓室内病变、中耳粘连；部分患者呈“C”型曲线，提示咽鼓管功能障碍、中耳负压；极少部分先天性中耳胆脂瘤的患者呈“A”型曲线。

（3）颞骨高分辨率CT扫描　鼓室、鼓窦或乳突内膨胀性生长的软组织密度病灶伴骨质吸收破坏。

（4）耳部常规MRI平扫加增强扫描　表现为T1WI呈低或等信号，T2WI呈等或高信号。T1WI增强扫描病灶无强化或周边强化，延迟扫描中央仍无强化。

（5）DWI新技术　在b=800或1000s/mm^{2}时，病灶弥散受限，DWI显示为高信号。

（二）辨证诊断

1. 气血瘀滞，闭塞清窍型

（1）临床症状　耳窍长期闷塞、重听，

时有眩晕、耳鸣，有非化脓性中耳炎病史，舌暗、苔薄，脉弦缓。可见鼓膜内陷、穿孔。

（2）辨证要点　耳窍闷塞、重听，时有眩晕。

2. 肾脏虚损，邪毒滞留型

（1）临床症状　耳窍长期反复流脓，如豆渣样，量少且臭，耳鸣耳聋。重者脓液量增多，伴耳痛、头痛，发热，舌苔薄或黄，脉缓。可见鼓膜松弛部或紧张部穿孔，鼓室内有白色碎屑。

（2）辨证要点　耳内流脓，量少且臭，耳鸣；甚者脓量增多、发热耳痛。

三、鉴别诊断

（1）与不伴胆脂瘤的慢性化脓性中耳炎鉴别（表 5–1）。

表 5–1　慢性化脓性中耳炎与中耳胆脂瘤鉴别诊断表

检查项目	慢性化脓性中耳炎	伴肉芽或息肉的慢性化脓性中耳炎	中耳胆脂瘤
耳内流脓	多为间歇性	持续性	持续性；如穿孔被痂皮所堵则表现为间歇性，原发性者早期不流脓
分泌物性质	黏液脓，无臭	脓性或黏液脓性，间混血丝，或出血，臭	脓性或黏液脓性，可含“豆渣样物”，奇臭
听力	一般为轻度传导性听力损失	听力损失较重，为传导性，或为混合性	听力损失可轻可重，为传导性或混合性
鼓膜及鼓室	紧张部中央性穿孔	紧张部大穿孔或边缘性穿孔，鼓室内有肉芽或息肉	松弛部穿孔或紧张部后上边缘性穿孔，少数为大穿孔，鼓室内有灰白色鳞片状或无定形物质，亦可伴有肉芽
颞骨 CT	正常	鼓室、鼓窦或乳突内有软组织影或骨质破坏	骨质破坏，边缘浓密，整齐
并发症	一般无	可有	常有

（2）与中耳癌鉴别　中耳癌多见于中老年人，长期炎症刺激，可见耳道出血或血性分泌物、耳痛、张口困难、面瘫，颈淋巴结肿大，破坏明显，周围软组织肿胀，增强扫描可鉴别。

四、临床治疗

（一）辨病治疗

1. 药物治疗

抗生素药物治疗只能暂时控制感染，减轻症状，不能祛除内部胆脂瘤病灶，故药物治疗只是作为手术治疗的辅助和准备。

2. 手术治疗

（1）手术治疗应该遵循几个基本原则　①彻底清除病变组织。对乳突和上、中、下、后鼓室、咽鼓管内的胆脂瘤、肉芽及病变骨质等，应完全、彻底地加以清除，以创建无感染的干燥、安全的耳部环境；②尽可能保留解剖轮廓，重建传音结构。在彻底清除病变组织的基础上，应尽可能地保留与传音结构有关的健康组织，如听小骨、残余鼓膜、咽鼓管黏膜、鼓室黏膜，乃至完整的外耳道及鼓沟等，并在此基础上同期或次期重建传音结构；③求得一干耳；④恢复鼓膜和乳突通气：完壁式乳突切开要保障咽鼓管到鼓窦的通气时，开放式乳突切开要解决中耳腔的通气。

（2）胆脂瘤清除常与鼓室成形术和乳突根治术一起进行。治疗胆脂瘤的手术方法选择取决于以下几个方面：病变范围、乳突气化腔的大小和类型、咽鼓管功能障碍等。

鼓室成形术：是指鼓膜和听骨链重建术。通常在感染清除至少3个月后进行。分为三型：Ⅰ型是单纯的鼓膜成形，听骨链完好不需重建；Ⅱ型是听骨链中锤、砧骨破坏吸收，镫骨上结构完整或部分缺损；Ⅲ型是锤、砧骨和镫骨上结构破坏吸收，仅剩镫骨底板。鼓室成形术通常采用耳内切口（用于较小的胆脂瘤）或耳后切口（用于较大的胆脂瘤）。鼓室成形术的两种主要类型是内置法和外置法。内置技术适用于大部分中央型穿孔。外置技术对较难的边缘型穿孔和大穿孔很有帮助。

乳突根治术：当胆脂瘤发展超过中耳腔，或当乳突气房慢性感染并形成肉芽组织阻碍乳突正常的通气时，可行乳突根治术，最常用的两种为完壁式乳突切开和开放式乳突切开。采用完壁式乳突根治术时，需保持骨性外耳道后壁完整。完壁式术后护理更方便，对听力的保留及提高起到很大作用。然而，完壁式乳突根治术的技术难度比开放式手术更大，且胆脂瘤复发率更高。在许多病例中，在清除胆脂瘤时需要更大的暴露范围，必须切除骨性外耳道后壁（开放式乳突根治术）。开放式手术时，暴露整个乳突腔，术后引流及换药方便，且可长期监测胆脂瘤的复发，但开放式手术术后会造成空腔，且手术恢复时间长。空腔则需要术后经常护理，如不定期清洁，则会形成角蛋白碎片堆积，继发感染，甚至胆脂瘤复发。

乳突填塞术：开放式乳突根治术会造成巨大的术后空腔，遗留很多问题，如空腔接触水还会引起眩晕，为避免痂皮堆积需要长期护理，听力受损者无法佩戴传统助听器。为此，提出了通过乳突填塞的方式重建乳突和外耳道后壁。目前乳突填塞的材料类型主要有生物学材料和人工合成材料，材料的选择和实施方式可以根据外科医生的喜好来确定。

上鼓室乳突开放术：对于仅限于中耳且易于清除的胆脂瘤可选择上鼓室乳突开放术，根据疾病扩散到中耳腔的程度来清除病灶，从而形成一个上鼓室隐窝开放术、一个上鼓室－鼓窦－乳突凿开术的开放腔，使胆脂瘤得以清除，并在充分充气的乳突中留下最小的空腔。此类术式被认为是一种侵入性较小、技术性可行的选择。

激光辅助耳内镜治疗胆脂瘤：对于中耳胆脂瘤，完全清除病灶是医生的首要任务，而不是寻求额外的听力改善。但对于一些根据听力恢复程度来评估术后改善情况的患者，则需要采用更为保守的方法进行治疗。激光技术是一种有望在根除疾病的同时保护听力的方法。Er：YAG激光、磷酸肽氧钾（KTP）激光和CO_2激光是胆脂瘤手术中激光的主要选择类型。激光的优势在于可以促进血液凝结，提供更好的手术视野。此外还有可弯曲激光纤维，可以精确地靶向照射位于听小骨的胆脂瘤上皮，使病灶完全汽化而避免了听小骨关节脱位以及听小骨的其他机械损伤，配合耳内镜可以减少对骨质和正常结构的破坏而完全清除病灶。还可以通过调节激光强度而仅清除胆脂瘤，不损伤耳蜗及面神经等正常结构。

（二）辨证治疗

1. 辨证论治

（1）气血瘀滞，闭塞清窍型

治法：活血化瘀，祛邪通窍。

方药：通气散合桃红四物汤：当归、赤芍、生地、川芎、桃仁、红花、柴胡、香附。

方解：通气散中柴胡、香附疏肝解郁；川芎辛散解郁，通达止痛。桃红四物汤中熟地黄味厚滋腻，为滋阴补血之要药，为君药；当归甘温质润，补血养肝，和血调经，既可助熟地黄补血之力，又可行经隧脉道之滞，为臣药；白芍酸甘质柔，养血敛阴，与地、归相协则滋阴养血之功益著；川芎辛散温通，上行头目，下行血海，中开郁结，旁通络脉，与当归相伍则畅达血脉之力益彰，两者同为佐药；桃仁、红花为活血化瘀之要药，增强行血之力。

耳鸣者，加磁石、仙鹤草、珍珠母；耳道流脓，量多者，加龙胆草、车前草、生黄芪。

（2）肾脏虚损，邪毒滞留型

治法：补肾培本，祛邪通窍。

方药：六味地黄丸加味：熟地、山萸肉、山药、茯苓、泽泻、丹皮、黄芩、蒲公英、紫花地丁。

方解：熟地黄质润入肾，滋阴补肾，填精益髓，为君药。山萸肉补益肝肾，涩精敛汗；山药补益脾阴，亦能益肾涩精，合熟地则滋阴益肾之力益彰，且兼具养肝补脾，共为臣药。为“三补”。泽泻利湿而泻肾浊，并防熟地黄之滋腻；茯苓淡渗脾湿，并助山药之健脾，与泽泻共泄湿浊；丹皮清泄虚热，并制山萸肉之温涩，为“三泻”。黄芩清热燥湿，泻火解毒；蒲公英、紫花地丁清热解毒。

脓液臭者，加皂角刺、生黄芪。

头痛剧烈、高热、耳内流脓量多者，用清瘟败毒饮：生石膏、生地、水牛角、黄连、栀子、桔梗、黄芩、知母、赤芍、玄参、连翘、甘草、丹皮、鲜竹叶。

方解：生石膏辛甘大寒，功善清解，内清气分大热，外解肌肤之热。知母苦寒质润，既助石膏清热，又能润燥救已伤之阴。石膏与知母为清热生津常用组合。水牛角清心肝而解热毒，直达血分以凉血消斑。生地清热凉血，养阴生津。赤芍合丹皮清热凉血，活血散瘀。大苦大寒之黄连清泻中焦之火。黄芩清上焦之火。栀子清泻三焦之火并导热下行，引邪热从小便而出。或加安宫牛黄丸、紫雪丹等。

2. 外治疗法

清洗法：参考慢性化脓性中耳炎相关内容。

五、预后转归

积极手术治疗，多可获得干耳，以及保存或提高听力而治愈。少数复发的患者，可选择二次手术。伴有并发症的患者，如面瘫的患者，面神经减压之后，可望恢复；侵犯耳蜗全聋的患者，则难以恢复听力；病变导致颅内的并发症，如颅内脓肿、乙状窦血栓性静脉炎多为重症，预后不佳，甚至死亡。

六、预防调护

应该早发现，早治疗。当患者出现听力下降、耳溢液后及时到耳鼻咽喉头颈外科就诊，检查耳道、鼓膜及听力学检测，可疑胆脂瘤的患者予以颞骨 CT 检查。尤其是儿童中耳胆脂瘤，发展迅速，容易造成颅内外的并发症，甚至死亡。应手术去除病变，预防并发症的发生。

七、研究进展

（一）病因病机

（1）慢性炎症在中耳胆脂瘤前病变（内陷袋形成、鼓膜负压内陷）发展为中耳胆脂瘤的过程中起重要作用。铜绿假单胞菌是耳内常见的生物膜病原体，其脂多糖生物膜可刺激胆脂瘤角质细胞的增殖；还可以刺激炎性因子的释放，促使破骨细胞的加速生成，进一步促进细胞外骨质的吸收与重塑。

（2）细胞因子　在胆脂瘤的发病中，各种组织酶有重要作用，主要作用是促进骨质脱矿物质和基质降解。基质金属蛋白酶MMPs是国内外的研究热点，有研究证实MMP-1、2、3、9、14均在中耳胆脂瘤中呈现高表达，可降解细胞外骨质，引起胆脂瘤侵袭性的增生。还有研究发现细胞周期蛋白D1在中耳胆脂瘤中也呈现高表达，表明胆脂瘤上皮细胞活跃的增殖状态。

（3）细胞增殖通路　目前已发现的与胆脂瘤致病机制相关的增殖通路有表皮生长因子受体/磷酸肌醇3-激酶/蛋白激酶B信号通路（EGFR/PI3K/Akt信号通路）、丝裂素活化蛋白激酶（MAPK）信号通路、IL-6/信号转导和转录激活因子3（STAT3）信号通路、DNA结合/分化-1/NF-κB/CyclinD1信号通路、MicroRNA介导的增殖信号通路、角质形成细胞生长因子/KGF受体信号通路等。

（二）评价及展望

目前胆脂瘤主要治疗方式是手术治疗，通过研究胆脂瘤的发病机制，希望能发现相关靶点，以药物的方式来治疗胆脂瘤，增加治疗手段，减轻患者的负担。

主要参考文献

[1] 廖军，林昶．中耳胆脂瘤的可能发病机制[J]．中华耳科学杂志，2015，13(2)：362-365.

[2] 陈秀英．CT和MRI对中耳胆脂瘤的影像诊断价值[D]．长春：吉林大学，2018.

[3] 熊大经．实用中医耳鼻喉口齿科学[M]．上海：上海科学技术出版社，2001.

[4] 董洁，刘勇智．中耳胆脂瘤研究进展[J]．国际耳鼻咽喉头颈外科杂志，2016，3(40)：134-138.

[5] 吕峰，李永团．Cyclin D1在中耳胆脂瘤中的表达及意义[J]．山东大学耳鼻喉眼学报，2013，2(27)：13-15.

[6] 刘伟．磷脂酰肌3-激酶/蛋白激B通路在中耳胆脂瘤发病机制中的作用研究[D]．长沙：中南大学，2012.

[7] 臧健．miR-203a在中耳胆脂瘤中的表达与作用机制的研究[D]．沈阳：中国医科大学，2018.

[8] 李陈，王冰，张韩，等．中耳胆脂瘤手术治疗进展[J]．临床耳鼻咽喉头颈外科杂志，2021，35(10)：952-956.

第十一节　特发性面神经麻痹

特发性面神经麻痹是急性发作的、特发性的单侧周围性面神经麻痹，是一种自限性、非进行性，可自发性缓解，不危及生命的疾病，是耳科常见的一种疾病。

特发性面神经麻痹临床表现为完全性面瘫症状：患侧口角下垂，上下唇因口轮匝肌瘫痪而不能紧急闭合，发生饮水漏水、流涎、鼓腮时漏气、吹气等功能障碍；患侧闭眼障碍，出现泪腺分泌异常发生溢泪、无泪或鳄鱼泪；患侧额纹消失，眉毛不能上抬。中医学虽早有“僻”“口㖞斜僻”等别称，在中医五官疾病中，因其可由耳部脉络痹阻造成，故将其归入“耳面瘫”的范畴。

一、病因病机

（一）西医学认识

目前存在的关于特发性面神经麻痹的学说有以下几种。

1. 神经缺血学说

部分特发性面神经麻痹是在受寒冷和

凉风刺激后发病，因此推测由于寒冷的骤然刺激或其他原因刺激引起血管的运动神经反射，导致神经营养血管痉挛收缩，致使神经缺血、水肿、受压。面神经出脑桥后，与听神经在内耳道一起行走，出内耳道后进入面神经管，再由茎乳孔出颅。骨管内的面神经是走行于该骨管内的面神经迷路段、鼓室段和乳突段。此为人体内居于骨管中最长的神经，其穿行骨管约3.1~3.3mm，血运局限，侧支代偿差，容易引起缺血性损害，而面神经迷路段的骨管尤为狭窄，毛细血管密度较小，更容易发生缺血损伤。另外，位于内听道和膝状神经节之间的迷路段面神经缺少神经外膜和神经外周组织，对各种刺激的抵抗力差，更容易受损水肿。面神经发生缺血、水肿后受压，面神经骨管内压力增加，影响了面神经的血供，这些病理因素相互联系，形成恶性循环，使神经功能发生障碍而出现面肌瘫痪。

2. 病毒感染学说

由于一部分特发性面神经麻痹患者发病时伴有发热、鼻塞、咽痛、口唇疱疹等类似上呼吸道病毒感染的症状，因此，学者们怀疑特发性面神经麻痹的发生可能与病毒感染有关。20世纪中后期的大量临床和基础研究表明，单纯疱疹病毒感染可能是特发性面神经麻痹的病因。支持病毒感染的一些研究证据被提出，尸检时利用PCR技术在面神经膝状神经节检测到潜伏的单纯疱疹病毒。在面神经减压手术时收集神经内膜的液体进行病毒学分析，在14例特发性面神经麻痹患者中有11例检测到单纯疱疹病毒的DNA，而在亨特综合征和其他神经疾病中没有检测到，说明单纯疱疹病毒感染在特发性面神经麻痹患者中有一定的特异性。

另外，还有观点认为，特发性面神经麻痹的发生可能与机体免疫力降低、遗传、糖尿病神经病变、血管压迫、面神经管的先天性狭窄等因素有关。

（二）中医学认识

中医认为，本病多因正气不足，脉络空虚，风邪乘虚入中脉络，气血痹阻，筋脉弛缓而发病。耳为清窍，为手足三阳经脉循行所经之处。若风邪（可夹寒、热、痰等）外袭，痹阻耳部三阳脉络，导致面部筋脉弛缓失用，则发为面瘫；同时，患者素体虚弱或久病迁延不愈，气血不足，气虚血运无力，血瘀滞于耳部脉络，筋脉失于荣养，弛缓失用而成面瘫。

二、临床诊断

（一）辨病诊断

1. 临床表现

（1）病史　可有面部受风史。

（2）临床表现　特发性面神经麻痹一般为急性发病，大多数患者在发病2天内面瘫达到最严重程度，面瘫进展不超过2~3周，表现为周围性面神经麻痹，面神经的所有分支区域全部受累，静态时额纹、眼裂、鼻唇沟、口角不对称，动态时颦额、皱眉、闭目、示齿等面部表情不对称，口角向健侧偏斜，部分患者可有耳颞部疼痛。可以有患侧泪液分泌减少、舌前2/3味觉减退，听觉过敏。

（3）通过对面容和面肌运动状态进行观测，根据面神经麻痹程度，可以将面神经功能区分为不同的等级，目前应用比较广泛的分级方法有House-Brackemann分级法。（表5-2）

表 5-2　House-Brackemann 面神经功能分级标准

分级	观察项目
Ⅰ. 正常	面部各部位运动功能均正常
Ⅱ. 轻度功能障碍	肉眼观：仔细检查可见轻度无力，可能有轻度的联带运动 静止：两侧及肌张力对称 运动：额，中度至较好；眼，用最小力量完全闭眼；口，轻度不对称
Ⅲ. 中度功能障碍	肉眼观：两侧明显不同，但不是毁容性不同；联带运动、挛缩或一侧面肌抽搐明显，但不严重 静止：面部两侧及肌张力对称 运动：额，轻度至中度运动；眼，用力能闭眼；口，用最大力量轻度无力
Ⅳ. 中度严重功能障碍	肉眼观：明显无力或毁容性不对称 静止：面部两侧及肌张力对称 运动：额，无运动；眼，不能完全闭眼；口，用最大力量，口角不对称
Ⅴ. 严重功能障碍	肉眼观仔细检查可见微弱运动 静止：不对称 运动：额，无运动；眼，不能完全闭眼；口，轻微运动
Ⅵ. 完全麻痹	无运动

2. 相关检查

（1）声导抗检查可以发现镫骨肌反射消失等。

（2）电生理检查　电生理检查对于特发性面神经麻痹的诊断和预后评估具有重要意义。常用的电生理检查包括神经兴奋性试验（NET）、最大刺激试验（MST）、面神经电图（ENoG）和面肌电图检查（EMG）。在发病早期，EMG 只要能引出随意运动单元电位，说明神经的连续性还存在。ENoG 检查在损伤数天（一般 4~7 天）后检查才有意义，否则会有假阳性结果，随意运动单元电位和诱发电位消失意味着神经损伤严重。

（3）颞骨 CT 和颅脑 MRI 检查　并非特发性面神经麻痹所必需的检查，但对于怀疑有颞骨占位病变或其他神经疾病可能的，影像检查是必要的，增强的 MRI 检查有可能发现面神经的水肿。

（二）辨证诊断

本病发病突然，常无明显诱因，初起病多以风邪侵袭为主或夹有寒、热、痰等邪气，日久迁延不愈常为气虚血瘀之证。临床在辨证分型的基础上，可结合定性、定位检查，进行针对性的治疗。

1. 风邪阻络型

（1）临床症状　突然发生单侧口眼㖞斜，面部麻木，或伴完骨部疼痛，头痛拘紧。舌质淡红、苔薄白，脉浮。检查可见外耳及鼓膜正常，完骨部可有轻度压痛。

（2）辨证要点　完骨部疼痛，头痛拘紧，舌淡红，脉浮。

2. 气虚血瘀型

（1）临床症状　病程日久，单侧口眼㖞斜，表情呆滞，下睑外翻流泪，眼干涩，舌质淡暗，或有瘀点，脉细涩。

（2）辨证要点　表情呆滞，眼干涩，舌质淡暗，或有瘀点，脉细涩。

三、鉴别诊断

对于周围性面神经麻痹必须排除明确病因，方可诊断为特发性面神经麻痹。首先要排除中枢性面神经麻痹，中枢性面神经麻痹表现为面上部肌肉运动存在，颦额、闭眼、抬眉功能正常，而面下部肌肉瘫痪，不能完成耸鼻、示齿、鼓腮等动作，而味觉、泪腺分泌、唾液分泌等功能正常；其次，通过询问病史、耳部及头颈部检查排除其他引起周围性面瘫的疾病；第三，对不能确定的患者可以进行临床听力学、前庭功能及头颈部影像学检查，以进一步排除其他中枢神经系统疾病或耳部、后颅窝疾病，对于反复发生的"特发性面神经麻痹"，应通过薄层颞骨CT扫描或MRI检查，以排除面神经肿瘤。

四、临床治疗

（一）提高临床疗效的基本要素

（1）中西合璧，综合治疗　因特发性面神经麻痹70%~80%能够自愈，所以临床医师首选非手术疗法，其核心就是早期的激素治疗。基于面神经炎症和水肿的病理改变，临床上一直应用糖皮质激素治疗特发性面神经麻痹，并取得了良好疗效。同时，针刺疗法作为特发性面神经麻痹的有效治疗手段之一，已得到中西医工作者的认同，对于特发性面神经麻痹，尤其是病位较深、症状较重的患者，单独应用针刺治疗并不一定能达到理想的治疗效果。在有效针刺治疗的基础上，如何加用其他合理中西医治疗方案，是值得临床医生关注的。有研究表明，特发性面神经麻痹的最佳治疗方案为针刺联合激素、维生素、中药、艾灸。

（2）治疗及时，分期论治　本病发病多于数小时或1~3天达高峰，85%的患者在发病后3周内开始恢复，15%的患者在发病后3~5个月内开始恢复，67%的患者在3个月内能完全恢复正常。不能自行恢复面神经功能的特发性面神经麻痹患者可达20%~30%，考虑到特发性面神经麻痹的发病率达（20~30）/10万人，因此，不能完全恢复面神经功能的特发性面神经麻痹患者的人口基数是比较大的，而面瘫对患者的心理和日常生活会造成很大影响，对于这部分患者进行及时有效的治疗是非常必要的。特发性面神经麻痹由于其病程有不同分期的特点，临床分为急性期、静止期、恢复期，而不同时期其病理特点是不同的，急性期患者络脉空虚，外邪始中络脉，邪在卫表，病轻邪浅；静止期病邪逐渐深入，病情继续发展或渐趋稳定，恢复期正气渐复，病情好转。故针灸应用的时机对患者的疗效亦有影响。有研究表明针灸治疗特发性面神经麻痹的最佳介入时机为发病后的1~3周，急性期和静止期介入较在恢复期介入针灸效果好。

（二）辨病治疗

急性期应尽早治疗，如不及时或措施不当，易有后遗症。

1. 激素治疗

因特发性面神经麻痹70%~80%能够自愈，所以临床医师首选非手术疗法，其核心就是早期、足量的激素治疗。基于面神经炎症和水肿的病理改变，临床上一直应用糖皮质激素治疗特发性面神经麻痹。如无禁忌，应在发病7天内早期应用激素治疗，泼尼松每日1mg/kg，连续7天 或相当剂量的其他激素类药物。大剂量激素治疗对疾病早期疗效较好。而口服泼尼松常用剂量为1mg/kg，最多每日70mg，初始剂量持续6天，然后接下来4天依次递减。

2. 抗病毒治疗

阿昔洛韦在改善特发性面神经麻痹患

者面肌功能方面有效。研究表明抗病毒药物与泼尼松联用是安全的，建议早期与激素联用，但不建议单独使用。其用量则依具体情况不同有所波动，即口服阿昔洛韦剂量由每日1000mg，连用5天，至每日2400mg，连用7~10天不等。

3. 其他治疗

特发性面神经麻痹患者由于泪液分泌减少和眼睑闭合不全，容易发生暴露性角膜炎，因此眼睛保护对于特发性面神经麻痹患者十分重要，保护措施包括避免吹风和持续用眼，滴用人工眼液，睡眠时使用无刺激的眼药膏等。

维生素B族类药物对周围性神经功能恢复有益，可以服用维生素B_1或甲钴胺等。

血管扩张剂和改善微循环制剂、神经营养因子可能有一定的作用，但缺乏临床证据。

4. 外科手术

特发性面神经麻痹的外科治疗方法是面神经减压术，如果面神经损伤后2周之内神经变性超过90%，面神经减压术可以改善预后，提高面神经功能，但刚刚发生面神经损伤时，即使是面神经完全断裂，远端的面神经仍然健康，对刺激仍有反应，因此，在神经损伤后4~14天出现沃勒变性时神经电图检查才能准确反映出损伤远端神经变性的多少，变性超过90%时，或者在发生完全性面瘫2周之内行面神经减压手术可以提高面神经功能恢复的总体效果。

（三）辨证治疗

1. 辨证论治

（1）风邪阻络型

治法：祛风通络。

方药：牵正散加减：白附子、白僵蚕、全蝎。

方解：白附子辛温燥烈，善走头面，长于祛头面风痰而止痉，为君药。白僵蚕、全蝎长于祛风止痉，且全蝎长于通络，僵蚕长于化痰散结，共为臣药。

若偏于风热者，症见发热恶风，咽痛，咳嗽，舌质红、苔薄黄，脉浮数，可在牵正散的基础上加桑叶、菊花、金银花、连翘，也可与银翘散加减使用。

若偏于风寒者，可用荆防败毒散加减：荆芥、防风、羌活、独活、川芎、柴胡、桔梗、枳壳、前胡、茯苓、甘草。

方解：系由人参败毒散去人参、生姜、薄荷，加荆芥、防风而成。方用辛苦而温的羌活、独活发表散寒，除湿止痛，羌活善于散上部之风寒湿邪，独活善于散下部风寒湿邪，二药相伍，为通治一身风寒湿邪之常用药组，共为君药。川芎辛温升散，活血行气，祛风止痛；柴胡辛散，解肌发表，共为臣药。桔梗宣肺化痰；枳壳、前胡降气化痰，三者配伍，宣降相因，利肺祛痰；茯苓渗湿以消痰，俱为佐药。荆芥、防风开腠理、祛风寒。

若有肝经风热，加天麻、钩藤、菊花、牛膝、地龙。

若风寒夹痰者，见头面麻木有重胀感，舌淡红、苔腻，脉濡缓，可用正容汤加减：羌活、白附子、防风、秦艽、胆南星、白僵蚕、制半夏、木瓜、甘草、茯神。

方解：羌活、防风、秦艽祛风解表，舒筋活络解痉；木瓜、茯神舒筋活络；僵蚕、白附子、胆南星、半夏祛风化痰，燥湿解痉。

（2）气滞血瘀型

治法：益气活血，化瘀通络。

方药：补阳还五汤加减：生黄芪、当归尾、赤芍、地龙（去土）、川芎、红花、桃仁。可加用白附子、僵蚕、全蝎祛风化痰通络。

方解：重用生黄芪，补益元气，气旺则血行，瘀去络通，为君药。当归尾活血养血，祛瘀而不伤血，为臣药。佐以赤芍、川芎、桃仁、红花四味，助当归尾活血祛瘀；又佐性善走窜之地龙，通经活络，力专善走，周行全身，以行药力。

2. 外治疗法

（1）针刺治疗　取太冲、风池、翳风、翳明、阳白、迎香、地仓、合谷、攒竹、太阳、四白、人中、听会、颊车等穴位，采取局部近取与循经远取相结合的方法，面部诸穴酌予针刺或透穴，初期用泻法，后期用补法。每日或隔日 1 次，10 次为 1 个疗程。

（2）灸法　灸患侧面部穴位，如四白、迎香、地仓、颊车、太阳等穴。

（3）穴位注射　取颊车、下关、地仓、曲池、翳风等穴，每次 1~2 穴，针刺得气后注入药液 1~2m1，每两日 1 次。药物可选用丹参注射液、黄芪注射液或维生素 B_1、维生素 B_{12} 注射液等。

（4）皮肤针（梅花针）　用皮肤针叩刺阳白、太阳、四白、地仓、颊车、合谷等穴，以局部皮肤微红为度，每日或隔日 1 次，10 次为 1 个疗程。

（5）耳穴贴压　主穴：面颊、肝、口、眼、皮质下。配穴：肾上腺、脾、枕、额。主配穴各选 2~3 穴，用王不留行籽贴压，嘱患者每日自行压耳穴 3 次，3~5 日换压另一例耳穴。注意用力适度，防止损伤耳廓皮肤。

（6）穴位敷贴　马钱子粉 300~500mg，撒于风湿止痛膏上，敷贴患处，或交替贴敷于下关、颊车、地仓、太阳、阳白、翳风等穴位，每 2~3 日 1 次。

（7）按摩　颜面局部按摩，以行气活血，疏通经络。

（8）理疗　可配合超短波理疗。

3. 成药应用

（1）大活络丹　用于风邪阻络型，伴完骨部疼痛，头痛拘紧。温黄酒或温开水送服，一次 1~2 丸，一日 2 次。

（2）血府逐瘀胶囊　用于血瘀型，伴表情呆滞，眼干涩，舌质暗，有瘀斑。每次 2~4 粒，每日 3 次，口服。

（四）医家诊疗经验

谯凤英

谯凤英认为，多数患者在发病前存在精神压力大，或平素情志不遂，故除了有气血瘀滞之象外，还有肝郁化火的表现。治以龙胆泻肝汤为主方，另加活血通络的药物，通过泄肝热、护肝阴、养筋脉、逐瘀滞、通经脉之法，以除耳面瘫之根。

五、预后转归

本病及时综合治疗，大多可痊愈，预后良好。但也有部分患者仅能部分恢复或恢复较差，其中部分患者可遗留连带运动、“鳄鱼泪”、面肌抽搐等后遗症。

六、预防调护

（1）调畅情志，加强体育锻炼，提高机体抵抗力。

（2）因眼睑不能闭合，要对患眼进行防护，可戴眼罩或以纱布短期覆盖。

（3）每日自行按摩患侧，以免日久面部肌肉萎缩。

（4）积极治疗原发病。

七、研究进展

（一）外治疗法

通过对近十年中药外治治疗特发性面神经麻痹综述，中医外治法采用单验方，以白芥子粉、马钱子、黄鳝血、麝香粉等为多；复方多采用活血通络方、加味牵正散、益元蠲痛膏、牵正散等，多用僵蚕、全蝎、白附子、蜈蚣、黄芪、白芷、防风、冰片、乳香等药。外用敷料包括：普通材料（玻璃纸、橡皮膏、塑料制品等）和外用膏药制品（如麝香追风膏）；外用药的常用黏合剂（皮肤渗透剂）包括：凡士林、松香、羊毛脂、蓖麻籽（研碎）、蛋清、白酒、香油、陈醋、上等黄酒、姜汁等。外用药常用穴位：颊车、下关、太阳、地仓、阳白、翳风、四白、厉兑、听宫、上关、牵正等。

（二）评价及展望

临床许多研究都表明，中西医结合治疗特发性面神经麻痹具有更好的疗效，是目前公认的治疗本病的最佳方法。特发性面神经麻痹是针灸及中药治疗的优势病种，临床上多见，预后也好，但缺乏强有力的临床指南来指导临床实践，这正是目前临床医师和研究者应该引起重视的问题。

主要参考文献

[1] 王丹丹，杨仕蕊．谯凤英治疗耳面瘫验案2例［J］．北京中医药，2017，36（12）：1145-1151.

第十二节　亨特综合征

亨特综合征，又称Ramsay Hunt syndrome、耳带状疱疹，是一种常见的周围性面瘫，又称膝状神经节炎，主要表现为一侧耳部剧痛，耳部疱疹，同侧周围性面瘫，可伴有听力和平衡障碍。本病由潜伏在面神经膝状神经节内的水痘带状疱疹病毒，于机体免疫功能降低时再活化引起，除侵犯膝状神经节外，还可累及邻近的位听神经。细胞免疫功能低下与发病有关。本病可参考中医学“耳带疮”。

一、病因病机

（一）西医学认识

本病为水痘－带状疱疹病毒感染所致的疾病。因面神经膝状神经节疱疹病毒感染所引起的一组特殊症状，主要表现为一侧耳部剧痛，耳部疱疹，可出现同侧周围性面瘫，伴有听力和平衡障碍，故又称为膝状神经节综合征。又因在1907年由Ramsey Hunt首先描述，故又称为Ramsay Hunt syndrome或亨特综合征。

（二）中医学认识

耳带疮是指因风热邪毒外袭所致的以耳痛、外耳疱疹，甚或口眼㖞斜为主要特征的疾病。本病多为单侧发病，青年及老年患者居多。《灵枢·经筋第十三》篇提出：“筋急则口目为僻，眦急不能卒视，治皆如右方也。”本病多属于感受风邪，加上经络空虚，病毒之邪乘虚侵袭面部经络，以致经气阻滞，经筋失养而发病，属于本虚标实之证。

二、临床诊断

（一）辨病诊断

1. 临床表现

（1）病史　可有受凉、过度疲劳等病史。

（2）症状　起病初期有全身不适、低热、头痛等前驱症状。继之耳廓、耳内或耳周疼痛剧烈，耳甲腔或耳道或耳周出现疱疹。面瘫开始为不完全性，数日或2~3周可迅速发展为完全性面瘫，一般10~14天为高峰期。此外，患者常伴耳鸣、耳聋、眩晕等。可伴有第Ⅴ、第Ⅵ、第Ⅸ、第Ⅹ、第Ⅺ、第Ⅻ颅神经症状。

2. 相关检查

（1）耳鼻咽喉头颈专科检查　耳廓（以耳甲腔为重）、耳道口、耳道及耳后皮肤出现疱疹，局部皮肤充血、肿胀、糜烂及水疱。面部及头颈部感觉检查可发现受损区域的皮肤感觉减退。区域淋巴结肿大、压痛。口腔、颊黏膜、软腭、扁桃体、舌根、喉部及颈部可出现黏膜充血、局部疱疹。

（2）周围性面瘫相关检查　患耳同侧出现重度周围性面瘫，需要进行面神经损伤程度、面神经变性程度的一系列神经电生理检查，包括面神经电图（2~3周内）、面肌电图（2~3周后）等，以及面神经损伤部位确定：流泪试验、味觉试验、镫骨肌支反射、颌下腺流量测定等。

（3）听力学检查　纯音听阈测试显示为感音神经性耳聋，一般为轻中度。

（4）前庭功能检查　平衡障碍，眼球震颤。红外视频眼震电图显示患侧前庭功能减退。

（5）颅神经检查　是否伴有第Ⅴ、第Ⅵ、第Ⅸ、第Ⅹ、第Ⅺ、第Ⅻ颅神经的阳性体征。

（6）磁共振成像检查　可见面神经，尤其是膝状神经节部位长T2信号。

（7）血清学检查　多显示单纯疱疹病毒感染。

（二）辨证诊断

1. 邪毒外袭型

（1）临床症状　耳甲腔、外耳道或耳后完骨皮肤灼热、刺痛感，局部出现针头大小疱疹，密集成簇状，疱疹周围皮肤潮红，可伴发热、恶寒。舌质红、苔薄黄，脉浮数。

（2）辨证要点　耳部皮肤灼热、刺痛，恶寒发热，舌质红、苔薄黄，脉浮数。

2. 肝胆湿热型

（1）临床症状　耳部灼热、刺痛，疱疹增大、溃破、黄水浸淫、结痂，伴口苦咽干，甚则口眼㖞斜，耳鸣耳聋。舌质红、苔黄腻，脉弦数。

（2）辨证要点　耳部灼热、刺痛，黄水浸淫，口苦咽干，舌质红、苔黄腻，脉弦。

三、鉴别诊断

（一）西医学鉴别诊断

须与特发性面神经麻痹鉴别，特发性面神经麻痹一般会以面瘫为首发症状前来就诊，一般无发热、眩晕、眼震、平衡失调、恶心、呕吐等全身的不适。同时无耳周及耳甲腔附近疱疹出现。根据患者的主诉和临床症状及查体，可以鉴别。

（二）中医学鉴别诊断

需与旋耳疮相鉴别，旋耳疮以耳部皮肤潮红、瘙痒、黄水淋漓、脱屑、皲裂为主要特征，而本病急性起病，以耳部疼痛为主要症状。

四、临床治疗

（一）提高临床疗效的要素

（1）详细询问可有受凉、过度疲劳等病史者，明确诊断，注意与特发性面神经麻痹相鉴别。

（2）明确耳鸣、耳聋、眩晕等伴随症状，以准确辨证论治。

（3）治疗期间清淡饮食，避免辛辣、腥酸、油腻之品。

（4）明确相关检查。

（二）辨病治疗

1. 非手术疗法

抗病毒、抗感染、改善循环、激素治疗。临床用药有阿昔洛韦（抗病毒）、加巴喷丁（止痛）、维生素 B_1 及甲钴胺（营养神经）、地塞米松、提高机体免疫力等。该病早期治疗重在促进疱疹愈合，减轻面神经骨管内炎性反应，减轻面神经炎性损伤及水肿压迫，早期治疗首选糖皮质激素，尽早使用短程、小剂量的激素可减轻局部组织水肿加速面瘫的恢复，可减轻炎症，减少渗出，阻止对受累神经节和神经纤维的毒性和破坏作用。

2. 手术疗法

目前对面神经减压术仍有争议。根据面瘫的程度、系统的电检查、定位试验结果及患者具体情况决定。

（1）不完全面瘫　早期应采取非手术疗法。同时密切观察病情变化，如变为完全性面瘫，则按完全性面瘫处理。

（2）完全性面瘫　起病 2 周内 ENoG 示神经变性达 90% 或以上，为减压术的适应证。神经变性 100% 者应立即手术。

（三）辨证治疗

1. 辨证论治

（1）邪毒外袭型

治法：疏风散邪，清热解毒。

方药：银翘散加减。本方由金银花、连翘、竹叶、芦根、荆芥、淡豆豉、薄荷、桔梗、牛蒡子、甘草等组成。方中金银花、连翘，辛凉透邪、清热解毒。竹叶清上焦热；芦根清热生津；荆芥、淡豆豉、牛蒡子、薄荷疏风散邪。全方合用，可疏风散邪、清热解毒。应用时可加龙胆草、黄芩、板蓝根、栀子以清热解毒；出现口眼㖞斜者。选用僵蚕、全蝎、蜈蚣、蝉蜕、桃仁、红花、地龙等，以祛风活血通络。

（2）肝胆湿热型

治法：清泻肝胆，解毒利湿。

方药：龙胆泻肝汤加减。本方由龙胆草、栀子、黄芩、木通、泽泻、车前子、当归、生地、甘草等组成。方中龙胆草苦寒泻肝胆之火。黄芩、栀子清热解毒泻火；泽泻、木通、车前子清热利湿；生地、当归养血滋阴，以便标本兼顾，若湿热俱盛，可减去；柴胡引诸药入肝胆经；甘草调和诸药。热毒盛者，加板蓝根以清热解毒；痛剧者，可加延胡索活血行气止痛。

2. 外治疗法

初起可用大黄、黄柏、黄芩、苦参制成洗剂外涂，以清热解毒，兼清洁局部。疱疹溃破者，可用青黛散调敷以清热去湿。

3. 成药应用

邪毒外袭型推荐中成药银翘散；肝胆湿热型推荐中成药龙胆泻肝丸。

（四）新疗法选粹

（1）针灸治疗　主穴：阳白、攒竹、丝竹空、精明、太阳、四白、颧髎、下关、迎香、颊车、地仓、翳风、风池、人中、承浆、合谷（对侧）、太冲；配穴：王乐亭“老十针”（上中下三脘、天枢、气海、足三里、内关）、血海、百会。

操作方法：阳白四透（阳白透上星、阳白透头维、阳白透攒竹、阳白透丝竹空），1 寸毫针透刺；太阳两透（太阳透颊车、太阳透地仓），5 寸毫针透刺；四白两透（四白针向目内眦、目外眦），1 寸毫针透刺；颊车、地仓相对透刺，3 寸毫针透刺；人中透地仓、承浆透地仓，1 寸毫针透刺；以上透刺法，针尖与表皮成 15° 角，施用捻转平补平泻 1 分钟。攒竹、丝竹空、精明，1 寸毫针直刺 0.5~0.8 寸，不施用手法；迎香用 1 寸毫针沿鼻唇沟方向向上平刺，捻转平补平泻 1 分钟；颧髎、下关、翳风、风池，用 1 寸毫针直刺捻转平补平泻 1 分钟；合谷、太冲，1 寸毫针直刺捻转泻法 1 分钟；上中下三脘、天枢、气海，1.5 寸毫针直刺提插补法 1 分钟；足三里、内关、血海，1.5 寸毫针直刺提插捻转补法 1 分钟；百会，1 寸毫针平刺捻转平补平泻 1 分钟。留针 28~30 分钟。

（2）拔罐后穴位注射治疗　选取面部少阳经、阳明经、太阳经经筋所过之处的颊车、颧髎、下关、阳白等部位。穴位注射治疗，取穴：阳白、颧髎、迎香、下关、颊车、地仓、翳风、合谷（对侧）等穴。

操作方法：针刺后选取1号玻璃火罐，采用闪罐法、走罐法、留罐法结合，先行上提闪罐法，后于患侧面部沿自下而上的方向走罐，后于以上穴位留1分钟。拔罐后每次取4~5穴，选用注射用腺苷钴胺或甲钴胺注射液每穴肌注0.2~0.3ml，肌注后选用乙醇干棉球按压0.5~1分钟。

适应证：亨特综合征。

（五）医家诊疗经验

干祖望

干祖望认为，耳带状疱疹大多因有肝胆积热，阴血内耗，卒感风热之邪，而引动肝火上炎而致病。治宜清肝泄热，方选栀子清肝汤、龙胆泻肝汤药如山栀、黄芩、龙胆草、白芍、川芎、当归、丹皮、柴胡、夏枯草、苦丁茶等，若伴面瘫。则宜疏肝通络，以疏肝理气之柴胡、延胡索加入当归、白芍、旋覆花、桃仁、泽兰、僵蚕等或合用牵正散。

五、预后转归

若无面瘫、耳鸣、耳聋、眩晕者预后良好。并发面瘫者，少数患者预后较差。也有部分患者疱疹消失后，仍遗留较长时间的耳部阵发性刺痛。

六、预防调护

（一）预防

该病征是由于带状疱疹病毒从局部经过皮肤侵入而致病，因此保护局部皮肤，避免感染是本病一个重要的护理环节。嘱患者忌搔抓。指导患者注意保持局部皮肤清洁干燥，做好对症护理，床单被褥要保持清洁，内衣应勤换，且穿着柔软衣服，以防摩擦皮肤而使痛加剧。患者注意自己手的卫生，接触病变部位后及时洗手。医生和护士在进行查体、治疗护理操作后也应及时洗手，防止病毒通过接触播散到患者的其他部位或其他患者；注意休息，饮食宜清淡，忌食辛辣、腥膻、油腻之品。

（二）调护

1. 疼痛护理

患者均出现不同程度的耳痛、头痛。疼痛给患者带来身体不舒适的改变。所以在疾病的初期应及时做好患者疼痛的观察和护理。首先仔细观察患者疼痛的部位、性质，解释疼痛的原因与诱因。告知患者神经痛是该病的主要特征之一，有时神经痛剧烈、持久，令人难以忍受。而且疼痛可出现在皮疹之前，持续至皮疹消退之后，告知患者治疗的方法及疾病恢复需要一定时间，不可过于着急，以减轻顾虑。遵医嘱给予止痛药，解释药物的作用与用法，帮助患者正确服用。局部用阿昔洛韦粉剂250mg+0.9%氯化钠10ml稀释后涂擦患处，每日6次，对止痛也有很好的效果。在给予止痛药的同时与患者讨论减轻疼痛的方法与技巧，鼓励患者运用指导式想象、听轻音乐等分散注意力，以达到精神放松、减轻疼痛的目的。保持环境安静舒适，执行保护性医疗制度，耐心听取患者倾诉，给予适当安慰，减轻患者心理负担，提高痛阈。

2. 心理护理

患者表现耳部不适、面神经瘫痪，甚至出现严重耳鸣、耳聋和眩晕等症状，且伴有容貌受损，故大多存在不同程度的焦虑和恐惧心理。为此，应关心体贴患者，应用护理沟通技巧，针对不同的患者，给予适当的心理疏导，积极配合治疗和护理工作。

3. 耳部皮肤护理

保持皮肤清洁干燥。观察耳痛性质、持续时间、耐受性，正确评估耳痛程度观察耳道及皮肤表面有无红肿及水疱出现。

当水疱破裂、外耳道有液体流出时，用0.9%氯化钠溶液清洗。清洗时轻拉耳廓，充分暴露耳道，并用无菌棉签轻轻擦去渗出液，避免搔抓，防止局部感染或传染他人。为防止水疱被挤破，可取健侧卧位。有水疱出现时，在常规消毒后用无菌针头刺破，并抽出液体。如水疱已破，有糜烂面时，外涂磺胺嘧啶银软膏再加消毒纱布包扎。

4. 眼部护理

由于面神经受损害，引起眼睑闭合不全或不能闭合，瞬目动作及角膜反射消失、角膜长期外露，均易导致眼内感染，损害角膜，因此对眼睛的保护非常重要。必须做好眼部护理，减少用眼，同时给患者交替滴抗病毒和有润滑、消炎、营养作用的眼药水或者外涂金霉素眼膏，动作要轻柔。嘱患者使用干净的面盆和面巾，不要让污水进入眼内。注意观察患者的视力变化。病室内要光线柔和，避免强光刺激，外出时可戴护目镜，睡觉时可戴眼罩或盖纱块保护。保护暴露的角膜及防止结膜炎的发生，眼罩必须每日更换、消毒。治疗期每日遵医嘱，热水毛巾热敷双侧面部每日4~5次，每次10分钟，特别是对眼睑闭合不全患者眼睛干涩、迎风流泪等症状，此法尤为重要；每日自行做面部按摩数次，由下向上推按；早晚尽可能避免风吹受寒，避免过度劳累。

5. 口腔护理

由于面瘫患者每次进食后，食物会残留在口腔中，面神经受累会出现唾液减少，舌前2/3味觉减退的情况，因此，应指导患者勿使用强刺激性食物，多饮水，及时清理口腔残留物，每次餐后用生理盐水漱口，以保持口腔清洁，预防口腔感染等并发症。对口腔内有疱疹或溃疡的患者，用复方硼砂溶液漱口或口腔护理。

6. 恶心、呕吐的护理

（1）指导患者放松情绪，深呼吸，做好解释宣教工作，消除恐惧心理。

（2）患者呕吐时，护理人员可轻叩其背部。

（3）呕吐物、污染衣物和被服应按消毒隔离法及时处理、消毒。

（4）备好吸痰器等抢救用物、抢救药品，以防窒息。

7. 饮食护理

饮食宜清淡，多食新鲜蔬菜和水果，添加高蛋白食物，禁烟酒及辛辣食物，多饮水，合理调配饮食，刺激食欲。给予高蛋白、高维生素、高热量、易消化的半流质饮食，以免因咀嚼加重耳痛。口腔内有疱疹或溃疡者给予流质饮食，调味要清淡，勿过酸、过甜或过咸，以免刺激创面加重疼痛。面瘫患者进食时要防止呛咳。

8. 用药护理

阿昔洛韦是一种特异性抗病毒药物，可有选择地被感染细胞所摄取，从而防止疱疹病毒的复制和蔓延；早期治疗可防止疱疹性损害，且容易通过血脑屏障，不良反应小。但阿昔洛韦对静脉刺激性大，有一定的胃肠道不良反应。因此，应加强用药观察和护理：在输液时要严格与不同年龄、不同社会文化背景的患者及家属进行耐心的交谈。解释此病的病因、治疗经过及预后，说明有病早治的重要性，指导正确用药，使患者乐于接受康复训练，消除患者及家属的焦虑、恐惧心理。早期应用激素，时间3~5天，注意观察激素的不良反应，如全身乏力、低血钾、水肿、高血压、高血糖、感染等。指导患者注意皮肤清洁，预防感冒。女性患者会担心应用糖皮质激素引起机体发胖等不良反应，护士应做好耐心细致的解释工作，减轻其焦虑、担心，使其能积极地配合治疗，争取早日康复，重返社会。

9. 功能锻炼

早期指导患者自我按摩，可以提高疗效，缩短病程。温湿毛巾热敷面部，每天2~3次，并于早晚自行按摩患侧枕额肌、额腹、眼轮匝肌、提上唇肌、颧肌、口轮匝肌、下唇方肌。按摩时力度要适宜、部位准确；只要患侧面肌能运动就可自行对镜子做皱额、抬眉、闭眼、努嘴、吹口哨、示齿、鼓腮等动作，每个动作做2个8拍或4个8拍，每天2~3次。此外，注意不能用冷水洗脸，避免直接吹风，注意天气变化，及时添加衣物，防止感冒。以上亦可在康复理疗师的指导下进行。

10. 并发症的观察及护理

脑及颅神经并发症：耳带状疱疹病毒主要侵犯面神经，但也常累及三叉神经、听神经、吞咽神经和迷走神经，还可侵犯脑膜、脑及脊髓，引起浆液性脑膜炎、弛缓性麻痹等。密切注意患者意识、瞳孔、精神症状、头痛、头昏、恶心、呕吐、吞咽、进食呛咳及声音嘶哑的进展和消退情况，观察呕吐物量、性质、颜色变化；进食宜缓慢，以糊状、胶冻状、果冻状食物为宜，避免喝汤，明显呛咳时宜鼻饲流质，防误吸继发感染；面瘫未恢复患者因咀嚼障碍、口唇闭合不全等原因，进食宜缓慢。低颅压综合征：由于患者频繁呕吐，进食减少致机体脱水，加上颅内受病毒感染，脑脊液分泌减少，易引起低颅压综合征。护理人员应提高对本病并发症的认识，严密观察病情变化，特别注意神经系统症状、体征评估，如头痛、头昏、眩晕、恶心、呕吐等症状加重，并出现意识或精神异常时，要及时报告医生处理，加强饮食、体位及口、眼的护理，以减轻患者痛苦。

七、专方选要

瓜蒌甘草红花汤：大瓜蒌1枚（15~30g），连皮捣烂，加粉甘草6g，红花1.5g，加板蓝根15g予服，其收效之速，“真可谓之神矣”。轻者二三日，重者四五日，率皆痊可。而其得效之迟速，与瓜蒌用量极有关系，故凡体质壮实者，瓜蒌用量宜适当加重，药后若轻泻一二次，则见效尤速。关于甘草，有时仅用3g，同样有效，而红花每以1.5g为率，并不多用，而屡收捷效。

八、研究进展

（一）病因病机

陈小宁认为，亨特综合征的病因，不外乎内外二因。外因者，外感风热邪毒，易侵犯头面部，郁而化火而致病；内因者，多为脏腑功能失调，其中以肝胆功能失调居多，情志内伤致肝气郁结，久而化火，肝经郁热挟风邪循经上扰耳部而发，或肝失疏泄，致脾失运化，痰湿内生化热，搏结于肌肤，或嗜食肥腻，湿热内生，熏蒸耳窍，或因年老体虚，肝失所养，气血凝滞，经络不畅，阻于耳窍。

（二）辨证思路

高晖、王舢泽等从病位病性探讨亨特综合征急性期的针灸辨治思路。以辨病位、病性为辨证要点，探讨本病急性期的针灸辨治思路，一方面紧扣急性期属实证热证的病性特点，于耳后痛剧处行刺络拔罐及雀啄灸，以驱邪泄热，另一方面根据急性期主责于少阳的病位特点，重视循经远取少阳经穴疏风泄热、通络活络以兼顾病位、病性，如此通过针灸早期干预综合施治，令邪去正安，病势大衰则预后俱佳。

陈小宁根据其典型症状及疾病发展过程，结合肝经病变特点，认为应分为以下三种证型：风热外袭、肝经湿热、气滞血瘀型。认为其与肝有着密切的关系，肝经病变在发病过程中具有重要影响。将本病分为风热外袭、肝经湿热及气滞血瘀型。

治疗时始终贯穿从肝论治，运用疏肝理气、清泄肝火和活血养肝等法，临证加减，取得较好疗效。

（三）外治疗法

1. 体针

耳部剧痛者，可选翳风、合谷、曲池、太冲、血海、阳陵泉。

口眼㖞斜者，可选翳风、地仓、合谷、水沟、承浆、颊车。

耳鸣耳聋者，可选翳风、耳门、风池、听宫、听会、肾俞、关元。

操作方法：针用泻法。

2. 夹脊电针配合火针

（1）火针

阿是穴：病变皮损处。夹脊穴：与皮损部位相对应的患侧夹脊穴、支沟穴、后溪穴。

操作方法：常规消毒后，点燃酒精灯，一手持酒精灯，一手持中粗火针在酒精灯的外焰加热针体，直至将针尖烧至红白后，迅速准确地刺入疱疹中央约0.2~0.3cm，根据疱疹数量的多少，先刺早发的疱疹，每个疱疹针刺2次，术毕挤出疱液，按压约30秒，涂上一层万花油。

（2）围刺

操作方法：行火针术后，在距疼痛或皮损边缘或0. 2cm处用1. 5~2. 0寸毫针进针，针尖朝向皮损区中心，沿皮下围刺，针距约为1~2cm（每簇针数多少与皮损范围大小成正比）留针30分钟。

（3）电针

操作方法：针刺夹脊穴得气后，接电针刺激仪，同一输出的负、正两个电极分别接到病变对应神经节段上下各一节段的两处夹脊；同一输出电极的负极接一侧支沟穴，正极接同侧后溪穴。电针刺激参数：采用直流电，疏密波，频率为2/100 Hz，2~5mA。强度以患者耐受为度，通电30分钟后出针。

（四）评价及展望

亨特综合征一直是耳鼻咽喉科的一项难题，西医除以激素冲击治疗、抗病毒、消炎止痛等治疗外，没有更好方法，对于后遗神经痛则是束手无策，往往只是口服止痛药物以治标，患者常受此所累数月甚至半年之久。多年临床研究表明，中西医结合治疗效果往往更佳。

主要参考文献

[1] 张爱萍，杨仕明. 耳带状疱疹综合征的临床诊断和治疗[J]. 中华耳科学杂志，2012，10(4)：442-444.

[2] 熊大经，刘蓬. 中医耳鼻咽喉科学[M]. 北京：中国中医药出版社，2012.

[3] 王士贞. 中医耳鼻咽喉科临床研究[M]. 北京：人民卫生出版社，2009.

[4] 张红星，魏巍，徐祖森，等. 夹脊电针配合火针治疗急性期带状疱疹的临床观察[J]. 中国康复医学杂志，2010，25(7)：691-693.

[5] 郝春花，唐英. 解毒消疹汤联合超短波理疗治疗耳带疮早期的疗效观察[J]. 临床医药文献电子杂志，2015，2(36)：7374-7375.

[6] 杜鑫，赵思浩，黄凤，等. 芒针透刺联合拔罐后穴位注射治疗拉姆齐－亨特综合征[J]. 吉林中医药，2020(5).

[7] 高晖，王舢泽，曾炜美，等. 从病位病性探讨Hunt综合征急性期的针灸辨治思路[J]. 河北中医药学报，2020，35(1)：29-32.

[8] 袁硕，陈小宁. 陈小宁从肝论治亨特综合征经验[J]. 山东中医杂志，2017，36(4)：317-318.

第十三节　突发性聋

突发性聋指突然发生的感音神经性听力损失，故又称突发性感音神经性聋

（sudden sensorineural hearing loss，SSNHL）。通常在数分钟、数小时或一天之内（一般在12小时左右），患者听力下降至最低点，至少在相连的频率听力下降大于30dB。至今，对SSNHL尚无统一的定义，近年有人认为SSNHL是一个综合征，许多疾病都可以引起SSNHL。

突发性聋临床以突然发生的听力下降为主要临床表现，可伴有耳鸣及眩晕。成年人发病率高，春秋季节易发。本病多发生于单耳，属于中医“暴聋”范畴。

一、病因病机

（一）西医学认识

1. 流行病学

SSNHL临床并不少见，任何年龄都可能患病，但患病的高峰年龄为50~60岁，近年来有发病年龄向年轻偏移的趋势。发病无明显性别差异。双侧耳患病者罕见，而双耳同时患病者更罕见。

2. 病因

SSNHL可为多种不同病因所引起，但大多数患者之病因不详。

（1）感染 ①病毒感染：病毒性神经炎或耳蜗炎被认为是SSNHL最常见的原因；②脑膜炎；③梅毒：约2‰的梅毒患者伴有SSNHL，单耳或双耳受累；④艾滋病：文献报道艾滋病患者可发生SSNHL，其中部分病因可能为巨细胞病毒感染。

（2）肿瘤或瘤样病变 约10.2%的听神经瘤患者以SSNHL为首发症状。

（3）颅脑外伤及窗膜破裂。

（4）药物中毒 除一些已知耳毒性药物外，亦有丙氧芬、吡罗昔康，以及萘普生引起SSNHL的报道。

（5）自身免疫反应 许多患自身免疫病，如Cogan综合征、系统性红斑狼疮、颞动脉炎，以及多发性结节动脉炎患者伴感音神经性聋，提示自身免疫反应因素可能参与SSNHL。

（6）内耳供血障碍 因小脑前下动脉或后下动脉远端栓塞导致小脑微小栓塞灶，可出现类似迷路炎的症状。

（7）先天性发育异常 如大前庭水管综合征可引起感音神经性聋。

（8）特发性疾病、部分梅尼埃病、多发性硬化以及结节病患者可表现有SSNHL。

（9）精神心理因素。

3. 发病机制

发病前常有生气、抑郁、焦虑、悲伤等情绪刺激或疲劳、饮酒、受凉及感冒等诱因。本病的具体病因尚不明确，但一般认为与下述因素有关。

（1）病毒感染 不少患者发病前有上呼吸道感染史。腮腺炎病毒、流感病毒、副流感病毒、带状疱疹病毒、麻疹病毒、风疹病毒、水痘病毒、鼻病毒、腺病毒Ⅲ型、EB病毒、柯萨奇病毒等均可能导致本病。病毒感染已在流行病学、组织病理学、免疫学和病毒学方面得到某些证据。病毒进入内耳的感染途径为：①通过血循环进入内耳，最常见；②由蛛网膜下腔经蜗小管侵入内耳；③经圆窗膜弥散进入内耳。病毒增殖并与红细胞黏附，使血流滞缓，处于高凝状态，尚可使血管内膜水肿，发生血管栓塞，导致内耳血运障碍，细胞坏死。

（2）微循环因素 为内耳提供血液供应的迷路动脉为单一的末梢动脉，无侧支循环，且常有解剖变异，使得内耳的血液供应有较大的脆弱性。内耳血管病变如血栓、栓塞、出血血管痉挛等均能引起特发性突聋。糖尿病、高血压、动脉硬化及心血管疾病患者，更易因劳累、忧虑等诱发本病。研究表明，对突发性聋患者进行血液流变学的测定，绝大部分突发性聋患者的指标明显异常。研究还表明，使用改善循环功能和提高耳蜗供氧量的药物能够促进突发性聋患者听力的恢复，这些结论也证明了微循环病变可能为导致突发性聋发病的重要因素。

（3）局部出血　目前，内耳局部出血也被认为是导致突发性聋的重要原因之一，临床上大量使用抗凝剂均可导致内耳组织器官的局部出血，进而迅速影响耳蜗内外淋巴液的压力，导致淋巴液的压力升高，从而改变了内耳淋巴液电解质及渗透压，最终使得患者听力下降，这与传统的给予突发性聋扩血管药物的治疗方案是相反的，故对于突发性聋的患者应常规给予内耳 MRI 检查，以排除内耳出血的可能。

（4）免疫因素　免疫因素也是导致特发性聋的原因之一，临床上许多自身免疫性疾病的患者（如系统性红斑狼疮、多发结节动脉炎等）往往伴有感音神经性聋。提示自身免疫性疾病的病理生理可能参与了突发性聋的发生。Nordang 等发现补体激活机制可能参与了突发性聋的发生。其他学者如李兵等的结果也表明，突发性聋的发病机制可能与体液免疫有一定的关系。本病患者常有补体 C3 的激活产物显著升高这一表现提示，单纯内耳这一微小器官的病理反应难以引起血中这类物质的水平变化，更有可能是全身反应在内耳的表现。

（5）生活习惯　个人的生活习惯也可能是导致突发性聋的诱因之一。如抽烟、饮酒等不良嗜好，摄入过量的饱和脂肪酸等均可升高血液黏度，进而影响内耳微循环，而饮食中摄入富含植物不饱和脂肪酸，则具有一定抗血栓作用，以减少突发性聋的发生。

（6）过氧化因素　不同原因导致的内耳缺血、缺氧及微循环障碍均可以使内耳产生过多的氧自由基。氧自由基对内耳毛细胞有很强的毒性，同时还能加剧内耳微循环障碍，最终导致内耳毛细胞的损害，致使听力下降。

（7）心理因素　近年来，心理学研究指出，焦虑等情绪通过促进人体释放去甲肾上腺素，最终导致人体血流变学的改变，进而影响内耳微循环，产生耳聋。同时，朱传安等的研究表明，抑郁状态可使人体内血小板聚集率增高，同样影响内耳微循环，产生耳聋。

此外，近些年来有不少关于咽鼓管吹张、喷嚏、咳嗽、呕吐或其他剧烈活动，因引起中耳或迷路内压力急剧变化，致前庭膜或蜗窗膜破裂而发生本病的报道。当明确为窗膜破裂时，则应将其从本病中分离出去。

（二）中医学认识

中医对耳聋的认识是一个漫长的过程，至明代医家才将耳聋明确地分为暴聋和渐聋。暴聋自《黄帝内经》提出以后，历代医家从风邪外袭、肝气郁结、肝火上扰、痰火上扰、气滞血瘀等方面探讨其病因病机，同时以风邪致病为主。风邪又常与热邪、寒邪兼夹，故临床上可见风寒和风热的不同类型，风邪致聋，是由于风邪犯肺，肺卫不和，邪毒循经上犯肺经之结穴龙葱。而暴聋的现代病因病理学说主要是继承古代学说，并侧重提出风、火、痰、瘀四者是导致暴聋的主要病理因素，其中“火”则主要是指肝火和心火。然综合诸家学说，突聋的中医病因病机可总结如下：实证有外感风热、肝火上扰、痰瘀互结、痰火蕴结、气滞血瘀等；虚证有肝肾阴虚、脾胃虚弱、气血亏虚、肾阳亏虚等。其中血瘀耳窍为最主要的病机，也是最多学者推崇的中医病因病机，认为各种病因病机最终会发展为血瘀耳窍，文献研究中发现，突发性聋各证型往往相互夹杂或转化；其中与血瘀关系最为密切，血瘀是突聋发病的病理基础，因此，无论气滞血瘀、痰瘀互结，还是血虚血瘀、气虚血瘀，最终均导致气血凝滞，耳窍脉络不通，耳窍失用而发生暴聋，血瘀耳窍是暴聋发生的中心环节，而且贯穿于暴聋的始终。治疗上在辨证施治的基础上应酌加活血化瘀通窍之品。从西医学的角度突发性聋与内耳血循环障碍相关，其论点与传统中医血瘀理论有一定的相关性，有学者对突发性聋患者的血液流变学进行研究，也论证了血瘀观点。

二、临床诊断

（一）辨病诊断

1. 临床表现

根据突发性感音神经性聋的定义，对突发性感音神经性聋做出诊断并不困难，但应仔细收集突发性感音神经性聋患者病史和发病情况，并进行全面的耳科学、神经耳科学、听力学、前庭功能、影像和实验室检查，以期找到可能的病因。

（1）症状　多在清晨起床时及晚间发病。一般先有单耳高音调或低频耳鸣，听力可在几分钟或数小时内急剧下降到最低点，少数患者听力下降稍缓。耳聋程度可由中度、重度至全聋。可伴有旋转性眩晕、恶心、呕吐及耳内堵塞、耳周围沉重、麻木感。眩晕一般在1周内可逐渐消失，部分患者听力可在1~2周内逐渐自行恢复。

（2）体征　如无其他耳病，外耳道、鼓膜检查一般正常。

2. 相关检查

（1）听力检查　①纯音听力测试的曲线呈感音神经性聋，大多为中度或重度聋。多为高频下降为主的下降型（陡降型或缓降型），少数为以低频下降为主的上升型，或呈平坦型曲线，听力损失严重者可出现岛状曲线。②重振试验阳性，自描听力曲线多为Ⅱ型或Ⅲ型。③声导抗测试：鼓室导抗图正常。镫骨肌反射阈降低，无病理性衰减。④耳蜗电图及听觉脑干诱发电位示耳蜗损害。

（2）前庭功能试验　一般在眩晕缓解后进行。前庭功能正常或明显降低，可有自发性眼震、位置性眼震或半规管轻瘫。

（3）影像学检查　内听道X线摄片或CT桥小脑角扫描无异常。

（二）辨证诊断

暴聋的辨证要以患者的发病情况、耳鸣、眩晕的情况作为辨证要点。

辨耳鸣：耳鸣声轻，如吹风样声音，多属风邪外犯，或为气血、肾元亏虚；耳鸣轰轰，如机器声音者，多属肝火或痰火上扰。

辨眩晕：眩晕而头痛、头脑发胀，多属肝胆火热；眩晕而头重如裹，汗出黏腻者，多属痰火上扰等。

1. 风寒闭耳型

（1）临床症状　有外感病史，突然听力下降，呈感音神经性聋。或伴头痛、鼻塞、恶寒发热、周身不适等症。舌苔薄白，脉浮紧。

（2）辨证要点　头痛、鼻塞、恶寒发热、周身不适等症。舌苔薄白，脉浮紧。

2. 肝火犯耳型

（1）临床症状　耳鸣耳聋突然发生，多因郁怒而发，鸣声宏而粗，耳内闭塞感。烦躁易怒，口苦咽干。舌红、苔黄，脉弦数有力。

（2）辨证要点　鸣声宏而粗，耳内闭塞感，烦躁易怒，口苦咽干。舌红、苔黄，脉弦数有力。

3. 阴虚阳亢型

（1）临床症状　耳鸣耳聋，耳内闭塞感。伴眩晕，两眼干涩，腰膝酸软，烦躁失眠，口苦咽干。舌红有裂少津，脉弦细数。

（2）辨证要点　眩晕，腰膝酸软，烦躁失眠，口苦咽干。舌红有裂少津，脉弦细数。

4. 痰火闭耳型

（1）临床症状　耳鸣耳聋暴发，多因饮酒或过食炙煿厚味诱发。音感模糊，甚则闭塞无闻，鸣声宏而粗，持续不歇。并见头昏头重，胸腹痞满，或有恶心，大便不爽，小便黄。舌质红胖、苔黄腻，脉滑数或弦滑。

（2）辨证要点　头昏头重，胸腹痞满，或有恶心，大便不爽。舌质红胖、苔黄腻，脉滑数或弦滑。

5. 血瘀耳窍型

（1）临床症状　突发耳鸣耳聋，鸣声持续不已。外无表证，内无里证。舌质暗或有瘀点，脉涩。

（2）辨证要点　舌质暗或有瘀点，脉涩。

三、鉴别诊断

（一）西医学鉴别诊断

（1）梅尼埃病　有反复发作病史，初次发作时听力损失一般较轻，呈波动性听力下降；特发性突聋听力损失较重，极少反复发作。

（2）听神经瘤　起病缓慢，进行性听力减退，有颅神经受累症状及共济失调等。ABR、CT 扫描等检查可准确鉴别。

（3）功能性聋　又称为精神性聋。其症可发如突聋，多为双侧全聋，且多有其他神经精神症状，如情绪过于激动或抑郁，并见皮肤、角膜或咽后壁反射消失，以及嗅觉缺失、失语或失明等癔症症状和体征，无耳鸣及眩晕，一般可自愈。电测听与言语测听结果不符。

（二）中医学鉴别诊断

（1）耳眩晕　耳眩晕初次发作时可表现为突发性聋，但可自愈。多反复发作。

（2）耳毒性药聋　其病发前曾用过耳毒性药物，可资鉴别。

（3）癔聋　其也可突然发生耳聋，但多为两侧性全聋。特点是听而不闻，无耳鸣及眩晕，有明显精神创伤因素，暴聋多为一侧性。

四、临床治疗

（一）提高临床疗效的基本要素

（1）本病发病迅速，治疗时机是本病预后好坏的关键。国内外的学者也一致公认，病程与突发性聋的预后有明显的相关性，发病后越早就医，其疗效越好。早期给予相应的干预，对于预防内耳微循环血栓的形成，改善内耳微循环的供氧情况，有着积极的意义。但是发病时间晚也不应该放弃治疗，积极进行治疗也有提高和恢复听力的可能性。虽然突发性聋有一定的自愈倾向，但仍应积极治疗，在临床上也可使一部分患者的听力得以恢复。

（2）积极治疗突聋的并发症，亦是提高临床疗效的有效方法。对耳鸣及眩晕症状的治疗，在一定程度上会对突发性聋的预后有一定影响。

（3）对患者采取一定的心理干预措施，并配合中西医综合治疗，是目前治疗本病的有效途径。

（二）辨病治疗

因内耳听毛细胞坏死是不可逆的，故对本病应视为急症抓紧治疗，抢救听力。采用中西医结合活血化瘀、扩张血管、改善微循环、恢复内耳血液及能量供应等治疗方法，有着较好的疗效。

（1）一般治疗　加强对症治疗，如眩晕严重者，可予镇静止吐药物如地西泮、氯丙嗪、地芬尼多等。

（2）糖皮质激素　可予糖皮质激素如地塞米松等，既可全身用药，也可鼓室内注射。全身用药最好在症状出现 14 天内用药，泼尼松一日1次，每次1mg/kg（最大剂量每日60mg），或甲泼尼松龙每日48mg；或地塞米松每日10mg，全剂量7~14天，之后逐渐减量。鼓室内注射可立即用药，也可在初始治疗无效或者症状出现2周后应用，地塞米松每日24mg（复合浓度）或每日10mg（原药浓度）；或甲泼尼松龙每日40mg或每日30mg，每次注射0.4~0.8ml，两周内注射不超过4次。

（3）高压氧　应尽早进行高压氧治疗，常选择0.20MPa高压氧治疗压力，每次60~140分钟，10~14天为1个疗程，标准疗程为2~3个疗程。发病3个月内给予高压氧治疗有效，高压氧补救治疗的时间可延长治疗至6个月。超过6个月的突发性聋不建议高压氧治疗。

（4）血管扩张剂　如尼莫地平、盐酸氟桂利嗪、桂利嗪、阿米三嗪萝巴新片、倍他司汀、甲磺酸倍他司汀片等，任选1~2种。

（5）促进细胞代谢药物　选用ATP、辅酶A、细胞色素C、胞磷胆碱等。

（6）抗血栓形成剂和溶栓剂　如蝮蛇抗栓酶、尿激酶、链激酶等。

（7）降低血液黏稠度　右旋糖酐静脉滴注。

（8）维生素类　维生素B_1、维生素B_6、维生素B_{12}、维生素E等。

（9）体外反搏。

（三）辨证治疗

1. 辨证论治

（1）风寒闭耳型

治法：疏风宣肺，祛邪通窍。

方药：三拗汤加减。

麻黄、杏仁、甘草。方中麻黄发散风寒，宣肺平喘，杏仁助麻黄温散肺寒、下气定喘，甘草化痰利肺，共奏发散风寒，止嗽平喘之功。可酌加防风、僵蚕、葛根、石菖蒲之类，助祛风散邪。

（2）肝火犯耳型

治法：清肝泻火，开郁通窍。

方药：龙胆泻肝汤加减。

龙胆草、栀子、黄芩、泽泻、木通、车前子、当归、柴胡、生地、甘草。可加郁金、石菖蒲。龙胆草善泻肝胆之实火，并能清下焦之湿热为君，黄芩、栀子、柴胡苦寒泻火，车前子、木通、泽泻清利湿热，使湿热从小便而解，均为臣药；肝为藏血之脏，肝经有热则易伤阴血，故佐以生地、当归养血益阴；甘草调和诸药为使。配合成方，共奏泻肝胆实火，清肝经湿热之功。若肝郁证明显者，加香附、川芎之类行气疏肝；挟胃火盛或大便秘结者，加酒制大黄通便泻火；伴眩晕者，加牡蛎、磁石之类潜阳。

（3）阴虚阳亢型

治法：育阴潜阳，开郁通窍。

方药：镇肝熄风汤加减。

怀牛膝、白芍、龟甲、玄参、天冬、代赭石、生龙骨、茵陈、甘草、生牡蛎、川楝子、麦芽。生龟甲、玄参、天冬、杭白芍滋阴养血，柔肝息风，使阴液充足，以制阳亢；茵陈、川楝子、生麦芽清泻肝阳，条达肝气，使肝气疏达，而肝阳自平，共为佐药。生甘草调和诸药，与生麦芽合用，又能养胃和中，以防金石药碍胃，为使药。诸药合用，以镇肝息风，滋阴潜阳。可以磁石替代赭石，加丹参、葛根之类以活血通窍。若口苦咽干，酌加黄芩、栀子之类清肝热。

（4）痰火闭耳型

治法：清热化痰，开郁通窍。

方药：加味二陈汤。

法半夏、陈皮、茯苓、甘草、黄芩、黄连、薄荷、生姜。法半夏辛温性燥，善燥湿化痰，和胃降逆，陈皮既可理气行滞，又能燥湿化痰，黄芩、黄连配伍清热燥湿，泻火解毒，薄荷疏散郁遏之气，透达肝经郁热；生姜降逆和中，且能辛散达郁，甘草调和诸药。可选加枳壳、郁金、石菖蒲、路路通。

（5）血瘀耳窍型

治法：活血化瘀，通窍聪耳。

方药：桃红四物汤加减。

熟地、当归养血活血，为君药；川芎活血行滞，白芍敛阴养血，红花、桃仁破血行瘀，祛瘀生新，共为臣药。瘀血行则经水得以流通，而腹胀腹痛自灭，本方有养血、活血、调经止痛之功效。酌加柴胡、石菖蒲、地龙。

2. 外治疗法

（1）针刺治疗　主穴取头针颞后线、听宫、听会、翳风、供血（风池穴下1.5寸，平下口唇处）、外关、中渚。配穴：肝胆火盛加太冲、侠溪；肾精亏虚加太溪、三阴交；气血瘀阻加合谷、三阴交；痰浊上扰加中脘、丰隆；伴失眠者加安眠、神门；伴眩晕者加百会、风池。

（2）电针　主穴取翳风、听会，用毫针直刺，针刺得气后接电针仪，用连续波，中等量刺激，留针30分钟。配穴取侠溪、中渚、太冲、太溪，均取双穴，用毫针直刺，得气后留针30分钟。每日1次，10次为1个疗程。一般治疗2~3个疗程。

（3）穴位注射　葛根素200mg，听宫、听会、耳门、翳风四穴注射，每日1次，20天为1个疗程。

（4）耳穴贴压　取患侧耳穴肝、肾、内耳、神门、皮质下、外耳进行穴位探察，压痛最明显处即为耳穴治疗点。取磁珠贴于耳穴上，以贴压处感到胀而略感沉重刺痛为度。并采用点压法，即用指尖一压一松，间断地按压，每次间隔0.5秒，每穴点压20~30次，每4小时按压1次，3天更换磁珠。两周为1个疗程。

3. 成药应用

（1）葛根素注射液　400mg加入5%葡萄糖250ml中静脉滴注，每日1次，10天为1个疗程，一般为1~2个疗程。

（2）复方丹参注射液　20ml加入5%葡萄糖250ml中静脉滴注，每日1次，10天为1个疗程，一般为1~2个疗程。

（3）唇香草聪耳片　每次6粒，每日2次，口服。

（4）龙胆泻肝丸　每次600mg，每日3次，口服。

（5）金纳多注射液　105mg加生理盐水500ml静脉滴注，每日1次。

（6）舒血宁注射液　舒血宁注射液20ml，兑入5%葡萄糖注射液250ml中，静脉滴注，每日1次。

（7）银杏叶提取物注射液（丸、胶囊、口服液、片、滴丸）　每日或隔日深部肌肉注射或缓慢静脉推注（患者平卧）5ml；或根据病情静脉输注，一天1~2次，一次2~4支，必要时可调整一次5支，一日2次，疗程一般为10~15天。给药时可将本品溶于生理盐水、葡萄糖或低分子右旋糖酐或羟乙基淀粉中，混合比例为1∶10。若输液为500ml，滴速控制在2~3小时。

片剂：口服一天2~3次，一次1片；或遵医嘱。

胶囊：口服一天3次，一次2粒。

口服液：口服一天3次，一次10ml。

滴丸：口服一天3次，一次5丸。

4. 单方验方

（1）耳聋方　磁石60g，葛根45g，骨碎补45~60g，怀山药30g，白芍、川芎各15g，酒大黄6g，甘草12g，适当加减，水煎服，每日1剂。

（2）通窍益气汤　蔓荆子、柴胡、川芎各10g，葛根、黄芪、丹参各30g，桃仁、红花、赤芍各10g，青葱管5支，适当加减，水煎服，每日1剂。

（3）干柿粥　用干柿子3枚切细，煮豆豉汁2碗，粳米30g，煮粥食之。

（4）菖蒲羹　石菖蒲80g，猪肾1对，葱白1握，粳米少许，以水煮菖蒲，取汁去渣，入猪肾、葱白、粳米同煮，调味，空腹食。

（5）葛根10g，煎汤代茶，频频饮之，具有升清降浊，祛邪复聪作用。

（四）新疗法选粹

穴位注射（2ml丹参注射液）：清洁穴位体表皮肤，以75%乙醇消毒；可取耳门、听宫、翳风、完骨等穴；取2ml丹参注射液注射于所选穴位，每个穴位注射0.5~1ml；注射后以棉球按压3分钟。每日1次，5天1个疗程。

适应证：突发性聋

注意事项：①使用穴位注射时，应该向患者说明本疗法的特点和注射后的正常反应。如注射局部出现酸胀感、4~8小时内局部有轻度不适，或不适感持续较长时间，但是一般不超过1天。②年老体弱及初次接受治疗者，最好取卧位，注射部位不宜过多，以免晕针。③要注意药物的有效期，并检查药液有无沉淀变质等情况，防止过敏反应的发生。

（五）医家诊疗经验

1. 干祖望

由于肾开窍于耳，肝胆之经络于耳周，故古人治耳聋多从肾与肝胆人手，殊不知多数耳聋均与肺气失宣、肺失清肃或肺气不足有关。此即《素问·缪刺论篇》“邪客于手足少阴、太阴、足阳明之络，此五络皆会于耳中”之故。王孟英《温热经纬》云：“坎为耳，故耳为肾水之外候，然肺经之结穴在耳中，名曰龙葱，专主乎听。”干祖望认为，“专主乎听”一句，是指耳的听觉功能，而“龙葱”，则是肺经在耳中的经络之气。临床所见耳聋之体征虽各有异，然凡具肺卫见症者，均可从肺论治。

2. 潘焕鹤

潘焕鹤认为治疗本病以升发清阳、化瘀通窍为主，兼以益气。认为本病之发，均与劳累、忧虑、情绪紧张等因素有关，且清阳之气每有不足，所谓“下溜上竭”，耳之脉道遏闭。气道闭塞，则血亦随之而滞，故耳无所闻。

3. 蔡福养

蔡福养认为突发性聋，与心、肾两脏关系密切。因心、肾两脏同开窍于耳。心与肾同养耳窍，只有水火相济，心肾相交，才能上下清宁，听闻聪敏。蔡福养强调，本病属上实下虚证，病机多为肾水亏于下，心火亢于上。其证多发病急骤，听力下降，甚则骤然不闻声音；耳鸣声响，头晕目眩，面部烘热；多有劳累过度，腰脊酸痛，膝软无力，舌红少苔，脉细数或弦细等。

治疗上宜补肾充精，宁心安神。方药用自拟经验方“聪耳息鸣汤”：熟地25g，山药10g，山萸肉10g，丹皮10g，茯苓12g，泽泻10g，炒枣仁30g，磁石20g，煅龙牡各15g，远志10g，黄连10g，木通10g。

五、预后转归

特发性突聋的预后比其他感音神经性聋为好，部分患者有自愈倾向。估计有半数以上患者可获较好疗效。开始治疗越早，效果越好。一般而言，听力损失愈重，预后愈差，伴严重眩晕者预后差，听力曲线呈陡降型者较上升型者预后差。病程超过1个月预后不佳，其中许多患者将成为永久性聋。

六、预防调护

（一）预防

（1）注意耳之保健，不随意挖耳，避

免高声刺激，适当运用导引方法等，都是预防突聋的重要方面。

（2）加强身体锻炼，增强体质，调适温度，谨防虚邪贼风侵袭，这是防止风邪致聋的关键。

（3）调和情志，不过度兴奋和发怒，尤其对于素体阳盛，肝火偏旺者更为重要。

（4）饮食有节，不过饥过饱，减少肥甘酒酪，戒除烟酒等不良嗜好。

（二）调护

（1）暴聋患者一般精神比较紧张，求愈心切，因此，要安慰患者，使其了解疾病的原因，既重视疾病，又稳定情绪，以便配合治疗。

（2）要了解患者的饮食、用药情况，防止患者不适当的饮食和盲目用药，以免影响治疗。

（3）对于重度的双侧耳聋患者，要嘱其注意交通安全，并提供必要的生活起居的方便。

（4）要劝导患者戒烟、戒酒和少喝浓茶、咖啡之类刺激性食物。

（5）暴聋常伴有耳鸣，若因耳聋而烦躁不宁者，可参考“耳鸣”节调护。

七、专方选要

（1）耳聋方　黄芪12g，党参15g，白术9g，葛根30g，丹参15g，川芎9g，红花12g，桃仁12g，当归9g，柴胡12g，磁石15g，山萸肉9g，茯苓12g，枸杞12g，降香9g，菖蒲9g。每日1剂，水煎，分2次服，1个月为1个疗程，服药期间适量补充B族维生素等药。

（2）耳聋治肺汤　炙麻黄3g，菖蒲6g，防己6g，杏仁10g，葶苈子3g，甘草3g。用法：每日1剂，水煎，分2次服。加减：症状严重加蝉蜕、路路通；体虚加黄芪。

（3）耳聋通气散　柴胡500g，香附、川芎各250g。上药共研成细末，制成水丸，早晚各服5g，10天为1个疗程。

八、研究进展

（一）辨证思路

任建兵通过临床观察，发现大多数患者发病前有外感病史，因此根据六经辨证，分析该病的传变规律，将其过程分三期进行辨证论治：一期：太阳证期；二期：少阳证期，三期：少阴证期。通过观察发现该方法治疗突发性聋疗效显著，可阻断病程演变，预防复发，降低后遗症。

（二）治法探讨

赵敏等在常规西药治疗基础上，加用“活血化瘀、补肾宁心”法中药口服治疗，结果提示：可显著提高突发性聋临床疗效和改善耳鸣，安全性较高。

曾屹生、唐月英等发现肝火上扰型突发性聋运用丹栀逍遥散进行中医辅助治疗，可改善症状，对听力的提高及血黏度的改善具有促进作用，值得向临床进一步推广及开发。

郑国庆探讨张志远教授治疗耳鸣、耳聋验效方加味通气散开通听户玄府的微循环机制，立体显微镜下观察可显著改善肾上腺素（AD）滴注后脑膜微循环的血色、血液流态和血液流速，可显著降低AD滴注前后毛细血网交点数和管径的差值。

镁治疗：镁在人体内有重要作用，它是调整细胞膜渗透性、能量产生和消耗的关键性因素。研究发现口服镁离子可以作为预防性药物阻止噪音引起的永久性的阈值转换。Gordin等研究结果发现，镁离子在突聋的治疗中可使听力恢复，轻度的低血压是唯一的不良反应。但镁离子治疗合适剂量仍需进一步研究。

（三）中药研究

1. 单药研究

代文意采用银杏叶提取物治疗突发性聋伴耳鸣患者，可有效缩短患者耳鸣、耳堵塞及眩晕症状消失时间。

2. 复方研究

刘飞等采用光化学诱导法造成耳蜗微循环障碍而致突聋的动物模型，观察中药泻火治聋冲剂改善听力情况。中药组动物的脑干诱发电位阈值较单纯造模组明显降低（$P < 0.01$），耳蜗毛细胞损伤现象也明显好转，内外毛细胞耳蜗琥珀酸脱氢酶（SDH）分布增加。说明泻火治聋冲剂确有改善耳蜗微循环治疗突聋的作用。

肖家翔治疗突发性聋52例，用灯盏花注射液，并用通窍活血汤，结果本组52例随着听力损失程度的加重，血液流变学的各项指标均有升高，其中，中、重度聋的全血黏度、血浆黏度、RBC聚集指数与正常对照组血液流变学检测结果比较有显著差异，有效率94.2%。

（四）外治疗法

戴琴花、杨健等在常规治疗基础上联合雷火灸，用于治疗气滞血瘀型突发性聋，发现其可提高疗效，有显著的临床应用价值。

（五）评价及展望

突发性聋的治疗是综合性的治疗，目前治疗方案尚未统一，各种研究结果报道疗效不尽相同。突聋病理机制多样，其自然病史差异很大，给研究带来很大的困难。随着生活节奏的加快，突发性聋的发病率有明显上升的趋势，这对突聋机制、治疗的研究提出了更高的要求。现在许多学者提出了关于我国突发性聋临床多中心研究的设想，研究结果有助于了解我国突发性聋的发病情况，制定相应的诊疗标准，帮助临床医师改进突发性聋的治疗方法，提高疗效。

主要参考文献

[1] 钟萍，卢兢哲. 2019年美国突发性聋临床实践指南（更新版）[J]. 听力学及言语疾病杂志，2020，28（4）：474-479.

[2] 中国人民解放军总医院第六医学中心. 突发性聋的高压氧治疗（2018年）[J]. 中华航海医学与高气压医学杂志，2019，26（2）：77-81.

[3] 崔淑敏，吕华，邱萍，等. 葛根素注射液穴位注射治疗突发性聋. 辽宁中医杂志，2003，30（1）：42-43.

[4] 唐娅琴，汪永坚，季林香. 耳穴贴压治疗突发性聋的疗效观察. 上海针灸杂志，2009，28（11）：641-642.

[5] 任建兵. 中医六经辨证治疗突发性聋49例[J]. 光明中医，2016，31（10）：1429-1430.

[6] 赵敏，刘钢，吴飞虎. 应用活血化瘀补肾宁心法治疗突发性聋疗效观察[J]. 中医药临床杂志，2020，32（2）：332-335.

[7] 代文意. 耳鸣治疗仪联合银杏叶提取物对突聋伴耳鸣患者的影响[J]. 实用中西医结合临床，2020，20（2）：57-58.

[8] 戴琴花，杨健，钱海琴，等. 雷火灸用于气滞血瘀型突发性聋的效果探讨[J]. 系统医学，2019，4（20）：190-192.

[9] 刘琴，姚行齐. 突发性聋中医病因病机探析[J]. 中西医结合研究，2016，8（4）：214-215.

第十四节　感音神经性聋

感音神经性聋是指耳蜗螺旋器病变，不能将声波变为神经兴奋，或神经及其中枢途径发生障碍不能将神经兴奋传入；或大脑皮质中枢病变不能分辨语言，由于初步的听力学检查不能将神经性聋和中枢性聋区分开来，病变位置复杂多样，可出现在内耳、内听道、桥小脑角等多个部位，因此统称感音神经性聋。如先天性感音神经性聋、老年性聋、药物中毒聋、感染性聋、突发性聋与特发性突聋、内耳的自身免疫性疾病、听神经病等。

一、病因病机

（一）西医学认识

（1）先天性感音神经性聋　常由于内耳听神经发育不全所致，或妊娠期受病毒感染或服用耳毒性药物引起，或分娩时受伤等。

（2）老年性聋　是多因素的过程，每一种因素的表达个体差异较大，随时间过程损害听力系统，多因血管硬化、骨质增生，使供血不足，发生退行病变，导致听力减退。

（3）药物中毒聋　多见于氨基糖苷类抗生素，如庆大霉素、卡那霉素、多黏菌素、双氢链霉素、新霉素等，其他药物如奎宁、水杨酸、顺氯胺铂等都可导致感音神经性聋，耳药物中毒与机体的易感性有密切关系。药物中毒性聋为双侧性，多伴有耳鸣，前庭功能也可损害。中耳长期滴用此类药物亦可通过蜗窗膜渗入内耳，应予注意。

（4）感染性聋　见于各种急性传染病、细菌性或病毒性感染，如流行性乙型脑炎、流行性腮腺炎、麻疹、猩红热、流行性感冒、耳带状疱疹、伤寒等均可损伤内耳而引起轻重不同的感音神经性聋。

（5）突发性聋　是一种突然发生而原因不明的感音神经性聋。目前多认为急性血管阻塞和病毒感染是引起本病的常见原因。（突发性聋自身有一些特点，治疗有所不同，故在上一节单独论述。）

（6）内耳的自身免疫性疾病　临床上未查明原因的、对免疫抑制剂治疗有效的感音神经性听力障碍。目前，内耳特异性抗原的分离和纯化尚未完成，其发病机制和可靠的确诊方法亦在研究中。

（7）听神经病　病因未明，有关学说有新生儿高胆红素血症、早产等，其中新生儿高胆红素血症尤为重要；此外，听神经脱髓鞘病变、听系的自身免疫性疾病、遗传因素、线粒体病、高歇病也可能是引发本病的诱因。由于本病的确切病变部位尚无定论，推测可能位于螺旋神经节细胞、内毛细胞，内毛细胞与传入神经元树突末梢形成的突触、耳蜗神经耳蜗支、蜗核及其在脑干的听觉通路。

（二）中医学认识

本病属于中医学“耳聋”范畴。《左传·僖公二十四年》载：“耳不听五声之和为聋”，点明了耳聋的主要特征。《素问·脏气法时论篇》又曰：“肝病者……气逆则头痛，耳聋不聪。”《诸病源候论》：“劳伤于肾，宗脉则虚损，血气不足，故为劳聋。”《医林改错》：“两耳通脑，所听之声归于脑……耳窍通脑之道路中，若有阻滞，故耳实聋。”故耳聋有虚实之分，实者多为外邪、肝火、痰饮、瘀血等实邪蒙蔽清窍；虚者多为脾、肾等脏腑虚损、清窍失养所致。

二、临床诊断

（一）辨病诊断

1. 临床表现

（1）病史　有无高热、传染病、爆震或长期噪音刺激史、药物中毒史。注意职业、遗传因素及癔症等。详询发病经过，为突然发病或逐渐发生以及治疗情况和效果。先天性者注意其母孕期内有无病毒性感染。

（2）重振现象　蜗性感音神经性耳聋患者有重振现象。他们可能听不见中等强度的声音，但如果声音强度再增加一点，他们又觉得难以忍受。听神经受损所致的感音神经性耳聋不会有重振现象。

（3）耳鸣　感音神经性耳聋患者常有耳鸣，多先于耳聋出现。常为单侧，有时虽然双侧都有，但只注意到较重一侧。

（4）眩晕　由于内耳中的前庭病变所致的错觉。眩晕发作时，患者常自觉周围的景物都在旋转，无旋转感的头昏不是眩晕。任何可引起单侧前庭功能减低的病变如感染或外伤等，都可引起眩晕。眩晕是梅尼埃病的常见症状之一。中枢性病变如听神经瘤、多发性硬化等也可引起眩晕。

2. 相关检查

（1）一般检查，注意智力和神经、精神状态。

（2）耳部检查，注意鼓膜有无病变及咽鼓管功能情况（除外中耳疾患）。

（3）听力及前庭功能检查，包括音叉、纯音电测听声阻抗及电反应测听，旋转或冷热试验及眼电图检查。

（4）必要的检验，如先天性耳聋应查看华氏反应以排除母孕期内是否感染梅毒螺旋体等病原体；有条件者，测定风疹与细胞增大病毒抗体以及染色体检查等。

（5）若不能排除桥小脑脚区占位性病变，可行内听道摄片检查及颞骨 CT 扫描。

（二）辨证诊断

1. 外邪侵袭型

（1）临床症状　听力骤然下降，或伴耳胀闷，或耳鸣。

（2）辨证要点　鼻塞、流涕、咳嗽、头痛、发热恶寒等，舌质红、苔薄黄，脉浮数。

2. 肝火上扰型

（1）临床症状　耳聋时轻时重，或伴耳鸣。

（2）辨证要点　多在情志抑郁或恼怒后加重，口苦咽干，面红或目赤，尿黄、便秘，夜寐不宁，胸胁胀痛，头痛或眩晕，舌红苔黄，脉浮弦数有力。

3. 痰火郁结型

（1）临床症状　听力减退，耳中胀闷，或伴耳鸣。

（2）辨证要点　头晕目眩，胸脘满闷，咳嗽痰多，口苦或淡而无味，二便不畅，舌红、苔黄腻，脉滑数。

4. 气滞血瘀型

（1）临床症状　听力减退，病程可长可短，有爆震史。

（2）辨证要点　舌质暗红或有瘀点，脉细涩。

5. 肾精亏损型

（1）临床症状　听力逐渐下降。

（2）辨证要点　耳鸣，流涕，色清晰或黏稠色白，头昏眼花，腰膝酸软，虚烦失眠，夜尿频多，发脱齿摇，舌红少苔，脉细弱或细数。

6. 气血亏虚型

（1）临床症状　听力减退，每遇疲劳之后加重。

（2）辨证要点　倦怠乏力，声低气怯，面色无华，食欲不振，脘腹胀满，大便溏薄，心悸失眠，舌质淡红、苔薄白，脉细弱。

三、鉴别诊断

（一）西医学鉴别诊断

（1）传导性聋　多由中耳、外耳病变引起，常见病因是炎症（如急、慢性化脓性或分泌性中耳炎，粘连性中耳炎，外耳道炎，外耳道疖肿）、外伤（如颞骨骨折累及中耳、鼓膜外伤、听骨链中断等)、异物或其他机械性阻塞(如外耳道异物、耵聍栓塞、肿瘤、胆脂瘤等)以及畸形(如先天性外耳道闭锁、听骨链畸形、鼓膜缺失等)。

(2)混合性聋　可因不同疾病引起，如分泌性中耳炎伴老年性聋、听骨链中断伴突发性聋、粘连性中耳炎伴梅尼埃病等，分别导致中耳和内耳功能障碍。混合性聋亦可由同一疾病引起，如耳硬化中期、爆震声导致鼓膜穿孔及内耳损伤、急慢性化脓性中耳炎并发迷路炎等，因病变同时或先后累及耳传音与感音系统，使耳聋兼有传导性聋和感音神经性聋的特点。混合性聋可能以传导性聋为主或以感音神经性聋为主，也可能以传导性聋和感音神经性聋成分大致相等或相似的形式存在。

(3)功能性聋　又称心理性聋、非器质性聋、癔症性聋、假性器质性聋、假性神经性聋、精神性聋等，由精神心理性因素引起。诊断应注意收集有关精神心理创伤病史。纯音测听检查多为双耳重度聋或全聋，缓慢发生者可能为单侧发病。声导抗测试、耳声发射、听性脑干反应等客观测听多无异常发现。

(二)中医学鉴别诊断

(1)耳异物　有异物入耳史，异物较大阻塞耳窍，也可有听力下降，外耳道检查有异物存在，即可做出明确的诊断。

(2)脓耳　以耳痛、耳内流脓、听力下降为主要症状，鼓膜检查可见鼓膜充血、鼓膜穿孔，或见鼓膜穿孔后有脓液溢出，听力检查、颞骨CT检查可鉴别。

四、临床治疗

(一)提高临床疗效的要素

首先应详细询问病史，详询病因，有无高热、传染病、爆震或长期噪音刺激史、药物中毒史。注意职业、遗传因素及癔症等。详询发病经过，为突然发病或逐渐发生以及治疗情况和效果。先天性者注意其母孕期内有无病毒性感染；再根据患者症状、舌脉辨证，结合临床相关辅助检查明确病因和病理变化进行鉴别；最后将所得信息进行综合，明确诊断，并给予合适有效的治疗方案。

(二)辨病治疗

临床上以轻者听音不清，重者完全失听主要表现；对耳聋者一般进行外耳道及鼓膜检查，听力学检查，如音叉试验、纯音测听、声导抗测试、耳声发射测试等。本病多因外邪、肝火、痰饮、瘀血等实邪蒙蔽清窍；虚者多为脾、肾等脏腑虚损、清窍失养所致，故治疗时则宜宣肺通窍，清肝泄热，化痰散结，活血化瘀，健脾益气养血，补肾填精等。

(三)辨证治疗

1. 辨证论治

(1)外邪侵袭型

治法：疏风清热，宣肺通窍。

方药：银翘散加减。具体药物组成：金银花、连翘、竹叶、荆芥、牛蒡子、淡豆豉、薄荷、桔梗、甘草、芦根。方中金银花、连翘，辛凉透邪、清热解毒。竹叶清上焦热；芦根清热生津；荆芥、淡豆豉牛蒡子、薄荷疏风散邪。全方合用，可疏风散邪、清热解毒。

(2)肝火上扰型

治法：清肝泄热，开郁通窍。

方药：龙胆泻肝汤加减。药物组成：龙胆草、栀子、黄芩、木通、泽泻、车前子、生地黄、当归、甘草。龙胆草善泻肝胆之实火，并能清下焦之湿热为君，黄芩、栀子、柴胡苦寒泻火，车前子、木通、泽泻清利湿热，使湿热从小便而解，均为臣药；肝为藏血之脏，肝经有热则易伤阴血，故佐以生地、当归养血益阴；甘草调和诸药为使。配合成方，共奏泻肝胆实火，清肝经湿热之功。

（3）痰火郁结型

治法：化痰清热，散结通窍。

方药：清气化痰汤加减。具体药物组成：胆南星、瓜蒌仁、半夏、茯苓、黄芩、陈皮、枳实、杏仁。方中胆南星苦凉、瓜蒌仁甘寒，均长于清热化痰，瓜蒌仁尚能导痰热从大便而下，二者共为君药。制半夏虽属辛温之品，但与苦寒之黄芩相配，一化痰散结，一清热降火，既相辅相成，又相制相成，共为臣药。治痰者当须降其火，治火者必须顺其气，故佐以杏仁降利肺气以宣上，陈皮理气化痰以畅中，枳实破气化痰以宽胸，并佐茯苓健脾渗湿以杜生痰之源。

（4）气滞血瘀型

治法：行气活血，化瘀通窍。

方药：通窍活血汤加减。具体药物组成：桃仁、红花、赤芍、川芎、麝香、老葱、生姜、大枣。桃仁、红花活血祛瘀；麝香芳香走上，开窍醒神，共为君药。赤芍、川芎行气活血，为辅药。生姜、葱白行气通阳利窍；大枣缓和芳香辛散药物之性，黄酒通络，也可引药上行，为臣药。诸药配合能更好地上行头面而活血通窍。

（5）肾精亏损型

治法：补肾填精通窍。

方药：耳聋左慈丸加减。具体药物组成：熟地黄、山药、山茱萸、茯苓、丹皮、泽泻、磁石、五味子、石菖蒲，亦可选用杞菊地黄丸或左归丸加减，偏肾阳虚者，治宜温补肾阳，选方右归丸或肾气丸。熟地黄善滋阴养血，填精固本，煅磁石补肾益精，平肝潜阳，聪耳明目；制山茱萸酸甘温补固涩，补肝肾之精血；山药既补肾阴，又补脾气与脾阴，三者共为臣药。牡丹皮清热凉血散瘀，既泄相火，又制山茱萸之温涩。泽泻泄热利湿，配熟地黄以泻浮火，降浊；茯苓平而淡渗脾湿，配山药健运脾气而益肾；五味子补肾宁心，石菖蒲理气活血，诸药合用，滋补兼镇潜，共奏滋阴平肝之功。

（6）气血亏虚型

治法：益气补血通窍。

方药：归脾汤加减。具体药物组成：党参、黄芪、白术、甘草、当归、龙眼肉、酸枣仁、茯神、远志、木香、生姜、大枣。黄芪甘温，益气补脾，龙眼肉甘平，既补脾气，又养心血以安神，为君药。党参、白术补脾益气，助黄芪益气生血；当归补血养心，助龙眼肉养血安神，为臣药；茯神、酸枣仁、远志宁心安神；木香辛香而散，理气醒脾，与大量益气健脾药配伍，补而不滞，滋而不腻，为佐药。炙甘草补气调中，为佐使药。加姜、枣调和脾胃，以资化源。全方共奏益气补血，健脾养心之功。

2. 外治疗法

（1）体针　局部取穴与远端辨证取穴相结合，局部可以耳门、听宫、听会、翳风等穴为主，每次选取2穴。风热侵袭，可加外关、合谷、曲池、大椎；肝火上扰可加太冲、丘墟、中渚；痰火郁结可加丰隆、大椎；气滞血瘀可加膈俞、血海；肾精亏损可加肾俞、关元；气血亏虚可加足三里、气海、脾俞。实证可用泻法，虚证可用补法，或不论虚实，一律用平补平泻法，每日针刺1次。

（2）耳穴贴压　取内耳、脾、肾、肝、神门、皮质下、内分泌等耳穴，用王不留行子贴压以上穴位，不时按压，以保持穴位刺激。

（3）穴位注射　可选用听宫、翳风、完骨、耳门等穴，药物可选用当归注射液、丹参注射液、维生素 B_{12} 注射液等，针刺得气后注入药液，每次每穴注入 0.5~1ml。

（4）穴位贴敷　用吴茱萸、乌头尖、大黄三味为末，温水调和，敷贴于涌泉穴，或单用吴茱萸末，用醋调和，敷贴于足底涌泉穴。

3. 成药应用

（1）葛根素注射液。400mg 加入 5% 葡萄糖 250ml 中静脉滴注，每日 1 次，10 天为 1 个疗程，一般为 1~2 个疗程。

（2）复方丹参注射液。20ml 加入 5% 葡萄糖 250ml 中静脉滴注，每日 1 次，10 天为 1 个疗程，一般为 1~2 个疗程。

（3）唇香草聪耳片。每次 6 粒，每日 2 次，口服。

（4）龙胆泻肝丸。每次 600mg，每日 3 次，口服。

（5）金纳多注射液。105mg 加生理盐水 500ml 静脉滴注，每日 1 次。

（6）舒血宁注射液。舒血宁注射液 20ml，兑入 5% 葡萄糖注射液 250ml 中，静脉滴注，每日 1 次。

4. 单方验方

（1）耳聋方　磁石 60g，葛根 45g，骨碎补 45~60g，怀山药 30g，白芍、川芎各 15g，酒大黄 6g，甘草 12g，适当加减，水煎服，每日 1 剂。

（2）通窍益气汤　蔓荆子、柴胡、川芎各 10g，葛根、黄芪、丹参各 30g，桃仁、红花、赤芍各 10g，青葱管 5 支，适当加减，水煎服，每日 1 剂。

（3）干柿粥　用干柿子 3 枚切细，煮豆豉汁 2 碗，粳米 30g，煮粥食之。

（4）菖蒲羹　石菖蒲 80g，猪肾 1 对，葱白 1 握，粳米少许，以水煮菖蒲，取汁去渣，入猪肾、葱白、粳米同煮，调味，空腹食。

（5）葛根 10g，煎汤代茶，频频饮之，具有升清降浊，祛邪复聪作用。

（四）新疗法选粹

（1）电针配合红光治疗　主穴选取听宫、听会、耳门、翳风，配穴选取风池、侠溪、足三里、百会、三阴交等。患者取坐位或卧位，常规消毒后，使用一次性无菌针灸针行穴位直刺，得气后以听宫、听会为一组，耳门、翳风为一组，连接电子针疗仪，疏密波，强度以患者能耐受为度，每次留针 30 分钟。治疗 6 天，休息 1 天。

电针治疗同时配合红光治疗。佩戴专用护目眼罩，红光治疗仪照射患耳，若患耳为双侧可同时或先后照射，红光照射时输出功率为 5W，光源距离患耳约 10cm。

（2）“小醒脑”针刺法　取百会、四神聪、风池（患侧）、完骨（患侧）、天柱（患侧）、耳门（患侧）、听宫（患侧）、听会（患侧）、翳风（患侧）、合谷（双侧）。配穴：肝火上扰者，加太冲（双侧）、中渚（双侧）、丘墟（双侧）；痰火郁结者，加丰隆（双侧）、大椎；气滞血瘀者，加膈俞（双侧）、血海（双侧）；肾精亏损者，加肾俞（双侧）、关元；气血亏虚者，加足三里（双侧）、气海、脾俞（双侧）。

方法：根据患者情况定穴后，以 75% 乙醇棉球予上述穴位常规消毒，选用一次性无菌针灸针依次针刺上述穴位，平补平泻，针刺得气后，接电子针疗仪。各组施以对应电针参数刺激。电针刺激强度调节以患者耐受为度。每日治疗 1 次，12 次为 1 个疗程，连续治疗 2 个疗程。

（3）电项针联合治疗　取双侧风池、供血穴，患侧耳门、听宫、听会、翳风穴。

方法：给予基础治疗，进行营养神经、糖皮质激素及血管扩张药治疗；针刺前常规消毒，采用 0.30mm × 40mm 毫针进针后，采取平补平泻手法，捻转得气后，将双侧风池、供血穴连接脉冲针灸治疗仪，风池穴连接正极，供血穴连接负极，选取疏波

（5Hz），强度以患者能耐受为度，留针30分钟，每日1次，每周治疗6天，休息1天，治疗2周。

（4）生物能芯灸片治疗 5%葡萄糖注射液250ml+银杏叶提取物70mg，静脉滴注，每日2次，盐酸前列地尔10μg加入0.9%氯化钠100ml，每日2次，入壶腺苷钴胺1.5mg，每日1次，肌内注射。上述药物连用15天，联合生物能芯灸片及生物能共振器，由医师指导患者佩戴穴位头套。主穴：百会、听宫、翳风、太阳。配穴：外关、风池。每穴1片。停用药物后仍连续佩戴45天。

（五）医家诊疗经验

宣伟军

宣伟军擅长用健耳方治疗本病。

健耳1号方：石菖蒲、丹参、路路通、女贞子、郁金、合欢花、柴胡、枸杞、熟地黄、知母、山茱萸、五味子等。

操作方法：每日1剂，水煎服。

适应证：听力减退逐渐加重，头晕健忘，或双颧潮红，手足心热，口燥咽干，情志波动，或胸胁痛，或腰酸膝软，舌红少苔，脉细数或弦涩。

健耳2号方：升麻、黄芪、郁金、丹参、柴胡、浙贝母、石菖蒲、路路通、合欢花、白术等。

操作方法：每日1剂，水煎服。

适应证：耳聋逐渐加重，头昏头重，倦怠乏力，少气懒言，纳呆食少。

五、预后转归

暴聋若能及时治疗，预后较好，若延误治疗，或渐聋时间已久者，通常恢复听力较为困难。婴幼儿可因耳聋丧失学习语言机会而导致聋哑。

六、预防调护

（一）预防

（1）避免使用耳毒性药物，如氨基糖苷类抗生素、泮利尿剂等，若因病情需要必须使用，应密切监测听力变化。

（2）避免噪声刺激。

（3）积极防治因急性传染病所引起的耳聋，做好传染病的预防、隔离和治疗工作，增强机体（尤其是儿童）的抵抗力。

（二）调护

（1）锻炼身体、增强体质、合理作息。

（2）根据不同的体质类型选择合适的饮食。

七、专方选要

1.耳聋方

组成：黄芪12g，党参15g，白术9g，葛根30g，丹参15g，川芎9g，红花12g，桃仁12g，当归9g，柴胡12g，磁石15g，山萸肉9g，茯苓12g，枸杞12g，降香9g，菖蒲9g。

用法：每日1剂，水煎，分2次服，1个月为1个疗程，服药期间适量补充B族维生素等药。

2.耳聋治肺汤

组成：炙麻黄3g，菖蒲6g，防己6g，杏仁10g，葶苈子3g，甘草3g。

加减：症状严重加蝉蜕、路路通；体虚加黄芪。

用法：每日1剂，水煎，分2次服。

3.耳聋通气散

组成：柴胡500g，香附、川芎各250g。

用法：上药共研成细末，制成水丸，早晚各服5g，10天为1个疗程。

4.聪耳合剂

组成：丹参、赤芍、当归、桃仁、川

芎、红花、柴胡、香附、远志、石菖蒲、木通、甘草等17味中药组成，每毫升含生药2.1g。

用法：每次33ml，每日3次。

八、研究进展

（一）病因病机

感音神经性聋在中医疾病中当归于“耳聋”范畴。本病主要症状为听力减退，究其病因，多由耳窍经气不行、闭塞难解；或外感风邪，侵袭机体所致；耳居清窍，邪毒留滞日久，则脏腑首当受损、功能失调，最终往往使本病演变为虚实错杂之证。王茂林认为其中以血瘀型居多，本病多由情志抑郁不遂，致肝气郁结，气机不畅，气滞则血瘀；或因跌仆爆震、陡闻巨响等伤及气血，致使瘀血内停；或久病入络，均可造成耳窍经脉不畅，闭塞清窍，发生耳聋。宣伟军治疗本病从肝脾肾瘀立论，急聋责之肝胆，久聋责之脾脏，并根据虚实不同分为肝郁血瘀、肾精不足型，肝郁脾虚、痰凝血瘀型以及脾肾不足、痰湿瘀阻型。

（二）辨证思路

急病耳聋与肝胆变化存在密切关系，宣伟军认为急病耳聋与肝胆变化存在密切关系，治聋急症当责之肝胆为主，如突发性聋、感染性聋、爆震性聋等。耳聋与脾有着密切关系，因此治久聋当责之脾脏为要，如药物性聋、噪音性聋、代谢性聋、营养性聋等。治聋当以肾为本，如老年性聋、遗传性聋等。临床上宣教授治聋以肝脾肾瘀立论为基础，以疏肝理气、健脾补肾、活血通窍为治法。本病实在肝胆，虚在脾肾，但因病因病机复杂，故临证时，常诸法并举，只是依据辨证各有所偏重，如或以肝胆为主，佐以脾肾，或以脾肾为主，佐以肝胆等。然急症多因肝胆气结，以致气机不利和气血不畅，或久病必瘀致脉络不通，故活血通窍为常用之法。

（三）治法探讨

谢慧基于“脑肠相通”理论，提出调和胃肠治疗感音神经性耳聋的机制，认为肠道菌群或为其重要靶点，改善肠道屏障及情绪状态为重要途径。生理上，胃肠之经脉循行至大脑，与脑部息息相通；功能上，胃主纳降，生精微化气血，大肠主传导，排泄糟粕，吸收精微，推陈致新，二者功能协调，胃肠通顺，气机调畅，水谷精微及清阳之气才能上承于脑窍。且已有临床研究证实，以调和胃肠为主的针灸及益气聪明汤等中药复方来治疗脾胃虚弱型耳疾的疗效确切，这不仅为脑肠相关理论提供了临床证明，也为探讨针药改善脑肠相关疾病提供了理论支撑，故脑肠相关理论在理解针药治疗感音神经性耳聋的机制方面有着重要作用，但其具体机制仍待进一步探讨。

（四）分型论治

谯凤英治疗神经性耳聋182例，辨证分为4种证型。其中肝火上扰型治以清肝泄热、活血通窍，痰火郁结型治以清火化痰，活血通窍，肾精亏虚型治以补益肾精，活血通窍，脾胃虚弱型治以补气升阳，活血通窍。结果痊愈28例，显效46例，有效56例，总有效率为71.4%。

刘鼐等采用口服中药加针刺辨证治疗感音神经性耳聋120例，共分为6种证型。其中风热侵袭型治以疏风清热、宣肺通窍，予银翘散（本方由金银花、连翘、桔梗、薄荷、荆芥、淡豆豉、牛蒡子、竹叶、甘草、鲜芦根等组成）加减；肝火上扰型治以清肝泄热、开郁通窍，予龙胆泻肝汤（本方由龙胆草、栀子、黄芩、木通、泽泻、车前子、当归、生地、甘草等组成。）

加减；痰火郁结型治以化痰清热、散结通窍，予清气化痰丸（胆南星、瓜蒌、半夏、黄芩、陈皮、枳实、茯苓、杏仁、姜汁等组成）加减；气滞血瘀型治以活血化瘀、行气通窍，予通窍活血汤（赤芍、川芎、桃仁、红花、葱、姜、大枣、麝香、黄酒等组成）加减；肾精亏损型治以补肾填精、滋阴潜阳，予耳聋左慈丸（煅磁石、熟地黄、山茱萸、牡丹皮、山药、茯苓、泽泻、竹叶柴胡等组成）加减；气血亏虚型治以健脾益气、养血通窍，予归脾汤（人参、黄芪、白术、当归、龙眼、茯神、酸枣仁、远志、木香、生姜、大枣、甘草等）加减。针刺主穴取百会、四神聪、风池、完骨、天柱、耳门、听宫、听会、翳风、合谷。结果总有效率为88.33%。陈平辨证治疗突发性耳聋63例，风火上扰型治以疏风清热，散邪利窍；肝胆郁热型治以清肝泄热，开郁通窍；瘀滞清窍型治以活血化瘀，通络开窍；肾精亏损型治以益肾填精，滋阴潜阳；脾胃虚弱型治以益气健脾，升阳通窍。结果痊愈24例，显效16例，有效15例，总有效率87%。

（五）中药研究

复方丹参注射液具有调气活血化瘀之作用，可通过改善患者内耳血液流变学特性及微循环，缓解其听力障碍；杨会平通过临床研究发现用复方丹参注射液穴位注射配合调任通督针法治疗感音神经性聋效果更佳，不仅可解除听神经细胞功能抑制，且可改善患者耳鸣等症状，提高其听力值。

（六）外治疗法

1. 针灸治疗

刘学梅用电针配合红光治疗感音神经性耳聋的临床疗效确切：电针主穴选取听宫、听会、耳门、翳风，配穴选取风池、侠溪、足三里、百会、三阴交等。患者取坐位或卧位，常规消毒后，使用一次性无菌针灸针行穴位直刺，得气后以听宫、听会为一组，耳门、翳风为一组，连接电子针疗仪，疏密波，强度以患者能耐受为度，每次留针30分钟。治疗6天，休息1天。红光治疗时佩戴专用护目眼罩，红光治疗仪照射患耳，若患耳为双侧可同时或先后照射，红光照射时输出功率为5W，光源距离患耳约10cm。电针配合红光治疗感音神经性耳鸣耳聋，疗效确切，无不良反应，值得临床进一步推广应用。

2. 耳八针

周媛等取百会、听宫（患侧）、听会（患侧）、角孙（患侧）、翳风（患侧）、完骨（患侧）、中渚（双侧）及养老（双侧）。患者取仰卧位，充分暴露穴位，常规消毒后，使用0.25mm×40mm毫针进行针刺，百会以15°平刺进针，刺至帽状腱膜下；角孙以15°向后平刺0.5寸；余穴均直刺，进针深度为1~1.2寸。耳周腧穴均行平补平泻法，直至患者自觉针感向耳周、耳底传导。留针30分钟，每周3次，共治疗4周。此方法不仅能提高听力，还能明显改善耳聋的伴发症状。

3. 埋针疗法

丁玉龙等取患侧耳门、听宫、听会进行穴位埋针治疗。患者穴位皮肤常规消毒后，用镊子夹住环型针柄，刺入穴内，使环状针柄平整地留在皮肤上，并活动周围皮肤，无刺痛后，外敷无菌敷料，用小块胶布固定、留针16小时，嘱患者按揉留针部位，每日2~3次。隔天1次，每周3次。疗程为4周。局部埋针疗法不仅可以改善感音神经性耳聋患者的听力，提高生活质量，也能从根本上修复耳蜗毛细胞。

4. 头体针结合配合舒血宁输液治疗

杨宝旺等运用头体针结合配合舒血宁输液治疗感音神经性聋效果良好，其中轻、中度耳聋患者较重度耳聋患者听力恢复明显。取穴：头针：颞前线、颞后线；体针：百会、耳门、听宫、听会。操作：头针：患者取坐位或仰卧位，常规消毒后，以水平15°夹角进针，直接刺至帽状腱膜下，深度为0.5~1.0寸，得气后，采用提插捻转手法，予以平补平泻，行针30秒，留针30分钟，针刺5天，休息2天，28天为1个疗程。体针：患者取坐位或仰卧位，穴位常规消毒后，取0.3mm×40.0mm不锈钢毫针，百会平刺0.5~1.0寸；耳门、听宫、听会，张口取穴，均直刺0.5~1.0寸，针刺得气后留针30分，针刺5天，休息2天。配合使用舒血宁20ml，与250ml生理盐水混合，每天1次，常规静脉输注，28天为1个疗程。

（七）评价与展望

感音神经性耳聋属于“爆聋”“耳鸣”“耳聋”的范畴，为耳鼻咽喉科常见病与多发病。近年来，感音神经性耳聋发生率呈现出逐年上升的趋势，严重影响了患者的正常学习、工作、生活，目前治疗感音神经性聋的方法很多，目前西医方面多采用激素类药物治疗，听力下降明显者佩戴助听器、人工耳蜗植入。中医方面，多因外邪、肝火、痰饮、瘀血等实邪蒙蔽清窍；虚者多为脾、肾等脏腑虚损、清窍失养所致，故治疗时则宜宣肺通窍，清肝泄热，化痰散结，活血化瘀，健脾益气养血，补肾填精等。临床多采用中西医结合治疗，西药结合中药汤剂，并与中医外治法（如针刺、穴位埋线、电针等）结合收获良效，改善了西医治疗中的不足与缺点，体现了中医药治疗耳聋的优势所在。

主要参考文献

[1] 孙爱华. 耳聋的临床诊断与治疗[J]. 中华临床医师杂志（电子版），2012，6（2）：277-281.

[2] 刘学梅. 电针配合红光治疗感音神经性耳鸣耳聋112例临床观察[J]. 国医论坛，2020，35（4）：37-38.

[3] 谯凤英，刘鼒，张盈，等. “小醒脑”针刺法在电针不同参数刺激下治疗感音神经性聋中的运用[J]. 中医耳鼻喉科学研究，2019，18（4）：31-33，15.

[4] 盛国滨，冯佳平，唐英. 电项针治疗急性低频感音神经性聋临床观察[J]. 湖北中医杂志，2019，14（10）：54-55.

[5] 李丽萍，安虹，杨仁贵，等. 生物能芯灸片与共振器治疗感音神经性耳聋临床分析[J]. 系统医学，2019，4（7）：4-6，18.

[6] 李彝，王瑜，宣伟军. 宣伟军治疗远期感音神经性耳聋经验[J]. 湖南中医杂志，2019，35（6）：35-37.

[7] 宋翠文，庄礼兴. 深刺听会穴治疗感音神经性耳聋验案一则[J]. 亚太传统医药，2019，15（7）：117-118.

[8] 刘鼒，谯凤英. 中药联合针刺治疗感音神经性聋的效果[J]. 中国医药导报，2016，13（10）：88-91.

[9] 丁玉龙，张焱，纪元，等. 埋针疗法治疗感音神经性耳聋临床随机对照研究[J]. 新中医，2017，49（12）：139-142.

[10] 杨会平. 调任通督针法联合复方丹参注射液穴位注射对轻中度感音神经性耳聋患者听神经功能及生活质量的影响[J]. 黑龙江医学，2019，44（9）：1027-1028，1031.

第十五节　梅尼埃病

梅尼埃病是指一类原因不明的、以膜迷路积水为主要病理特征的内耳疾病。以间歇发作性眩晕、波动性听力下降、耳鸣和耳胀满感为主要临床特征。可伴有恶心呕吐、冷汗，一般单耳发病，后期可累及双耳。发病间期无眩晕。中医学没有梅尼埃病的病名，按其主要临床表现，可参照“耳眩晕”治疗。

一、病因病机

（一）西医学认识

1. 流行病学研究

据国内外文献报道，梅尼埃病的患病率在 43~513/10 万人不等，多数报道认为女性患病率高于男性，男女患病率之比约为 1∶1.2~1∶4.3 不等。考虑梅尼埃病可能与雌激素相关。

2. 发病机制

梅尼埃病的发病原因复杂，至今尚无定论。

（1）其主要病理学变化为膜迷路积水。膜迷路积水的主要表现为内淋巴腔膨胀、扩大、内淋巴液增多，以及一系列的继发性改变。其主要原因有以下几个。

①内淋巴吸收障碍，内淋巴液是由耳蜗血管纹及前庭暗细胞产生，经内淋巴管向内淋巴囊流动，最终在内淋巴囊被吸收，由此维持其容量、成分稳定。当内淋巴囊和前庭水管发生堵塞时，就会导致积水的发生。

②免疫应答。

③内淋巴液生成过多等。

（2）随着基因分析技术的进步与创新，梅尼埃病的基因学研究进入了一个全新的时代，并越来越受到关注。经国内外众多学者的研究表明，以下基因与梅尼埃病相关。

①HLA 基因是位于常染色体 6p21.3 的基因复合体，是目前已知的最具多态性、最复杂的基因复合体。Koyama 等认为 DR2，尤其是 DRB1*1602 以及 Cw4 相关基因可能是梅尼埃病的易患相关基因。Khorsand 等认为 HLA–C 是梅尼埃病的一种遗传易患因素。

②AQPs 是位于常染色体 7p14 的水转运的特异性通道蛋白。目前认为 AQPs 在调节内耳液体，维持正常听觉、平衡功能方面有重要作用。

③COCH 基因位于常染色体 14q12~13，是人类发现的第一个常染色体显性遗传并伴前庭功能障碍的非综合征性耳聋基因，主要存在于耳蜗、前庭中，是目前比较有争议性的基因。

④IL–1 基因、HSP70 基因等均有研究表明与梅尼埃病有相关性，还需进一步研究探明其机制。

（二）中医学认识

本病多因“风、火、痰、瘀、虚”所致，其中又以“风、痰、虚”为主。本病病位在肝、脾、肾。发病原因可分为邪实和本虚两方面。发作时以邪实为主，可分为肝阳上亢、痰浊中阻、痰瘀互结、寒水上犯；间歇期以本虚为主，可分为髓海不足、上气不足。

1. 肝阳上亢

《素问·至真要大论篇》曰：“诸风掉眩，皆属于肝”；《济生方》云：“则知肝风上攻，必致眩晕。”喻嘉言《医门法律》说“肝气以条达为顺，素多郁怒，其气不条达而横格，渐至下虚上盛，气高不返，眩晕不知人而厥矣。”主要是指平素情志不疏，肝气郁结，化火生风，上扰清窍；或暴怒伤肝，怒则气上，升发太过，上犯清窍。

2. 痰浊中阻

《丹溪心法》中有“无痰则不作弦，痰因火动，又有湿痰，有火痰者”的名言；《金匮要略》曰：“心下有支饮，其人苦冒眩，泽泻汤主之”，又有“心下有痰饮，胸胁支满，目眩，苓桂术甘汤主之”；主要是指或脾虚运化不利，水湿停滞酿成痰浊，或素体痰盛，或肝郁化火，煎津成痰，痰浊上扰清窍发为眩晕。

3. 寒水上犯

肾主一身之阳气，肾阳不足，不能温

化水液，寒水停聚，上犯清窍，发为眩晕。

4. 髓海不足

《灵枢·海论》曰“髓海不足，则脑转耳鸣，胫酸眩冒，目无所见，懈怠安卧”。肾主藏精生髓，脑为髓海，若先天禀赋不足，或后天过度耗伤肾精，如房劳过度、病后失养等，致肾精不足，髓海空虚，耳窍失养而脑转耳鸣。

5. 上气不足

《灵枢·口问》载“上气不足，脑为之不满，耳为之苦鸣，头为之苦倾，目为之眩”。脾主升清，为气机升降之枢纽，耳位于头部，有赖于清气上灌濡养。若因思虑过度、劳倦日久、饮食失节致中气不足，清阳不升，耳窍失养，发为眩晕。

二、临床诊断

（一）辨病诊断

1. 临床表现

临床上以具备发作性眩晕、耳鸣、听力下降 3 个典型症状，且排除其他疾病引起的眩晕，即可诊断本病。

（1）反复发作的旋转性眩晕，持续 20 分钟至数小时，一般不超过 24 小时，至少发作 2 次以上；常伴恶心、呕吐、平衡障碍；无意识丧失；可伴水平或水平旋转型眼震。上述症状在睁眼或头位改变时加重，闭目静卧时减轻。发作次数越多，眩晕持续时间越长，间歇期越短。发作间期症状消失。

特殊情况：①Tumarkin 危象，又称发作性倾倒或椭圆囊危象，即个别患者出现突然倾倒，而神志清醒，偶伴眩晕。②Lermoyez 发作：表现为患者先出现耳鸣及听力下降，而在一次眩晕发作之后，耳鸣和眩晕自行缓解消失。又称 Lermoyez 综合征，发生率极低。

（2）至少一次纯音测听为感音神经性听力损失。早期低频感音性听力下降，听力波动，发作时加重，间歇期减轻，随病情进展听力损失逐渐加重。可出现重振现象。

（3）可有耳鸣，眩晕发作时加剧，间歇期可缓解，但多不消失，眩晕发作前后多有变化；早期可为低音调，如流水声、吹风声等，后期可出现多种音调的嘈杂声，如高调蝉鸣、电机声、汽笛声等。

（4）耳胀满感，发作时患耳可有胀满感或压迫感。

（5）排除其他原因引起的眩晕　如位置性眩晕、前庭神经炎、药物中毒性眩晕、突发性聋伴眩晕、椎基底动脉供血不足和颅内占位性病变等引起的眩晕等。

2. 相关检查

（1）听力学检查　纯音听力图早期为上升型或峰型、晚期可呈平坦型或下降型。具备下述 3 项即可判定为听力损失：

①0.25、0.5、1kH 听阈均值较 1、2、3 kHz 听阈均值高 15dB 或 15dB 以上；

②0.25、0.5、1、2、3 kHz 患耳听阈均值较健耳高 20dB 或 20dB 以上；

③0.25、0.5、1、2、3 kHz 平均阈值大于 25dB。

耳蜗电图：-SP 增大、SP-AP 复合波增宽，-SP/AP 比值增加（ $-SP/AP > 0.4$ ），AP 的振幅 - 声强函数曲线异常陡峭。

（2）甘油试验　甘油试验是利用甘油的高渗作用使膜迷路内淋巴液减少，膜迷路内水肿减轻、压力降低，内耳功能暂获改善，从而以服用甘油后听力改善来证实膜迷路积水的存在。具体方法如下：按 1.2~1.5g/kg 的甘油加等量生理盐水或果汁空腹饮下，服用前 1 小时与服用后 3 小时内，每隔 1 小时做 1 次纯音测听。若患耳在服甘油后平均听阈提高 15dB 或以上，或言语识别率提高 16% 以上者为阳性。但试验阴性也不能排除本病。

（3）前庭功能试验　前庭诱发性肌原

性电位（VEMP）：是一种检查球囊－丘脑反射通路较为成熟的方法。患者仰卧位，测试时嘱受试者抬高头部激活胸锁乳突肌，使其保持一定时间的强直收缩状态。记录双侧短声刺激条件下的VEMP。短声强度105dBSPL，刺激率5次/秒为最佳刺激率，记录到波形根据Yoshie等（1969年）的建议分别命名为p13（在13 ms左右出现的正波）、n23（在23ms左右出现的负波）。结果显示：梅尼埃病受试者VEMP 30%不能正常引出，有3种表现形式：VEMP双侧无反应、患侧反应振幅正常和VEMP患侧反应低振幅。

（4）影像学检查

①颞骨CT：诊断意义不大，偶有前庭导水管宽窄变化、导水管周围气化差等；

②膜迷路MRI：因MRI能清楚、直观地显示膜迷路的情况，为膜迷路积水提供形态学上的依据，已逐渐成为诊断梅尼埃病较为重要是手段之一。

（二）辨证诊断

本病有虚有实，虚者多为肾、脾之虚，如髓海不足、上气不足等；实者可见于肝阳、痰浊、寒水等上扰清空为患。本病发作期以实证多见，发作间歇期以虚证为多见，临床上应针对不同情况进行辨证论治。

1. 肝阳上亢型

（1）临床症状　突然发作的剧烈眩晕，多因恼怒、情志不舒诱发；多伴有眼震、口苦咽干、面红目赤、胸胁胀满、急躁易怒、舌红苔黄，脉弦数。

（2）辨证要点　眩晕突然发作，伴口苦咽干、面红目赤、舌红苔黄、脉弦数。

2. 痰浊中阻型

（1）临床症状　眩晕发作剧烈而频繁，伴头额胀痛，胸闷不舒，恶心、呕吐剧烈，痰涎多，心悸，纳呆、腹胀，身倦体重，舌苔白腻，脉濡滑。

（2）辨证要点　眩晕剧烈而频繁，伴头额胀痛，痰涎多，恶心呕吐，舌苔白腻，脉濡滑。

3. 寒水上犯型

（1）临床症状　眩晕发作时伴心下悸动，呕吐清水，耳内胀满，耳鸣耳聋，精神萎靡，伴面色苍白，腰痛、背冷，肢体不温，小便清长，夜尿频，舌质白、苔白润，脉沉细弱。

（2）辨证要点　眩晕，耳鸣耳聋，耳内胀满，形寒肢冷，夜尿频，舌质白、苔白润，脉沉细弱。

4. 髓海不足型

（1）临床症状　素有耳鸣，鸣声尖细，眩晕频发，发作时耳鸣加重，伴精神萎靡，记忆力下降，腰膝酸软，心烦多梦少眠，遗精，手足心热，舌质红、苔少，脉细数。

（2）辨证要点　素有耳鸣，眩晕频发，伴腰膝酸软，心烦多梦少眠，遗精，手足心热，舌质红、苔少，脉细数。

5. 上气不足型

（1）临床症状　眩晕常因思虑、劳倦过度而发，伴神疲乏力，面色苍白，唇甲无华，气短懒言，心悸，食少腹胀，大便溏；舌质淡、苔薄，脉细缓无力。

（2）辨证要点　眩晕，伴神疲乏力，面色无华，气短懒言，便溏，舌质淡、苔薄，脉细缓无力。

三、鉴别诊断

（一）西医学鉴别诊断

病史特点非常重要，结合发作期表现以及相关辅助检查，排除其他疾病即可。重点与以下周围性眩晕病相鉴别。

（1）良性阵发性位置性眩晕　常伴有眼震，但无耳蜗症状。

（2）前庭神经元炎　突发眩晕，伴自发性眼震及平衡障碍，伴恶心、呕吐，无耳鸣、耳聋；偶有复发，但眩晕程度可减轻。

（3）迷路炎　有化脓性中耳及中耳手术病史。

（4）迟发性膜迷路积水　在患有单侧或双侧严重耳聋1至数年后出现发作性眩晕，耳聋与眩晕出现的不连贯性恒定。可由外伤、腮腺病毒、白喉、麻疹、脑膜炎等导致。

（二）中医学鉴别诊断

本病应与中枢性眩晕、头昏、头重脚轻感或莫可名状的头部不适感等相鉴别。

四、临床治疗

（一）提高临床疗效的基本要素

（1）提高早期诊断率　梅尼埃病的诊断缺乏明确的病因诊断，大多数患者往往在症状齐全时才能被明确诊断和有针对性地干预，而此时常已出现不可逆的听力或前庭功能损害，因此越早诊断，越能改善患者症状。

（2）急则治其标，缓则治其本　即眩晕发作时，以治痰、治风、治火为主；间歇期以调理、补益肝、脾、肾气血阴阳为主。

（二）辨病治疗

本病暂无特效疗法和预防方法，多以保守为主，必要时针对顽固性患者采用手术疗法。

1. 一般治疗

（1）休息发作期间应选择暗室卧床休息。

（2）饮食　采用低盐低脂、高蛋白饮食，每日食盐摄入量不超过1.0g。

（3）心理治疗　梅尼埃病患者大多有不同程度的焦虑、恐惧、抑郁等表现，会诱发或加重梅尼埃病病情变化，应向患者解释本病性质为内耳疾病，不威胁生命，并介绍相应的预后情况，必要时可进行专业心理辅导以缓解或消除病患的心理负担。

2. 药物治疗

（1）急性发作时，选用以下镇静药　盐酸异丙嗪25mg，每日3次，或地西泮2.5~5mg，口服，每日3次；或10mg肌内注射等。

（2）抗眩晕　发作时可选用盐酸氟桂利嗪胶囊，每日5~10mg，睡前服用，口服；地芬尼多25mg，口服，每日3次。苯海拉明50mg，口服，每日3次。

（3）血管扩张剂　甲磺酸倍他司汀片6~12mg，口服，每日3次；盐酸倍他司汀片8mg，口服，每日3次。

（4）脱水剂　常用的有氯噻酮，每次100mg，晨起口服；70%二硝酸异山梨醇每次30ml，口服，每日3次，可连续服用4周，而无明显不良反应等。

（5）糖皮质激素　地塞米松1.5mg，口服，每日2~3次；泼尼松5mg口服，每日3~4次。

（6）维生素类　主要为维生素B族，如B_2、B_6、B_{12}等。

3. 局部治疗

（1）冷水灌注外耳道法　按变温前庭刺激原理，以30℃冷水或冰水5~10ml灌洗外耳道（发作时眼震快相所指向的耳道），使刺激后眼震方向指向对侧，以对抗前庭性刺激反应，可使眩晕迅速好转。

（2）鼓室注射法　多采用经鼓膜穿刺将药物注入鼓室内，或经鼓室置管给药，或植入微泵给药等方式，给药剂量、次数、间隔时间等均不同，常用药物为庆大霉素、地塞米松等。

（3）压力装置治疗　20世纪90年代开始陆续有研究表明，通过改变中耳压力可有效减少梅尼埃病的眩晕症状。Odkvist等比较了安慰剂组和Meniett治疗组的疗效，后者在眩晕和耳鸣强度上明显缓解。然而，Boudewyns等发现Meniett装置的长期疗效不佳。此法并不能根治梅尼埃病。中耳加压治疗的方法有很多种，临床上使用meniett仪采用鼓膜打孔行加压治疗；也有采用鼓膜通气法加压治疗；还有使用医用氧舱行空气加压治疗。前两种方式有中耳感染的风险，后一种是相对简便的无创加压方法。

4. 手术治疗

手术只用于药物治疗无效、不能工作、急于求愈的患者。手术对象以单耳患病为宜。手术可概括为3种类型：破坏性、半破坏性和保守性。手术种类较多，如颈交感神经节普鲁卡因封闭术、交感神经切断术、内淋巴囊减压术、内淋巴分流术、球囊减压术、经过电凝、冷冻或超声破坏前庭或半规管的膜迷路、化学药物前庭破术；各种进路的前庭神经切除术等。其中，内淋巴囊分流、前庭神经切除术和经迷路耳蜗前庭神经切除术分别是保守性、半破坏性和破坏性三类手术的代表性手术。

（三）辨证治疗

1. 辨证论治

（1）肝阳上亢型

治法：平肝息风，滋阴潜阳。

方药：天麻钩藤饮加减。

本方由天麻、钩藤、石决明、栀子、黄芩、杜仲、桑寄生、益母草、川牛膝、夜交藤、朱茯神等组成。天麻、钩藤、石决明平肝潜阳息风为主，辅以栀子、黄芩清肝胆火热，杜仲、桑寄生以益肾潜阳；益母草、牛膝引血下行；佐以夜交藤、朱茯神养心安神。若偏风盛，见眩晕明显者，可加生龙骨、生牡蛎、磁石等镇肝息风；若偏火盛，症见口苦、咽干、面红、目赤、大便干燥等，可加龙胆草、青黛、芦荟、丹皮等清肝泄热，若热盛可改用龙胆泻肝汤加减。

（2）痰浊中阻型

治法：健脾燥湿，涤痰息风。

方药：半夏白术天麻汤加减。

本方由半夏、天麻、白术、茯苓、橘红、甘草、生姜、大枣等组成。半夏燥湿化痰、天麻息风定晕；白术、茯苓健脾化痰；橘红理气化痰；甘草、生姜、大枣调和脾胃；若偏湿盛，症见头胀痛、痰涎多、舌苔白滑，可倍用半夏，加泽泻、车前子等利水祛湿；若偏风盛，见眩晕明显，可加胆南星、白芥子等涤痰息风；若夹火热，症见口苦、舌苔黄腻者，可加黄芩、竹茹、枳实清热化痰；若见气虚明显者，可加黄芪、党参，并可酌情给予少量炮附子以温养阳气。

（3）寒水上犯型

治法：温补肾阳，散寒利水。

方药：真武汤加减。

本方由附子、生姜、茯苓、白术、白芍等组成。附子温壮肾阳，生姜散寒，茯苓、白术健脾利水，白芍敛阴和里。若寒盛，症见背冷、四肢不温、小便清长，可加细辛、桂枝、巴戟天等温阳散寒。

（4）髓海不足型

治法：滋阴补肾，填精益髓。

方药：杞菊地黄丸加减。

本方由熟地黄、山药、山茱萸、泽泻、茯苓、丹皮、枸杞、菊花等组成。六味地黄丸滋阴补肾、壮水制火，辅以枸杞、菊花养肝益血。可加白芍、何首乌养肝益血，石决明、牡蛎滋阴潜阳，龟甲胶、鹿角胶等血肉有情之品以养血填精益髓。

（5）上气不足型

治法：补益气血，健脾安神。

方药：归脾汤加减。

本方由人参、黄芪、白术、当归、龙眼、茯神、酸枣仁、远志、木香、生姜、大枣、甘草等组成。黄芪、党参、炙甘草甘温补益脾气，远志、酸枣仁、茯神宁心安神，当归、龙眼肉养血安神，白术、茯苓健脾利湿，木香行气舒脾，生姜、大枣调和脾胃。若血虚明显，可加用何首乌、熟地、白芍养血；若眩晕明显，可加用白蒺藜、天麻息风定晕；若脾虚清阳不升者，可用补中益气汤加减；若久病不愈者，可适量加用桃仁、红花、丹参、水蛭、路路通等疏通血脉通窍。

2. 外治疗法

（1）针刺疗法

以百会穴、风池、内关、足三里、翳风、丰隆为主穴，根据辨证分型，可加用脾俞、肾俞、膈俞（寒水上犯），风府、头维、中脘（痰浊中阻），三阴交、太冲、行间（肝阳上亢），气海、神门、脾俞（上气不足），神门、听会、听宫（髓海不足）等。

（2）灸法

①百会穴+辨证配穴行隔姜灸20~25壮。

②温针灸法治疗此症，取穴：百会+内关、行间、太溪、足三里、三阴交、脾俞、肝俞、神庭、翳风、丰隆、关元其中4~6穴，一般每穴施温针灸2~3壮，时间约30分钟。

（3）穴位注射

①天麻素注射液穴位注射，各穴1ml，随症配穴。

②0.6ml山莨菪碱注射液，等量分别注入双足三里、双翳风穴各0.3ml。

③取风池、内关、太冲、丰隆穴，每穴注入2ml复方丹参注射液，每日1次，双侧轮流取穴。

④取额中穴、内关穴（双）、太冲穴（双）。每穴注射0.2ml山莨菪碱注射液，每日1次，5天为1个疗程。

⑤抽取山莨菪碱注射液1ml加5%碳酸氢钠注射液4ml，取双侧阳陵泉穴，每穴注射2.5ml药液，隔日1次，5次为1个疗程。

（4）贴敷疗法　采用温胆汤加减（法半夏、茯苓、枳实、胆南星、黄芩、生姜、大枣各10g，陈皮、甘草各5g，共研细末，用时取药末适量，用米酒调成糊状）敷脐治疗。

（5）头针

①取双侧足运感区、晕听区、感觉区、平衡区，快速捻转，配合常规治疗。

②晕听区捻转运针持续约0.5~1分钟，留针5~10分钟，重复捻转2次，配合体针治疗。

（6）耳针

①耳穴取神门、皮质下、枕、内耳、肾，用王不留行籽贴压，配合内关穴封闭治疗。

②选取肝阳穴、内耳穴、神门、肾穴按摩，配合中药治疗。

3. 成药应用

（1）刺五加注射液　40ml，静脉滴注，每日1次，3次为1个疗程。

（2）灯盏花素注射液　20ml，静脉滴注，每日1次，1周为1个疗程。

（3）天眩清注射液　600mg+5%葡萄糖250ml，静脉滴注，每日1次，2~3天。

（4）三七通舒胶囊　1粒，口服，一日3次，2周为1个疗程。

（5）杞菊地黄丸　口服。水蜜丸一次6g，小蜜丸一次9g，大蜜丸一次1丸，一日2次。

（6）天麻眩晕宁颗粒（合剂）　开水冲服，一次1袋，一日3次。

（7）晕复静片　饭后服。一次1~3片，一日3次，或遵医嘱。晕车、晕船患者于开车、行船前半小时服用。

（8）全天麻胶囊　口服，一次2~6粒，一日3次。

4. 单方验方

仙鹤草，60g，水煎服，每日1剂，4

天为 1 个疗程；或 200g 水煎服，连用 3 天为 1 个疗程。

（四）新疗法选粹

（1）腹针疗法　取穴引气归元、气穴、气旁、滑肉门、上风湿点、天枢、大横、期门、章门。

操作方法：患者仰卧，暴露腹部，根据患者的胖瘦选择 30mm 或 50mm 毫针，根据病程的长短决定针刺深度，一般而言，采用只捻转不提插或轻捻转慢提插手法，要求"刺至病所"即可采用只捻转不提插或轻捻转慢提插手法，要求"刺至病所"即可。

（2）"升阳祛霾"针灸法　①针刺患侧听宫、百会、印堂、太阳、风池、合谷等穴。②艾灸热敏化腧穴：本病热敏化腧穴大多出现在患侧听宫、百会、印堂等区域。

操作方法：根据穴位出现热敏化程度的不同，依次行回旋灸、雀啄灸、往返灸和温和灸。首先回旋灸 1 分钟，使局部气血温热，再行雀啄灸 1 分钟以使敏化加强，其次循经往返灸 1 分钟使经气激发，最后行温和灸以使感传发动，经络开通。每次施灸直至感传消失皮肤灼热为度，每次施灸不少于 20 分钟，每日 1 次。连续治疗 5 天，5 天为 1 个疗程，共计 1 个疗程。

适应证：梅尼埃病。

（五）医家诊疗经验

1. 谢强

谢强应用真武汤治疗梅尼埃病，随症加减，伴眩晕剧烈，呕吐痰涎，胃寒气逆者，常加半夏、干姜、代赭石以温胃降逆止呕；心悸、气短，气阴不足者，常加人参、麦冬、五味子以补心益气，养阴生津；自汗不止，表虚不固者，常加黄芪、防风、党参以益气固表止汗等，注重附子用量，少量递增的原则，可用至 3~45g。

2. 张学文

张学文认为，在本病的病变过程中，脑失充养，髓海不足是发病的内在基础，邪气、情志、痰浊、瘀血、劳倦等是诱发因素。虚、邪、痰、瘀是相互影响、互为因果的，正虚则不受邪，邪犯则气血失利而为瘀，血不利则为水，水停则成痰，痰水壅滞血脉则为瘀，瘀则脑失养而虚。因此，治疗当标本同治，以活血化痰息风、益肾平肝降逆为法。

3. 张国伦

张国伦认为梅尼埃病病位在清窍，肝风内动，痰饮阻窍为病机关键，应以平肝息风、化痰降浊为基本治法；张国伦还认为治疗应分期论治，本病发作期病性属实，以肝风夹痰饮上阻清窍为主要病机，可兼热邪、瘀血等，治疗不可囿于"无虚不作眩"之说，而应祛邪为先。若肝风未息、痰饮未除而补之，则闭门留寇。在间歇期，则应详辨患者阴阳气血偏虚而调补之，在调补中应注意先后天并补。

4. 王立忠

王立忠认为本病的病理性质是风、痰、虚，涉及脏腑主要在脾，与肝肾密切相关；治疗上，重视肝脾肾，重点在脾胃，强调风痰虚，关键在痰湿。以健脾胃、化痰湿、补肾水、平肝气为根本治法，创制有效验方萸竹定眩汤。党参、陈皮、半夏、生白芍、生牡蛎、牛膝以益气健脾化痰兼以平肝降火；酌用竹茹、枳实、生姜、大枣化痰和胃止呕，标本兼顾。

五、预后转归

本病有一定的治愈性，多数患者经过及时的治疗可恢复；其预后效果与患者自身体质、病程长短、病情轻重相关。

六、预防调护

本病无特效的预防措施，可按一般预

防措施进行养护。

（1）发作期间要卧床休息，卧室保持安静，减少噪音，光线暗。

（2）可于发作间歇期进行身体锻炼，加强身体素质。

（3）饮食　低盐饮食，控制食盐摄入量。

（4）戒烟酒，保持心情舒畅。

（5）食疗

①独活煮鸡蛋：独活30g，鸡蛋6枚，加水煮蛋。蛋熟后去壳再重新放入煮15分钟，只吃鸡蛋，每日1次，每次2个，3天为1个疗程，连用2~3个疗程。

②天麻炖鸡：天麻10~15g，母鸡1只。将宰杀清理干净的母鸡与天麻放入水中，水开后共同炖煮1~3小时，吃鸡肉喝汤。

③赤豆茯苓粥：茯苓15g，赤小豆18g，粳米60g。先把赤小豆、粳米加水适量，如常法煮粥；茯苓研成粉，等粥将成时加入调匀。早晚分食，连用数天。可益气健脾，化痰除眩。

七、专方选要

（1）眩晕宁　橘红、茯苓、姜半夏、磁石、丹参、川牛膝、桑寄生、菊花、钩藤、天麻、女贞子；胸闷较重加砂仁、白豆蔻；呕吐频繁加旋覆花、代赭石、黄连、干姜；偏寒者，合茯苓桂枝甘草白术汤或加再加干姜、白芥子；偏热者加竹茹、黄芩；气虚加白术、黄芪；瘀血较重加桃仁、红花。

（2）萸竹定眩汤　党参15g，炒白术12g，茯苓30g，陈皮10g，法半夏12g，生薏苡仁30g，生白芍12g，川牛膝12g，山茱萸20g，泽泻30g，炒葶苈子15g，竹茹10g，枳实10g，甘草6g，生姜3片，大枣4枚。症轻者去葶苈子加生牡蛎30g，便溏者去葶苈子加芡实30g，炒山药30g。每日1剂，水煎温服，分2次服，若兼恶心呕吐较重者，可多次分服，5剂为1个疗程。治疗34例患者，治愈26例，显效5例，有效2例，无效1例，总有效率为97.1%。

（3）熄风定眩汤　牛膝、代赭石（先煎）、生龙骨（先煎）、生牡蛎（先煎）、麦芽各30g，生龟甲（先煎）、白芍、桂枝、白术各15g，钩藤25g，茯苓24g，甘草10g。以100ml清水文火煎至200ml，顿服，每日1剂，复渣再服。以7天为1个疗程。治疗40例患者，显效8例，有效24例，无效8例，总有效率80%。

主要参考文献

［1］周蓝飞，谢强．谢强应用真武汤治疗梅尼埃病的经验．江苏中医药，2010，44（8）：8.

［2］刘绪银．活血化痰息风、益肾平肝降逆治梅尼埃综合征——国医大师张学文治疗脑病经验之三．中医临床研究，2011，3（17）：86–88.

［3］伍小红．张国伦教授论治梅尼埃病的经验［J］．中医研究，2010，23（1）：67–68.

［4］郭健．王立忠教授治疗梅尼埃病经验［J］．河南中医，2008，28（12）：13–14.

［5］杨连．萸竹定眩汤加减治疗梅尼埃病34例［J］．河南中医，2010，30（1）：59–60.

［6］周山．熄风定眩汤治疗美尼尔氏综合征40例临床观察［J］．新中医，2011，（8）：102–103.

第十六节　良性阵发性位置性眩晕

良性阵发性位置性眩晕（benign paroxysmal positional vertigo，BPPV）是由体位变化而诱发症状的前庭半规管疾病，是由多种病因引起的一种综合征。临床上表现为头部运动在某一特定头位时诱发短暂的眩晕伴眼球震颤。Barany（1921）首次报道本病，Dix和Hallpike建立了Dix–

Hallpike 变位试验检查法，Schuknecht 提出本病症状源于后半规管壶腹嵴功能异常。本病为周围性眩晕的最常见疾患之一。良性阵发性位置性眩晕的发病率在前庭外周性疾病中列为首位。发病年龄与病因有一定的关系。

一、病因病机

（一）西医学认识

1. 病因

约半数患者的病因仍不明确，半数患者的病因与下列疾病有关，或继发于下列疾病。

（1）头部外伤　头部外伤、特别是多发于轻度头颅外伤后数日及数周，或乘车时突然加速，减速运动致颈部“挥鞭伤”等。

（2）病毒性神经炎。

（3）椎－基底动脉短暂缺血性眩晕，内耳血循环障碍。

（4）耳部其他疾病，如中耳及乳突炎，耳部手术后，药物性耳中毒等。

2. 发病机制

（1）嵴顶结石病学说　Schuknecht（1962，1969）提出：变性的耳石从椭圆囊斑处脱落，此种碱性颗粒沉积于后半规管的嵴顶，引起的内淋巴与嵴顶处密度不同，从而使比重发生差异（正常情况下，两处重力作用相同），导致对重力作用的异常感知。根据半规管生理学原则，当激发的头位不变时，由于重力作用所引起的嵴顶也偏斜不变，故引起的眩晕及眼震应持续存在。但是，实际情况是：此种眩晕或眼震仅持续数秒钟而停止，显然，眩晕及眼震并非由于重力直接作用于嵴顶所致。另外，根据解剖位置分析，当头位处于悬垂位时，后半规管嵴顶接近于中间位置，故不可能产生重力的矢量。但乙醇性位置性眩晕的临床表现，支持了此学说。

（2）半规管结石病学说　Hall、Ruby 和 Muclure（1979）提出，由于各种原因致耳石脱落；或变性的耳石聚集于后半规管近壶腹处，当头位移动至激发位置（悬头位）时，半规管成为垂直方向，管石开始受到重力的作用，向离开壶腹的方向移动而牵引内淋巴。为了克服嵴顶的弹性以及半规管内内淋巴的惯性，需经数秒钟后，内淋巴及嵴顶才产生移位，此即为产生眩晕及眼震的潜伏期。眼震的快相朝向位置在下的耳。当管石移动至半规管近水平的位置时，对内淋巴的牵引力减少或停止，弹性使嵴顶回至中间位，故眩晕及眼震停止。头位回复至直立位置时，管石的重力作用与悬头位方向相反，故眼震的方向与悬头位相反。当反复进行激发头位时，管石散开，在管内往返移动的次数减少，从而使眩晕感或眼震减弱或不发生。良性阵发性位置性眩晕功能异常的半规管多见于后半规管，但外半规管和前半规管亦可受累。

（二）中医学认识

中医虽无 BPPV 的诊断，但根据其症状特点应归属于“耳眩晕”或“眩晕”范畴。本病有虚有实。虚者多为肾脾之虚，如髓海不足，上气不足等；实证可见于外邪、痰浊、肝阳、寒水等上扰清空为患。

1. 外邪侵袭

风性主动，若因气候突变，或起居失常，遭风邪外袭，引动内风上扰清窍，则可致平衡失司，发为眩晕。

2. 痰浊中阻

饮食不洁，或劳倦、思虑过度，损伤脾胃，致脾失健运，不能运化水湿，内生痰饮，痰浊阻遏中焦，则气机升降不利，清阳不升，浊阴不降，清窍为之蒙蔽，发为眩晕。

3. 肝阳上扰

情志不遂，致肝气郁结，气郁化火生风，风火上扰清窍，则生眩晕；若素体阴虚，水不涵木，则肝阳上亢，扰乱清空，亦可导致眩晕。

4. 寒水上泛

素体阳虚，或久病及肾，肾阳衰微，阳虚则生内寒，不能温化水湿，寒水内停，上泛清窍，发为眩晕。

5. 髓海不足

先天禀赋不足，或后天失养，年老体弱，房劳过度，耗伤肾精，则肾精亏损，髓海空虚，不能濡养清窍，而发为眩晕。

6. 上气不足

脾气虚弱，运化失常，则气血生化之源不足，且升降失常，清阳不升，可致上部气血不足，清窍失养，而发为眩晕。

二、临床诊断

（一）辨病诊断

1. 临床表现

发病突然，患者在头位变化时出现强烈旋转性眩晕，常持续于60秒之内，伴眼震，恶心及呕吐。症状常发生于坐位躺下，或从躺卧位至坐位时，或出现于在床上翻身时，患者常可察觉在向某一头位侧身时出现眩晕，常于睡眠中因眩晕发作而惊醒。眩晕的程度变化较大，严重者于头部轻微活动时即出现，眩晕发作后可有较长时间的头重脚轻，漂浮感及不稳定感。整个发作的病程可为数小时至数日，个别可达数月或数年。本病症状的出现，可呈现周期性加剧或自发缓解。间歇期长短不一，有时可1年或数年不发病，甚至可长达10~20年不发病者。

2. 相关检查

（1）Dix–Hallpike 变位性眼震试验　为后半规管 BPPV 重要的常规检查方法：①患者坐于检查床上，头向右侧转45º。②检查者位于患者侧方，双手持头，迅速移动受检者至仰卧侧悬头位，头应保持与矢状面成45º。观察30秒或至眼震停止后，头部和上身恢复至端坐位，然后，进行对侧的侧悬头位检查。

检查眼震电图应采用水平及垂直双导联记录，可记录在何种头位时出现眼震，并能准确了解潜伏期及持续时间，眼震渐强渐弱情况，以及反复激发后的衰减情况。旋转性眼震可采用 Frenzel 眼镜或红外眼震仪直接观察。后半规管 BPPV 的眼震有下列特征：①眼震为旋转性，眼球上极之眼震方向为朝向下方之耳的方向，左耳在下时的悬头位时眼震为顺时针方向，右耳在下时则出现逆时针方向的旋转性眼震。②有潜伏期，一般为2~10秒，多为2秒。③持续时间短，一般为5~10秒，不长于1分钟。④有疲劳性。⑤眼震迅速增强而后逐渐减弱。⑥从悬头位恢复至坐位时，可出现逆向低速的极短暂眼震，称为典型性位置性眼震。外半规管和前半规管 BPPV 检查法请参见有关书籍。

（2）正弦旋转试验　为检查外半规管之 BPPV 患者。患者取坐位，头前倾30º，旋转速度为0.04Hz~0.5Hz，用 ENG 闭眼记录，阳性者眼速在低频时相移减少。

（3）听力学检查　一般无听力学异常改变，但半规管结石症如发生于某种耳病，则可出现患耳听力异常。

（4）其他　姿势图检查可呈现异常，但无特征性。前庭功能检查，神经系统检查以及 CT 或 MRI 检查主要用于鉴别诊断或病因诊断。

（二）辨证诊断

本病在眩晕发作期以实证为多见。如风邪外袭、痰浊中阻、肝阳上扰等，亦可见于虚中夹实，如寒水上泛等。在发作间歇期以虚证多见，如髓海不足、上气不足等，临床应针对不同情况辨证论治。

1. 外邪侵袭型

（1）临床症状　突发眩晕，如立舟船，恶心呕吐，可伴有鼻塞流涕，咳嗽，咽痛，发热恶风，舌质红、苔薄黄，脉浮数。

（2）辨证要点　眩晕，发热恶风，舌质红、苔薄黄，脉浮数。

2. 痰浊中阻型

（1）临床症状　眩晕而见头重如蒙，或眩晕急剧，自身或景物旋转，胸闷身困，食少寐多，恶心呕吐，耳鸣耳聋，舌苔白腻，脉濡滑或弦滑。

（2）辨证要点　眩晕而见头重如蒙，胸闷身困，舌苔白腻，脉濡滑或弦滑。

3. 肝阳上扰型

（1）临床症状　眩晕每因情绪波动，心情不舒、烦恼时发作或加重，常兼耳鸣耳聋，口苦咽干，面红目赤，急躁易怒，胸胁苦满，少寐多梦，舌质红、苔黄，脉弦数。

（2）辨证要点　眩晕，因情绪波动，心情不舒、烦恼时发作或加重，口苦咽干，舌质红、苔黄，脉弦数。

4. 寒水上泛型

（1）临床症状　眩晕时心下悸动，咳嗽，痰稀白，恶心欲呕，或频频呕吐清涎，耳鸣耳聋，腰痛背冷，四肢不温，精神萎靡，夜尿频多而清长。舌质淡胖、苔白滑，脉细弱。

（2）辨证要点　眩晕，心下悸动，咳嗽，痰稀白，或频频呕吐清涎，四肢不温，舌质淡胖、苔白滑，脉细弱。

5. 髓海不足型

（1）临床症状　眩晕经常发作，耳鸣耳聋，腰膝酸软，精神萎靡，失眠多梦，记忆力差，男子遗精，手足心热，舌质嫩红、苔少，脉细数。

（2）辨证要点　眩晕，腰膝酸软，男子遗精，手足心热，舌质嫩红、苔少，脉细数。

6. 上气不足型

（1）临床症状　眩晕时发，每遇劳累时发作或加重，可伴耳鸣耳聋，面色苍白，唇甲不华，少气懒言，倦怠乏力，食少便溏，舌质淡，脉细弱。

（2）辨证要点　眩晕，唇甲不华，少气懒言，倦怠乏力，食少便溏，舌质淡，脉细弱。

三、鉴别诊断

（一）西医学鉴别诊断

（1）梅尼埃病　无头位改变时即可出现眩晕症状，且眩晕症状持续时间长，一般持续数分钟至数小时，同时伴有耳鸣、波动性听力下降、耳部饱胀感等其他症状。

（2）迷路炎或前庭神经元炎　眩晕持续时间更长，可持续数天至数周，各种头部运动可加重眩晕症状，常伴水平型自发性眼震，眼震呈持续性且方向恒定，诱发试验时不出现短暂眩晕和眼震发作。

（3）偏头痛眩晕　青少年起病，反复发作，每次发作持续数小时至数天，可出现短暂的眩晕发作而且诱发试验时出现眼震发作，虽然眩晕发作短暂但眼震常持续存在，而且手法复位治疗对偏头痛眩晕无效。

（4）颈性眩晕　此病一度被广泛诊断，现认为发病率很低。更重要的是无论是坐位还是平卧位，转颈后压迫椎动脉引起的眩晕发作，只要头位不恢复正常，压迫不解除，眩晕就不会消失，无短暂性特点。

（5）体位性低血压　更多见于从坐位或平卧位站起时发作，而躺下时不出现眩晕发作，而且常伴有黑矇，立卧位血压检查可明确诊断。

（二）中医学鉴别诊断

患者大多有反复发作史，本病应与中

枢性眩晕、头昏、头重脚轻感或莫可名状的头部不适感等病证相鉴别。

四、临床治疗

（一）提高临床疗效的要素

（1）提高早期诊断　BPPV的发病机制仍未明确，临床上将原因不明的称为原发性BPPV，存在可能的发病原因称为继发性BPPV，一旦确诊需要及时治疗，减少残余头晕的发生。

（2）急则治其标，缓则治其本　即眩晕发作时，以治痰、治风、治火为主；间歇期以调理、补益肝脾肾气血阴阳为主。

（二）辨病治疗

虽然BPPV是一种有自愈倾向的疾病，但其自愈的时间有时可达数月或数年，严重的可致工作能力丧失，故应尽可能地进行治疗。

（1）抗眩晕药　桂利嗪（脑益嗪）或氟桂利嗪，异丙嗪（非那根）等有一定的效果。

（2）头位变位管石复位法　近年来，因头位变位手法操作简便，不需特殊仪器，且有较好效果而得到广泛的重视，常用方法为Epley（1992）管石微粒复位法。

（3）其他前庭康复治疗训练。

（4）手术疗法　如上述疗法无效，且影响生活工作质量者，可行后壶腹神经切断术或半规管阻塞术。

（三）辨证治疗

1. 辨证论治

（1）外邪侵袭型

治法：疏风散邪，清利头目。

方药：桑菊饮加减，本方由桑叶、菊花、薄荷、连翘、桔梗、杏仁、芦根、甘草等组成。方用桑叶、菊花、薄荷、连翘疏风散邪；桔梗、杏仁宣降肺气；可加蔓荆子、蝉蜕清利头目；眩晕较甚者，加天麻、钩藤、白蒺藜以息风；呕恶较甚者，加半夏、竹茹以降逆止呕。

（2）痰湿中阻型

治法：燥湿健脾，涤痰止眩。

方药：半夏白术天麻汤加减，本方由半夏、天麻、白术、茯苓、橘红、甘草、生姜、大枣等组成。方中用陈皮、半夏燥湿化痰，茯苓白术健脾燥湿；天麻息风止头眩；甘草调和诸药。湿重者，倍用半夏，加泽泻；痰火互结者，加黄芩、胆南星、黄连；呕恶较甚者，加竹茹。亦可选用泽泻汤加味。

（3）肝阳上扰型

治法：平肝息风，滋阴潜阳。

方药：天麻钩藤饮加减，本方由天麻、钩藤、石决明、黄芩、栀子、牛膝、杜仲、桑寄生、益母草、茯神、夜交藤等组成。方中用天麻、钩藤、石决明平肝潜阳息风；黄芩、栀子清肝火；牛膝、杜仲、桑寄生、益母草滋养肝肾；茯神、夜交藤安神定志。若眩晕较甚者偏于风盛者，可加龙骨、牡蛎以镇肝息风；偏于火盛者，可加龙胆草、丹皮以清肝泄热，或用龙胆泻肝汤以清泄肝胆之火，

（4）寒水上泛型

治法：温壮肾阳，散寒利水。

方药：真武汤加减，本方由附子、生姜、茯苓、白术、白芍等组成。方中用附子大辛大热，温壮肾阳，化气行水；生姜散寒利水；茯苓、白术健脾利水；配以白芍养阴，以缓和附子之辛燥。寒甚者，可加川椒、细辛、桂枝、巴戟天等药，以加强温阳散寒的作用。

（5）髓海不足型

治法：滋阴补肾，填精益髓。

方药：杞菊地黄丸加味，本方由熟地黄、山药、山茱萸、泽泻、茯苓、丹皮、

枸杞、菊花等组成。方中用六味地黄丸滋肾填精；枸杞、菊花养肝血、滋肝阴；临床上还可加入白芍、何首乌以柔肝养肝；眩晕发作时可加入石决明、牡蛎以镇肝潜阳；精髓空虚较甚者，加鹿角胶、龟甲胶以增强补填精髓之力。

（6）上气不足型

治法：补益气血，健脾安神。

方药：归脾汤加减，本方由人参、黄芪、白术、当归、龙眼、茯神、酸枣仁、远志、木香、生姜、大枣、甘草等组成。方中用党参、黄芪、炙甘草健脾益气；茯苓、白术健脾祛湿、当归、龙眼肉、酸枣仁养血安神；配少量木香理气，使补而不滞；生姜、大枣调和营卫。若血虚较明显，可选用枸杞、何首乌、熟地、白芍等以加强养血之力；以气虚为主、中气下陷者，可用补中益气汤以益气升阳。

2. 外治疗法

（1）体针

主穴：百会、头维、风池、神门、内关。

配穴：风邪外袭者，配合谷、外关；痰浊中阻，配丰隆、中脘、解溪；肝阳上扰者。配行间、侠溪、肝俞；寒水上泛者，配肾俞、命门；髓海不足者，配三阴交、关元、肾俞；上气不足者，配足三里、脾俞、气海。

手法：实证用泻法，虚证用补法，并可配合灸法。

（2）耳针　可选肾、肝、脾、内耳、神门、皮质下、交感等穴，每次取2~3穴，中强刺激，留针20~30分钟，间歇捻针，每日1次，或用王不留行子贴压刺激以上穴位。

（3）头皮针　取双侧晕听区针刺。

（4）穴位注射　可选用合谷、太冲、内关、风池、翳风、四渎、足三里、丰隆等穴，每次取2~3穴，每穴随证注射黄芪注射液或丹参注射液0.5ml。

（5）艾灸　眩晕发作时，百会穴悬灸至局部发热知痛为止。

（6）穴位敷贴　用吴茱萸或肉桂、附子细末适量，白醋调和，敷贴于涌泉穴，有引火下行的作用。

3. 成药应用

（1）全天麻胶囊　口服，一次2~6粒，一日3次。

（2）晕痛定片（胶囊）　口服，一次3~4片，一日3次，或遵医嘱。每10天为1个疗程，可连服2~3个疗程。

（3）羚羊角胶囊　口服，一次2~4粒，一日1次。

（4）晕可平颗粒　开水冲服，一次10g，一日3次。

（5）晕复静片　饭后服。一次1~3片，一日3次，或遵医嘱。晕车、晕船患者于开车、行船前半小时服用。

（6）眩晕宁片（颗粒）　口服。一次2~3片（1袋），一日3~4次。

4. 单方验方

眩晕贴膏：天麻6g，茯苓10g，白蒺藜10g，泽泻15g，石决明20g，钩藤10g等，将其研磨成粉剂，与生姜汁、少许白醋调制成糊状。置于5cm×5cm的透气敷贴内，贴于太冲、阴陵泉、内关及足三里等穴，每日1次，每次贴敷7小时，14天为1个疗程。

（四）新疗法选粹

腹针疗法：取穴引气归元、气穴、气旁、滑肉门、上风湿点、天枢、大横、期门、章门。

操作方法：患者仰卧，暴露腹部，根据患者的胖瘦选择30mm或50mm毫针，根据病程的长短决定针刺深度，一般而言，采用只捻转不提插或轻捻转慢提插手法，要求“刺至病所”，即可采用只捻转不提插或轻捻转慢提插手法，要求“刺至病所”即可。

适应证：良性阵发性位置性眩晕（BPPV）。

（五）医家诊疗经验

1. 曾庆明

曾庆明临床善用六经辨治眩晕证，在临证辨证论治的基础上，往往会取得较理想的效果。临证时单一的寒证或者热证比较少见，缠绵难愈的眩晕（高血压）往往是以寒热错杂的厥阴病为主。曾庆明临证先辨六经之所在，据六经分病，然后分析病情之八纲，再审病机，根据病机定治选方，因而既不同于专病专方，也不同于一证一方，这是治疗眩晕病证和其他疾病通用的辨证方法。

2. 郭子光

眩晕方：石决明 30g，赭石 30g，夏枯草 30g，半夏 15g，车前子 15g，泽泻 20g，茯苓 15g。前二味先煎 15 分钟，后下其余诸药再煎 20 分钟即成。每日 1 剂，分 3~4 次服。适应证：本方对内耳性眩晕（梅尼埃病）、迷路炎、前庭神经元炎等，以及脑性眩晕，如脑动脉硬化、高血压等，多种内伤实证之眩晕，均有迅速中止的显著疗效。方解：古谓“无风不眩，无痰不晕”，上述诸病之眩晕，多由肝风夹痰上扰头目，或阻于中焦使清阳不升所致。方中前三味平肝清肝以制风之动，半夏祛痰降逆，妙在后三味通利小便，引上逆之风痰下行，有上病下治之义。是方药味不多，却包含从三焦论治之理，故其性味平和而效验彰著。加减法：眩晕重者，加天麻 15g；呕吐频繁者，加生姜 15g，竹茹 12g，先少量频服以和胃止呕，呕止则分次给服。头痛者加羌活 15g，血压高者加钩藤 30g；大便秘结者，大黄 10g 另泡服，解便停后服。

五、预后转归

本病有自愈趋势，若治疗及时，能够缩短病程，减轻痛苦，迅速痊愈。

病情较重，或调治养护不当，可转为位置性眩晕，少数可持续数年不愈。

六、预防和调护

（1）预防　嘱患者注意头位变化，特别是低头、仰头易诱发眩晕，患病期间应避免开车、骑车、高空作业。锻炼身体，增强体质，预防外感，是预防暴晕发生的关键。

（2）调护　发病后应卧床休息，防止摔倒，减少活动，少搬移患者。保持居室安静，避免吵闹及声光刺激等。少食辛辣食物，保持大小便通畅。应避免劳累过度，注意休息，保证睡眠，调节情志，也可练习太极拳、八段锦、五禽戏等调节身体，促进康复，减少复发。

七、专方选要

（1）汉防己散　治上焦痰攻，头目烦乱。汉防己、羚羊角屑、人参、荆芥、半夏、赤茯苓、旋覆花。

（2）前胡散　治上焦风痰、头眩目晕、不欲饮食。前胡、白术、防风、枳壳、茯神、细辛、蔓荆子、半夏、甘草。

（3）蔓荆子散　治风，头眩晕闷，起则欲倒。蔓荆子、赤箭、细辛、麦冬、地骨皮、石膏、黄芩、防风、羚羊角屑、枳壳、茯神、甘菊花、甘草。

（4）羚羊角散　羚羊角屑、防风、枳壳、半夏、茯神、白芷、甘草、附子。

（5）远志散　治风，头眩眼晕，如似屋转，起则旋倒者。远志、防风、人参、独活、葛根、桂心、山茱萸、白术、天雄、茯神、茅草、甘菊花。

（6）旋覆花散　风热上攻，头眩晕闷，喜卧怔忡，起则欲倒，项背急强。旋覆花、蔓荆子、白术、麦冬、前胡、枳壳、半夏、防风、川大黄、独活、甘草。

（7）防风丸　治风，头旋眩晕，肩背拘急，发热恶寒，肢节疼痛。防风、羌活、独活、桔梗、白芷。

（8）玉壶散　治风热痰作眩。南星、半夏、天麻、白面。

八、研究进展

（一）辨证思路

中医讲究辨证论治，随证施治。《中医耳鼻咽喉科学》将耳眩晕分为外邪侵袭、痰浊中阻、肝阳上扰、寒水上泛、髓海不足、上气不足六个证型。而刘元献在此基础上加了一个气滞血瘀证。张立双等又将其分为因痰致眩、因虚致眩、因风致眩、因瘀致眩和因寒致眩五个类型。孔繁鑫等则根据临床表现将 BPPV 分为风痰上扰型、阴虚阳亢型、肝阳上亢型、痰瘀阻窍型、气血亏虚型及肾精不足型六个证型。戴伟利等则将其分为胆郁痰扰型、脾气虚弱型、脾肾阳虚型、肝肾阴虚型四个证型。

（二）治法探讨

耳石症手法复位治疗后，部分患者会出现持续性头昏沉不清，走路不稳等残留症状。临床观察发现，此类患者以肝郁症状为主要表现。徐红霞等从肝郁角度论治耳石症手法复位后残留症状，认为残留症状的出现，以肝郁为病机的关键，治疗应重点围绕肝郁立法，以疏肝解郁为主法，并随证调治，可取得颇为满意的疗效。

（三）中药研究

银杏叶片是银杏叶提取物，现代药理研究表明，银杏叶片有效成分银杏内酯、银杏总黄酮苷和白果内酯，能够抑制血小板聚集，降低血液黏度，抗血栓形成，消除自由基，并改善微循环血流量及脑细胞代谢功能，增强记忆力，改善睡眠。银杏总黄酮苷和银杏内酯在扩张脑部血液循环时，除直接扩张椎基底动脉外，还可扩张颈内动脉及颈外动脉，通过侧支循环间接增加椎基底动脉供血区脑组织的血流量，达到缓解眩晕症状的作用。银杏叶制剂具有选择性扩张血管功能，缺血区域脑供血在其作用下，得到恢复，血压水平却没有降低，防止脑血管痉挛，有效地保护脑组织，促进患者康复。

（四）外治疗法

冯亮等用温针灸针刺完骨穴、风池穴治疗良性阵发性位置性眩晕手法复位后残留头晕症状，结果显示温针灸组的治疗效果较口服药物组及前庭习服治疗组显著。这利用了温针灸“借火助阳，开门祛邪，以热引热”的机制，表明温针灸具有温通经络、温阳固本的作用，故而可舒张血管，改善血流速度，达到改善眩晕的作用。

主要参考文献

［1］崔瑜. 银杏叶片治疗良性阵发性位置性眩晕的疗效观察［J］. 医学理论与实践，2020，33（4）：603–604.

［2］李玉娟，谢道俊，王谢，等. 良性阵发性位置性眩晕的中医药治疗研究进展［J］. 中医药学报，2019，47（5）：35–38.

［3］徐红霞，王庆全，盛国强，等. 从肝郁论治耳石症手法复位后残余症状初探［J］. 新疆中医药，2019，37（3）：80–81.

［4］王健，王丽鸣. 良性阵发性位置性眩晕的中医诊疗进展［J］. 中西医结合心血管病电子杂志，2019，7（27）：20.

［5］武婷. 自制眩晕贴穴位贴敷治疗耳石症手法复位后眩晕 38 例［J］. 中国中医药科技，2017，24（4）：517–518.

第六章　鼻部疾病

第一节　鼻疖

鼻疖是鼻前庭毛囊、皮脂腺或汗腺的局限性、急性化脓性炎症，也可发生于鼻尖或鼻翼等部位，其主要致病菌为金黄色葡萄球菌。

本病临床以局部红肿疼痛、呈粟粒状突起、有脓点为主要特征，属中医“鼻疔”范畴，又有白疔、白刃疔、鼻尖疔、鼻柱痈等别称。历代医家多视其为一种可能引起严重后果的疾病，而十分重视。《医宗金鉴》记载“鼻疔生在鼻孔中，鼻窍肿引脑门疼，甚则唇腮俱浮肿，肺经火毒蟾离宫。”若治疗不当或错误挤压，易将感染通过内眦静脉、眼上下静脉传入海绵窦，而引起海绵窦血栓性静脉炎，即为中医说的“疔疮走黄”，严重者可危及生命。

一、病因病机

（一）西医学认识

多因挖鼻、拔鼻毛或外伤致鼻前庭皮肤损伤和继发化脓性细菌感染；也可继发于鼻前庭炎。鼻腔、鼻窦发生化脓性炎症时，由于脓液反复刺激，致使局部皮肤损伤，诱发感染。机体免疫力低下或糖尿病患者易患此病。

（二）中医学认识

中医学认为，本病多因挖鼻、拔鼻毛损伤鼻窍肌肤，邪毒乘机侵袭，火毒上犯鼻窍，熏蒸肌肤所致。故本病可因邪毒外袭、火毒上攻或火毒炽盛、内陷营血导致的热毒熏蒸鼻窍而发病。

1. 邪毒外袭，火毒上攻

因挖鼻、拔鼻毛损伤鼻窍肌肤或毛根，风热邪毒乘机外袭，内犯于肺，郁而化火，内外邪毒壅聚鼻窍而致。或因过食肥甘厚腻、炙煿辛辣之物，肺胃蕴热，而致火毒结聚，上犯鼻窍。另外，四时热毒之气，污秽不洁之物由外侵袭肌肤，也为发病的常见原因。

2. 火毒炽盛，内陷营血

忧虑、郁怒等情志所伤，或过度疲劳等，致使正气虚弱，火毒炽盛，邪毒内陷，入侵营血、心包，而成疔疮走黄之危候。

二、临床诊断

（一）辨病诊断

1. 临床表现

发病初期，鼻前庭内出现粟粒状隆起，周围组织发红、发硬，自发性疼痛日益加重；检查时触痛明显。疖肿成熟后，丘状隆起顶部出现黄色脓点，约1周内成熟，成熟后自行破溃排出脓栓而愈。炎症向深层发展，波及鼻翼软骨膜，可并发鼻翼或鼻尖部软骨膜炎，出现鼻尖红肿，疼痛剧烈，全身症状明显。病重者可引起上唇及颊部蜂窝织炎或眼窝蜂窝织炎，出现同侧上唇、面颊部和眼睑红、肿、热、痛，眼球突出及疼痛，甚至形成眼眶脓肿，常伴有畏寒、发热、头痛、全身不适等症状。由于面部静脉无瓣膜，血液可正、逆向流动。鼻疖如被挤压，感染可由小静脉、面静脉、眼上静脉等向上直达海绵窦，形成海绵窦血栓性静脉炎等严重的脑内并发症。疖肿一般单个发病，机体抵抗力低下或糖尿病者可多发或反复发作。

2. 相关检查

检查见鼻子局部出现粟粒状突起，伴有红、肿、热、痛等化脓性炎症表现，亦可伴见低热，下颌下和颏下淋巴结肿大或全身不适。

（二）辨证诊断

本病以鼻部粟粒状突起伴红肿疼痛为主要表现，患者常有挖鼻或拔鼻毛史。病症多为热证，脉象多为数脉。临床辨证以邪毒外袭、火毒上攻，火毒炽盛、内陷营血两种证型最为常见。

1. 邪毒外袭，火毒上攻型

初期表现为外鼻局限性潮红，继而渐见隆起，呈粟粒状突起，渐长如椒目，红肿坚硬，常伴痒、麻感，疼痛一般不重。3~5 天后，疮顶出现黄白色脓点，顶高根软。由于病邪尚在表，一般全身症状不重，或伴有形寒、发热、周身不适等证。舌质红、苔白或黄，脉数。

辨证要点：疖疮呈粟米状小颗粒，红肿坚硬，焮热微痛，舌质红、苔白或黄，脉数。

2. 火毒炽盛，内陷营血型

此期表证已净，邪气内陷。表现为外鼻疮头暗紫，顶陷无脓，肿势逐渐扩大，周围浸润明显，并向邻近组织扩散，疼痛随之加重。可伴高热、口渴、烦躁、神昏谵语、痉厥、大便干秘、小便短赤等症。舌质绛红、苔厚黄燥，脉洪数等邪热火毒内陷之证。此为邪入营血，正邪相抗之高潮阶段，亦为病势发展顺逆的关键时期。

辨证要点：疮头暗紫，顶陷无脓，肿势逐渐扩大，疼痛加重，可伴高热、口渴、烦躁、神昏谵语、痉厥、大便干秘、小便短赤等症。舌质绛红、苔厚黄燥，脉洪数等邪热火毒内陷之证。

三、鉴别诊断

（一）西医学鉴别诊断

（1）鼻前庭炎　为鼻前庭皮肤的弥漫性炎症，自觉有鼻痛及干燥感，查体见局部皮肤弥漫性潮红、微肿或表面糜烂，覆有痂壳，常两侧同时发生。

（2）鼻前庭丹毒　系乙型溶血性链球菌感染所致，有剧痛，局部呈弥漫性红肿，边界清楚，常累及面部及上唇，全身症状重。

（3）鼻前庭脓疱疮　以鼻前庭局部发生小脓疱为主要表现，常两侧同时发病。

（4）鼻前庭皲裂　多并发于急性鼻炎，较疼痛，发生于鼻小柱者，轻触即有剧痛，查体见局部皮肤有裂隙，周围潮红，较重者易出血或盖有痂皮。

（二）中医学鉴别诊断

鼻疮：肺热内蕴为本病的基本病因，可表现为鼻前庭皮肤干痛，皲裂结痂，通气不畅，或局部潮红渗出，糜烂，红肿疼痛等不适。

四、临床治疗

（一）提高临床疗效的要素

严禁挤压，未成熟时忌切开引流，控制感染，预防并发症。

（二）辨病治疗

（1）疖未成熟者，以消炎止痛为主，局部可用 10% 鱼石脂软膏、各种抗生素软膏涂抹，或甘油面片贴敷，促其成熟穿破，配合局部热敷、超短波、红外线照射等理疗；同时给予足量抗生素药物，剧痛强烈可酌情予以止痛剂。

（2）疖肿已成熟者，可待其穿破或在无菌操作下用小探针蘸少许 15% 硝酸银或苯酚腐蚀脓头，促其破溃排脓，亦可用小尖刀挑破脓头后用小镊子取出脓栓，也可以小吸引器吸出脓液。切开时不可切及周围浸润部分，切忌挤压。

（3）疖破溃后，局部消毒清洁，加强引流，抗生素软膏涂抹破口，以保护伤口不致结痂，同时达到消炎、促进愈合的目的。

（4）合并海绵窦血栓性静脉炎者，必须住院治疗，给予足量、有效抗生素，及时请眼科及神经科医师会诊，协助治疗，绝不能疏忽。

（三）辨证治疗

1. 辨证论治

（1）邪毒外袭，火毒上攻型

治法：清热解毒，消肿止痛。

方药：五味消毒饮加减。

金银花、蒲公英、紫花地丁、野菊花、紫背天葵。疼痛较甚者，加赤芍、丹皮、归尾以助活血止痛之力；恶寒发热者，加荆芥、防风、连翘以助疏风解表之功；脓成不溃者，加皂角刺以利消肿溃脓；病情严重者，可配合黄连解毒汤加减。

（2）火毒炽盛，内陷营血型

治法：泄热解毒，清营凉血。

方药：水牛角地黄汤合黄连解毒汤加减。

水牛角、生地、丹皮、赤芍、黄连、黄芩、黄柏、栀子。水牛角地黄汤清营凉血，黄连解毒汤泻火解毒，二者合用，以凉血解毒，苦寒泄热。出现神昏谵语者加服安宫牛黄丸、紫雪丹或至宝丹，以清心开窍，息风镇痉；若病程日久，气阴耗伤，脉象虚弱者，可加用生脉散，以补益气阴。

2. 外治疗法

（1）外敷　疖未成熟者，可用内服中药渣再煎，纱布蘸汤热敷患处；或用野菊花、仙人掌、苦地胆、鱼腥草、芙蓉花叶等捣烂外敷；也可用四黄散、黄连膏、紫金锭等调水涂敷患处。

（2）排脓　脓成顶软者，局部消毒后，用小尖刀挑破脓头，小镊子取出脓栓，也可以小吸引器吸出脓液。切开时不可切及周围浸润部分，切忌挤压。

（3）刺血法　取同侧耳尖、耳垂或耳背，用三棱针点刺放出少许血，或于少商、商阳、中冲穴处点刺放少量血，以泄热解毒。

3. 单方验方

（1）马齿苋干品100~120g或鲜品加倍，煎服；配合鲜品马齿苋50g，捣烂调蜜外敷。

（2）松香10g研末加适量白酒调成糊状，隔水加温，溶解后敷于患处，再覆盖蜡纸胶布固定，为加强药效可加酒数滴，保持松香湿润。

五、预后转归

本病若能及时恰当治疗，多数可痊愈。若正虚邪盛，或处理不当，可致疔疮走黄之证，重者危及生命。

六、预防调护

（一）预防

（1）戒除挖鼻、拔鼻毛等陋习，积极治疗各种鼻病，保持鼻腔清洁，预防感染。

（2）禁止早期切开引流或挤压、挑刺、灸法，避免脓毒扩散，入侵营血、心包，而致疔疮走黄之证形成。

（3）消渴患者应积极治疗。

（二）调护

（1）忌食膏粱厚味、炙煿辛辣之物，多食蔬菜、水果，多饮水，保持大便通畅。

（2）注意休息，调畅情志，加强锻炼，注意营养，提高机体免疫力。

七、专方选要

（1）经验方一　治以疏风清热、泻火解毒，主方用通解汤加减内服，加青黛散外敷。

通解汤：防风15g，荆芥穗10g，菊花15g，薄荷10g，连翘25g，生石膏50g，酒黄芩15g，大黄10g，蒲公英25g，青黛10g，甘草10g，胡黄连15g，焦山栀15g。

加减：鼻部麻木痒痛，加乳香10g，没药15g。

青黛散：青黛30g，硼砂20g，黄连20g，孩儿茶20g，玄明粉5g，栀子仁10g，冰片3g，薄荷冰1g。（研为细末，加香油调膏外敷于患处。）

（2）经验方二　治以清热解毒、消肿止痛，主方用半枝莲、斑叶兰外敷。

半枝莲3~5g，斑叶兰3~5g，洗净捣烂，加适量75%乙醇、氮酮2滴调均外敷患处。

（3）经验方三　治以清营凉血、泄热解毒，主方用清瘟败毒散加减配合六神丸内服。

黄芩10g，丹参10g，牡丹皮10g，知母10g，野菊花10g，栀子10g，生地黄15g，金银花15g，赤芍12g，连翘12g，黄连6g，甘草5g。

八、研究进展

（一）病因病理

鼻疖的发生还与所发部位菌群环境相关。如患者鼻前庭处菌群失调，缺乏路邓葡萄球菌，导致该处抑杀金黄色葡萄球菌机制减弱，若患者抵抗力低下，或患有慢性鼻前庭炎及糖尿病等全身疾病，则更易感染鼻疖。有的学者也将鼻疖归属于“颜面疔疮”来进行治疗，认为其是发生在鼻部的急性化脓性疾病。

（二）治法探讨

对于鼻疖治疗，若处理不当或错误挤压，感染可能经内眦静脉、眼上下静脉向上逆行，引发眼眶蜂窝织炎。鼻源性眶内蜂窝织炎的病情进展迅速，需要及时治疗，否则会危及生命。尹德佩等治疗2例因鼻疖诱发的鼻源性眶内蜂窝织炎儿童，外涂夫西地酸软膏，配合静脉滴注抗生素（阿莫西林舒巴坦钠或二、三代头孢联合奥硝唑或甲硝唑）加激素（甲基泼尼松龙）。

（三）评价及展望

1. 鼻疖不容忽视

鼻疖虽为鼻部局部化脓性疾病，但若处理不当，可产生严重的并发症，如炎性保护圈被破坏，细菌将向周围侵犯，发生鼻翼或鼻尖部软骨膜炎、颊部、上唇及眼部蜂窝织炎、海绵窦栓塞等，严重者甚至危及生命，故绝不容忽视，应积极、正规地治疗。

2. 中西合璧，内外兼治

鼻疖主要是由金黄色葡萄球菌等细菌感染引起的局部急性化脓性炎症，其治疗重点是控制感染，预防并发症。西医局部或全身使用抗生素等药物在控制感染方面具有较好效果；中医能调理全身整体环境，祛邪扶正，既可内服亦强调外敷，中西合璧，内外兼治效果更佳。

主要参考文献

[1] 林瑞莲．马齿苋治疗鼻疔50例[J]．中国实用乡村医生杂志，2005(9)：7.

[2] 王惠兴．半枝莲与斑叶兰外敷治疗鼻疖36例[J]．中医外治杂志，2001，10(6)：52.

[3] 张勤修，陈文勇．中西医结合耳鼻咽喉科学[M]．北京：中国中医药出版社，2021.

[4] 郭仁真，关晶波，王晓敏，等．清热解毒中药有效治疗中年女性颜面疔疮1例临床

分析［J］. 人民军医，2021，64（12）：1291-1293.

［5］尹德佩，张海港，窦训武，等. 儿童鼻源性眶内蜂窝织炎18例分析［J］. 临床耳鼻咽喉头颈外科杂志，2016，30（13）：1066-1068.

第二节　鼻前庭炎

鼻前庭炎是鼻前庭及其附近皮肤的弥漫性炎症，表现为局部皮肤红肿、糜烂、渗液、结痂、灼痒或皲裂。临床上分急、慢性两种。急性者，几天内鼻前庭处皮肤出现红肿、糜烂、渗液、结痂，且疼痛剧烈；慢性者，鼻前庭处皮肤逐渐增厚、干燥，表面可附着痂皮，伴有瘙痒感。该病属于中医“鼻疮”范畴，隋代《诸病源候论》就有“鼻生疮候”的记载。

一、病因病机

（一）西医学认识

多因急性或慢性鼻炎、鼻窦炎、变应性鼻炎、鼻腔异物、肿瘤等引起的鼻分泌物刺激，或长期接触有害粉尘（烟草、皮毛、水泥等），或挖鼻、摩擦致鼻前庭皮肤损伤而继发细菌感染所致。另外糖尿病患者更易发生此病。

（二）中医学认识

1. 肺经蕴热，邪毒外袭

肺经素有蕴热，若起居不慎，遇风热邪毒侵袭，或鼻病之分泌物长期浸渍，或挖鼻损伤肌肤，邪毒乘虚侵袭，外邪引动肺热，上灼鼻窍，熏蒸鼻前庭肌肤而发病。

2. 脾胃失调，湿热郁蒸

饮食不节，脾失健运，而致湿浊停聚，湿郁化热；或小儿乳食不调，脾胃虚弱，以致积食化热，湿热之邪循经上犯，熏蒸鼻窍肌肤而为病。

3. 阴虚血燥，鼻窍失养

患病日久，邪热留而不去，消耗阴血，阴虚血燥，血虚生风，虚热上犯，久熏鼻窍，以致鼻疳久治不愈。

二、临床诊断

（一）辨病诊断

炎症以鼻前庭外侧部明显，可表现为单侧或双侧出现。急性期，鼻孔内疼痛明显，局部皮肤红肿或皲裂，伴有触痛，重者皮肤糜烂，表面盖有薄痂皮，严重时可扩展至上唇皮肤。慢性期，鼻前庭皮肤灼热、触痛、发痒、干燥，有异物感，鼻毛因脱落而稀少，局部皮肤增厚，有痂皮形成，清除痂皮后可有小出血创面。

（二）辨证诊断

本病的发生多因急性或慢性鼻炎、鼻窦炎、变应性鼻炎、鼻腔异物、肿瘤等引起的鼻分泌物刺激，或长期接触有害粉尘（烟草、皮毛、水泥等），或挖鼻、摩擦致鼻前庭皮肤损伤而继发细菌感染所致。初起热邪由外侵袭，多袭肺位，继而湿热蕴脾致脾胃失调，日久则耗伤阴液呈现阴虚血燥之征。故本病初期以实证多见，后期多为虚证。可根据患者病程及舌脉情况进行辨别。

1. 肺经蕴热，邪毒外袭型

鼻前庭及周围皮肤见粟粒状小丘，继之浅表糜烂，局部皮肤潮红或皲裂结痂，流溢黄色脂水，鼻毛脱落，伴痒痛、灼热，口干唇燥，口渴欲饮。一般全身症状不明显，重者可有发热、头痛、咳嗽、通气不畅、便秘，舌红苔黄，脉数。小儿可有啼哭躁扰，搔抓鼻部，甚至血水淋漓。

辨证要点：鼻前庭皮肤潮红或皲裂结痂，流溢黄色脂水，鼻毛脱落，伴痒痛、灼热，口干唇燥，口渴欲饮，舌红苔黄，脉数。

2. 脾胃失调，湿热郁蒸型

鼻前庭及周围皮肤糜烂、潮红焮肿、干痒，常流脂水或结黄浊厚痂，甚者累及鼻翼及口唇，病情经久不愈或反复发作，可有胃脘不舒、口臭、嗳气等胃腑积热之证；小儿可兼有啼哭易怒、腹胀、大便溏薄。舌苔黄腻，脉滑数。

辨证要点：鼻前庭皮肤以潮红、渗出为主，重者鼻前庭皮肤浅表糜烂、潮红焮肿、疼痛、结痂，病情经久不愈或反复发作，可有胃脘不舒、口臭、嗳气等，舌苔黄腻，脉滑数。

3. 阴虚血燥，鼻窍失养型

鼻前庭及周围皮肤灼热、瘙痒干痛、异物感，局部皮肤粗糙、增厚或皲裂，或结少许脓痂或鳞屑状干痂，鼻毛脱落，可伴口干舌燥，面色萎黄，大便干结，舌红少苔，脉细数。

辨证要点：鼻前庭及周围皮肤粗糙、增厚或皲裂，有瘙痒、灼痛感，可伴口干舌燥，面色萎黄，舌红少苔，脉细数。

三、鉴别诊断

（一）西医学鉴别诊断

（1）鼻前庭湿疹　本病常是全身湿疹的局部表现，瘙痒较剧烈，常见于儿童，常由过敏性因素引起。

（2）鼻疖　以局部红肿疼痛、呈粟粒状突起、有脓点为主要特征，与金黄色葡萄球菌等感染相关。

（二）中医学鉴别诊断

本病辨证主要分清湿热或燥热，若外感风热，津液耗伤，或脾胃湿热久留，耗伤阴血，生风化燥，则燥热而成；若脾胃失调，湿浊内生，从而蕴生内热。

本病临床应与鼻疔相鉴别。后者为发生在鼻尖、鼻翼及鼻前庭的疖肿，其发病多因挖鼻、拔鼻毛等损伤肌肤，邪毒乘机外袭，火毒上攻鼻窍；若正气虚弱，火毒炽盛，以致邪毒内窜，入犯营血及心包，可出现疔疮走黄之危候。

四、临床治疗

（一）提高临床疗效的要素

鼻前庭炎是鼻前庭皮肤的弥漫性炎症，多因鼻部疾病使鼻腔内分泌物或长期有害粉尘刺激鼻前庭皮肤引起，故消除病因为治疗的前提。西医以抗生素治疗，结合局部湿热敷、红外线理疗等为主，中医多以中药汤剂配合局部用药为主。临床将中西医疗法结合治疗，中药汤剂清热润燥除湿，局部用药直接作用病灶，结合抗生素消炎、抗感染治疗，能较快控制病情。

（二）辨病治疗

去除病因，积极治疗鼻部疾病，彻底消除鼻腔内刺激性分泌物，避免有害粉尘的刺激，改掉挖鼻习惯。急性者局部湿热敷，并用红外线理疗，全身酌情使用抗生素。皮肤糜烂或皲裂者可用 10%~30% 硝酸盐烧灼，后涂以抗生素软膏。慢性者可先用 3% 过氧化氢清洗，除去结痂和脓液，局部涂 1%~2% 黄降汞软膏或抗生素软膏。

（三）辨证治疗

1. 辨证论治

（1）肺经蕴热，邪毒外袭型

治法：疏风散邪，清热泻肺。

方药：黄芩汤加减。

黄芩、栀子、桑白皮、连翘、薄荷、荆芥穗、桔梗、甘草。痛甚者，加赤芍、麦冬。大便干结者，加瓜蒌仁、生大黄；热毒壅盛、焮热者，加黄连、丹皮；红肿明显者，加大青叶、板蓝根。

（2）脾胃失调，湿热郁蒸型

治法：清热燥湿，解毒和中。

方药：萆薢渗湿汤加减。

萆薢、薏苡仁、赤茯苓、黄柏、滑石、丹皮、通草、泽泻。湿热壅盛者，加黄连、苦参；痒甚者，加荆芥、防风、白鲜皮、地肤子；病情反复，缠绵不愈者，加黄芪、白术、金银花；小儿脾弱，腹胀便溏者，合用参苓白术散。

（3）阴虚血燥，鼻窍失养型

治法：滋阴润燥，养血息风。

方药：四物消风饮加减。生地、当归、赤芍、川芎、防风、荆芥穗、薄荷、柴胡、白鲜皮、蝉蜕、独活。鼻部肌肤干燥、皲裂甚者加玄参、麦冬、何首乌；痒甚者加全蝎；肌肤色红、干燥、疼痛者，加金银花、野菊花。

2. 外治疗法

（1）外洗　可选以下方药煎水局部外洗：①内服中药渣再煎。②菊花、蒲公英各60g。③苦楝树叶、桉树叶各30g。④苦参、苍术、白鲜皮各15g。

（2）外敷　红肿、糜烂、渗液者，可用青蛤散涂敷；糜烂不愈，脂水多者，可用瓦松或五倍子适量研磨成细末，敷于患处；潮红、干痛，皲裂结痂者，可用润肌膏外涂；干燥、皲裂、脱屑者，可用黄连膏涂敷；灼热疼痛者，可将辰砂定痛散研为极细末以麻油调敷。

（3）针刺疗法　①体针：取合谷、曲池、外关、少商等穴，用提插捻转泻法，每日一次。②耳针：可取鼻、肺、胃、下屏间等穴，或埋针，或予王不留行籽贴压，常以手轻按贴穴，维持刺激。

3. 成药应用

（1）健儿清解液，口服，婴儿每次4ml，5岁以内8ml，6岁以上酌加；成人每次15ml，每日3次。

（2）五花茶颗粒，冲服，茶剂，每次10g，每日2次。

（3）上清丸，口服，每次6g，每日2次。

（4）银翘解毒丸，口服，每次1丸，每日2~3次。

4. 单方验方

（1）杏仁捣烂，人乳调和敷于患处。

（2）瓦松适量，烧灰存性研末，擦于患处，一日1次。

（3）生大黄30g，研成细末，加适量猪脂调成软膏，生理盐水清洗患处后，涂敷，一日2次。

五、预后转归

本病及时恰当治疗，一般预后良好。若经久不愈，可因外来刺激而急性发作，症状时轻时重，亦可见数年不愈者。

六、预防调护

（1）戒除挖鼻、拔鼻毛等陋习，积极治疗各种鼻病，保持鼻腔清洁，预防感染。

（2）保持鼻部清洁，忌用热水烫洗或肥皂水洗涤。

（3）忌辛辣之物饮食，保持大便通畅。

（4）儿童注意饮食调护，同时防治各种寄生虫病。

七、专方选要

（1）青黛散　青黛、芦荟、地龙、朱砂、瓜蒂、细辛、黄连。研为细末，混入麝香少许，混匀后吹入鼻中。治小儿鼻流清涕，或鼻下赤痒。

（2）化散汤　青黛、桔梗、白芷、百部、茯苓、黄芩、木通、天冬、玄参、甘草、辛夷。水煎服，内治鼻疳。

（3）泽泻散　泽泻、郁金、山栀、生甘草。上药用量相同并研为细末，以甘草汤调服。

八、研究进展

（一）病因病机

鼻前庭炎常反复发作，小儿多见。主要因鼻腔分泌物刺激或挖鼻等不良习惯，反复损伤鼻前庭皮肤导致。病理上可见鼻前庭或其上唇皮肤充血，表皮脱落，血浆渗出，形成浅溃疡，覆有干痂，有时也可出现皮肤增厚、脱屑、皲裂。

（二）治法探讨

1. 外治疗法

清洗创面，消毒后除去痂皮，取重组牛碱性成纤维细胞生长因子外用凝胶涂于患处，每次约 300 U/cm^2，一日 2 次。

2. 内外同治法

（1）中药内服外洗结合微波理疗法

①内服自拟祛风养血汤：熟地 12g，当归 12g，桃仁 3g，红花 5g，荆芥炭 6g，黄芩 3g，防风 9g，金银花 9g，甘草 5g。水煎服，一日 1 剂，分两次于早晚餐后 30 分钟温服。②外洗自拟清宣洗剂：苦参 12g，黄柏 9g，苍术 9g，黄芩 9g，白鲜皮 12g，蒲公英 9g，牡丹皮 9g。水煎至 200ml，外洗，或湿敷于患处，一天 3 次。③微波理疗：每次外洗完成后，立即采用普通微波治疗仪理疗。功率设定 6~9W，时间 9 分钟，一天 1 次，7 天为 1 个疗程。

（2）中药内服加外治法

①内服自拟健脾渗湿汤加减：白芷 8g，茯苓 8g，麸炒白术 8g，炒荆芥 5g，防风 5g，白鲜皮 6g，生黄芪 6g，蝉蜕 6g，桑白皮 6g，炒黄芩 6g，广藿香 6g，生薏苡仁 15g，忍冬藤 12g，石菖蒲 4g，甘草 4g。伴见鼻涕或鼻痂带血丝者，加白茅根 15g；伴发咳嗽者，加百部 6g；黄稠鼻涕者，加鱼腥草 12g。该药需浓煎成 100ml，饭后半小时服用，每日 2 次，7 天为 1 个疗程。②外涂：取适量红霉素眼膏外涂于患处。

主要参考文献

[1] 郑宏良. 耳鼻咽喉头颈外科学临床指南：第 4 版 [M]. 北京：人民卫生出版社，2019.

[2] 张勤修，陈文勇. 中西医结合耳鼻咽喉科学 [M]. 北京：中国中医药出版社，2021.

[3] 宋伟琪，安玉峰，王霞，等. 重组牛碱性成纤维细胞生长因子外用凝胶对鼻前庭炎的临床研究 [J]. 山西医药杂志，2020，49（10）：1246-1248.

[4] 刘民生，李雪珍，张磊，等. 中药内服外洗结合微波理疗治疗顽固性鼻前庭炎 100 例疗效观察 [J]. 湖南中医杂志，2017，33（10）：85-86.

[5] 李志鹏. 健脾渗湿汤治疗脾虚湿滞型小儿鼻疳 26 例疗效观察 [J]. 浙江中医杂志，2022，57（6）：433.

第三节　鼻前庭湿疹

鼻前庭湿疹是主要发生在鼻前庭皮肤的湿疹，可蔓延至鼻翼、鼻尖及上唇等处皮肤，瘙痒较剧，多见于儿童，多由过敏因素引起，可分为急性、亚急性和慢性 3 种。该病属于中医“鼻疳”范畴。

一、病因病机

（一）西医学认识

湿疹是过敏性皮肤疾病，属于 I 型变态反应。致病的原因很多，与内在因素和与外在因素相互作用相关，常是多方面原因协同所致。鼻前庭湿疹可能是面部或全身湿疹的局部表现，也可单独发生。鼻部疾病所产生的脓性分泌物长期刺激、浸渍是引起鼻前庭湿疹的主要原因，搔抓、摩擦、局部药物刺激亦可诱发本病。内在因子如慢性消化系统疾病、胃肠功能紊乱、新陈代谢障碍和内分泌失调等均可产生或加重湿疹病情。

（二）中医学认识

历代医学家认为，鼻疳的病因病理在脏腑方面以肺为主，与脾胃相关；外邪多为风、湿、热三邪入侵。

1. 肺经风热学说

肺经风热是鼻疳的主要病因病理；肺气不和，风邪入侵，客滞于肺，停滞于鼻，而成鼻疳。

2. 肺经湿热，风湿学说

鼻是肺之候，肺气通于鼻，其脏有热，气冲于鼻，可成鼻疳。

3. 脾胃失调，疳虫上蚀学说

脾胃湿热，疳虫内生，上蒸鼻窍所致。

4. 血虚生风化燥学说

鼻疳久滞不愈，邪热久稽，浸淫流水日久，耗伤津血，阴虚血燥，邪热生风，虚热上攻，久蒸鼻孔，肌肤失养所致。

二、临床诊断

（一）辨病诊断

1. 急性湿疹

以局部渗液、瘙痒及烧灼感为主要症状，时有疼痛。皮疹为多数密集粟粒大小丘疹、丘疱疹和小水疱，基底潮红。常因搔抓，丘疹、丘疱疹和小水疱顶端破溃后呈明显点状渗出及小糜烂，浆液不断渗出，病变中心往往较重，而逐渐向周围蔓延，外周又有散在丘疹、丘疱疹，界限一般不清。若合并感染，炎症表现较明显，可形成脓疱，脓液渗出或结黄绿色或污褐色痂。

2. 亚急性湿疹

当急性炎症减轻后，或急性期末处理不当，拖延较久，可转为亚急性湿疹。皮损以小丘疹、鳞屑和结痂为主，少有丘疱疹或小疱及糜烂，瘙痒较剧。

3. 慢性湿疹

可因急性、亚急性反复发作，迁延不愈而转为慢性，也可一开始即表现为慢性湿疹。表现为明显鼻瘙痒，患儿经常以手挖鼻。检查见鼻前庭皮肤增厚、浸润或皲裂，表面粗糙，覆以少许糠秕鳞屑，或因抓破而结痂，境界一般清楚，病变大多局限。急性发作者有渗出，慢性者有浸润肥厚或皲裂，常反复发作，瘙痒较剧。

（二）辨证诊断

本病以鼻前庭部湿疹、瘙痒为主要表现，患者可有变应性鼻炎、挖鼻或长期流涕史。病症多为实证、热证，脉多数。临床辨证以肺经风热、脾胃湿热及阴虚血燥三种证型最为常见。

1. 肺经风热型

（1）临床症状　起病较急，鼻部灼热瘙痒，前庭、上唇交界皮肤色红，肿胀，伴红疹、水疱，或伴轻度糜烂、少许渗液，集结黄色薄痂。全身症状不明显，可伴头痛、鼻塞、流涕、口干。舌尖红、苔薄黄，脉浮数。

（2）辨证要点　肺经郁热，复感外邪，结聚于鼻。热邪蒸灼于肌肤，气血壅滞，故患处灼热，皮色微红；风盛则见瘙痒；肺热上蒸鼻窍，灼伤肌肤，则见红疹如粟；热灼肌肤，迫津外行，则见水泡、溢液；热腐肌肤，则水疱糜烂，液干成痂。全身可见头痛、发热、鼻塞、流涕，肺热津伤则见口干。舌尖红、苔薄黄，脉浮数亦为肺经郁热，风邪外袭之证。

2. 脾胃湿热型

（1）临床症状　鼻前庭皮肤、上唇潮红肿胀，瘙痒，肌肤糜烂，脂水常溢，色黄而量大，伴黄浊厚痂，甚则堵塞鼻孔；全身可伴纳呆、便溏，舌质红、苔黄厚腻，脉滑数等湿热之象。

（2）辨证要点　脾胃湿热，循经上延，壅结鼻部，蒸灼肌肤，气血壅滞，故患处潮红、肿胀，湿热瘀阻气血，则见局部肿胀；湿热浸淫，灼腐肌肤，故见皮肤糜烂；热邪熏蒸肌肤，可见黄浊厚痂；湿热伤脾，脾胃失运，则见纳呆；大便黏滞不爽，故见纳呆、腹胀，便溏等；舌尖红、苔黄，脉滑数为湿热之象。

3. 阴虚血燥型

（1）临床症状　鼻前孔处干燥，皮肤粗糙、增厚、皲裂，伴干痂，痂薄而量少；全身一般无明显症状，或有口干咽燥，大便干，舌红、少苔，脉细数。

（2）辨证要点　肺热久蕴，或脾胃湿热久留，内耗阴血，致阴津亏损，生风化燥，鼻部失养，风燥伤肤，故前鼻孔处皮肤可见干燥、粗糙、增厚、皲裂。舌质红、苔少，脉细均为阴虚血燥之征。

三、鉴别诊断

（一）西医学鉴别诊断

鼻前庭炎

本病为鼻前庭皮肤的弥漫性炎症，表现为局部皮肤红肿、糜烂、渗液、结痂、灼痒或皲裂，多由鼻部疾病的分泌物或有害粉尘长期刺激鼻前庭皮肤，或挖鼻等致鼻前庭皮肤损伤继发细菌感染所致。

（二）中医学鉴别诊断

（1）鼻疔　初起在鼻尖、鼻翼、鼻前庭部出现局限红肿，形如粟粒，灼热微痛，但根脚坚硬，如钉之状，疔中脓点破溃，肿消而愈。

（2）鼻疮　鼻疮与鼻疳症状相似，常伴混淆；鼻疮以局部红肿疼痛为特征，鼻毛脱落，并伴脓痂，少有水疱，病位多见于前庭皮肤。

四、临床治疗

（一）提高临床疗效的要素

避免接触过敏因素，全身抗过敏治疗配合局部治疗。

（二）辨病治疗

1. 全身治疗

尽量寻找发病的主要原因，若有相关的全身性疾病应及时治疗。本病属Ⅳ型变态反应，早期使用抗组胺药物有一定效果，如具有镇静作用的抗组胺 H_1 受体药，如马来酸氯苯那敏、苯海拉明；或非镇静性抗组胺 H_1 受体药，如氯雷他定、西替利嗪等。也可使用 10% 葡萄糖酸钙 10ml 缓慢静脉注射，每日 1 次。

2. 局部治疗

急性湿疹有渗出者，以 3% 硼酸或 0.1% 乳酸依沙吖啶溶液冷湿敷；无明显渗出者，可选用炉甘石洗剂、振荡洗剂或氧化锌油外涂。亚急性湿疹，可选用糊膏或乳剂，如氧化锌糊剂或糖皮质激素乳剂，每日 2~3 次外涂。慢性湿疹，以糖皮质激素软膏剂型为主，如醋酸氟轻松乳膏、恩肤霜等。皮损肥厚时用醋酸曲安奈德尿素乳膏。当湿疹继发感染时，选用含抗细菌、抗真菌药及糖皮质激素的混合霜（膏）剂外用，如皮康霜、复方康纳乐霜、派瑞松（1% 硝酸益康唑 +0.1% 曲安奈德），必要时选用有效抗生素口服或肌内注射。

（三）辨证治疗

1. 辨证论治

（1）肺经风热型

治法：清肺泄热，疏风解毒。

方药：黄芩汤加减。黄芩、栀子、桑白皮、连翘、薄荷、荆芥、赤芍、麦冬、桔梗、甘草。方中黄芩、栀子、桑白皮清肺泄热；连翘、薄荷、荆芥疏风散邪；赤芍、麦冬清热凉血；桔梗载药直达病所，甘草调和诸药。合方共奏清热泄肺，疏风解毒之效。

（2）脾胃湿热型

治法：健脾除湿，清利胃热。

方药：除湿汤加减。黄芩、黄连、茯苓、木通、滑石、车前子、防风、荆芥、枳壳、陈皮、连翘、甘草。方中黄芩、黄连清热解毒，茯苓、木通、滑石、车前子清热利湿，使湿热下趋，防风、荆芥祛风胜湿止痒；枳壳、陈皮行气理脾；连翘、甘草解毒和药。全方共奏清热利湿，解毒止痒，理脾胜湿之效。肺胃气分热甚者，加知母、麦冬；肝火较甚者加牡丹皮、菊花；湿热痒甚者加白鲜皮、地肤子、茵陈。

（3）阴虚血燥型

治法：滋阴润燥，补血消风。

方药：四物消风饮加减。

生地黄、当归身、赤芍、荆芥、薄荷、蝉蜕、柴胡、川芎、黄芩、生甘草。方中四物汤养血，益阴润燥，以扶正祛邪；黄芩、甘草解毒；蝉蜕透疹祛风止痒；荆芥、薄荷、柴胡疏风散邪以助止痒之功，合方共起滋阴润燥，补血消风之效。皮肤干燥、皲裂甚者可加全蝎、防风；皮肤色红、干燥甚者可加金银花、野菊花解毒祛邪。

（四）新疗法选粹

（1）微波理疗法　清洗创面，消毒后除去痂皮，在外涂糖皮质激素擦剂加内服氯雷他定片的基础上，运用微波理疗法对鼻前庭创口处进行理疗。一般用耳鼻喉咽科微波治疗仪，频率2450MHz，输出功率15~20W，持续20分钟，一日两次。注意：微波治疗仪探头切勿接触皮肤。

（2）西药霜剂联合氦氖激光照射　在外涂丙酸倍氯米松霜剂的基础上联合氦氖激光照射治疗。输出波长632.8nm，连续输出功率25mW。将激光探头对准鼻前庭湿疹处进行照射，一次一侧15分钟，一日1次，十天1个疗程。

五、预后转归

本病治疗及时，大多预后良好。若不及时治疗，或本病病因未彻底祛除，鼻前庭湿疹多缠绵不愈，反复发作，症状时轻时重。

六、预防调护

（一）预防

尽量去除可疑病因，禁挖鼻及避免局部刺激等。

（二）调护

（1）本病发病时，局部忌用热水烫洗或肥皂水清洗。

（2）忌食辛辣炙煿及腥荤发物，如鱼、虾、蟹等。

（3）加强小儿及孕妇的乳食调养。

主要参考文献

[1] 瞿燕平，刘金华. 微波理疗对糖皮质激素联合氯雷他定治疗小儿鼻前庭湿疹的影响[J]. 湖北医药学院学报，2015，34(5)：490-491.

[2] 张群，彭先兵，石建国，等. 丙酸倍氯米松霜剂联合He-Ne激光照射治疗鼻前庭湿疹[J]. 临床耳鼻咽喉头颈外科杂志，2014，28(22)：1789-1790.

第四节　急性鼻炎

急性鼻炎系由病毒感染引起的急性鼻黏膜炎症，可波及鼻窦或咽喉部，传染性强。四季均可发生，但以冬秋季以及季节交替之时多发，无年龄、性别差异。

本病俗称“伤风”“感冒”。但感冒有别于流感，故又称为普通感冒，以鼻塞、流涕、打喷嚏为主要症状，属中医“伤风鼻塞”范畴。古代医家对其论述多散见于“伤风”“流涕”“鼻塞”“嚏”等病范畴内。

一、病因病机

（一）西医学认识

1. 病因

各种上呼吸道病毒均可引起本病，最常见的有鼻病毒、腺病毒、冠状病毒、流感病毒和副流感病毒等。主要传播途径是飞沫直接吸入，其次被污染的食品或物体也可从鼻腔或咽部进入体内而致病。在病毒感染的基础上，可继发细菌感染。由于各种病毒的特点不一样，因此发病常无一定规律，而且临床表现的程度也各有所不同。

2. 诱因

（1）全身因素　受凉，疲劳，营养不良，维生素缺乏，各种全身慢性疾病等均可导致机体免疫功能和抵抗力下降，诱发本病。

（2）局部因素　鼻腔及邻近部位的慢性病变，如鼻中隔偏曲、慢性鼻炎、鼻窦炎、鼻息肉、腺样体肥大和慢性扁桃体炎等，均可影响鼻腔功能和通气引流，鼻腔黏膜纤毛运动发生障碍，病原体易于局部存留

（二）中医学认识

中医学认为，本病多因气候变化，寒热不调，或生活起居不慎，过度疲劳等，耗伤正气，风邪乘虚侵袭而致病。风为百病之长，善行数变，可兼寒、兼热而侵袭于肺系而发病，故病邪有风寒、风热之分。

1. 风寒外袭，肺失宣肃

肺为娇脏，开窍于鼻，外合皮毛。若起居失常，寒暖不调，过度疲劳，腠理疏松，卫表不固，风寒之邪外袭，皮毛受邪，肺失宣肃，风寒上犯，壅塞鼻窍而发病。

2. 风热袭肺，壅遏鼻窍

鼻属肺系，为呼吸之门户，风热之邪，从口鼻而入，直犯鼻窍，侵犯肺系；或因风寒之邪束表，郁而化热犯肺，致使肺气不宣，风热上犯鼻窍，鼻失宣畅而为病。

二、临床诊断

（一）辨病诊断

依照患者病史及鼻部检查，确诊不难。

1. 临床表现

潜伏期 1~3 天。起病时鼻腔和鼻咽部出现干痒、刺激感、异物感或烧灼感，自觉鼻腔干燥，如腺病毒感染还会出现结膜的瘙痒刺激感。随后出现疲劳、低热、畏寒、周身不适等全身症状。继而鼻塞症状加重，夜间较为明显，打喷嚏，头痛，鼻涕增多，初为水样，后变为黏脓性。一般均有嗅觉减退，说话有闭塞性鼻音。儿童还可以发生鼻出血，全身症状较成人重，多伴发热、倦怠，甚至高热、惊厥；还可伴有呕吐、腹泻等较明显的消化道症状；合并腺样体肥大者，鼻塞加重，妨碍吮奶。一般在 7~10 天内，各种症状逐渐减轻，消失。若合并细菌感染，则伴脓涕，病情延期不愈，若不适当的擤鼻，感染易向邻近组织蔓延，可并发急性鼻窦炎、中耳炎、咽炎、喉炎、气管及支气管炎、肺炎、结膜炎、泪囊炎等。

2. 相关检查

早期鼻黏膜弥漫性充血、干燥，随后出现鼻黏膜肿胀、下鼻甲肿大，总鼻道或鼻底有水样、黏液样或黏脓性分泌物，咽部黏膜也常充血。病程 7~10 天。

（二）辨证诊断

本病的发生多由于气候变化，寒热不调，或生活起居不慎，过度疲劳等，耗伤正气，风邪乘虚侵袭而致。初起风寒为多，继而寒郁化热呈现风热之证，也可直接感受风热之邪为病。

1. 风寒外袭，肺失宣肃型

（1）临床症状　鼻塞声重，喷嚏频频，流涕清稀，可有头痛，恶寒发热。舌淡红、苔薄白，脉浮紧。局部检查见鼻黏膜色淡红、肿胀，鼻腔内见清稀涕液。

（2）辨证要点　鼻塞声重，喷嚏频频，流涕清稀，舌淡红、苔薄白，脉浮紧。

2. 风热袭肺，壅遏鼻窍型

（1）临床症状　鼻塞较重，流黏稠黄涕，鼻痒气热，喷嚏时作，可有发热、头痛、恶风、口渴、咽痛、咳嗽痰黄。舌质红、苔薄黄，脉浮数。局部检查见鼻黏膜色红、肿胀，鼻腔内见黄涕。

（2）辨证要点　鼻塞较重，流黏稠黄涕，鼻痒气热，喷嚏时作，舌质红、苔薄黄，脉浮数。

三、鉴别诊断

（一）西医学鉴别诊断

诊断主要根据病史、临床症状以及专科检查。许多急性传染病如流感、麻疹、猩红热、百日咳等，常有症状性急性鼻炎的表现，需警惕，同时需要注意与变应性鼻炎鉴别。

（1）流感　全身症状大多很重，常有高热、寒战、头痛、全身不适，易发生衰竭。上呼吸道症状可不甚明显。

（2）急性传染病　许多呼吸道急性传染病早期可出现症状性急性鼻炎的表现，如麻疹、猩红热、百日咳等，需结合病史，全身症状及详细的体格检查予以鉴别。

（3）变应性鼻炎　本病鼻部症状的发作与接触相应的变应原相关，无发热等全身症状，鼻黏膜色苍白、水肿，大量水样涕。可合并支气管哮喘等其他Ⅰ型变态反应性疾病，特异性 IgE 检查及皮肤点刺试验等有助于鉴别。

（二）中医学鉴别诊断

本病属于中医“伤风鼻塞”范畴，可与鼻鼽、鼻窒、时行感冒相鉴别。这三种病的病性与伤风鼻塞相同，均属于本虚标实，故常由于外邪侵袭，正气不足，卫表不固而发病。主要受累脏腑为肺脾。但是从他们的病因或临床症状的不同处可加以鉴别。

（1）鼻鼽　本病迁延难愈，常呈季节性或常年反复发作。一般接触变应原后症状突然发作，以鼻痒、喷嚏频作、鼻塞、流清涕为主要临床表现。症状出现时间短暂，远离变应原后症状减轻，再次接触变应原则症状再次出现。检查见鼻内黏膜苍白或灰白，下鼻甲水肿湿润。

（2）鼻窒　本病多为脏腑虚弱，邪滞鼻窍所致，尤以肺脾虚弱及气滞血瘀为多。临床表现以鼻塞反复出现，时轻时重，或双侧交替性鼻塞，流清涕，嗅觉减退为主。

（3）时行感冒　本病发病具有流行性，病情常较一般感冒为重。患者素体虚弱，正气不足，受四时之邪的侵袭而发病。由于所感外邪的不同，病证可分为风寒、暑湿、风燥、风热等类型，常有恶寒、发热、流清涕、打喷嚏、渴不欲饮或渴欲饮冷水，或咽痒疼痛等症状。

四、临床治疗

（一）提高临床疗效的要素

本病的临床治疗上多用中西医结合，如预防感染既可采用西药抗感染治疗，同时也可加用中药发汗剂。因本病多由病毒感染所致，西药尚无确切疗效的药物，所以临床已研制出多种既可抗炎、抗组胺、止痛，又可发汗、抗病毒的中成药或中西药合剂，以提高疗效。鼻为肺之窍，肺主皮毛，肺为娇脏，外邪侵袭，首先犯肺，故在辨证基础上，以辛散、通窍为治疗大法，但切忌表散太过，以免耗伤元气；若补益太早，则恐留余邪。

（二）辨病治疗

病毒感染尚无简单有效的治疗方法。但呼吸道病毒感染常有自限性，因此病毒感染引起的急性鼻炎，主要以对症及预防并发症。应多饮热水，清淡饮食，保持大便通畅，注意休息。

1. 全身治疗

（1）抗病毒药物　早期应用，常用的有：利巴韦林、吗啉胍、金刚烷胺等。

（2）如伴见发热、头疼者，应减轻发热、头痛等全身症状，可用　①复方阿司匹林1~2片，每日3次；对乙酰氨酚75mg，每日2次。②中成药：清热解毒冲剂1~2包，每日3次；板蓝根冲剂1~2包，每日3次等。

（3）全身使用抗生素　若有合并细菌感染或可疑并发症时应用。

（4）予疏风解表、祛邪通窍的中成药　通窍鼻炎颗粒1包，每日3次。

2. 局部治疗

（1）鼻用减充血剂　如呋麻滴鼻液每日3次，以减轻鼻部炎症所引起的鼻黏膜充血肿胀，通利鼻腔。对于有严重鼻塞症状的患儿，可短期使用羟甲唑啉或赛洛唑啉。6岁以上儿童给药浓度同成人，3~5岁儿童给药浓度应减半，连续使用不超过1周。总之，使用减充血滴鼻液的浓度不宜过高、时间不宜过长，以免形成药物性鼻炎，故临床上应慎用。

使用方法：滴鼻法：①仰卧法：仰卧，肩下垫枕，头后仰悬垂于床沿外，前鼻孔朝上。②坐位法：坐位，背靠椅背，头尽量后仰，前鼻孔朝上。③侧卧法：卧向患侧，头下悬垂于床沿外，此法适用于单侧患病。体位取定后，经前鼻孔滴入药液，每侧3~5滴。药液可达到鼻窦开口及咽鼓管咽口附近，故此滴鼻方法适用于任何鼻腔和鼻窦疾病。

（2）α干扰素鼻部应用虽可减少鼻病毒的复制，但其并不能影响病程，故作用有限。

（三）辨证治疗

1. 辨证论治

（1）风寒外袭，肺失宣肃型

治法：辛温解表，散寒通窍。

方药：通窍汤加减。

麻黄、防风、羌活、藁本、川芎、白芷、细辛、升麻、葛根、苍术、川椒、甘草。也可用荆防败毒散或葱豉汤加减。鼻塞明显者加苍耳子、辛夷以散寒通窍；鼻涕较多者加山药、泽泻、薏苡仁以利水渗湿。

（2）风热袭肺，壅遏鼻窍型

治法：疏风清热，宣肺通窍。

方药：银翘散加减。

金银花、连翘、竹叶、荆芥穗、牛蒡子、薄荷、淡豆豉、桔梗、芦根、甘草。头痛较甚者加蔓荆子、菊花清利头目；眼部红肿疼痛者，加板蓝根、射干以清热解毒明目；咳嗽痰黄者，加前胡、瓜蒌宣肺化痰止咳。也可选桑菊饮加减。

2. 外治疗法

（1）滴鼻　用芳香通窍类疏风清热的药物，如鼻炎灵、滴鼻灵、复方鹅不食草滴剂或柴胡注射液滴鼻，风热者可加双黄连注射液、板蓝根注射液等，以生理盐水稀释后滴鼻，可帮助消除鼻腔肿胀，改善鼻腔通气。

（2）蒸汽或雾化吸入　可用内服中药或薄荷、辛夷煎煮之蒸汽熏鼻，或柴胡注射液、鱼腥草注射液、板蓝根注射液，或具有疏风解表、芳香通窍疗效的中药煎煮过滤液行超声雾化吸入。

（3）吹药或塞药法　可用苍耳子散、碧云散、西瓜霜、鱼脑石散，或用辛夷花、薄荷研末，每用少许吹入鼻内，或塞入鼻内。也可用药棉、止血海绵裹药塞入鼻腔之中。

（4）针灸治疗　鼻塞者，取迎香、印堂穴；头痛、发热者，取太阳、风池、合谷、曲池穴。针刺得气后，留针 10~15 分钟。灸法用于风寒证，以温热悬灸为宜，温经散寒，解表通窍。常取迎香、上星、肺俞、百会。每次选 1~2 穴，每次 10 分钟，每日 1~2 次。

（5）穴位按摩引导法　风寒外袭，肺失宣肃证取风门、风池、迎香、合谷；风热袭肺，壅遏鼻窍证取大椎、曲池、合谷、鱼际、迎香。头痛者加太阳穴，每日 1 次。《保生秘要》曰："先擦手心极热，按摩风府百余次，后定心，两手交叉，紧抱风府，向前拜揖百余次，俟汗自出，勿见风，定息气海，清坐一香，饭食迟进，则效矣。"

3. 成药应用

（1）银翘解毒丸　600mg，每日 2~3 次。

（2）速效感冒胶囊　1~2 粒，每日 3 次。

（3）感冒清　1~2 粒，每日 3 次。

（4）清热解毒颗粒　18g，每日 3 次。

（5）板蓝根冲剂　10g，每日 3 次。

（6）抗病毒口服液　10ml，每日 3 次。

（7）通窍鼻炎颗粒　初次使用剂量为每次 500mg，每日 3 次；用药 3 天后，剂量增加至每次 2000mg，每日 3 次。

4. 单方验方

（1）桑菊酒　将桑叶、菊花、连翘、杏仁、芦根、桔梗、薄荷、甘草捣碎，加入红米酒浸于瓶中，封口，5 宿开取，每日早晚各饮 10ml，可用于风热袭肺，壅遏鼻窍较重者。

（2）感冒初愈方　葛根、鹅不食草、杏仁、川芎、芍药、苏子、干姜、甘草。水煎 2 次，混匀后分 3 次温服。用于伤风鼻塞初期。

（3）伤风速效散　金银花、连翘、黄芩、滑石、大黄、菊花、荆芥穗、石菖蒲、薄荷、藿香、川贝母、木通、白豆蔻、神曲。研为粗末，发病时取 15~18g，重者可用 20~30g（小儿酌情减量），每日 2 次，开水冲调后加盖放置，适时温服。风寒、风热均可服用，且取效神速。

（四）新疗法选粹

1. 中药超声雾化疗法

（1）疏风解表通窍药　辛夷 12g，藿香 12g，薄荷 12g，菊花 9g，柴胡 12g，川芎 18g，甘草 6g。

（2）疏风解毒方　虎杖、连翘、板蓝根、柴胡、败酱草、马鞭草、芦根、甘草。

将煎煮好的中药液倒入中药煎煮超声雾化器进行雾化 20~30 分钟，每日 1 次，三天为 1 个疗程。

2. "迎香穴"按揉联合鼻腔冲洗疗法

（1）鼻腔冲洗　以 0.9% 生理盐水对准鼻孔反复冲洗。两侧鼻孔交替进行。一天 1 次，连续 5 天。

（2）在上述鼻腔冲洗基础上，结合"迎香穴"按揉疗法　用两手食指指腹按压于两侧"迎香穴"，从内向外画圈按揉 1~3 分钟，以局部皮肤微微发热为佳。一天 1 次，连续 5 天。

（3）中西结合治疗　头孢丙烯片 1.5mg/kg 口服每日 2 次；联合通窍鼻炎颗粒初始剂量为每次 500mg，用药 3 天后将药量增加至每次 2000mg，温水送服，每日 3 次。

（4）复方木芙蓉涂鼻软膏的多种用法　①单用：取适量复方木芙蓉涂鼻软

膏涂于两侧鼻腔，每日早晚各1次，疗程1周。②结合外洗方法：先用生理性海水鼻腔喷雾剂，双侧鼻腔每次喷3下，每日3次；随后用复方木芙蓉涂鼻软膏涂于双侧鼻腔，早晚各1次，疗程为7天。③与西药合用：在复方木芙蓉涂鼻软膏涂抹鼻腔的基础上，口服盐酸西替利嗪片，每次10mg，每日1次。④与中成药合用：在复方木芙蓉涂鼻软膏涂抹鼻腔的基础上，口服抗感颗粒，开水冲服，1~5岁半袋，5~10岁1袋，每日3次。

（5）其他外治法　风热者，取大椎穴、肺俞穴、定喘穴、曲池穴处刺血及在足太阳膀胱经与督脉位置进行拔罐治疗。热甚者，取大椎、肺俞穴刺络拔罐放血，沿膀胱经及督脉排列拔罐，留罐时取商阳、少商穴常规放血。风寒者，取大椎、风门、肺俞、心俞、膈俞、肝俞、脾俞、胃俞穴拔罐，留罐25~30分钟。鼻塞、周身酸痛者，取督脉和两侧膀胱经走罐。

五、预后转归

伤风鼻窒属于急性病，预后良好，经适当休息，及时治疗，一般5~7天可痊愈。若邪毒甚，反复发作，或治疗不及时，或正虚邪恋，可转为鼻窒、鼻渊等；若邪盛正衰，失治误治，可转为急咽痹、乳蛾、耳胀、咳嗽、肺痈等，严重者甚至会引发邻近器官的并发症。

六、预防调护

（一）预防

（1）积极锻炼，增强抵抗力。戒烟限酒，起居饮食正常，衣着适宜，避免受凉受湿。

（2）在疾病流行期间，避免与伤风鼻塞患者接触，注意居室通风，出入公共场所可戴上口罩，以防传染。也可用金银花、贯众各30g，水煎服代茶饮。或用1%大蒜液滴鼻，每日滴鼻3~5次，每次1滴。

（3）若受雨湿、遇风寒后，可用生姜、大枣各10g，加红糖15g煎服，可散风寒、除寒湿。

（二）调护

（1）病中多饮开水，清淡饮食，戒生冷，勿使风邪变成寒中。

（2）鼻塞严重，鼻涕较多时，不宜强力擤鼻，以免邪毒逆入咽鼓管引发耳病。

（3）保持室内温、湿度适宜，空气新鲜。

（4）加强营养，注意饮食卫生，多食新鲜蔬菜水果，少吃辛辣刺激食品，保持大小便通畅。

（5）小儿患者，易继发下呼吸道感染，注意保暖，加强观察，以防并发他病。

七、专方选要

（1）川芎茶调散　薄荷、香附各240g，川芎、荆芥各120g，防风45g，白芷、羌活、甘草各60。为末，饭后茶水调服3~6g。适用于风邪导致鼻窍气滞血瘀，邪毒留恋，伴发头疼者。

（2）辛夷散　辛夷6g，细辛3g，藁本6g，升麻3g，川芎6g，白芷6g，木通3g，防风6g，羌活6g，甘草3g。水煎服，每日1剂。适用于鼻塞，流清涕，鼻音较重者。

（3）参苏饮　人参、紫苏叶、葛根、前胡、法半夏、茯苓各23g，木香15g，枳壳、陈皮、桔梗、甘草各15g。研末，以姜枣汤调服。适用于外感风寒、内有痰饮、伴有气虚者。

（4）通窍汤　麻黄、防风、羌活、藁本、川芎、白芷、细辛、升麻、葛根、苍术、川椒、甘草。水煎服，适用于风寒侵袭者。肺有邪火者，可加黄芩。

主要参考文献

[1] 郑宏良. 耳鼻咽喉头颈外科学临床指南：第4版[M]. 北京：人民卫生出版社，2019.

[2] 中华耳鼻咽喉头颈外科杂志编辑委员会鼻科组，中华医学会耳鼻咽喉头颈外科学分会鼻科学组，小儿学组. 儿童变应性鼻炎诊断和治疗指南（2022，年修订版）[J]. 中华耳鼻咽喉头颈外科杂志，2022，57(4)：392-404.

[3] 王丽华，周靖雯，沈雯婕，等. 中药超声雾化治疗急性鼻炎多中心临床研究[J]. 中国中西医结合耳鼻咽喉科杂志，2021，29(1)：50-52.

[4] 周靖雯. 疏风解毒方煎煮超声雾化治疗伤风鼻塞（外感风热型）临床疗效观察[D]. 上海：上海中医药大学，2020.

[5] 黄琴，蒋菊萍，蒋建英. “迎香穴”按揉联合鼻腔冲洗治疗儿童急性鼻炎40例[J]. 浙江中西医结合杂志，2020，30(3)：246-247.

[6] 王涵. 头孢丙烯联合通窍鼻炎颗粒治疗急性鼻炎临床效果分析[J]. 中国医药指南，2021，19(25)：87-88，93.

[7] 王丹妮，黄庆益，陈洁. 复方木芙蓉涂鼻软膏治疗婴幼儿急性鼻炎临床观察[J]. 世界最新医学信息文摘，2019，19(90)：128-129.

[8] 殷二航. 复方木芙蓉涂鼻软膏治疗儿童外感风热型急性鼻炎的临床疗效评价[J]. 中国医学文摘（耳鼻咽喉科学），2020，35(3)：185-187.

[9] 李翱，周珊. 复方木芙蓉涂鼻膏联用西替利秦治疗急性鼻炎临床疗效观察[J]. 世界最新医学信息文摘，2019，19(90)：130，132.

[10] 张家燕，易志刚. 复方木芙蓉涂鼻软膏联合抗感颗粒治疗婴幼儿急性鼻炎的临床疗效分析[J]. 中医眼耳鼻喉杂志，2019，9(2)：90-92.

[11] 张勤修，陈文勇. 中西医结合耳鼻咽喉科学[M]. 中国中医药出版社，2021.

第五节　慢性鼻炎

慢性鼻炎是鼻腔黏膜和黏膜下层的一种慢性炎症，以鼻塞、流涕等不适症状为主要表现，可持续数月以上或呈反复发作状态，在间歇期内仍不能完全恢复正常，严重影响患者的生活质量。

一、病因病机

（一）西医学认识

慢性鼻炎是指鼻腔黏膜下的炎症持续数月以上，或炎症反复发作，在间歇期内亦未恢复正常，并且没有明显的致病微生物感染者。临床上慢性鼻炎分为慢性单纯性鼻炎和慢性肥厚性鼻炎，但二者在组织学上并不能截然分开，且慢性肥厚性鼻炎多由慢性单纯性鼻炎发展而来。慢性鼻炎的发病原因不明确，现多认为与下列因素有关。①局部因素：急性鼻炎反复发作或未彻底治疗；慢性鼻腔及鼻窦疾患的长期影响，如慢性化脓性鼻窦炎导致鼻黏膜长期受脓液的刺激、严重鼻中隔偏曲妨碍鼻腔正常的通气引流致鼻黏膜反复发生感染而不易彻底恢复；邻近病灶的影响：主要为炎症病灶，如慢性扁桃体炎；鼻腔用药不当或用药过久：如长期应用盐酸萘甲唑林滴鼻液或麻黄素等药，导致血管扩张，黏膜肿胀。②全身因素：全身慢性疾病，如贫血、糖尿病等均可引起鼻黏膜血管长期瘀血或反射性充血；营养不良，如维生素A、维生素C的缺乏；内分泌失调，如甲状腺功能减退症可引起鼻黏膜水肿；日常不良嗜好，如吸烟饮酒。③职业及环境因素：长期吸入粉尘或有害化学气体，生活或环境温度、湿度的剧变均可导致本病的发生。④个体免疫功能障碍和变态反应。

（二）中医学认识

本病属于中医学“鼻窒”范畴。《素问玄机原病式》载“鼻窒，窒，塞也”，又曰“但见侧卧上窍通利，下窍窒塞”，点明了鼻窒的主要症状特点为鼻塞。基于多年的临床观察研究，中医认为本病发病的原因可归纳为两点：一为正气虚弱，外邪入侵，伤风鼻塞反复发作，耗伤肺卫之气，致使肺气虚弱，邪毒留滞鼻窍而发为本病。如《诸病源候论》言：“肺主气，其经手太阴之脉也，其气通鼻。若肺脏调和，则鼻气通利而知臭香；若风冷伤于脏腑，而邪气乘于太阴之经，其气蕴积于鼻者，则津液壅塞，鼻气不宣调，故不知香臭，而为齆也。”二为脾失健运，化生湿浊，留滞鼻窍亦发此病。补土派大家李东垣在《东垣试效方》中有云：“若因饥饱劳役损伤脾胃，生发之气既弱，其营运之气不能上升，邪害空窍，故不利而不闻香臭也。宜养胃气，使营运阳气宗气上升，鼻则通矣。”

二、临床诊断

（一）辨病诊断

1. 临床表现

慢性鼻炎是鼻腔黏膜和黏膜下层的一种慢性炎症。炎症持续3个月以上或反复发作，迁延不愈。通常将表现为鼻黏膜的慢性充血肿胀，称慢性单纯性鼻炎。若发展为鼻黏膜和鼻甲骨的增生肥厚，称慢性肥厚性鼻炎。

（1）慢性单纯性鼻炎的临床表现为 ①鼻塞：多呈间歇性或交替性。间歇性鼻塞常在白天、劳动或运动时减轻，夜间或寒冷时加重；交替性鼻塞常在侧卧位时加重。②不同程度的间断性嗅觉减退，闭塞性鼻音。③涕多：常为半透明黏液性或黏脓性，继发感染后多呈脓性。

（2）慢性肥厚性鼻炎的临床表现 ①鼻塞较重，多为持续性。②有闭塞性鼻音，嗅觉减退；鼻涕不多，多为黏液性或黏脓性，不易擤出。③若肥大的下鼻甲压迫咽鼓管咽口，可出现耳鸣及听力减退。④常伴有头痛、头昏、失眠及精神萎靡等症。

2. 相关检查

（1）形态学检查　如前鼻镜检查、鼻内镜检查，主要用于了解鼻腔结构的炎症状态。如在鼻内镜检查下，慢性单纯性鼻炎可表现为鼻黏膜充血、下鼻甲肿胀，表面光滑柔软，富有弹性；鼻腔底、下鼻道和总鼻道有黏液性或脓性分泌物。慢性肥厚性鼻炎可表现为下鼻甲黏膜肥厚充血，呈桑椹状或结节状，触之硬实，弹性差，较甚者可呈红紫色，下鼻甲骨增生。

（2）功能学检查　鼻腔通气功能检查、变应原检查（此方法主要用来判断慢性鼻炎为变应性鼻炎还是非变应性鼻炎）。

（二）辨证诊断

1. 肺经蕴热，壅塞鼻窍型

（1）临床症状　鼻塞时轻时重，或交替性鼻塞，下鼻甲红肿，表面光滑，柔软有弹性，鼻涕色黄量少，鼻气灼热，咳嗽痰黄，舌尖红、苔薄黄，脉数。

（2）辨证要点　鼻涕色黄量少，鼻气灼热，咳嗽痰黄，舌尖红、苔薄黄，脉数。

2. 肺脾气虚、邪滞鼻窍型

（1）临床症状　鼻塞时轻时重，或呈交替性，鼻黏膜及鼻甲淡红肿胀，鼻涕色白而黏，遇冷症状加重，倦怠乏力，少气懒言，咳嗽痰稀，易感冒，舌淡、苔薄，脉缓弱。

（2）辨证要点　鼻涕色白而黏，遇冷症状加重，倦怠乏力，少气懒言，咳嗽痰稀，易感冒，舌淡、苔薄，脉缓弱。

3. 邪毒久留，血瘀鼻窍型

（1）临床症状　鼻塞较甚，或持续不减，鼻甲肥大质硬，表面呈桑椹状凹凸不平。

（2）辨证要点　语声重浊，嗅觉减退，舌暗红或有瘀点，脉弦或弦涩。

三、鉴别诊断

（一）西医学鉴别诊断

（1）慢性鼻窦炎　慢性鼻窦炎多为患侧持续性鼻塞，如双侧同时患病，则为双侧持续性鼻塞，多因鼻腔黏膜黏性肿胀和分泌物积蓄所致，鼻塞还可致嗅觉减退或消失，同时鼻腔大量脓性或黏性脓涕难以擤尽，可伴少量血涕，分泌物可流至咽部。部分患者可伴有明显的头痛，头痛的部位常局限于前额、鼻根部或颌面部、头顶或枕部等，并有一定的规律性。鼻窦X线或CT检查常显示鼻窦腔模糊、密度增高及混浊，或可见液平面。

（2）鼻息肉　进行性鼻塞可发生于单侧或双侧鼻息肉，检查可见鼻腔单个或多个灰白或淡红色半透明样肿物，常有嗅觉减退或消失；伴有鼻窦炎者常有头胀痛、流脓涕等症状；伴有变应性鼻炎者常见阵发性鼻痒、喷嚏、鼻流清涕等。

（二）中医学鉴别诊断

（1）鼻渊　鼻塞时多伴有大量黏脓性或脓性鼻涕及头昏头痛等症，检查见鼻道内有较多脓性分泌物。

（2）鼻息肉　鼻塞多为单侧，且呈渐进性，涕多，检查见鼻腔内有赘生物。

四、临床治疗

（一）提高临床疗效的要素

首先应详细询问病史，慢性鼻炎患者大多都有伤风鼻塞或急性鼻炎等病史；再者根据患者症状分清虚证和实证，结合临床相关辅助检查明确病因和病理变化和鉴别诊断；最后将所得信息进行综合，明确诊断，并给予合适有效的治疗方案。

（二）辨病治疗

临床上以鼻塞时轻时重，或双侧鼻窍交替阻塞，反复发作，经久不愈，甚则不闻香臭为主要表现；检查见鼻黏膜肿胀，以下鼻甲尤甚为主要特征的慢性鼻病则称为鼻窒。本病多因伤风鼻塞反复发作，或治疗不彻底；或因体质虚弱、过度劳累而发。本病主要表现为肺脾气虚。故治疗时则宜补益肺脾，通散鼻窍。选方常用补中益气汤加减。

（三）辨证治疗

1. 辨证论治

（1）肺经蕴热，壅塞鼻窍型

治法：清热散邪，宣肺通窍。

方药：黄芩汤加减。具体药物组成：黄芩、栀子、桑白皮、连翘、薄荷、荆芥、麦冬、桔梗。方中黄芩、连翘、栀子可清泻上焦之火热、疏风通窍；桑白皮清泻肺热；薄荷散邪通窍，清利头目；荆芥解表散风；桔梗宣肺利咽；麦冬滋阴生津，濡养头面清窍。

（2）肺脾气虚、邪滞鼻窍型

治法：补益肺脾，散邪通窍。

方药：肺气虚为主者，选用温肺止流丹加减。药物组成：人参、诃子、荆芥、细辛、桔梗、甘草、鱼脑石。脾气虚为主者，选用补中益气汤加减。药物组成：人参、白术、黄芪、甘草、当归、陈皮、柴胡、升麻。方解：温肺止流丹可温肺散寒，摄鼽止涕，方中人参可补脾益肺，培土生金；诃子性味酸涩，可敛肺止涕；荆芥、细辛可疏风散寒；桔梗、鱼脑石可散结除涕；甘草调和诸药，与人参、诃子同用共同发挥敛补肺气之效。补中益气汤可健脾益气，升阳通窍，方中人参、白术、黄芪可调补脾胃，补益中气；当归补血养血，荣养清窍；陈皮理气，中焦气机通利，则气血津液化生有源；柴胡、升麻，可为脾胃引经之要药。

（3）邪毒久留，血瘀鼻窍型

治法：行气活血，化瘀通窍。

方药：通窍活血汤加减。具体药物组成：桃仁、红花、赤芍、川芎、老葱、麝香、黄酒、生姜、大枣。方中桃仁、红花、赤芍、川芎可活血化瘀，疏通血脉；老葱、麝香通阳开窍；黄酒温通血脉；生姜、大枣可健脾温中。全方合用使邪气得去，鼻窍通利。

2. 外治疗法

（1）滴鼻　可用芳香通窍的中药滴鼻剂滴鼻或用 1% 麻黄素液、糖皮质激素类药液滴鼻。

（2）吹鼻法　可用碧云散吹鼻。

（3）超声雾化吸入　可用中药煎煮液或糖皮质激素类药物做超声雾化经鼻吸入。

（4）下鼻甲注射　当鼻甲肥大时，可选用活血化瘀药做下鼻甲注射。

（5）烙治法　表面麻醉后用烙铁或高频电刀烧灼下鼻甲，可同时配合射频、微波治疗。

（6）针灸疗法　可选用迎香、合谷、风池、太阳、太渊等穴进行针刺和艾灸。

（7）下鼻甲部分切除术　对下鼻甲肥厚质硬，诸法均无效者，可行此术。

3. 成药运用

（1）复方木芙蓉涂鼻膏、鼻渊通窍颗粒、辛夷鼻炎丸、鼻炎宁胶囊、鼻炎通合剂均可用于治疗肺经蕴热证。

（2）玉屏风颗粒、补中益气丸均可用于治疗肺脾气虚证。

（3）复方丹参滴丸可用于治疗气滞血瘀证。

4. 单方验方

（1）鹅不食草验方　将适量鹅不食草浸泡于米酒中（一般泡 1 周或以上的时间后便可使用），使用棉棒蘸取均匀涂于鼻腔中。每日 3 次，连用 2 周。

（2）菊花 10g，栀子花 10g，薄荷 3g，葱白 3g，蜂蜜适量。将上述药物用沸水冲泡，取汁加蜂蜜调匀。代茶频饮，每日 1 剂，连用 3~5 天。上述药物加水煎，取汁即可。代茶饮用，每日 1 剂。

（3）苍耳子 30~40 个，砸裂，加麻油 30g，文火将苍耳子炸干，制成苍耳子油。每日滴鼻 2 ~3 次。

（4）牡丹皮 1500g，文火煎约 1 小时，浓缩成 2000ml，使之呈乳白色，滴鼻，每日 3 次。

（5）复方丹参注射液 2ml 加生理盐水 2ml 稀释，滴鼻，每次每侧 2 滴，每日 3 次，连续用药 2 周。

（6）荆芥、百合、黄芪、鸡血藤、苍耳子各 10g，辛夷 6g，细辛 3g。水煎服。

（7）辛夷 9g，与鸡蛋 3 个同煮，吃蛋喝汤。

（8）辛夷 4 份，鹅不食草 1 份，加水浸泡 4~8 小时，蒸馏取芳香水滴鼻。

（四）新疗法选粹

（1）鼻三针联合天灸法　针刺以鼻三针（迎香、上迎香、印堂）为主穴，天灸以肺俞、肾俞为主穴，辨证加减。

针刺方法：使用环球牌无菌针灸针（规格 0.25mm × 25mm）。迎香向内上平刺，透上迎香，捻转得气，胀痛可扩散至鼻部，或有流泪；印堂沿皮下向鼻根部捻转进针，得气后继续捻转 10~20 秒，鼻根部呈持续酸胀感。上迎香向下平刺，局部酸胀，可扩散至鼻额、眼球部。三穴均进针 13~20mm、留针 30 分钟，每隔 10 分钟捻转 1 次。每日 1 次，治疗 7 次为 1 个疗程。

天灸治疗：白芥子、延胡索、细辛、甘遂按 1∶2∶1∶1 配比，打成细粉，加入姜汁，做成药饼，贴敷于穴位上。每周 1 次，每次贴敷 1~2 小时，若有皮肤微痛立即祛除。

（2）腹针消梅核气法　取穴中脘、关元、商曲（双）、滑肉门（双）、建里、中脘（三星刺）、建里（三星刺）、下脘（三星刺）、水分（三星刺）、天枢（双）、右上风湿点。在上穴不断调深浅，上脘三星刺，在上穴不断调深浅，直至鼻塞流涕消失。灯烤神阙，留针 30 分钟。

（3）低温等离子消融　用肾上腺激素加 1% 丁卡因润湿棉片，于患者鼻腔适宜位置实施表面麻醉操作，辅以鼻内镜，采用低温等离子射频消融仪，将低温等离子刀头严格依据操作标准插入患者鼻腔，黏膜下放置电极，进行 10 秒消融操作，小心退出刀头，避免伤害其他组织，随之及时进行止血操作。依据鼻甲大小，在适宜位置取 1~3 个孔道，保持一定孔间距，术毕予以 1% 麻黄碱棉片进行收缩止血。

（4）针刺蝶腭神经节联合阿托品肌内注射　操作前让患者于静息状态下进行鼻内镜检查、VAS 视觉模拟评分及鼻阻力测试，完毕行阿托品 0.5mg 肌内注射，10 分钟后针刺蝶腭神经节。

针刺蝶颚神经节的方法：患者端坐位，取颧弓下缘与下颌骨冠突后缘交界处体表投影点进针，刺约 5.5~6cm，直抵翼腭窝，患者鼻腔有触电及喷水感时，表明已刺中蝶腭神经节，接通脉冲电使面肌节律性抽动，持续 10 分钟后拔出，用消毒棉球压迫止血。

（5）鼻内镜下射频治疗　治疗前患者需采用浓度为 2% 的丁卡因和 0.1% 的肾上腺素做鼻内黏膜麻醉处理，鼻内镜探入鼻腔内部时，射频仪探头沿患者的鼻甲前段内侧推进，可根据患者鼻甲内侧黏膜的颜色和实际病情进行手术操作。术后给予患者抗生素治疗，治疗时间为 1 周。操作过程中术者应注意对鼻腔黏膜上皮的保护，因为呼吸上皮不可再生，一旦损伤会严重影响鼻腔黏膜的生理功能，引发后遗症。

（五）医家诊疗经验

1. 王玉林用四味鼻炎汤

处方：鹅不食草 30g，辛夷花 15g，炒苍耳子 10g，鱼腥草 30g。

操作方法：中药予 500ml 水浸泡 20 分钟，头煎：将辛夷花（纱布包）、鹅不食草、炒苍耳子武火煎开持续 5 分钟，文火煎 20 分钟，煎至药液 150ml；再将药液加水至 500ml，加入鱼腥草，同样方法二煎煎至药液 150ml，将两次药液混合。用法用量：口服，每次 100ml，每日 3 次。

适应证：鼻塞，常受寒而发，不闻香臭，涕清而难擤，阻塞性鼻音，鼻塞严重时伴有头痛。体查：下鼻甲稍感肥大。舌尖红、苔黄腻，脉浮数。

2. 裴正学用麻黄桂枝合剂

处方：麻黄、桂枝、杏仁、石膏、甘草，川芎、白芷、细辛、羌活、独活、防风。

操作方法：水煎服，2 剂 /3 天。

适应证：反复鼻塞、流涕，外感风寒加重，伴头痛，舌边尖红、苔滑腻，脉弦。鼻内镜检查示：双下鼻甲肥大，鼻黏膜附着黄脓性分泌物。

3. 郭维用补中益气汤加减

处方：黄芪 20g，炒白术 15g，党参、蔓荆子、升麻、葛根、黄柏、白芍、当归、陈皮各 10g，柴胡、炙甘草各 6g。

操作方法：每日 1 剂，水煎服，分早晚 2 次温服。

适应证：鼻塞，柳絮飞扬时出现鼻部不适，甚至出现呼吸困难，无流涕，无喷嚏，伴头昏蒙不适，受风后加重，偶有口干，大便稀溏，倦怠乏力，舌淡红有齿痕、苔白，脉细弱。

4. 邵经明、靳瑞用针刺疗法

处方：“邵氏五针法”：大椎、风门、肺俞；鼻。

三针：攒竹、鼻通、迎香。

操作方法：选用 0.35mm × 40mm 毫针直刺大椎、尺泽穴 25~30mm；选用 0.35mm × 25mm 毫针直刺肺俞、风门穴 15~20mm，直刺太渊穴 10~12mm。以上腧穴均根据患者胖瘦刺入相应深度，行针时采用提插捻转手法，实证用泻法、虚证用补法。选用 0.35mm × 25mm 毫针针刺攒竹、鼻通、迎香穴，攒竹穴用提捏进针法，向下沿皮约呈 15° 角针刺 15~20mm；鼻通穴用指切进针法，向下约呈 45° 角针刺 15~20mm；迎香穴针刺时押手固定鼻唇沟下端皮肤，沿鼻唇沟向上约呈 15° 角针刺 15~20mm；3 穴均行捻转泻法。每日治疗 1 次，每次留针 30 分钟，每 10 分钟行针 1 次。针刺结束后在大椎、肺俞穴处各拔一火罐，留罐 10 分钟。10 次为 1 个疗程，疗程间休息 2 天。治疗 2 个疗程结束，随访 1 年，然后进行疗效评价。

适应证：鼻塞（交替或持续）、流涕（清涕或浊涕），伴有头胀头痛、记忆力减退、耳鸣、嗅觉不敏感等症。专科检查：单纯性者见鼻黏膜及鼻甲充血肿胀，鼻道有黏性分泌物；肥厚性者见鼻甲黏膜肥大色黯，表面不光滑，如桑椹状。

5. 陈天然用苍耳子散

处方：辛夷花、苍耳子、白芷、薄荷、北细辛、金银花、连翘、僵蚕、党参、白术、茯苓。

操作方法：每日 1 剂，水煎服。

适应证：鼻塞、通气困难、无涕，无喷嚏，眉骨部位昏沉感，头昏痛，受风后加剧，偶感口干，大便稀溏，舌淡红有齿痕、苔黄微腻花剥，脉滑。查体：鼻黏膜色红，表面光滑。

五、预后转归

本病若在早期治疗得当，可获痊愈。长期失治，则缠绵难愈，并可继发鼻渊、耳胀耳闭、喉痹等疾病。

六、预防调护

（一）预防

（1）积极治疗急性鼻炎、鼻部邻近器官及全身性疾病，防止诱发本病。

（2）不可用力擤鼻，以防浊涕走窜入耳。

（3）不可长期使用血管收缩性滴鼻液，如盐酸萘甲唑林滴鼻液，以免引起药物性鼻炎。

（二）调护

（1）锻炼身体、增强体质，避免感风受凉，积极治疗伤风鼻塞。

（2）戒烟限酒，注意饮食卫生和环境保护，避免粉尘长期刺激。

（3）鼻部自我按摩　用两手拇指轻揉鼻部，从鼻梁至迎香穴按揉 3~5 次；擦鼻侧——用两手拇指迅速擦鼻侧处，以微热为度。

七、专方选要

（1）鼻窒方　辛夷花、桃仁、川芎、路路通各 10g，红花 6g，归尾、赤芍、鸡血藤各 15g，石菖蒲 12g，丹参 20g，降香 5g，生牡蛎 30g，玄参 20g。功能：活血化瘀，软坚散结，行气通窍。

（2）桂枝加附子汤加味方合玉屏风散　桂枝、炒白芍、炙甘草、生姜、白芷各 10g，大枣 12 枚，附子、苍耳子、辛夷各 12g，黄芪 18g，白术 12g，防风 9 g。功能：温经复阳，固表祛风。

（3）苍耳子散　苍耳子、辛夷、白芷、

黄芩、薄荷、川芎、淡豆豉、菊花、贝母、甘草各10g。功能：疏风止痛，通利鼻窍。

（4）玉屏芎芷汤　防风15g，白术20g，黄芪15g，川芎10g，苍耳子15g，白芷15g，辛夷15g。功能：祛风散寒，通窍止痛，益气固表。

八、研究进展

（一）病因病机

陈天然认为，慢性鼻炎发病的原因可归纳为两点：一为正气虚弱，外邪入侵，伤风鼻塞反复发作，耗伤肺卫之气，致使肺气虚弱，邪毒留滞鼻窍而发为本病；二为脾失健运，化生湿浊，留滞鼻窍发为此病。

（二）治法探讨

A型肉毒毒素：肉毒毒素是由肉毒梭菌产生的神经毒素超家族，有8种血清型，其中A型肉毒毒素凭借其较高的亲和力和良好的耐受性在临床中广泛应用。有研究表明，A型肉毒毒素对鼻黏膜影响的可能机制有：①抑制鼻胆碱能神经末梢乙酰胆碱的释放；②抑制蝶腭神经节突触前胆碱能神经末梢释放乙酰胆碱；③诱导鼻黏膜腺细胞的凋亡；④抑制鼻黏膜中炎症介质；⑤减少鼻黏膜中的嗜酸粒细胞浸润和毛细血管扩张。A型肉毒毒素鼻腔给药可改善慢性鼻炎患者的鼻部症状，安全有效，疗效持久。其作为慢性鼻炎的一种新型治疗方法有良好的应用前景，值得进一步研究。

（三）外治疗法

中药热罨包治疗：黄欣阳、张晓燕进行的临床研究发现，中药热罨包治疗可有效改善慢性鼻炎患者的临床症状及体征，且操作便捷、安全可靠。

主要参考文献

[1] 苏琴，向阳，王凤志，等. 鼻渊通窍颗粒联合糠酸莫米松鼻喷剂治疗慢性鼻炎效果观察［J］. 西南国防医药，2016，26（1）：60–62.

[2] 曹中伟. 玉屏风颗粒联合糠酸莫米松鼻喷雾剂治疗慢性鼻炎的临床研究［J］. 现代药物与临床，2019，34（1）：210–212.

[3] 樊晖晖，王欣，王运红，等. 鼻炎宁胶囊联合糠酸莫米松治疗慢性鼻炎的临床研究［J］. 现代药物与临床，2018，33（3）：600–603.

[4] 何中美，毛得宏，邓娇，等. 鼻炎通合剂治疗慢性鼻炎气滞血瘀型临床观察［J］. 实用中医杂志，2018，34（2）：166.

[5] 吴驻林. 鹅不食草验方治疗慢性鼻炎［J］，中医民间疗法，2016，24（2）：22.

[6] 邹莉. 慢性鼻炎单验方［J］，中医民间疗法，2015，23（9）：64.

[7] 赵正梅，盛夕曼，严继贵，等. 鼻三针联合天灸治疗慢性鼻炎临床研究［J］. 新中医，2020，52（8）：139–141.

[8] 张红林，薄智云，张雨晴，等. “腹针消梅核气法”在治疗慢性单纯性鼻炎中的应用［J］. 首都食品与医药，2020，27（2）：196.

[9] 刘宪宾. 慢性鼻炎采用鼻内镜下射频治疗的效果探究［J］. 实用中西医结合临床，2017，17（12）：96.

[10] 王叶，李正胜，周玉华，等. 王玉林教授运用四味鼻炎散治疗慢性鼻炎的临床经验总结［J］. 中医临床研究，2020，12（8）：40–41.

[11] 王景阳，白丽君，陈光艳，等. 裴正学教授治疗慢性鼻炎及鼻窦炎经验［J］. 中医研究，2019，32（3）：52.

[12] 马榕，郭维，陈晓梅，等. 郭维治疗慢性鼻炎临床验案举隅［J］. 山西中医，2019，35（4）：15.

[13] 张君，邵素菊，王培育，等."邵氏五针法"配合"鼻三针"治疗慢性鼻炎35例[J]. 中国针灸，2017，37(9)：995-996.
[14] 肖南昌，卢晓华. 低温等离子消融术在慢性鼻炎中的临床疗效研究[J]. 现代诊断与治疗，2015，26(17)：3854-3855.

第六节 萎缩性鼻炎

萎缩性鼻炎是一种缓慢发生的弥漫性、进行性鼻腔萎缩性病变。以鼻内干燥、鼻塞、鼻黏膜萎缩及鼻腔宽大为特征。鼻腔黏膜，包括黏膜下血管、腺体、骨质等出现萎缩，特别是鼻甲会出现萎缩。黏膜萎缩性病变可发展至咽部、喉部，引起萎缩性咽炎、萎缩性喉炎。

一、病因病机

（一）西医学认识

萎缩性鼻炎病因不明，目前多认为此病的发生是内外多因素共同作用的结果。萎缩性鼻炎分为原发性萎缩性鼻炎和继发性萎缩性鼻炎，二者发病原因各不相同。原发性萎缩性鼻炎可能与营养条件、遗传因素、职业和环境因素、内分泌功能紊乱、反射性交感神经营养不良及自身免疫性因素等有关；继发性萎缩性鼻炎多由局部因素引起，如感染、医源性损伤、鼻中隔偏曲及一些特殊传染病有关。

（二）中医学认识

萎缩性鼻炎属于中医学疾病中"鼻槁"的范畴。鼻槁的病因，内因多以肺、脾、肾虚损为主，外因多为燥邪热毒侵袭，伤津耗液，鼻失滋养，加之邪灼黏膜，导致脉络瘀阻，黏膜干枯萎缩为病。若燥热之邪内伤于肺，循经上灼鼻窍，耗伤津液，鼻窍失养，发为鼻槁；若久病伤阴，肺阴不足，津液不能上输于鼻，鼻失滋养，甚则肺虚及肾，肺肾阴虚，虚火上炎，灼伤鼻窍黏膜，致使鼻干、黏膜枯萎而为病；若肺脾气虚，鼻窍肌膜失于濡养，而致本病；久病之后，吐利伤津，损伤脾肺。或脾气素虚，失于健运，土不生金，鼻窍肌膜失于濡养，形成本病。或久病伤阴，肺阴不足，津液不能上输于鼻。肺阴虚则不能输津滋肾，而致肺肾阴虚承，虚火上炎，鼻腔肌膜失于濡润滋养，则干枯萎缩而致本病；劳倦过度，伤于脾胃，土不生金；或思虑劳神，心血耗散；或房劳太过，肾水干枯，鼻失濡养而致。

二、临床诊断

（一）辨病诊断

1. 临床诊断

鼻及鼻咽干燥感；自觉鼻塞，可伴有鼻出血、头痛、头昏或嗅觉障碍等症状；严重者呼气时带有特殊的腐烂臭味。

2. 辅助检查

鼻腔分泌物培养常见有臭鼻杆菌和类白喉杆菌。

鼻内镜检查：可见鼻腔宽大，从前鼻孔可直接看到鼻咽部。鼻甲缩小，有时下鼻甲几乎不可辨认。病轻者下鼻甲和中鼻甲的前端或嗅裂处见有少许痂皮；重者鼻腔黏膜覆盖一层绿色脓痂，可闻及特殊恶臭。

X线检查可见鼻甲缩小，鼻腔增宽，鼻窦可发育不良。

（二）辨证诊断

1. 燥邪犯肺型

（1）临床症状　鼻内干燥，灼热疼痛，涕痂带血。

（2）辨证要点　伴有咽痒干咳，舌尖红、苔薄黄少津，脉细数。检查见鼻黏膜干燥充血，或有痂块。

2. 肺肾阴虚型

（1）临床症状　鼻干较甚，鼻衄、嗅觉减退，咽干燥。

（2）辨证要点　伴干咳少痰，或痰中带血，腰膝酸软，手足心热，舌红少苔，脉细数。检查见鼻黏膜色红干燥，鼻甲萎缩，或有脓涕痂皮潴留，鼻气腥臭。

3. 脾肺气虚型

（1）临床症状　鼻内干燥，鼻气腥臭难闻，伴见纳差腹胀，疲乏无力，大便时溏，口唇色淡，舌淡红，脉缓弱。

（2）辨证要点　纳差腹胀，便溏，脉缓弱。

三、鉴别诊断

（一）西医学鉴别诊断

（1）鼻窦炎　萎缩性鼻炎与鼻窦炎均可出现经常流脓涕且头痛的症状，但萎缩性鼻炎鼻内干燥症状明显，鼻腔内有较多黄绿色痂皮覆盖。鼻窦炎以大量流浊涕为主要的症状，鼻内干燥感多不明显，常伴有鼻塞，鼻腔检查多见中鼻甲肿大或息肉样变，中鼻道或嗅裂有分泌物引流或息肉，一般无痂皮覆盖。

（2）干燥综合征　除了鼻干外，其他有黏膜的地方也会出现干燥的感觉，如眼干、咽干、阴道分泌物减少。同时伴有腮腺肥大，关节肿痛等症状。免疫学检查可确诊。

（3）鼻石　以鼻异物为核心，矿物质盐类沉积其上而形成。常位于一侧鼻腔，有一侧渐进性鼻塞，流清水样、脓性或血性鼻涕及同侧头痛，鼻内发臭等症状。检查见一侧总鼻道内有形状不规则的块状物，质坚如石，呈白、灰、黑或褐色。邻近黏膜可有肉芽或溃疡，X线片正侧位可见致密块状阴影。

（二）中医学鉴别诊断

（1）慢鼻渊　此病以鼻塞、流脓稠涕为主要症状；检查见鼻甲肿胀，中鼻道有鼻涕自上向下流，无鼻黏膜萎缩或鼻甲骨萎缩的病变。

（2）鼻干　二者均有鼻干燥感，易出血。但此病无鼻气异臭和嗅觉障碍，检查见下鼻甲前端可有少许干痂附着，但鼻腔内无黄绿色或灰褐色脓痂充塞，无鼻甲萎缩。

四、临床治疗

（一）提高临床疗效的要素

询问病情，了解病史，明确病因和发病机制，结合临床辅助检查，运用中医四诊，根据患者体质，正确诊断和准确地辨证分型，合理进行用药施治。

（二）辨病治疗

萎缩性鼻炎的主要表现为局部症状，临床多表现为鼻干、鼻塞，甚则鼻黏膜萎缩，鼻腔宽大畸形。此病病因多以肺脾肾亏损为主，外加燥热邪毒内侵，导致鼻失津液滋养，黏膜干枯萎缩为病。治疗此病时应根据临床实践及患者不同表现，确立治法和方药。如见鼻干鼻塞，鼻涕污秽，涕痂多，伴有血丝涕，治疗则以清肺润燥为主，方选清肺润燥汤或养血润燥汤等化裁治疗；若见鼻黏膜萎缩，鼻涕脓且腥臭，治疗应以滋阴润肺或补益肺脾肾为主，方选补中益气汤或百合固金汤化裁治疗。

（三）辨证治疗

1. 辨证论治

（1）燥邪犯肺型

治法：清肺润燥，宣肺散邪。

方药：清燥救肺汤加减。药物：人参、

甘草、枇杷叶、桑叶、石膏、阿胶、杏仁、麦冬、胡麻仁。方中人参、阿胶、杏仁、麦冬、胡麻仁可养血生津，滋阴润燥；桑叶、石膏清宣肺热；枇杷叶宣肺散邪，化痰止咳；甘草可健脾和中。

（2）肺肾阴虚型

治法：润肺滋肾，生津润燥。

方药：百合固金汤加减。药物：百合、生地、熟地、玄参、贝母、桔梗、甘草、芍药、当归、麦冬。方中百合、生熟地滋养肺肾阴液；麦冬助百合以养阴清肺；玄参助生熟地以滋补肾阴，清降虚火；当归、芍药养血益阴；贝母、桔梗化痰止咳，清利咽喉；甘草健脾和中，调和诸药。

（3）肺脾气虚

治法：补益肺脾，行气逐邪。

方药：补中益气汤加减。药物：人参、白术、黄芪、甘草、当归、陈皮、柴胡、升麻。方中人参、白术、黄芪共奏补益中气，升举清阳之效；当归、甘草养血健脾和中；陈皮疏理中焦气机；柴胡、升麻升降相依，气机畅通，则邪气自除。

2. 外治疗法

（1）鼻腔冲洗法　用生理盐水、温开水或中药鱼腥草、黄芩、蒲公英、野菊花等煎水冲洗鼻腔，清除鼻内痂皮，减少鼻腔臭味，每日1~2次。

（2）滴鼻法　可用芳香通窍作用的中药配以麻油、冰片、液状石蜡制成滴鼻剂滴鼻，亦可用滋养润燥药物如复方薄荷滴鼻液、蜂蜜、芝麻油加少许冰片等滴鼻以滋润鼻腔，软化鼻内痂皮，使之易于擤出。也可用白芷、牡丹皮、大黄、赤芍药各等量，以麻油浸过药面泡24小时，文火煎熬至药片呈焦黄，去渣，加少许冰片拌入，冷却后，以油滴鼻，既能滋润鼻腔，亦可解毒祛邪，活血生新，较复方薄荷油效果更好。上述滴鼻剂每侧鼻腔滴鼻1~2滴，每日2~3次。注意：鼻槁患者忌用减充血剂滴鼻。

（3）蒸汽及雾化吸入法 可用内服中药再煎水，或用清热解毒排脓中药煎水蒸气吸入。亦可用鱼腥草注射液、复方丹参注射液蒸汽或雾化吸入。每日1~2次。

3. 成药运用

（1）二冬膏、补肺丸、扶正养阴丸均可用于治疗鼻槁的肺经燥热型。

（2）知柏地黄丸用于治疗肺肾阴虚证。

（3）补中益气丸、参苓白术散均可治疗肺脾气虚证。

4. 单方验方

（1）润肺清鼻丸　天冬500g，黄芩240g，研细末，用蜜糊丸，每服6g，每日2~3次。

（2）当归滴鼻剂　当归、银花、野菊花、蜂蜜各等分。前3味煎汁去渣，加蜂蜜和匀。滴鼻腔，每次数滴，每日3~4次。

（3）鱼腥石散　鱼腥石粉9g，冰片0.9g，辛夷花6g，细辛3g。共为细末，吹鼻腔，每日2~3次。

（4）丝瓜根和近根1~1.5m藤，洗净，切片晒干，煎服，每次10g，每日2次。

（5）生蜂蜜滤净。用温开水将鼻腔干净后，用蜂蜜滴鼻，每次3~5滴，每日2次。

（6）新鲜鱼腥草捣汁，滴鼻腔，每次2~3滴，每日2次。

（7）桃树嫩尖叶1~2支，揉碎，布裹，塞入鼻腔，每日4次。

（四）新疗法选粹

（1）耳针法　取内鼻、肺、脾、肾、内分泌等穴针刺，用王不留行贴压上述耳穴。

（2）艾灸法　取百会、足三里、迎香、肺俞等穴，悬灸至局部发热，呈现红晕为止，每日或隔日1次。

（3）迎香穴位埋线法　外鼻及周围常规消毒、铺巾，在双侧迎香穴各注射1%普鲁卡因1~2ml，用羊肠线穿三角缝合针刺入迎香穴并穿过穴位，埋线长约0.5cm，剪去露出皮肤外面的线头。如有出血，用纱布或消毒棉球稍加压迫止血，不必包扎。每月1次，连续3~6次，通过羊肠线对穴位的持续刺激作用疏通经络，畅达气血，治疗疾病。

（4）下鼻甲注射法　可选用当归注射液，或丹参注射液做双下鼻甲注射，每侧0.5~1ml，3~5日注射1次。

（5）针刺疗法　临床上应以局部取穴、邻近取穴与循经取穴和随证配穴相结合。主穴：迎香、印堂、合谷。随证取穴：肺肾阴虚者，加肺俞、肾俞、太溪以补肺益肾；脾气虚弱加足三里、三阴交以健脾；若头痛重、思睡者，加风池、太阳、百会以清利头目；鼻涕如浆如酪者，取巨髎、内庭、阴陵泉，以通窍除涕；前额痛和鼻部压重感者，加上星、阳白。每次留针30分钟，每日或隔日1次，15次为1个疗程。可加用电针。

（6）按摩疗法　每晚临睡前自行按摩迎香、合谷、印堂、鱼际、关元、足三里穴，每次2~3穴。

（7）手术治疗　当病情较重，保守治疗效果欠佳时，可考虑手术治疗。主要目的是缩小鼻腔、减轻过度通气、减少水分蒸发，缓解鼻腔干燥及结痂。目前常用的手术方法有鼻黏膜－骨膜下埋藏术、鼻腔外侧壁挪移加固定术等。

（五）医家诊疗经验

1. 刘大新用润舒滴鼻油

处方：蜜炙黄芪、白芷、丹参、麦冬、百合、薄荷及麻油，以止血海绵颗粒作为赋形剂。

操作方法：采取仰卧位，悬头使鼻部低于口咽部，鼻孔朝上，每侧鼻腔点药2~3滴，3~5分钟后坐起，每日3次。连续用药14天。

适应证：鼻咽部干燥感、鼻塞、鼻咽异物感、鼻出血、头痛、头昏、烦躁、空鼻征等。鼻内镜下可见鼻腔宽敞，可直视鼻咽部，下鼻甲黏膜萎缩，中鼻甲肥大或息肉样变，鼻腔大量覆盖绿色痂皮，鼻咽部可见脓痂覆盖，严重时可见下鼻甲骨质萎缩。

2. 熊大经用补阳还五汤加减

处方：沙参20g，怀山药30g，丹参20g，黄芪30g，地龙10g，五味子10g，云苓10g，薏苡仁30g。

操作方法：每日1剂，水煎服。

适应证：鼻腔术后，表现为交替性鼻塞，鼻腔流白黏涕经久不愈，鼻腔烧灼。检查见鼻腔肌膜色暗，双侧下鼻甲萎缩，鼻腔宽大，中鼻道内有白黏涕，舌质淡，舌体胖、边有少许齿痕，脉弦滑。

五、预后转归

本病一般病程较长，缠绵难愈。部分患者可并发耳鸣、耳闭及听力减退，并发喉痹，则会出现咽喉干燥不适、干咳，甚则声音嘶哑。长期失治或治疗不当可导致鼻腔宽大，外鼻畸形。患者常为此感到苦恼、压抑，生活和工作受到严重影响。

六、预防调护

（一）预防

（1）防治全身慢性疾病，加强营养，多食富含维生素类的蔬菜和果实，少食辛辣刺激之物。

（2）积极防治各种鼻病。

（3）对于鼻部的慢性炎症疾病，应注意适当使用鼻黏膜血管收缩剂，以免鼻黏膜长期受药物刺激，导致鼻黏膜萎缩。

（二）调护

（1）保持鼻腔清洁湿润，清除鼻内积涕和痂皮，禁用血管收缩剂滴鼻或喷鼻。

（2）加强卫生管理，改善生活和工作环境，尽量避免粉尘的吸入，条件允许时，采取降温、除尘通风、湿润空气等措施。

七、专方选要

（1）清燥救肺汤　人参、桑叶、麦冬、枇杷叶、石膏、胡麻仁、杏仁、阿胶、甘草。

（2）养阴润燥汤　生地、麦冬、玄参、炒杏仁、沙参、丹皮、天冬、玉竹、白芍、甘草、桑叶。

（3）养血润燥汤　熟地、当归、鸡血藤、旱莲草、白芍、玄参、麦冬、生地榆、沙参、桔梗、威灵仙、炒桃仁、肉苁蓉。

（4）补中益气汤　黄芪、人参、炙甘草、白术、当归、陈皮、升麻、柴胡、生姜、大枣。

（5）参苓白术散　人参、茯苓、白术、山药、白扁豆、莲子、薏苡仁、砂仁、桔梗、甘草、陈皮。

（6）百合固金汤　生地、熟地、百合、玄参、贝母、麦冬、桔梗、知母、甘草、麦冬、芍药、当归。

1、2、3方均可治疗燥邪犯肺证和肺阴亏虚证；4、5方可用于脾胃虚弱证；6方可用于肺肾阴虚证。

八、研究进展

评价与展望

萎缩性鼻炎归属于中医学中“鼻槁”范畴，以鼻内干燥为主要的临床症状，且易出血，或有鼻塞，鼻腔异常空大，嗅觉障碍或丧失。萎缩性鼻炎患者可有慢性鼻病史、鼻特殊传染病史，或有害粉尘、气体长期刺激等病史。临床上，西医学对其治疗尚无特效疗法，主要是通过局部治疗；如使用鼻腔喷剂使干燥的鼻腔湿润，或是手术治疗，但是患者也要面对巨大的痛苦。相比而言，中医治疗此病具有一定的优势。中医治疗萎缩性鼻炎以润泽鼻窍为主要原则，再根据症状辨证论治，往往能取得良好的治疗效果，能够控制病情，缓解症状，且治疗过程相对轻松，患者容易接受。但是在一定程度和层面上，单纯中医治疗亦有很多不足之处，所以应将中西医结合起来，取长补短，探索和研究更好的治疗方案，以最大程度获得令人满意的治疗效果。

主要参考文献

[1] 魏然，王嘉玺，姜辉，等. 刘大新教授“润舒滴鼻油”治疗鼻槁的临床研究[J]. 中国中西医结合耳鼻咽喉科杂志，2019，27(6)：408-411.

[2] 陈炜. 熊大经教授辨治鼻槁经验[J]. 四川中医，2007，25(3)：7.

[3] 靳明慧. 鼻槁的辨证论治及用药规律研究[D]. 昆明：云南中医学院，2015.

第七节　急性鼻窦炎

急性鼻窦炎是鼻窦黏膜的一种急性化脓性炎症，以鼻塞、流脓涕、局部疼痛和头痛等局部或全身症状为主要临床表现，常继发于急性鼻炎。所有人群均可发生，低龄、体弱者更为多见。

一、病因病机

（一）西医学认识

急性鼻窦炎多由上呼吸道感染引起，属于鼻窦黏膜的一种急性化脓性疾病。引起急性鼻窦炎的病因有全身因素和局部因素。全身因素有过度疲劳，营养不良、维生素缺乏，抵抗力下降及不良生活和工作环境；局部因素包括鼻腔的疾病，如鼻炎、鼻中隔偏曲、鼻息肉等。

急性鼻窦炎的病理生理学根本是各种

原因引起的鼻窦内或窦口周围黏膜肿胀、狭窄或阻塞以及黏膜纤毛清除功能障碍。近年对鼻窦炎发病机制有了更深一步的研究和认识，窦口鼻道复合体的通气不畅和引流障碍，是鼻窦炎临床上难以治愈和反复发作的重要原因。鼻腔外侧壁筛漏斗不正常，使得鼻窦纤毛清除功能降低，引起鼻窦分泌物引流障碍，使细菌感染有机可乘。

（二）中医学认识

鼻渊的病名最早见于《黄帝内经》，在《素问·气厥论篇》中的表述是“胆移热于脑，则辛頞鼻渊。鼻渊者，浊涕下不止也。”胆为中清之腑，内藏精汁，情志不遂，恚怒失节，胆失疏泄，气郁化火，胆火循经上犯，移热于脑，伤及鼻窍；或邪热犯胆，胆热循经上壅鼻窍而为病。这是最早对鼻渊病因病机的描述。中医学认为本病有虚实之分，其病因病机主要有以下几方面：①肺经风热：风热邪毒，袭表犯肺；或风寒侵袭、郁而化热，风热壅遏肺经，肺失清肃，邪毒循经上犯，结于鼻窍，熏蒸肌膜而为病。②胆腑蕴热：胆为刚脏，内寄相火，其气通脑。若情志不畅，胆失疏泄，气郁化火循经上犯，移热于脑，伤及鼻窦，灼烧肌膜，热炼津液为涕。③脾胃湿热：素嗜烟酒肥甘之品，脾胃湿热内生，运化失常，清气不升，浊阴不降，湿热邪毒循经上犯于脑，灼伤窦内肌膜。

二、临床诊断

（一）辨病诊断

1. 临床表现

急性鼻窦炎是指由鼻窦黏膜炎症反应所引发的疾病。临床表现有全身症状如发热、头痛等症；局部症状如鼻塞、流脓涕（前或后鼻孔）、前额和（或）面部疼痛或胀痛，以及嗅觉功能减退或丧失等，其中鼻塞或流鼻涕是必不可少的症状之一。

2. 相关检查

（1）鼻内窥镜检查　鼻息肉或鼻黏膜息肉样变；中鼻道黏脓性分泌物；中鼻道黏膜水肿或肿胀。

（2）X线鼻窦摄片　可显示鼻窦黏膜肿胀，窦腔浑浊、透光度减弱，有时可见液平面。

（3）鼻窦CT　可见鼻窦内液平面或软组织密度影；窦口鼻道复合体和（或）窦腔黏膜发生异常炎症性改变等。

（4）鼻窦MRI　可见鼻窦内长T2信号。

（二）辨证诊断

1. 肺经风热型

（1）临床症状　鼻流黄涕或黏白量多，嗅觉减退，发热恶寒。

（2）辨证要点　伴头痛、咳嗽、痰多，舌红苔黄，脉浮数。

2. 胆经郁热型

（1）临床症状　鼻流浊涕，黄稠如脓，嗅觉减退，头痛，发热。

（2）辨证要点　口苦咽干，烦躁，舌红苔黄，脉弦数。

3. 脾经湿热型

（1）临床症状　鼻流黄涕，浊而量多，鼻塞，嗅觉障碍。

（2）辨证要点　伴头晕头重，胸闷，小便黄，大便不爽，舌红、苔黄腻，脉滑数。

三、鉴别诊断

（一）西医学鉴别诊断

（1）鼻窦良性或恶性肿瘤　可行鼻窦X线片或CT扫描及病理切片，有助于早期诊断。

（2）急性鼻炎　多表现为局部症状：鼻及鼻咽部发干灼热，鼻黏膜充血、干燥，逐渐伴有闭塞性鼻音，鼻分泌物增多，打喷嚏和鼻痒，嗅觉减退等症。全身症状：有不同程度的发热、头痛等。检查见鼻黏膜充血肿胀，鼻腔内充满黏液性分泌物。

（二）中医学鉴别诊断

（1）鼻窒　以长期鼻塞为主症，检查可见鼻甲肥大，有时有少量黏液性或脓性浊涕。

（2）鼻鼽　以鼻塞、喷嚏，流清涕为主症，鼻渊以鼻流浊涕为主。

四、临床治疗

（一）提高临床疗效的要素

了解病史，询问发病经过，观察患者临床表现，明确发病原因，探索发病机制，结合中医四诊，以辨病为前提，准确辨证分型，用动态思维去用药施治。掌握所用每一种药的药性和药理作用，合理选药和用药。

（二）辨病治疗

急性鼻窦炎起病急，病程短，症状较重，以鼻塞、流脓涕，局部疼痛和头痛、嗅觉减退为主要临床表现。以实证和热证为主；病因亦分为内因和外因。外感因素如肺经风热，常见鼻塞、流涕、咳嗽咳痰，发热等症，治疗当以疏风清热通窍为主；内因如情志不遂，喜怒不节，肝胆失疏，导致胆经蕴热，常见口苦咽干，烦躁易怒等症，治疗当以清泄肝胆火毒为主；若因饮食不当，湿热蕴积于中焦，郁而化火，导致脾经湿热，常见纳差腹胀，面黄体瘦，大便不爽等症，治疗当以醒脾利湿为主。

（三）辨证治疗

1. 辨证论治

（1）肺经风热型

治法：疏风清热，芳香通窍。

方药：苍耳子散加减。药物：苍耳子、辛夷、白芷、薄荷、菊花、黄芩、桔梗、连翘、防风、甘草。方中苍耳子、防风可散风通窍、祛邪解表；辛夷、白芷可通窍止痛、宣利鼻窍；薄荷辛凉宣散，不仅可助上三药祛风通窍，又可抑制药物辛燥化热之弊端，还可宣散壅遏之热邪，一药三用；桔梗、甘草宣利肺气，祛痰排脓；黄芩、菊花、连翘清肺泄热，宣气止咳。

（2）胆经郁热型

治法：清胆泄热，解郁通窍。

方药：龙胆泻肝汤加减。药物：龙胆草、柴胡、黄芩、栀子、通草、泽泻、车前子，生地、当归。方中龙胆草、柴胡、黄芩、栀子可清肝胆实火，泄肝经湿热；通草、泽泻、车前子可清热利湿；生地黄、当归滋阴养血，使泻火利湿而不伤阴。诸药合用，湿热邪气得除，疾病方可自愈。

（3）脾经湿热型

治法：清脾泄热，利湿去浊。

方药：加味四苓散加减。药物：猪苓、茯苓、泽泻、白术、滑石、通草、辛夷、苍耳子。方中猪苓、茯苓、泽泻、滑石、通草可健脾利湿；白术培补脾土，益气生金，辛夷、苍耳子可祛邪解表，宣通鼻窍。

2. 外治疗法

（1）鼻部用药　可用1%麻黄素滴鼻。方法：上组鼻窦（即额、筛、蝶窦）炎时，宜取头后仰位滴鼻；而上颌窦炎者，应取头侧位滴鼻。用1%丁卡因加2%麻黄素混合液棉片，置于中鼻道前段最高处，每日更换1~2次，使额窦开口处的黏膜消肿并促进其通气引流，可减轻急性额窦炎者之头痛。

（2）上颌窦穿刺冲洗　急性上颌窦炎无并发症者，在全身症状消退和局部炎症基本控制时，可行上颌窦穿刺冲洗，有时一次冲洗即愈。亦可于冲洗后向窦内注入抗生素或类固醇激素。

（3）物理治疗　超声雾化、蒸气吸入、红外线照射、超短波电疗、电透热法和局部热敷等物理疗法，对改善局部血液循环，促进炎症消退或减轻症状均有帮助。行超声雾化或蒸气吸入时，多用糜蛋白酶，或庆大霉素 8 万 U+ 地塞米松 5mg。

（4）手术疗法　急性期多不宜手术，仅在鼻 – 鼻窦炎症向外扩散而导致毗邻器官发生严重并发症时才施之，但须严格掌握适应证。

3. 成药运用

（1）上清丸（片）、防风通圣丸可治疗急鼻渊的肺经风热型。

（2）藿胆丸、胆香鼻炎片、鼻窦炎口服液均可用于治疗急性鼻窦炎的脾经湿热型。

（3）鼻渊片、鼻渊通窍颗粒、鼻渊舒口服液可治疗急性鼻窦炎的胆经蕴热型。

4. 单方验方

（1）大蓟根鸡蛋　鲜大蓟根 60g，鸡蛋 3 个。加水同煮至蛋熟即可。每日 1 次，连用 1 周，具有润肺解毒之效。主要用于肺经风热所引起的急性鼻窦炎。

（2）黄连、辛夷花各 3g，冰片 0.6g 共研细末，取适量药末吹入鼻腔，每日 2~3 次，用于急性鼻窦炎。

（3）鱼腥草 30g，野菊花 25g，淡豆豉 15g。每日 2 次水煎服，适用于急性鼻窦炎者。

（四）新疗法选粹

（1）鼻病“中医序贯疗法”　通过对患者症状、体征进行综合分析后，辨明其脏腑经络、八纲和病因病机，在审因施治、辨证用药的基础上，选择特定中药组合成方，再通过蒸汽熏鼻、收集蒸馏液滴鼻及汤剂内服 3 法，对其进行治疗。该疗法通过应用不同的中药剂型，以提高中药有效成分的生物利用率，最大化发挥中药药性作用。

（2）雾化吸入　通过雾化设备把药物分散为微粒、雾滴，悬浮于气体中，并吸入作用部位，这就是雾化吸入治疗；在药物使用之前，患者将药物吸入，可让药物实现超微化加湿，然后对鼻窦进行直接治疗，不仅可以消炎、抗菌，同时还能保持鼻腔所需湿度。

（3）针刺疗法　指在人体特殊位置利用针刺进行治疗，不仅可以提高人体敏感性同时也有益于对经络传导功能。

（4）穴位刺激疗法　在人体指定穴位，利用艾灸、敷贴、针刺、温熨之法进行治疗，对比急慢性鼻窦炎患者而言，因为鼻不通气，所以嗅觉退化，通过该方法可获得良好治疗效果。

（5）滴鼻、吹鼻疗法　此疗法是指将辛夷、苍耳子、白芷等中药饮片制取药液或药粉滴入或吹入鼻腔治疗鼻部疾病的方法。

（五）医家诊疗经验

1. 熊大经用吉雷开窍汤

处方：主要由柴胡、黄芩、栀子、茯苓、黄芪、白芷、川芎、桔梗等药组成。

操作方法：水煎服，每日 1 剂。

适应证：鼻塞、喷嚏，流较多的黄白黏涕，伴头痛、昏胀、鼻痒、嗅觉障碍，纳眠可，二便调。舌红、苔黄腻，左脉弦细，右脉弦稍滑。查见双侧鼻黏膜、鼻甲色暗，中鼻甲萎缩，中鼻道有中量黏液样黄白色分泌物。

2. 孙海波用菊花通圣汤

处方：菊花、薄荷、荆芥穗、酒黄芩、

生地黄、白芷、甘草、防风、粉葛根、栀子、苍耳子、广藿香、细辛、茵陈、紫苏叶、黄连、大黄。

操作方法：水煎服，每日1剂，同时在煎煮药物时，用鼻吸入蒸汽，然后从口中吐出，反复多次操作。

适应证：鼻流黄涕，伴见鼻塞、嗅觉减退，头痛，涕后流，轻咳，舌红、苔黄，脉弦。

五、预后转归

急性鼻窦炎若能及时得到恰当治疗则预后良好。若失治或治疗不彻底，脓性鼻涕下流于咽喉部，可引起急性咽炎，急性扁桃体炎等病；若擤涕方法不当，可导致化脓性或分泌性中耳炎；若邪毒传入于脑，可出现脑部危重症。

若此病迁延日久，患者常常精神萎靡，失眠健忘，食欲不振。由于脓涕流入咽部，可出现慢性咽喉炎，慢性扁桃体炎等；若脓涕沿着咽鼓管流入耳部，则会出现耳鸣、耳聋、化脓性中耳炎等疾病。

六、预防调护

（一）预防

（1）清洁鼻腔，去除积留的脓涕，保持鼻腔通畅。

（2）注意擤鼻方法，当鼻塞较重时，不可强力擤鼻，以免邪毒入耳，导致耳窍的相关疾病。

（3）若因鼻出血而行填塞时，填塞物不可留置过久，以免妨碍窦口通气引流和引起局部长期刺激或污染。

（二）调护

（1）劳逸结合，注意营养，禁食辛辣刺激食物，戒除烟酒。

（2）积极锻炼身体，增强自身体质，预防上呼吸道疾病，积极治疗鼻部疾病和其邻近器官疾病。

（3）改善生活和工作环境，尽量避免去粉尘较多的地方，平日注意戴口罩进行防护。

七、专方选要

（1）加味温胆汤　甘草6g，竹茹、姜半夏、枳实、羌活、川芎、桑叶、菊花各10g，陈皮、辛夷花、茯苓、钩藤各15g，白芷20g。功能：清胆泄热，化浊通窍。

（2）甘露消毒丹　广藿香12g，茵陈15g，连翘12g，滑石10g，白蔻仁9g，石菖蒲9g，贝母9g，薄荷9g，射干6g，川木通6g，黄芩6。功用：清热利湿，醒脾开胃。

八、研究进展

（一）治法探讨

袁艳红、尉瑞等在常规西药治疗基础上给予鼻康复鼻腔填塞，结果发现急性鼻窦炎患者经鼻康复鼻腔填塞治疗后，临床症状明显缓解，鼻涕易于排出，鼻气道阻力减轻，鼻纤毛清除功能提高，不良反应小。

公维志、丁晓明等对肺经风热型的急性鼻窦炎采用鼻舒宣痹汤联合针灸治疗，研究结果表明，此治疗的疗效良好，可进一步改善患者的临床症状，提高鼻纤毛传输功能，降低炎症指标水平，且安全性良好。

李树华、赵小龙等运用N–乙酰半胱氨酸雾化吸入治疗急性鼻窦炎，结果提示该治疗安全有效，且避免了全身给药带来的不良反应和患者的心理负担。

（二）中药研究

艾建伟、王俊阁等运用二旦青龙汤加

减熏鼻联合口服治疗儿童急性鼻窦炎，本研究结果显示，中药组总有效率为93.33%（56/60），治疗结束时鼻内镜Lund-Kennedy评分，以及鼻塞、流涕、咳嗽和嗅觉VAS评分较治疗前降低（$P < 0.05$），表明二旦青龙汤加减熏鼻联合口服治疗儿童急性鼻窦炎临床疗效确切。

倪平敏等进行了鼻渊合剂治疗肺经风热型急性鼻窦炎的临床研究，结果提示应用鼻渊合剂干预肺经风热型急性鼻窦炎疗效确切，与西药联合使用具有协同作用，且对炎症指标NLR有调节作用。

杨娟运用宣肺通窍颗粒治疗急性鼻窦炎，结果发现中成药组的临床疗效为96%，明显高于西药组（72%），且中成药组能明显改善患者的头痛、鼻塞、流涕等临床症状，还可提高患者的免疫力，抑制疾病发生复发，且具有一定的安全性。

（三）评价与展望

急性鼻窦炎（中医学中的急鼻渊）是以鼻塞、流涕、头痛头昏、嗅觉减退，专科检查见鼻黏膜淡红或充血肿胀、呈息肉样变或鼻甲肥大、鼻腔分泌物量多而清稀或呈黏脓性、面颌颅枕不同部位压痛叩痛为主要临床特征的一种疾病。此病若早期及时得到正确治疗，预后较好。目前临床上治疗此病的方法有很多，相比较而言，此病是中医治疗的优势病种，临证选方应注重辨证施治。从现有临床实践看，正确地辨证施治对减轻窦口鼻道复合体的充血、肿胀和肥厚疗效较好，可进一步改变鼻腔负压，恢复鼻腔、鼻窦的自洁功能，值得我们进行更深入的研究。

但是准确地掌握辨证施治技巧是件难事，需要我们不断地向广大老中医学习和探讨才能更加深刻地理解总结其经验，探明其独特的辨证、用药经验，避免走弯路，避免在临床总结和运用时出现问题。

主要参考文献

[1] 任润媛，汤臣健，熊大经，等．熊大经运用和法治疗鼻渊经验撷要［J］．时珍国医中药，2019，30（4）：977-978.

[2] 刘萌，孙海波．孙海波内外联合治疗小儿鼻渊的经验［J］．中国中医药现代远程教育，2019，17（2）：48-50.

[3] 杨洁．用加味温胆汤治疗胆腑郁热型急性鼻-鼻窦炎的效果观察［J］．当代医药论丛，2019，17（10）：208-209.

[4] 蔡楚君．甘露消毒丹治疗脾胃湿热型慢性鼻窦炎随机对照试验［D］．乌鲁木齐：新疆医科大学，2019.

[5] 徐子涵，王光耀．银翘散的临床应用与研究［J］．黑龙江中医药，2013，42（6）：50-52.

[6] 郁再强．鼻渊丸治疗慢性鼻窦炎101例临床观察［J］．临床医学研究与实践，2016，1（23）：111-113.

[7] 陈海鹏，曾春晖．苍耳子炮制现代研究进展［J］．亚太传统医药，2017，13（18）：57-59.

[8] 禹勇军．中药金银花的有效成分及药理作用分析［J］．内蒙古中医药，2017，7（14）：131.

[9] 孙瑶，刘昱辛，卢烨，等．中医特色疗法对急性与慢性鼻窦炎的治疗区别［J］．世界中医药，2016，11（10）：2076-2078.

[10] 陆凤美，许绍菲．超微针刀治疗特殊病例举隅［J］．光明中医，2017，32（8）：1186-1187.

[11] 李丁．周凌教授辨治鼻渊的学术经验探究［D］．哈尔滨：黑龙江中医药大学，2016.

[12] 刘娇媚．中医鼻病序贯疗法对急鼻渊肺经风热证鼻黏膜纤毛传输功能影响的研究［D］．北京：中国中医科学院，2018.

第八节　慢性鼻窦炎

慢性鼻窦炎是指鼻窦黏膜的慢性炎症，以鼻流浊涕，鼻塞，或头痛，经久不愈为主症的一种慢性疾患。多由急性鼻窦炎失治误治转变而来，属于中医学“慢鼻渊”范畴，是鼻科临床常见病、多发病之一。

一、病因病机

（一）西医学认识

慢性鼻窦炎是耳鼻咽喉科的常见病，多为急性鼻窦炎反复发作未彻底治愈迁延而致。主要表现为炎性细胞浸润，鼻腔－鼻窦内环境及黏膜形态的改变，纤毛传输速率下降，纤毛清除功能障碍等。究其发病原因，主要是感染因素，其中包括细菌与病毒感染、真菌感染：细菌多数为需氧菌感染，病毒感染中最多见的是鼻病毒；另有窦口鼻道复合体阻塞和鼻腔鼻窦解剖异常，黏膜纤毛结构和功能障碍，变态反应以及全身因素。而病原微生物在鼻内定植后通过其形成的细菌生物膜和产生的超抗原引发机体的免疫应答在慢性鼻窦炎发病中所起作用日益受到人们关注。目前慢性鼻窦炎致病因素繁多，其发病机制尚未完全清楚。

（二）中医学认识

慢性鼻窦炎中医称为鼻渊，又有“脑渗”“脑漏”“脑泻”等病名，关于鼻渊的最早记载见于《黄帝内经》。《素问·气厥论篇》说：“胆热移于脑，则辛頞鼻渊。鼻渊者，浊涕下不止也”。这也是认识鼻渊发病的最早学说。明清之前的历代医家多遵循《黄帝内经》的胆热之说，或进一步补充阐释。但明清医家多认为鼻渊日久多为肾虚所致，也有气虚、湿浊及肺热等观点。比如《证治要诀》指出：“涕或黄或白，或时带血，如脑髓状，此由肾虚所生”。《景岳全书》提出髓海受损，气虚于上之说。《赤水玄珠》曰：“鼻流浊涕者，必肾阴虚而不能纳气归元，故火无所畏，上迫肺金，由是津液之气不得降下，并于空窍，转浊为涕，而为逆流矣。”现代专著多将慢鼻渊归于虚证或虚实夹杂，如王永钦《中医耳鼻咽喉口腔科学》认为，本病的病因病理应分为痰浊、肺热、脾虚、肾亏及血瘀。王士贞《中医耳鼻咽喉科学》新世纪教材则提出“肺气虚寒”“脾气虚弱”“脾胃湿热”三个证型。《干氏耳鼻咽喉口腔科学》认为其主要由肺气虚寒、肝胆湿热、脾虚内湿生痰、清阳不升、肾及髓海空虚五种病因所致。根据文献报道及临床实践体会，笔者认为“慢鼻渊”多是由于脏腑虚损，正气不足，无力祛邪，以致邪毒久留鼻窦，阻塞脉络，瘀滞气血，腐败肌膜，化生浓汁而成。故其病位在肺、脾、肾三脏，病性以虚为主，病久虚实相杂。

二、临床诊断

（一）辨病诊断

1. 临床表现

慢性鼻窦炎是指鼻－鼻窦黏膜的炎症状态持续12周以上，其主要症状：鼻塞、黏脓性分泌物、黏膜充血、鼻后滴漏；次要症状：面部胀痛压迫感或头痛、嗅觉减退或消失。慢性鼻窦炎的诊断依据包括：

（1）具有上述2个或2个以上临床症状。

（2）鼻内镜检查见中鼻道黏膜水肿，有黏脓性分泌物，伴或不伴息肉。

（3）CT检查示窦口鼻道复合体和（或）鼻窦黏膜炎性改变。

2. 相关检查

（1）鼻镜检查　即前、后鼻孔镜检查。

可观察到脓涕来源、鼻黏膜病变，如鼻黏膜慢性充血、肿胀或肥厚，中鼻甲肥大或息肉样变，中鼻甲狭窄、黏膜水肿或息肉；其他病变：如下鼻甲萎缩和筛泡肿大等。

（2）鼻纤维镜或鼻内镜检查　可进一步查清窦口鼻道复合体、鼻腔各部甚至鼻窦内的病变。

（3）鼻窦A超检查　适用于对上颌窦和额窦的检查，可发现窦内是否有积液、息肉或其他病变。此检查方法具有迅速、简便、无创痛性和可重复性。

（4）影像学检查　鼻窦CT可显示窦腔大小、形态及窦内黏膜不同程度的增厚、窦腔密度增高、液平面或息肉阴影等。

（5）上颌窦穿刺冲洗　可了解窦内液体的性质、量、有无恶臭等，此法既用于检查及诊断，亦用于治疗。

（6）其他检查　如纤毛运动功能检查、呼吸功能及嗅觉检查等。临床上根据病情适当合理选用。

（二）辨证诊断

1. 肺经风热型

（1）临床症状　间歇性或持续性鼻塞，鼻涕量多，或白或黄黏，嗅觉减退。

（2）辨证要点　伴头痛，兼有发热恶风汗出，或咳嗽，舌质红、苔薄白，脉浮数。

2. 胆腑蕴热型

（1）临床症状　鼻涕浓浊，量多，色黄或黄绿，或有腥臭味，鼻塞，嗅觉减退。

（2）辨证要点　可伴头痛剧烈，烦躁易怒，口苦，咽干，舌红苔黄腻，脉弦数。

3. 脾胃湿热型

（1）临床症状　鼻塞重而持续，鼻涕黄浊量多，嗅觉减退。

（2）辨证要点　伴头昏或头胀，倦怠乏力，胸脘痞闷，纳呆食少。舌质红、苔黄腻，脉滑数。

4. 肺气虚寒型

（1）临床症状　鼻塞或重或轻，流清涕，遇风冷则鼻塞加重，鼻涕增多，喷嚏，嗅觉减退，头昏胀，检查见鼻黏膜淡红肿胀，中鼻甲肥大或息肉样变，中鼻道可见黏性分泌物。

（2）辨证要点　气短、语声低微，面色苍白，自汗畏风，舌淡苔薄白，脉缓弱。

5. 脾气虚弱型

（1）临床症状　鼻涕白黏而量多，嗅觉减退，鼻塞较重，检查见鼻黏膜淡红，中鼻甲肥大或息肉样变，中鼻道、嗅沟可见脓性分泌物。

（2）辨证要点　面色萎黄，肢困乏力，大便溏薄，舌淡苔白腻，脉细弱。

三、鉴别诊断

（一）西医学鉴别诊断

（1）慢性鼻炎　以鼻塞、多呈双侧交替性为主症，病理改变多在下鼻甲，中鼻道和嗅裂中一般无脓液，亦无息肉形成，鼻窦检查（-）。

（2）鼻腔-鼻窦恶性肿瘤　多有长期鼻塞及流脓血涕病史。常为单侧鼻塞，呈进行性加重，鼻内疼痛，头痛或胀。鼻腔内可见肿块，触之易出血，病理活检可确诊。

（3）真菌性鼻窦炎　主要表现为单侧鼻塞，流脓涕或涕中带血，伴头痛，窦腔内充满暗褐色或灰黑色团块状物，镜检下可见大量真菌菌丝和孢子。

（二）中医学鉴别诊断

（1）鼻窒　以长期鼻塞为主症，鼻塞时轻时重，或呈双侧交替性，反复发作，甚则不闻香臭，检查可见鼻甲肥大，鼻腔内有少量黏液或脓涕。

（2）鼻鼽　以鼻痒、鼻塞、流清涕，喷嚏为主症，鼻腔检查可见鼻黏膜苍白水肿。

四、临床治疗

（一）提高临床疗效的要素

以病为纲，病证结合；见微知著，辨证精准；用动态的思维看待疾病；精研药性，用药严谨。

（二）辨病治疗

从病而言，鼻渊是以鼻流浊涕，量多不止为主要特征的鼻病，临床上常伴有头痛、鼻塞、嗅觉减退等症状，鼻窦检查X线鼻窦拍片有鼻窦肌膜增厚，或有积脓、息肉等。治疗上当采用手术或穿刺等西医学方法解除其解剖结构上的闭塞，减少窦窍内积脓，同时结合中药内服达到芳香通窍、调节脏腑、扶正祛邪的作用，或者局部给药等改善其微观结构和气血的闭塞。

（三）辨证治疗

1. 辨证论治

（1）肺经风热型　鼻塞，鼻涕量多，色白或黄黏，嗅觉减退，头痛，兼有发热恶风汗出，或咳嗽，痰多，舌质红、苔薄白，脉浮数。检查见鼻黏膜充血肿胀，以中鼻甲为甚，中鼻道或嗅沟可见黏性或脓性分泌物。头额、眉棱骨或颌面部有压痛或叩击痛。

治法：疏风清热，宣肺通窍

方药：银翘散加减。本方由金银花、连翘、薄荷、牛蒡子、荆芥穗、淡豆豉、桔梗、竹叶、芦根、甘草等药所组成。方中金银花、连翘可辛凉透邪，清热解毒；薄荷、牛蒡子可疏散风热，清利头目；荆芥穗、淡豆豉辛凉宣散，可解表祛邪；桔梗可宣发肺气，通利鼻窍；竹叶、芦根清热生津；甘草和中，调诸药。

（2）胆腑蕴热型　鼻涕浓浊，量多，色黄或黄绿，或有腥臭味，鼻塞，嗅觉减退，头痛剧烈。兼有烦躁易怒，口苦，咽干，耳鸣耳聋，寐少梦多，舌红苔黄腻，脉弦数。检查可见鼻黏膜充血肿胀，中鼻道、嗅沟或鼻底可见有黏性或脓性分泌物潴留，头额、眉棱骨或颌面部有压痛或叩击痛。

治法：清泄胆热，利湿通窍。

方药：龙胆泻肝汤加减。本方由龙胆草、柴胡、黄芩、栀子、木通、泽泻、车前子、生地、当归、甘草等药所组成。方中龙胆草清肝胆火热；柴胡疏达肝气；黄芩、栀子清泻上、中二焦热邪；木通、泽泻、车前子清热利湿；生地、当归生津养血，濡养清窍，甘草和中补气。

（3）脾胃湿热型　鼻塞重而持续，鼻涕黄浊量多，嗅觉减退。伴头昏或头胀，倦怠乏力，胸脘痞闷，纳呆食少。舌质红、苔黄腻，脉滑数。检查见鼻黏膜肿胀，中鼻道、嗅沟或鼻底可见有黏性或脓性分泌物潴留，头额、眉棱骨或颌面部有压痛或叩击痛。

治法：清热利湿，化浊通窍。

方药：甘露消毒丹加减。本方由白豆蔻、藿香、茵陈、滑石、木通、菖蒲、黄芩、连翘、浙贝母、射干、薄荷等药所组成。方中藿香、菖蒲、白豆蔻芳香化浊，醒脾祛湿，以芳化中焦湿浊；滑石、木通、茵陈清热利湿，引邪从下焦外出；连翘、薄荷轻清透达，通利官窍；黄芩、射干、浙贝母苦寒泻肺，以清散上焦热毒。全方相合，以清热为主，渗湿为辅，芳化为佐，上清、中化、下利，三法并用，共奏良效。

（4）肺气虚寒型　鼻塞或重或轻，流清涕，遇风冷则鼻塞加重，鼻涕增多，喷嚏，嗅觉减退，头昏胀，气短、语声低微，面色苍白，自汗畏风，舌淡苔薄白，脉缓弱。检查见鼻黏膜淡红肿胀，中鼻甲肥大或息肉样变，中鼻道可见黏性分泌物。

治法：温肺散寒，通利鼻窍。

方药：温肺止流丹加减。本方由人参、荆芥、细辛、诃子、桔梗、甘草、鱼脑石所组成。方中人参、甘草、鱼脑石可补益脾肺；细辛、荆芥祛风散寒，通利鼻窍；桔梗载药上行，宣通肺气；诃子敛肺气以收涩。诸药合用，共奏敛肺气，散寒邪之功效。

（5）脾气虚弱型　鼻涕白黏而量多，嗅觉减退，鼻塞较重，面色萎黄，肢困乏力，大便溏薄，舌淡苔白腻，脉细弱。检查见鼻黏膜淡红，中鼻甲肥大或息肉样变，中鼻道、嗅沟可见脓性分泌物。

治法：健脾利湿，益气通窍。

方药：参苓白术散加减。本方由人参、白术、白扁豆、茯苓、陈皮、山药、砂仁、薏苡仁、桔梗、大枣、甘草等所组成。方中人参、白术、甘草、茯苓可补脾益气，生津润肺；陈皮燥湿理气；白扁豆、山药、砂仁、薏苡仁健脾渗湿气，芳香醒脾；桔梗开宣肺气，祛痰排脓。

2. 成药运用

香菊片、鼻渊舒口服液、新安鼻渊颗粒、鼻渊净颗粒、苍夷鼻渊丸、藿胆丸、藿胆鼻炎胶囊、龙胆泻肝片及清眩片均可治疗慢性鼻窦炎的胆腑郁热型；鼻炎康片、鼻渊通窍颗粒剂可治疗慢性鼻窦炎的肺经风热证。

3. 单方验方

（1）冬瓜仁 30g，芦根 20g，适量水煎，早晚分服。

（2）川贝母 30g，焦栀子 15g，当归 15g，柴胡 10g，玄参 10g，辛夷花 15g，水煎服，每日 1 剂，早晚分服，连服 5 天。

（四）新疗法选粹

功能性鼻内镜（FESS）手术：此法是治疗慢性鼻窦炎的重要手段，20 世纪 80 年代初由奥地利学者 Messerklinger 首创，经过近 40 年的发展，该手术方式已由原来的传统根治性大部或全部刮除窦内黏膜的破坏性手术，演变为如今在清除病变黏膜的基础上，尽可能地保留鼻腔、鼻窦等正常组织和结构的手术。本手术可形成良好的通气引流，恢复鼻腔、鼻窦黏膜的形态和生理功能，达到治愈鼻窦炎和鼻息肉，降低复发率的目的。目前，其手术安全性和手术疗效已得到飞跃进步。

（五）医家诊疗经验

1. 薛卫国

薛卫国认为鼻窦炎患者术前多以风邪侵袭鼻窍、壅遏肺气、气血瘀滞为主，采用清热疏风、健脾燥湿、养血活血之法进行治疗；术后以凉血止血、活血祛瘀之法进行治疗。

处方：鼻渊 1 号方（辛夷、苍耳子、薄荷、白芷、蝉蜕、苦参、黄芩、栀子、当归、川芎、赤芍、白术、茯苓）。

鼻渊 2 号方（黄连、黄芩、栀子、龙胆草、生地、茜草、丹皮、侧柏炭、当归、赤芍、桃仁、藿香、石菖蒲、泽泻、辛夷、茯苓）。

适应证：鼻塞，呈间歇性，鼻流黏黄涕，嗅觉欠佳，头胀闷，无发热，纳呆，腹胀，大便难解，小便正常。检查见双侧鼻黏膜略充血，双侧下鼻甲肿胀，中鼻甲前端息肉样变，中鼻道、鼻底及鼻咽部见黏脓性分泌物，舌质红、苔黄腻，脉滑。

2. 毛承深

毛承深在行鼻内镜手术后常规治疗中，给患者服用中药苍辛汤剂进行治疗。

处方：苍辛汤剂（苍耳子、辛夷、柴胡、黄芪、金银花、黄芩、旱莲草、白芷、薄荷、木通、川芎、连翘、野菊花、防风）。

操作方法：每日 1 剂，分两次服，7 天为 1 个疗程，服用 4 个疗程。

适应证：鼻内镜手术后常规治疗。

3. 熊大经

熊大经创立鼻五度辨证，认为鼻渊一病首责之“枢度”功能失常，与肝胆关系最为密切，进而提出以“疏利肝胆，和解少阳”之“和法”治疗该病。

处方：吉雷开窍汤（柴胡、黄芩、栀子、茯苓、黄芪、白芷、川芎、桔梗等）。

操作方法：水煎服，每日1剂，分2次服。

适应证：鼻塞，流涕，量多，质地黏稠，黄白相间，伴倒吸涕，头昏头痛，偶晨起喷嚏，鼻痒，嗅觉稍有下降，检查见双侧鼻黏膜、鼻甲色暗，中鼻甲萎缩，中鼻道有中量黏液样黄白色分泌物。

4. 张勤修

张勤修在传统中医理论——玄府学说基础上融合中西医优势针对慢性鼻窦炎提出鼻窍整体疏通疗法，同时在治疗上提出应以通窍启玄为立法思想，以“畅窦窍、开玄府、去双毒、扶正气”为主要治则。

处方：三和开玄通窍汤（白芷、细辛、辛夷、鹅不食草、黄芩等）。

操作方法：水煎服，每日1剂，分3次服。

适应证：鼻塞、流脓涕、头胀头痛、嗅觉不灵、不闻香臭，检查见鼻黏膜充血肿胀，尤以中鼻甲及中鼻道为甚，或淡红，中鼻甲肥大或呈息肉样变，中鼻道、嗅沟、下鼻道或后鼻孔可见脓涕。

五、预后转归

慢性鼻窦炎经过药物、手术治疗后大多都可得到有效控制，少数伴有过敏、哮喘等并发症。特异体质的患者常反复发作。

六、预防调护

（一）预防

（1）平时注意鼻腔卫生。

（2）注意擤涕方法，当鼻塞涕多时，宜先按塞一侧鼻孔，稍稍用力向外擤涕，两侧鼻孔交替进行。切忌用力擤鼻，以免引起鼻腔毛细血管的破裂出血。

（3）急性发作时，注意休息。所处环境应保证空气流通。

（4）当面部有急病，如有牙病时要积极彻底治疗。

（5）游泳时注意姿势，同时做好头面部的保护措施，或尽量做到将头露出水面，保持耳和鼻腔的干燥。

（6）平时注意生活起居有节，衣着适宜，避免淋雨受凉、过度疲劳，加强体育锻炼，提高身体素质，增强抗病能力，预防或减少鼻窦炎的复发。

（7）保持心情愉快，避免精神刺激，日常生活中注意劳逸结合。

（8）平时可常做鼻部穴位按摩保健操。

（二）调护

（1）禁食烟酒、辛辣刺激、肥甘厚腻之品。

（2）饮食宜清淡且富有营养，可根据病情需要选用药膳进行调理。

（3）鼻塞时可适当选用收缩血管的滴鼻剂，如萘甲唑林滴鼻液。

（4）积极治疗导致或诱发鼻窦炎发生的因素，注意加强自我保护，根据天气变化适时增减衣物。

（5）保持情绪乐观，树立战胜疾病的信心，坚持治疗调养。

七、专方选要

（1）鼻炎方　葛根30g，苍术10g，苍耳子10g，菊花15g，麻黄5g，大黄5g，白芍12g，辛夷15g，桔梗10g，蝉蜕12g，炙甘草10g，川芎5g。

（2）升降散加味　僵蚕、姜黄各8g，蝉蜕、大黄各5g，苍耳子、辛夷花、蔓荆子各 10g，桑白皮 15g。

（3）新安鼻渊方　败酱草、黄芪、鱼腥草、辛夷花、藿香、白芷组成。

（4）参苓白术散　人参、白术、茯苓、白扁豆、陈皮、莲子肉、炙甘草、山药、砂仁、薏苡仁、桔梗，大枣。

（5）苍耳子散　苍耳子、辛夷、白芷、川芎、黄芩、薄荷、川贝（或浙贝）、淡豆豉、菊花、甘草各 10g。

（6）辛温熰鼻汤（辛夷、白芷、细辛、藁本、川芎、檀香、鲜松针等）。

（7）排脓清窦汤　苍耳子、黄芩、金银花叶、七叶一枝花、天花粉、浙贝母、桔梗、甘草等。

（8）黄芪内托解毒散　生黄芪、白芷、桔梗、生甘草、桑白皮、茜草、忍冬藤、连翘、鱼腥草、黄芩、苍耳子、辛夷、广藿香、丝瓜络、石菖蒲、茯苓、生薏苡仁。

（9）益气升清方　黄芪、白术、防风、白芍、桂枝、辛夷、白芷、川芎、细辛、太子参、甘草。

（10）益气清热排脓汤　黄芪、当归、丹皮、赤芍、苍耳子、辛夷、白芷、金银花、连翘、黄芩、穿山甲（以他药代替）、皂角刺、甘草。

八、研究进展

（一）辨证思路

阮岩教授认为，慢性鼻窦炎本质上为虚实夹杂的疾病，肺脾气虚为内因，湿热犯窍为外因。根据临床特点可以归为实证和虚证两类。实证可细分为肺经风热、胆腑郁热、脾胃湿热，虚证又有肺气虚寒、脾虚湿困、肺脾气虚之分。辨治原则为西医辨病与中医辨证相结合，在辨证过程中则应全身辨证与局部辨证相结合。治疗上应当围绕补虚、祛邪，根据患者的体质差异及疾病发展的阶段，治疗侧重点有所不同。早期多实证、热证，后期多虚实夹杂、寒热错杂，湿浊壅滞、清窍不通为发病的共同特点，因此利湿、通窍为治法总则。

（二）治法探讨

张梦璐、阎艾慧等收集了 42 例慢性鼻窦炎病例，旨在观察鼻内镜下鼻窦球囊扩张术（BS）治疗慢性额窦炎的临床疗效，结果表明鼻内镜下 BS 对慢性额窦炎的治疗安全有效，术中验证额窦位置准确、微创，在开放小直径窦口额窦的同时，尽可能保证了黏膜的完整性，作为功能性内镜鼻窦手术的补充技术具有一定的优势。

（三）中药研究

1. 单药研究

（1）辛夷花　孙书臣发现治疗鼻渊的中药处方中，君药和高频药物多含有挥发性油。为保证挥发油的煎出，仝新团等开展辛夷煎煮方法研究，实验结果认为，辛夷煎煮有三个要点：①在煎煮含有辛夷的复方汤剂中，煎煮前对辛夷进行浸泡，可提高汤液中挥发油含量。②先将其他药物煎煮一段时间，以保证其他药物有效成分的充分溶出，再将浸泡的辛夷（包煎）加入，共煮沸 2~5 分钟左右为宜，倒出第 1 煎（含有大量挥发油）；③再加适量水煎第 2 次，以保证汤液中辛夷水溶性成分（浸出物含量）的溶出。

（2）苍耳子　治疗鼻病之要药，有小毒。有资料认为苍耳子用量过大，如成人用量在 30g 以上，或误食鲜苍耳子 10 粒以上，都可引起中毒。张学梅、张重华研究认为，“能引起小鼠肝肾受损的最小剂量：已炮制苍耳子为每日 20g/kg，未炮制苍耳子为每日 10g /kg；未炮制苍耳子比已炮制苍耳子毒性大。黄芪和丹参对苍耳子毒性有拮抗作用”。提示苍耳子应炮制炒透，与黄芪和丹参伍用，可减毒增效；用量宜在

《中国药典》法规 3~10g 的范围。

（3）白芷 味辛，性温，归肺、脾、胃、大肠经。发表除湿、祛风通窍，是治疗鼻窦炎常用药。张武强以白芷为君药，治疗鼻渊，方用：白芷 20g，苍耳子 10g，辛夷花 10g，薄荷 3g，柴胡 12g，黄芩 12g，黄芪 12g，防风 10g，白术 10g。

（4）薏苡仁 味甘淡，性凉，具健脾渗湿、利水消肿、除痹清热脓之力。在辨证论治基础上，齐丽君重用薏苡仁治风热鼻渊，以增健脾渗湿、清热解毒之功。方用：薏苡仁 100g，辛夷 15g，野菊花 20g，白芷 15g，甘草 6g。疗效显著。

（5）细辛 辛、温、有小毒，具有祛风散寒、通窍止痛、温肺化饮等作用。近年来一些医家临床使用细辛，大大超过药典规定使用量。为防止使用细辛而引起的中毒，石军民研究认为："近年有关书刊及教材揭示小毒"，"2000 年以前，《中国药典》细辛带叶的全草入药，2005 年起《中国药典》细辛以根及根茎入药；为此细辛药性必比原先的要猛烈"。细辛的用法用量应遵循如下原则：①不用末、不入丸散，宜入汤剂；②煎煮时间适当延长，一般开后煎 30 分钟，剂量稍大宜先煎 60 分钟；③细辛用时宜从小剂量开始；④小儿身体机能还没有完全发育成熟，应慎用，尽量不用；⑤为达到最佳治病目的，可在一定剂量范围内加大细辛的用量，但要向病友交代清楚久煎；⑥注意地域、体质强弱、季节，以及机体对药物耐受性情况，灵活调整用量。

2. 复方研究

四霄雪等收集儿童慢性鼻窦炎共 70 例，分别予黄芩贝母汤和西药进行治疗，结果发现中药组（88.57%）总有效率高于西药组（71.43%），治疗后中药组患儿 VAS 评分、中医主症评分、体征评分均低于西药组，提示运用黄芩贝母汤治疗儿童慢性鼻窦炎可以有效缓解鼻塞、流涕、头痛症状，改善鼻腔黏膜充血水肿、鼻腔分泌物增多的体征及生活质量。

吴晖等做的研究发现，中药复方"鼻渊通"能改善嗜酸性粒细胞型慢性鼻窦炎伴鼻息肉患者术后鼻塞、流脓涕等症状，促进鼻腔局部黏膜的修复和上皮化等，降低血液中嗜酸性粒细胞的比例以及炎症因子 IL-5 和 IL-13 的表达水平，提高患者的术后疗效，降低复发率。

高颖等对慢性鼻窦炎患者在鼻内镜术后给予局部应用糖皮质激素的基础上，联合应用鼻炎宁颗粒，结果发现鼻炎宁颗粒联合糖皮质激素治疗的疗效确切，能有效改善患者头痛、流脓涕、嗅觉减退及鼻塞等临床症状，调节免疫失衡，降低机体的变态反应及炎性水平，同时也避免了长期应用糖皮质激素治疗引发的不良反应，提高患者的生活质量。

万红观察运用鱼酱排毒合剂治疗慢性鼻窦炎的临床疗效，研究结果提示：鱼酱排毒合剂对大多数慢性鼻窦炎常见致病菌有良好的体外抑菌作用；鱼酱排毒合剂盥洗鼻腔治疗实热证不伴息肉型慢性鼻窦炎能够在短期内改善鼻腔情况及患者生活质量，临床疗效好，不良反应小。

（四）评价与展望

慢性鼻窦炎的发病原因、发病机制、转归、分型分期及预后目前尚未完全确定，目前随着内镜手术治疗的广泛开展以及相关经验的不断积累，人们逐渐意识到慢性鼻窦炎的治疗，既需要多方位综合治疗，又需要更远期的全程跟踪治疗。单纯用内镜手术治疗慢性鼻窦炎并不能解决全部问题，故现多探讨用药物加手术综合治疗的方法，可使更多的慢性鼻窦炎患者获得有效治疗，甚至痊愈。但是药物治疗目前仍处于探讨阶段，因为其存在定性和定量的问题，药物治疗不仅仅只是依靠一种药、一种用药方式，以及用量和用药时间。多项研究显示药物治疗如抗生素、鼻内用糖皮质激素、大环内酯类药物、鼻腔局部冲洗等方法对慢性鼻窦炎的疗效较好，不良反应发生率较低，但是对单纯药物治疗的对比观察仍然存在很多不足。比如尚没有令所有学者或专家信服的统一的慢性鼻窦炎的分型、分期和分类标准，在诊断方面各说其词，这就必定导致治疗的混乱和不统一，相关研究也相应受到制约。因此，对慢性鼻窦炎的综合治疗的定量在目前看来只是一种展望。随着现代科研和临床技术的进步，我相信在不久的将来，随着定性方案的确定，定量治疗也会有所发展。那时可针对慢性鼻窦炎的不同分类，形成一系列具有针对性的治疗方案，用最少的药和创伤最小的手术，获得最佳的治疗效果。

主要参考文献

[1] 张玉莉，王延升，李学昌，等. 鼻窦炎口服液鼻腔冲洗对鼻黏膜纤毛系统功能的影响 [J]. 中国药房，2007，8(18)：609-610.

[2] 任雪坤，李霞. 导师李霞治疗鼻窦炎的临床经验总结 [J]. 中医中药，2019，19(96)：246-248.

[3] 任润媛，汤臣建，熊大经，等. 熊大经运用“和法”治疗鼻渊经验撷要 [J]. 时珍国医国药，2019，30(4)：977-978.

[4] 陈华. 鼻渊通窍经验方联合头孢克肟胶囊治疗慢性鼻窦炎疗效观察 [J]. 2016，48(8)：201-202.

[5] 刘佳衡. 邹学熹运用鼻渊方治疗慢性鼻窦炎经验，[J]. 河南中医，2014，34(11)：2098-2099.

[6] 李引，辛雨玲，李向华，等. 外治法用于慢性鼻窦炎的临床研究概况，2013，35(5)：788-789.

[7] 汪和平，崔开友. 鼻渊舒口服液为主治疗慢性鼻窦炎 67 例 [J]. 中国中西医结合杂志，2000，20(65)：361-364.

[8] 范永，张永强. 药物、超声雾化及鼻窦负压置换联合治疗小儿慢性鼻窦炎疗效观察 [J]. 现代中西医结合杂志，2016，25(24)：2686-2688.

[9] 李艳青，张重华，臧朝平，等. 张重华治疗慢性鼻窦炎经验，2018，26(6)：469-471.

[10] 王景阳，白丽君，陈光艳，等. 裴正学教授治疗慢性鼻炎及鼻窦炎经验 [J]. 中医研究，2019，32(3)：52-53.

[11] 李莹. 慢性鼻窦炎的辨证论治 [J]. 山东大学耳鼻喉眼学报，2018，32(3)：27-29.

[12] 李苏佚，郑日新. 慢性鼻窦炎的辨证治 [J]. 2013，25(4)：372-373.

第九节　真菌性鼻窦炎

真菌性鼻窦炎又称为霉菌性鼻窦炎，是真菌在鼻腔、鼻道内引起的一种感染性或变应性疾病，是临床上常见的特异性鼻窦炎，多发于机体免疫力低下的患者，如糖尿病、器官移植术后、长期应用糖皮质激素或广谱抗生素及放疗等患者，近年来发病率呈上升趋势。

一、病因病机

（一）西医学认识

西医学认为此病常见的致病菌主要是①曲霉菌、念珠菌、鼻孢子菌、毛霉菌和申克孢子丝菌等。曲霉菌为条件致病菌，致病的曲霉菌主要有烟色曲霉菌和黑色曲霉菌，以前者最常见。可单种曲霉菌感染，亦可两种或两种以上曲霉菌合并感染。毛霉菌感染较少见，但相当险恶，因为其更倾向于侵入动脉弹性内膜层，形成血栓，继发缺血性血栓及出血性坏死，死亡率较高。②外界环境：包括气候及生活环境。湿热气候的中国南方省份的发病率相对北方高；长期经常性从事接触土壤、花盆及家禽的工作人员易罹患。③全身因素：如糖尿病、长期应用类固醇皮质激素、抗肿瘤药物、长期使用广谱抗生素、放疗及艾滋病患者等均为真菌性鼻窦炎的易发人群。有报道低免疫功能、低氧、低 pH 值血症及高血糖环境（三低一高）是真菌生存的合适条件。④局部因素：部分真菌性鼻窦炎的主要致病因素之一。各种因素所致的鼻腔、鼻窦通气引流受阻，包括解剖因素如中鼻道狭窄、中鼻甲反向弯曲等；局部的慢性炎症、水肿，窦腔的分泌物潴留；同侧上列牙齿的病变等。

真菌性鼻窦炎的临床类型是以其病理学为依据的。从病理学角度分为两大类型：非侵袭性真菌性鼻窦炎和侵袭性真菌性鼻窦炎。非侵袭型者又依据其不同病理改变分为真菌球和变应性真菌性鼻窦炎。侵袭型者则分为急性侵袭性真菌性鼻窦炎和慢性侵袭性真菌性鼻窦炎。

（1）非侵袭性真菌性鼻窦炎病理学特征是真菌感染局限在鼻窦腔内，黏膜和骨壁内无真菌侵犯。

①真菌球：鼻窦内病变大体特征如肉芽肿样、干酪样或坏死样物，呈暗褐或灰黑色团块状。鼻窦内病变不断增大可压迫窦壁骨质变薄或吸收，镜下特征是见大量真菌菌丝、孢子、退变的白细胞和上皮细胞。鼻窦黏膜水肿或增生，但无真菌侵犯。

②变应性真菌性鼻窦炎：鼻窦内病变大体特征为坚硬、易碎或黏稠如湿泥状物，黄绿色或棕色。镜下特征（HE 染色）表现为无定形淡嗜酸性或淡嗜碱性变应性黏蛋白，以及在其中分布着大量的嗜酸细胞及夏科 – 莱登结晶。嗜酸细胞或散在分布，或聚集成大小不等的簇。散在者常呈破裂状，其颗粒散于黏蛋白中，但仍然围绕着核，聚集成簇者常呈核固缩和胞质深橙色的退变状态。夏科 – 莱登结晶大小不一，呈淡橙色，横切面呈六角形，纵切面则呈角锥形或纺锤形；分布于退变的嗜酸细胞簇之间，多靠近较大的簇。病变组织 Gomori 染色（六胺银染色），可见大量真菌菌丝，或单个或成簇状分布，鼻窦黏膜表现水肿或增生，然无真菌可见。

（2）侵袭性真菌性鼻窦炎　病理学特征是真菌感染不仅位于鼻窦腔，同时侵犯鼻窦黏膜和骨壁，并向鼻窦外周围结构和组织如眼眶、前颅底或翼腭窝等发展。鼻窦内病变大体特征是表现为坏死样组织、干酪样物或肉芽样物，并有大量黏稠分泌物，或血性分泌物。镜下特征是见大量真菌。鼻窦黏膜和骨质可见真菌侵犯血管，引起血管炎、血管栓塞、骨质破坏和组织坏死等。

①急性侵袭性真菌性鼻窦炎：上述病理改变迅速向周围结构和组织发展。早期波及鼻腔外侧壁，甚至上颌窦前壁、上壁和下壁，累及面部、眼眶和硬腭，后期破坏鼻腔顶壁、筛窦顶壁或蝶窦壁，侵犯颅内，并经血液循环侵犯肝、脾、肺等脏器。

②慢性侵袭性真菌性鼻窦炎：上述病理改变进展缓慢，早期真菌侵犯多限制在鼻窦腔内、黏膜和骨壁。后期侵犯周围结构和组织。此型又依据其鼻窦内病变的大体特征可分为肉芽肿型和非肉芽肿型。组织病理学检查证实病变组织或鼻窦黏膜、骨质中有真菌侵犯是真菌性鼻窦炎的最终诊断依据。

（二）中医学认识

真菌性鼻窦炎是临床上常见的特异性鼻窦炎，中医学将其归于“鼻渊”的范畴。从《黄帝内经》之后，历代医家对鼻渊病因、病机辨证施治等方面有了进一步的认识。如明代虞抟《医学正传》曰：“触冒风寒，始则伤于皮毛，而成鼻塞不通之候，或为浊涕，或清涕……名曰鼻渊，此为外寒束内热之证也。”《本草纲目》曰：“鼻渊流浊涕，是脑受风热。”这些论述说明：不仅胆移热于脑，可致鼻渊，且风寒、风热在脑，也会伤及脑气，而致流涕不止。《医醇賸义》中也说：“脑漏者，鼻如渊泉，涓涓流涕，致病有三：曰风也，火也，寒也。”较为全面地论述了鼻渊的风、火、寒三因。风者，多见于肺经风热；火者，多见于肝胆热盛；寒者，多指肺、脾、肾之虚损。《寿世保元》又说：“夫鼻者，肺之候，时常和则吸饮香臭矣。若七情内郁、六淫外伤、饮食劳逸之过，则鼻气不能宣调，清道壅塞，即为病也……此皆脏腑不调，邪气郁于鼻而清道壅塞也。寒则温之，热则清之，塞则通之，壅则散之可也。”

二、临床诊断

（一）辨病诊断

1. 临床表现

（1）非侵袭性真菌性鼻窦炎　①真菌球：类似于慢性鼻窦炎，如单侧鼻塞、脓涕、涕中带血或有恶臭等。发展较大者，会有面部隆起和疼痛，少量有眼眶受累症状，一般无全身症状。②变应性真菌性鼻窦炎：临床表现与慢性鼻窦炎伴鼻息肉相似，进展缓慢，多累及一侧多窦。临床表现为眶侧或面部隆起，无痛，固定，质硬或不规则状，进而引起眼球突出，影响视力减退甚至失明。

（2）侵袭性真菌性鼻窦炎　①急性侵袭性真菌性鼻窦炎：临床表现为发热、鼻内结构破坏、大量脓性结痂、面部肿胀疼痛、眼球突出、视力下降甚至失明，或颚部缺损、剧烈头痛、颅内高压、癫痫、偏瘫、海绵窦血栓性静脉炎等，如不及时救治，数天内可致死亡。②慢性侵袭性真菌性鼻窦炎：早期临床表现与非侵袭性真菌性鼻窦炎相似，局限于鼻腔，鼻塞、脓涕、涕中带血或恶臭、头痛等，晚期可由其侵犯范围，而引起相应症状。

2. 相关检查

（1）鼻内窥镜检查　可见窦口鼻道复合体的解剖变异，鼻中隔偏曲，鼻息肉，鼻腔外侧壁内移，鼻黏膜充血、水肿或颜色从白色、苍白色到黑色及坏死色的任何轻微变化，后者是侵袭性病变的特征。

（2）影像学检查　鼻窦 CT：窦腔内见软组织影，少数可见气泡或液平，在软组织影中散在分布等于或略低于骨密度的斑片状或点条状高密度影。

（3）分泌物检查　典型者呈干酪样极易破碎的团块或油灰样极黏稠的分泌物。

（4）组织病理学检查　真菌性鼻窦炎的主要诊断依据。急性爆发型可见宿主组织内如黏膜内、黏膜下、血管内或骨质中侵入的真菌成分，尤其是血管内可见真菌团块形成的栓子，造成血管炎、血管栓塞、出血及沿血管走行的组织坏死，组织内几乎看不到炎症细胞浸润。慢性无痛型可见到存在于息肉或黏膜组织甚至血管中稠密的真菌成分以及组织坏死，同时可见炎性细胞浸润。真菌球属于黏膜外真菌感染，可见肿块由互相缠绕成团的真菌菌丝聚集而成，黏膜可正常、水肿或增生肥厚。变应性真菌性鼻窦炎的 HE 染色可见特征性的变应性黏蛋白，即在淡嗜酸性或淡嗜碱性无定形的基质中分布有大量的嗜酸粒细胞和夏科－莱登结晶，真菌菌丝散布于黏蛋白周围，而组织内无真菌。

（5）免疫学检查　包括变应原皮肤试验、放射免疫嗜酸粒细胞直接计数、IgE 定量等，是变应性真菌性鼻窦炎的诊断依据之一。

（二）辨证诊断

1. 肺经蕴热型

（1）临床症状　鼻塞，鼻涕色黄且黏稠，可见嗅觉减退。

（2）辨证要点　伴有头痛，汗出，咳痰。舌红、苔黄，脉数。

2. 胆经湿热型

（1）临床症状　鼻涕脓浊，色黄或黄绿，或有腥臭味，鼻塞，嗅觉障碍，头痛剧烈。

（2）辨证要点　伴有烦躁易怒、口苦咽干、耳鸣等症。

3. 脾胃湿热型

（1）临床症状　鼻塞较重且持续，鼻涕黄浊而量多，头昏蒙或胀痛。

（2）辨证要点　伴有倦怠乏力，纳呆食少，胸闷不舒等症。

4. 脾肾两虚型

（1）临床症状　鼻塞不重，嗅觉减退或消失，涕黄或白，时有带血。

（2）辨证要点　面色皖白或萎黄，周身无力，动则气喘等症。

三、鉴别诊断

（一）西医学鉴别诊断

（1）慢性化脓性鼻窦炎　以细菌性鼻窦炎多见，临床表现为鼻塞、流脓涕、头痛及局部压痛。CT 表现特点是鼻窦黏膜不规则增厚及窦壁骨质增生硬化，可伴黏膜囊肿或息肉形成，增强扫描黏膜下层线样强化。钙化少见，且常位于病变的周围；而真菌性鼻窦炎，病变钙化常见，且大多为病变中央钙化。这是两者鉴别的要点。

（2）鼻窦恶性肿瘤　以上颌窦癌最常见，多见于 40 岁以上男性。病程短，进展快，表现为进行性鼻塞，鼻出血，有特殊臭味。CT 表现为窦腔软组织肿块伴窦壁溶骨性破坏，部分肿瘤见粗大条片状、环状钙化，增强扫描后肿瘤不均匀强化，可侵犯周围及远处转移。真菌性鼻窦炎骨质破坏以内侧壁为主，少有向外浸润。

（3）鼻窦息肉　好发于筛窦，双侧多发，临床表现为持续性鼻塞、嗅觉减退、头痛、闭塞性鼻音。鼻窦息肉 CT 表现为窦口及骨质吸收扩大伴稍低密度软组织影，无钙化。

（4）坏死性上颌窦炎　多源于单侧上颌窦，病程长，呈反复感染的发病经过，表现间歇性鼻塞，涕有臭味、带血丝。CT 表现为上颌窦内软组织伴有较高密度的血斑块，呈低密度的炎症与高密度的出血灶相混杂，强化不明显。

（二）中医学鉴别诊断

（1）鼻室　鼻塞、流涕、嗅觉减退等症，鼻涕量少，多见于下鼻道。检查见下鼻甲肿胀。鼻窦检查可见鼻腔内有赘生物或无异常。

（2）鼻癌　可表现为涕中带血，鼻塞，伴有耳鸣、听力下降，视力下降，嗅觉减退或消失等症。影像学及病理组织活检可鉴别。

四、临床治疗

（一）提高临床疗效的要素

结合病史、辅助检查明确有无器质性病变；询问患者的症状、结合查体确定发病原因；根据西医的相关知识，分析疾病的发病机制；综合中医四诊分清寒热虚实，准确地辨证分型，精研药性，选择合适的中药进行治疗。

（二）辨病治疗

西医学将真菌性鼻窦炎分为两大型四小型，以鼻塞、流涕、涕血、头痛、面部不适、嗅觉减退等为主要临床表现。检查可见下鼻甲肿大、鼻中隔偏曲和脓性分泌物等。鼻窦CT显示：①病变窦腔内充满絮状或肿块样软组织阴影，常伴斑点状或砂粒状高密度钙化影；②骨质破坏表现为窦腔局部骨质吸收性缺损或膨胀性骨质破坏，也可伴骨质增生。中医将此病归于“鼻渊”病的范畴。根据病因病机及临床表现分清虚实，并进行辨证分型。早期多以实证为主，如肺经蕴热型、胆腑郁热型和脾经湿热型；晚期多以虚证为主，如肺脾气虚型，脾肾两虚型。西医根据相关检查和患者临床表现，选择不同治疗方法，如手术治疗、抗真菌药物治疗和糖皮质激素治疗，或将几种方法联合使用。中医药治疗此病现临床研究较少，常根据辨证分型结果，合理选择中药或中成药进行整体和局部治疗。

（三）辨证治疗

1. 辨证论治

（1）肺经蕴热型　鼻塞，鼻涕色黄且黏稠，可见嗅觉减退。伴有头痛，汗出，咳痰。舌红、苔黄，脉数。

治法：疏风清热，宣肺通窍。

方药：银翘散加减。金银花、连翘、薄荷、牛蒡子、荆芥穗、淡豆豉，桔梗、竹叶、芦根、甘草。方中金银花、连翘清热解毒，疏散风热；薄荷轻清，清利头目；牛蒡子疏风散热，宣肺利咽；荆芥穗、淡豆豉宣散表邪；桔梗、甘草宣肺气，祛痰排脓；竹叶、芦根清热生津。

（2）胆经湿热型　鼻涕脓浊，色黄或黄绿，或有腥臭味，鼻塞，嗅觉障碍，头痛剧烈。伴有烦躁易怒，口苦咽干，耳鸣，舌质红、苔黄腻，脉弦数。

治法：清胆泄热，利湿通窍。

方药：龙胆泻肝汤加减。龙胆草、柴胡、黄芩、栀子、木通、泽泻、车前子、生地、当归。方中龙胆草清肝胆火热；柴胡疏达肝气；黄芩、栀子清泻上、中二焦热邪；木通、泽泻、车前子清热利湿；生地、当归生津养血，濡养清窍，甘草和中补气。

（3）脾胃湿热型　鼻塞较重且持续，鼻涕黄浊而量多，头昏蒙或胀痛。伴有倦怠乏力，纳呆食少，胸闷不舒，舌红体胖，舌边有齿痕、苔黄，脉滑数。

治法：清脾利湿，化浊通窍。

方药：甘露消毒丹加减。白蔻仁、藿香、茵陈、滑石、广木通、菖蒲、黄芩、连翘、贝母、射干、薄荷。方中藿香、菖蒲、白豆蔻芳香化浊，醒脾祛湿，以芳化中焦湿浊；滑石、木通、茵陈清热利湿，引邪从下焦外出；连翘、薄荷轻清透达，通利官窍；黄芩、射干、浙贝母苦寒泻肺，以清散上焦热毒。全方相合，上清、中化、下利，三法并用，共奏良效。

（4）脾肾两虚型　鼻塞不重，嗅觉减退或消失，涕黄或白，时有带血。面色㿠白或萎黄，周身无力，动则气喘，舌淡苔白，脉细弱。

治法：健脾补肾，益气通窍。

方药：参苓白术散合肾气丸加减。人参、白术、茯苓、甘草、白扁豆、陈皮、莲子、山药、砂仁、薏苡仁、桔梗、熟地、山茱萸、山药、泽泻、丹皮、附子。方中人参、白术、甘草、茯苓可补脾益气，生津润肺；陈皮燥湿理气；白扁豆、山药、砂仁、薏苡仁、莲子健脾渗湿气，芳香醒脾；桔梗开宣肺气，祛痰排脓。熟地、山茱萸补益肾阴而摄精气；泽泻健脾渗湿；牡丹皮清肝胆相火；附子温补命门真火。诸药合用，共成健脾温中，温补肾气之效。

2. 外治疗法

（1）鼻腔及鼻窦冲洗　用抗真菌的药物进行鼻腔、鼻窦冲洗，不仅有助于鼻内镜手术彻底清除颅底病变，同时还可提高全身抗真菌药物的渗透率。

（2）鼻腔滴药　选用芳香化湿，利鼻通窍的中草药制成药液滴鼻，可提高局部药物的浓度，减轻鼻腔局部的病变反应。

（3）中药熏洗法　用玄参、川乌、白芷、金银花、薄荷等药煎汤熏洗，患者用鼻吸入蒸气，从口中呼出，反复多次。

3. 成药运用

（1）银翘清鼻胶囊、香菊胶囊　适用于肺经蕴热型鼻窦炎。

（2）龙胆泻肝丸、鼻渊片、鼻渊口服液　适用于胆腑郁热型的鼻窦炎。

4. 单方验方

苍耳子 30g，辛夷 20g，黄芩 35g，细辛 4g，白芷 25g，龙胆草 10g。反复晾晒、研磨后外用，每日 2 次。

（四）新疗法选粹

鼻内镜手术：西医治疗真菌性鼻窦炎最有效的手段，其治疗原则是完全清除鼻窦内真菌团块及其累及的周围组织，术后开放窦口以充分引流，进而改善鼻窦内环境。此方法不仅可治疗疾病，还可以做术前诊断。

（五）医家诊疗经验

1. 蔡福养用温阳化湿法

处方：附子 6g，桂枝 15g，干姜 10g，车前草 15g，猪苓 10g，泽泻 15g，辛夷花 9g，苍耳子 9g，白芷 12g。

操作方法：将此方制取药液后过滤、灭菌后分装 500ml 中药袋，冲洗鼻腔。每日 1 次，连续 30 天。

适应证：鼻腔鼻窦息肉及黏膜水肿。

2. 王玉明治鼻窦炎验方

处方：细辛 6g，砂仁 9g，藿香 25g，莪术、水蛭各 9g，川芎 18g，三棱、地龙各 12g，重楼、黄芩、佩兰、辛夷、皂角刺、蜂房、蒲公英、炒僵蚕各 18g，菊花、白芷各 15g，金银花 20g，薏苡仁、败酱草、鱼腥草各 30g。

操作方法：水煎服，每日 1 剂，早晚 2 次温服。

适应证：鼻周疼痛，鼻塞，流黄涕，味腥臭，伴右侧眼眶疼痛，咽痛咽干，舌红、苔黄腻，脉滑数。专科检查见：鼻腔黏膜充血，双侧下鼻甲肿大，鼻道内可见有脓性分泌物。

五、预后转归

对于真菌性鼻窦炎手术治疗效果明确，若配合合理使用糖皮质激素治疗则预后更佳。早期手术治疗多可一次性治愈，后期反复发作则治疗效果较差。此病死亡率较高。

六、预防调护

（一）预防

（1）勿滥用抗生素，抗生素易引发真菌性鼻窦炎。

（2）平时注意手部、鼻部的卫生清洁，患有手足癣的患者勿用手指挖鼻。

（3）注意游泳姿势，尽量让头部露出水面。

（4）注意擤涕方法。当鼻塞较严重或鼻涕较多时，应先按压一侧鼻孔，稍用力擤涕，之后交替擤鼻。

（二）调护

（1）注意补充营养，多摄取富含维生素 E 的食品。

（2）平时多吃具有降低充血作用的中药或调味品，如麝香草、姜。

（3）少食或不食辛辣刺激之品。

七、专方选要

（1）苍耳子散　苍耳子、辛夷、白芷、川芎、黄芩、薄荷、川贝（或浙贝）、淡豆豉、菊花、甘草。

（2）鼻渊方　凌霄花、赤小豆、柴胡、辛夷、苍耳子、红藤、丝瓜络、白芷、川芎、炙麻黄、旋覆花、沉香、车前草、地龙、炙甘草、补骨脂、玉竹。

八、研究进展

（一）病因病机

王玉明根据多年的临床经验，认为真菌性鼻窦炎也是慢性鼻窦炎的一种，是在慢性鼻窦炎的发展过程中转发为真菌性的，中医以肺经湿热，秽毒瘀积证多见，外感风热，上袭于肺，蕴积不解，继而化热上炎，蒸灼鼻窍，复感秽毒，郁积日久，发为本病。

（二）中药研究

复方研究

麻杏石甘汤：疏风清热、宣肺通窍、祛痰排脓。

可用于邪热犯肺，上壅鼻窍之鼻渊。方见《伤寒论》，原治太阳病，发汗未愈，风寒入里化热“汗出而喘”者。刘巧平取其清热宣肺的功效，用治鼻塞，鼻流脓涕，伴头痛，咽痛口渴，少许黄痰，大便干，鼻黏膜充血，双侧下鼻甲肿大，右侧中鼻道见脓性分泌，舌质红、苔黄腻，脉弦数之肺热鼻渊。方选麻杏石甘汤加味：炙麻黄3g，杏仁10g，生石膏30g，辛夷10g，蔓荆子10g，菊花10g，生薏苡仁30g，败酱草10g，浙贝母10g，瓜蒌30g，桔梗10g，生甘草6g。

（三）评价与展望

近年，真菌性鼻窦炎的发病率有上升趋势，这可能与抗生素的广泛使用、环境污染有关，也可能由于体检工作普遍开展、影像学的进步使此病的发现率增高。所以，明确诊断显得尤为重要，特别是急性爆发性真菌性鼻窦炎，若不及时治疗，死亡率可达100%。目前，手术治疗以及术后联合抗真菌、激素治疗和免疫治疗可有效控制复发，手术的重要的目的之一是恢复鼻腔、鼻窦的生理功能，因此，要尽量避免破坏其生理功能。鼻真菌病患者，特别是变态反应型患者术后有不同比例的复发。故定期复查、清理术腔也是必要的控制环节。真菌性鼻窦炎是鼻腔鼻窦真菌感染疾病的总称，由于不同的病理生理过程可以表现出不同的类型，其诊断标准、治疗原则各不相同，预后也大不相同。所以临床医师要提高对本病的认识水平和诊治水平，尽量减少漏诊、误诊及误治。

目前对于真菌性鼻窦炎的治疗首选手术治疗，中医在治疗此疾病方面运用较少。但是若患者有意愿选择中医药治疗，往往亦能获得较为满意的治疗效果。所以中医药学者更应该多研究、探索中医药更广泛的药理作用，以望中医药在治疗真菌性鼻窦炎上有更进一步的发展。

主要参考文献

[1] 李静波，王俊杰，蔡纪堂，等. 温阳化湿法联合常规治疗对变应性真菌性鼻窦炎患者的临床疗效[J]. 中成药，2019，41(7)：1739-1740.

[2] 马伟，李彦利，刘雪冰，等. 43例真菌球型鼻窦炎诊疗分析[J]. 中国耳鼻咽喉颅底外科杂志，2018，24(1)：66-69.

[3] 柏越隽，王玉明. 王玉明教授经验方治疗真菌性鼻窦炎验案举隅[J]. 世界最新医学信息文摘，2019，19(52)：267-268.

[4] 易巍. 鼻渊方治疗鼻渊（肺经风热证）的临床观察[D]. 武汉：湖北中医药大学，2019.

[5] 庄瑞斐，周峰峰，顾庆华，等. 鼻渊的病机探讨[J]. 四川中医，2016，34(8)：19-20.

第十节 变应性鼻炎

变应性鼻炎又称过敏性鼻炎，是特应性个体接触变应原后由 IgE 介导的以炎性介质（主要是组胺）介导的、多种免疫活性细胞和促炎细胞以及细胞因子等参与的鼻黏膜慢性炎症反应性疾病。

本病以频繁发作的喷嚏、过量的鼻分泌物和显著鼻塞等症状为主要临床特征。属中医鼻鼽范畴，称鼽、嚏、鼽嚏等。《灵枢·口问》曰："阳气和利，满于心，出于鼻，故为嚏。"《素问玄机原病式》："鼽者，鼻出清涕也。"

一、病因病机

（一）西医学认识

气传变应原亦称吸入性变应原，存在于人类生活环境中，如花粉颗粒、真菌孢子、动物排泄物等。其中，气传花粉和真菌是室外环境中最主要的吸入性变应原，而屋尘螨和粉尘螨、真菌和动物（宠物）皮屑以及蟑螂则是室内主要变应原，其中尘螨的虫卵、虫体、皮质及排泄物均是强烈致敏的变应原，这些变应原的浓度与呼吸道变应性疾病症状严重程度明显相关。

季节性变应原主要指木本类、禾木和草本类的风媒花粉，但螨类和真菌类受热湿气候影响也可有季节性增多。我国早在 20 世纪 70~80 年代就进行了大面积的致敏风媒花的调查，结果显示导致我国华北和东北地区大量季节性鼻炎发生的致敏花粉主要为蒿属花粉，而在南方地区多为禾本科、桑科和菊科植物花粉。食物变应原多引起皮肤、消化道过敏，也可有鼻部症状，但单纯引起鼻炎者少见。值得注意的是，某些蔬菜、水果中的变应原与植物花粉存在交叉反应性。多数变应原具有蛋白水解酶活性，这种活性在很大程度上决定了该种变应原的变应原性和免疫原性。前者通过 IgE 介导，后者则直接影响靶细胞（黏膜上皮细胞、树突状细胞）。

随着遗传学的研究进展，越来越多的学者认为，变应性鼻炎的多种表现型都处于较强的遗传控制下，是一种具有多基因遗传倾向的疾病。变应性鼻炎作为复杂的多基因遗传性疾病，目前还未有明确的致病基因报道。但是近年来，通过分子遗传学的研究，尤其利用一些遗传学研究手段，已发现多个基因及相关的转录因子参与发病过程，其中包括 IgE 相关候选基因、细胞因子、重要的转录因子以及 T 细胞表面抗原等候选致病基因。

但现有遗传学研究并不能解释变应性鼻炎流行率持续增加这一事实，表明该病是基于多个基因表达水平的差异，多基因的遗传特性不呈现经典的孟德尔遗传模式，而是以更复杂的情形出现，这与环境因素有极大的相关性。因此近年许多研究试图从表观遗传学的角度进一步揭示环境因素对变应性鼻炎发病机制的调节。已有的研究不管是流行病学还是实验研究均提示，近 30 年来生态环境的改变可通过表观遗传学多种机制（DNA 甲基化、组蛋白修饰以及非编码微小 RNA 等）对呼吸道黏膜系统的先天免疫和获得性免疫进行调控，使得患者对变应原易感性增加。此外，变应性鼻炎发病率可能与饮食结构的改变以及"过度清洁"的生活方式有关。

以淋巴细胞、嗜酸性粒细胞浸润为主的变态反应炎症为主，表现为鼻黏膜水肿，血管扩张，腺细胞增生。甲苯胺蓝染色可见肥大细胞在血管周围、黏膜表层乃至上皮细胞增多。鼻黏膜浅层化的树状突状细胞（$CD1^+$）、巨噬细胞（$CD68^+$）等 HLA-DR 阳性的抗原提呈细胞（APC）增多。并发现在上皮细胞有促进肥大细胞成熟的干细胞因子及多种细胞因子的表达。肥大细胞、嗜酸性粒细胞、巨噬细胞和上皮细胞均有 IgE 受体。此外，上皮细胞存在有诱生型一氧化氮合成酶，在抗原刺激下，一氧化氮生成增加。

最轻持续性炎症反应（MPI）是变应性鼻炎鼻黏膜病理的另一特征。其主要特点是临床症状消失后黏膜内仍有少许嗜酸性粒细胞浸润和炎细胞黏附分子的存在，结果使鼻黏膜处于高敏状态。

（二）中医学认识

《黄帝内经》有关鼻鼽病因病机的认识，主要有如下几个方面。

1. 与气候相关

《黄帝内经》中对于鼻鼽、鼽嚏、鼽的病机，从运气学说论述者甚多。

2. 肾衰、气衰

如《素问·宣明五气篇》说："五气所病……肾为欠为嚏。"《素问·刺禁论篇》说："刺中肾，六日死，其动为嚏。"《素问·阴阳应象大论篇》说："年六十，阴痿，气大衰，九窍不利，下虚上实，涕泣俱出矣。"

3. 胞痹病机

如《素问·痹论篇》说："少腹膀胱按之内痛，若沃以汤，涩于小便，上为清涕。"

4. 太阳、阳明经脉病变

如《灵枢·经脉》说："大肠手阳明之脉……是主津液所生病者，目黄，口干，鼽衄"。"胃足阳明之脉……是主血所生病者……鼽衄"。"膀胱足太阳之脉……是主筋所生病者……鼽衄"。"足太阳之别……实则鼽窒，头背痛，虚则鼽衄，取之所别也"。

二、临床诊断

（一）辨病诊断

1. 临床表现

变应性鼻炎是发生在鼻黏膜的变态反应性疾病，在普通人群的患病率为10%~25%，以鼻痒、喷嚏、鼻分泌亢进、鼻黏膜肿胀等为其主要特点。变异性鼻炎常伴有鼻窦的变态反应性炎症。变异性鼻炎分为常年性变应性鼻炎和季节性变应性鼻炎，后者又称"花粉症"（pollinosis）。另外一种分类方法是根据发病时间特点将变应性鼻炎分为间歇性鼻炎和持续性鼻炎。根据疾病症状对生活质量的影响，按严重程度将变应性鼻炎划分为轻度和中 / 重度。变应性鼻炎的分类（间歇性或持续性）和严重程度，是选择阶梯方式治疗方案的依据。

带有变应性鼻炎发病有关的基因的个体称为特应性个体。

2. 相关检查

鼻镜检查：鼻黏膜可为苍白、充血或浅蓝色，下鼻甲尤为明显。鼻腔常见水样分泌物。

查找致敏变应原可供选择的方法有特异性皮肤点刺试验（skin prick test，SPT）、鼻黏膜激发试验和体外特异性 IgE 检测。该三种方法中以皮肤点刺试验临床应用较为便捷可靠。

（二）辨证诊断

1. 肺寒饮犯型

（1）临床症状　阵发性鼻痒、喷嚏、流清涕，遇风冷必发，发则喷嚏频作不已。伴恶风，易感冒，面色淡白，舌质淡、苔薄白，脉细紧。

（2）辨证要点　遇风冷必发，伴恶风，易感冒，面色淡白，舌质淡、苔薄白，脉细紧。

2. 郁热熏鼻型

（1）临床症状　阵发性鼻痒、喷嚏、流清涕，鼻黏膜苍白或暗红，或潮红；平素鼻干气热，口苦咽干，小便黄短不利，大便或干结，舌质偏红、苔黄，脉细数或数。

（2）辨证要点　平素鼻干气热，口苦咽干，小便黄短不利，大便或干结，舌质偏红、苔黄，脉细数或数。

3. 肺气亏虚型

（1）临床症状　阵发性鼻痒、喷嚏、流清涕，早晚易发。伴恶风，容易感冒，面色不华，舌质偏淡、苔薄，脉缓弱。

（2）辨证要点　早晚易发，伴恶风，容易感冒，面色不华，舌质偏淡、苔薄，脉缓弱。

4. 脾气亏虚型

（1）临床症状　小儿多见。阵发性鼻痒、喷嚏、流清涕，且鼻塞、鼻胀较重。伴头重头昏，四肢困倦，纳差，舌质淡胖有齿痕，苔白，脉细缓弱。

（2）辨证要点　鼻塞、鼻胀较重，伴头重头昏，四肢困倦，舌质淡胖有齿痕，苔白，脉细缓弱。

5. 肾阳亏型

（1）临床症状　阵发性鼻痒、喷嚏、流清涕，且喷嚏频作，连连不已，清涕量多如注；鼻黏膜苍白紫暗、水肿；伴形寒肢冷，腰膝酸软，小便清长，尿后余沥，夜尿频，舌质淡胖、苔白，脉沉弱。

（2）辨证要点　伴形寒肢冷，腰膝酸软，小便清长，尿后余沥，夜尿频，舌质淡胖、苔白，脉沉弱。

三、鉴别诊断

（一）西医学鉴别诊断

见表 6–1。

表 6–1　变应性鼻炎鉴别诊断

症状与治疗	常年性变应性鼻炎	嗜酸粒细胞增多性非变应性鼻炎	血管运动性鼻炎
病因	Ⅰ型变态反应	不清楚	血管反应性增强
鼻痒和喷嚏	+++	++++	+
鼻分泌物量	+++	++++	+
鼻涕倒流	+–	+–	++
鼻黏膜充血	–	–	++
鼻黏膜苍白	++	++	–
鼻黏膜水肿	+++	+++	+–
鼻分泌物嗜酸粒细胞	+	+	–
特异性皮肤试验	阳性	阴性	阴性
特异性 IgE	升高	正常	正常
个人及家族病史	+	–	–
治疗	糖皮质激素 抗组胺药 免疫疗法，等	糖皮质激素	减充血剂

（二）中医学鉴别诊断

主要与鼻渊、伤风鼻塞相鉴别。

（1）鼻渊　可见鼻塞、流涕等症状，涕多黏稠，色黄，量多，但多伴头痛，因常继发于上感或急性鼻炎，故原症状加重，出现畏寒、发热、食欲减退、便秘、周身不适等。小儿患者可发生呕吐、腹泻、咳嗽等消化道和呼吸道症状。

（2）伤风鼻塞　初期鼻内有灼热感及痒感、喷嚏，随即出现鼻塞、水样鼻涕、嗅觉减退及闭塞性鼻音。症状逐渐加重，继发细菌感染后鼻涕变为黏液性、黏脓性，进而脓性。全身症状轻重不一，大多有全身不适、倦怠、发热（37~38℃）和头痛等。小儿全身症状较成人重，多有高热（39℃以上），甚至惊厥，常出现消化道症状，如呕吐、腹泻等。鼻腔检查：鼻黏膜充血、肿胀，总鼻道或鼻底有较多分泌物，初期为水样，以后逐渐变为黏液性、黏脓性或脓性。若无并发症，上述症状逐渐减轻乃至消失，病程约7~10天。

四、临床治疗

（一）提高临床疗效的要素

以病为纲，体病相关，辨体制方；用整体观念看待疾病。

（二）辨病治疗

鼻鼽是以鼻痒、阵发性喷嚏、大量清水样鼻涕和鼻塞为主症。临床上可伴有嗅觉减退，与支气管哮喘常同时存在。鼻镜检查可见鼻黏膜水肿、充血，或浅蓝色。鼻腔常见水样分泌物。治疗上首先避免接触变应原，针对症状进行药物治疗，针对病因进行免疫治疗。若效果不理想的病例，可考虑鼻内镜引导下的翼管神经切断术。

（三）辨证治疗

1. 辨证论治

（1）肺寒饮犯型　鼻痒、喷嚏、流清涕，遇冷必发，发则喷嚏频作不已，检查见鼻黏膜淡白或灰暗、水肿，伴恶风，易感冒，面色淡白，舌质淡、苔薄白，脉细紧。

治法：温肺散寒，化痰止流。

方药：小青龙汤加减。

（2）郁热熏鼻型　鼻痒、喷嚏、流清涕，鼻黏膜苍白或暗红，或潮红；平素鼻干气热，口苦咽干，小便黄短不利，大便或干结，舌质偏红、苔黄，脉细数或数。

治法：清热养阴，化气利水。

方药：清热止嚏汤加减。

（3）肺气亏虚型　阵发性鼻痒、喷嚏、流清涕，早晚易发，检查见鼻黏膜色淡、水肿；伴恶风，容易感冒，面色不华，舌质偏淡、苔薄，脉缓弱。

治法：补益肺气，实卫固表。

方药：玉屏风散合温肺止流丹加减。

（4）脾气亏虚型　小儿多见。阵发性鼻痒、喷嚏、流清涕，且鼻塞、鼻胀较重；鼻黏膜肿胀较明显，苍白或灰暗。成年人者，中鼻甲或呈息肉样变；伴头重头昏，四肢困倦，纳差，舌质淡胖有齿痕，苍白，脉细缓弱。

治法：健脾益气，固表止嚏。

方药：参苓白术散加减。

（5）肾阳亏虚型　鼻痒、喷嚏、流清涕，且喷嚏频作，连连不已，清涕量多如注；鼻黏膜苍白紫暗、水肿；伴形寒肢冷，腰膝酸软，小便清长，尿后余沥，夜尿频，舌质淡胖、苔白，脉沉弱。

治法：补肾益气，温阳固表。

方药：温阳祛风汤加减。

2. 外治疗法

（1）针刺疗法　针刺刺激可以引起皮

肤和患部的血管扩张，促进局部和周身的血液循环，增强新陈代谢，通过双向调节机体免疫功能来治疗变应性鼻炎的呼吸道症状。大量文献显示，针灸治疗过敏性鼻炎效果明确。

（2）温灸疗法　借助灸火的热力给人体以温热刺激，通过经络腧穴的作用，以达到防治疾病的目的。其主要作用是温经散寒、扶阳固脱、消瘀散结、防病保健。

（3）穴位贴敷　既有穴位刺激作用，又能通过皮肤组织对药物有效成分的吸收使药物直达病所，从而温通经脉，调整脏腑阴阳平衡，调节整体内部自稳系统，改善过敏体质，起到治疗作用。穴位贴敷治疗过敏性鼻炎的大部分临床研究以辛散温寒药物为主，夏季三伏时节阳气最旺盛，皮肤毛孔最为疏松，所以一般于三伏天时进行穴位贴敷效果更加明显。

（4）鼻腔冲洗　借助某种装置，将冲洗液输送到鼻腔，通过药液与鼻腔靶组织的接触，达到清洁鼻腔及药物治疗等目的的一种疗法。目前普遍认为，其能提高鼻黏液纤毛传输功能，减轻鼻黏膜炎症反应，有物理清除作用。目前常用冲洗液有生理盐水。

3. 成药应用

选用通窍鼻炎片，用于肺脾气虚，感受风邪之鼻鼽；选用胆香鼻炎片、辛夷鼻炎颗粒、辛芩颗粒用于风热犯肺，卫表不和之鼻鼽；选用玉屏风颗粒、复方玉屏风颗粒，用于肺气亏虚之鼻鼽；选用参苓白术散，用于脾气亏虚之鼻鼽。

4. 单方验方

（1）炙黄芪30g，桔梗10g，石菖蒲12g，炙甘草6g，苍耳子10g，辛夷10g，薏苡仁30g，炒杏仁6g，炙麻黄6g，鹅不食草12g。每日1剂，水煎服，2周后可见明显效果。

（2）黄芪30g，太子参15g，苍耳子9g，百合15g，侧柏叶12g，桔梗6g，熟附子3g，生姜12g，大枣12g。水煎服分两次温服，每日一剂，10天为1个疗程。一般治疗1~2个疗程。

（3）桂枝汤加味　桂枝9g，白芍9g，炙甘草4.5g，生姜片3片，大枣五枚。以上同煎。另用葶苈子15g，蝉蜕9g，二味研末，分3次吞服，用上述汤药送下，1日服完。

（4）乌梅20g，苍耳子15g，黄芪30g，辛夷12g，白芷、防风、荆芥各10g，白术、诃子各9g，柴胡、薄荷各6g，麻黄3g，细辛2g。每日1剂，水煎服，取液混合，分2次服，10天为1个疗程。

（四）新疗法选粹

鼻内镜下高能量聚焦超声技术：此技术治疗变应性鼻炎的主要机制为：①破坏鼻黏膜下层的副交感神经的纤维，从而使细胞周围的细胞核固缩而死，使血管扩张减少，同时降低腺体分泌。②破坏鼻黏膜的感觉神经，并降低其敏感性，同时使喷嚏反射的传入神经冲动进一步减少，使喷嚏症状明显减轻，鼻炎也逐渐消失。疗效显著，且治疗过程中无不良反应和并发症发生，值得临床推广应用。

（五）医家诊疗经验

1. 干祖望

干祖望认为基于“四季脾旺不受邪”理念，授顺于天时，以施升、温、降、藏之道，据于五脏，以布因人制宜之法，则人之脾土“壮旺”，诸邪可御，鼽病可杜也。

处方：太子参、干姜、茯苓、山药、肉桂、诃子肉、乌梅、益智仁、甘草。

操作方法：服药7剂，每日1剂。肉桂后下。

适应证：常作狂嚏，鼻流清涕，量多

不止，遇风冷则诸证倍增，大便溏薄。检查：鼻黏膜色淡，两下鼻甲肿胀。舌质淡胖、苔薄白，脉细弱。

2. 熊大经

结合多年临床经验，熊大经认为鼻鼽为病，与肺脾虚损紧密相关，不可仅从局部着手，应根据中医整体理论的观点，局部发病与脏腑相合，司外揣内，主张从"肺脾虚损"论治鼻鼽。

处方：醋北柴胡、白芍、羌活、桂枝、白芷、麻黄、炙黄芪、生晒参、地龙、炙甘草，辅以鼻炎舒口服液及玉屏风散。

操作方法：服药 8 剂，每日 1 剂。诸证减轻，但晨起和遇冷加重。原方去麻黄、地龙，加干姜、炒僵蚕，辅以鼻炎舒口服液及玉屏风散；仅晨起喷嚏、清涕、偶鼻塞，原方去干姜、僵蚕，加地龙、麻黄；病久诸证缓解，偶喷嚏、清涕及鼻塞，原方加牡丹皮。

适应证：鼻塞、清涕伴喷嚏。检查：下鼻甲肿胀，黏膜苍白，鼻道见水样分泌物。舌质淡、苔薄白，右寸浮紧，左关弦。

3. 王琦

王琦主张从"奇经论治"过敏性鼻炎–哮喘综合征，谓之肺系证治体系的补缺与附翼。盖证治之大略，病势急骤者，从奇经上部为论，可从寒热候之，从太阳、督脉的在外、在上、在表的病位和病因论治，去其引触之力，则病气平复；病势缓时，以奇经下部为论，填补真阴，以掩隐之不使骤发；病势至深，则必以奇经阴精血络为论，于真阴中平调解利厥阴风木之气，并收摄冲带，通和任督，搜剔血络。

处方：炙麻黄、杏仁、生石膏、炙甘草、乌梅、蝉蜕、无柄灵芝、百合、金荞麦、浙贝母、射干、地龙。

操作方法：生石膏先煎。服药期间停用所有西药。

适应证：每遇油烟及冷热刺激发呼吸急促，伴喉中痰鸣之症。未发时鼻塞、胸闷，时有咳痰，色黄，口干，纳可，二便调。舌红、苔薄黄，脉滑数。

五、预后转归

鼻鼽属慢发作性疾患，易于反复发作，迁延不愈，而且与体质因素有关，彻底治愈较难，故预后较差。但坚持治疗，对于控制发作，减轻症状，预防并发症的发生有着积极的意义。鼻鼽治疗及时，坚持治疗，多数能够控制疾病发作。若不重视治疗，则易并发鼻息肉、鼻渊。年久不愈，或年老体弱者，可发展为哮喘等。

六、预防调护

（一）预防

避免接触花粉、灰尘等不洁之气，戒烟酒，避免或减少不良刺激。

（二）调护

（1）早上冷水洗面，晚上热水浸足 15~20 分钟。

（2）每日早晚以双手食指上下来回按摩鼻翼至局部发热感。

（3）注意加强食疗，可于冬季食用当归，生姜炖羊肉，或狗肉炖附片。

七、专方选要

（1）截敏蜜梅汤　乌梅、防风、柴胡、五味子各 12g，甘草 8g，水煎分 2 次服，每次入蜜 15g。

（2）桃红四物汤加味　当归、赤芍、生地、苍耳子各 15g，川芎、红花、桃仁各 12g，黄芪、白术、防风、辛夷各 10g，水煎服。

（3）玉屏风合桂枝汤加味　附片、桂枝、防风、辛夷、蝉蜕各 6g，黄芪、荜澄茄、白术、白芍各 15g，细辛 3g，甘草

10g，水煎服。

（4）缩泉丸加味　益智仁、黄芪、乌梅、五味子各15g，山药、苍术、苍耳子、辛夷各10g，细辛、甘遂各3g，防风6g，水煎服。

（5）塞鼻方　五倍子、辛夷、白豆蔻仁、石榴皮、细辛为末，各等分，早晚棉裹塞鼻约半小时，左右交替使用。

（6）劫敏汤　黄芪、乌梅、诃子肉、干地龙各10g，柴胡3g，防风、豨莶草各6g，水煎服。

（7）鼻敏汤　苍耳子15g，辛夷12g，白术、诃子各9g，荆芥、防风、白芷各10g，黄芪30g，乌梅20g，柴胡、薄荷各6g，麻黄3g，细辛2g，水煎服。

（8）塞鼻通草丸　通草、辛夷各20g，细辛、甘遂、桂心、川芎、附子各40g。

（9）塞鼻细辛膏　细辛、蜀椒、干姜、川芎、吴茱萸、附子各10g，桂心15g，皂荚屑6g，猪膏200ml。

（10）川椒散　川椒、诃子、生姜、肉桂、川芎、细辛、白术为末，各等分，每服6g，温酒调下。

（11）温肺汤　黄芪、升麻、丁香、葛根、羌活、生甘草、防风各3g，麻黄12g不去节，为粗末，分二服，加葱白二根，水煎食远服。

（12）温肺止流丹　诃子、甘草各3g，桔梗9g，实收鱼脑骨15g，荆芥、细辛、人参各2g，水煎服。

八、研究进展

（一）中药研究

1. 单药研究

（1）黄芪味甘，性微温，无毒，入肺、脾二经。生用益卫固表，利水消肿托毒，生肌。炙用补中益气。田滢等通过实验证实，黄芪甲苷对变应性鼻炎小鼠具有较好的治疗效果，通过抑制HMGB1/TLR4/NF-κB通路减少促炎因子的产生可能是黄芪甲苷治疗变应性鼻炎的重要分子机制之一。

（2）辛夷味辛，温，无毒。温中，解肌，利九窍，通鼻塞涕出。在临床上多配伍苍耳子作为药对使用，赵文斌等观察复方辛夷滴鼻液（由辛夷、苍耳子等为原料加工而成）可显著增加慢性患者鼻炎通气功能；祁守鑫采用止鼽汤（由辛夷、苍耳子等药物组成）治疗过敏性鼻炎，获得较好的疗效。

（3）苍耳子具有散风寒、通鼻窍、祛风湿的功效，孙小草等研究发现苍耳子水提取物可显著降低变应性鼻炎豚鼠血清中IL-4、IL-5水平，提高IFN-γ水平，调节Th1/Th2细胞平衡。

（4）鹅不食草具有祛风散寒、胜湿去翳、通鼻窍等功效。谭红声等研究发现鹅不食草可通过抑制炎症介质组胺5-羟色胺的释放，达到散寒通窍之功。

（5）厚朴具有行气消积、燥湿除满、降逆平喘等功效。陈小涛等通过实验证实厚朴可以抑制金黄色葡萄球菌、溶血性链球菌、大肠杆菌和铜绿假单胞菌等相关致病菌的生长，从而起到防治变应性鼻炎的作用。

2. 复方研究

罗齐平用加味补中益气汤治疗肺脾气虚型鼻鼽；杨玉真选用补中益气汤加味治疗脾气虚型常年变应性鼻炎。

王玉明等研究发现，麻黄附子细辛汤及拆解方治疗肺气虚寒型变应性鼻炎豚鼠时，降低了GATA-3蛋白的表达。

高文英等用升气壮阳汤进行超声雾化治疗变应性鼻炎小鼠时发现，升气壮阳汤是通过上调鼻黏膜中T-bet mRNA的表达，并下调GATA-3 mRNA的表达来恢复Th1/Th2细胞的平衡。

喻琦等用益肺调血汤治疗30例变应性

鼻炎患者，结果总有效率为96.67%，且患者的过敏症状改善明显。

杜启雪等通过实验表明，鼻敏康合剂可通过抑制Ig E、OVAs Ig E、AQP5表达，改善鼻腔局部水液代谢，减轻鼻腔黏膜炎症，对变应性鼻炎起到治疗作用。

谭道富等用芪丹益肺通窍颗粒治疗变应性鼻炎大鼠，结果发现芪丹益肺通窍颗粒可改善大鼠的鼻部症状及鼻黏膜组织损伤，还可抑制IgE及炎症因子水平，上调Th1/Th2比例。

（二）外治疗法

（1）针刺疗法　针刺蝶腭神经节法、鼻三针透刺法、迎香透刺内迎香法。

（2）灸法　赵氏雷火灸法、督脉透灸疗法、重灸法。

（三）评价及展望

变应性鼻炎的发病机制非常复杂，至今仍未十分明确。当代学者研究发现变异性鼻炎是一种由基因因素与环境因素互相作用而诱发的多病因疾病。目前，全球变应性鼻炎的发病率高达10%~25%，且近年来随着工业化的快速发展和空气质量的恶化，变应性鼻炎的发病率呈增长趋势，不仅困扰着人们工作和生活，还可能诱发鼻窦炎、支气管哮喘、肺功能障碍等疾病，严重影响患者的身体健康。西医学对于变应性鼻炎的治疗多应用H_1受体拮抗剂、糖皮质激素等，不良反应多，临床疗效不理想，且停药后容易复发。中医学注重辨证论治和整体调节，可有效调节变应性鼻炎患者的特异性体质，在变应性鼻炎的治疗中取得了满意的临床疗效。从变异性鼻炎中医治疗现状来看，中药作为“补充与替代疗法”的一种重要的模式被西方国家尝试，但是要想科学地论证药物临床疗效和安全性，仍需要科学合理设计、严格实施、合理分析的临床研究。其次，针刺治疗被较为广泛地应用，有关针刺研究多为采用固定穴位搭配，较少根据病情辨证施治。

不久的将来，随着研究不断深入，变异性鼻炎的发病机制将会更加清晰。中医治疗的研究会在中西医融合的过程中被不断探索。

主要参考文献

[1] 池李琼，鲁玉辉．基于络病理论灸针药综合诊治变异性鼻炎［J］．世界最新医学信息文摘，2019，19（98）：302-302.

[2] 毕伟博，姜旻，崔红生，等．从奇经论治过敏性鼻炎－哮喘综合征［J］．中华中医药杂志，2018，33（5）：1781-1784.

[3] 张青青，王敏，李承贤，等．从湿论治过敏性鼻炎探赜［J］．天津中医药，2022，39（1）：49-52.

[4] 张玮玮，崔晏文，高亚东．变应性鼻炎合并气道高反应性的风险因素研究进展［J］．临床耳鼻咽喉头颈外科杂志，2023，37（6）：457-462.

[5] 中华耳鼻咽喉头颈外科杂志编辑委员会鼻科组，中华医学会耳鼻咽喉头颈外科学分会鼻科学组．中国变应性鼻炎诊断和治疗指南（2022年，修订版）［J］．中华耳鼻咽喉头颈外科杂志，2022，57（2）：106-129.

[6] 中华耳鼻咽喉头颈外科杂志编辑委员会鼻科组，中华医学会耳鼻咽喉头颈外科学分会鼻科学组、小儿学组．儿童变应性鼻炎诊断和治疗指南（2022年，修订版）［J］．中华耳鼻咽喉头颈外科杂志，2022，57（4）：392-404.

[7] 田滢，张飞，段传新．黄芪甲苷对过敏性鼻炎小鼠HMGB1/TLR4/NF-κB信号通路的影响［J］．现代免疫学，2021，41（1）：50-55.

[8] 陈小涛，徐娉，郭金凤，等．厚朴抗鼻炎

提取物的工艺优化及其活性评价［J］. 化学研究与应用，2018，30（11）：1908-1912.
［9］王玉明，李贺. 麻黄附子细辛汤及拆方调控豚鼠肺气虚寒型AR转录因子GATA-3表达的研究［J］. 中国中西医结合耳鼻咽喉科杂志，2021，29（3）：175-178.
［10］高文英，金正龙，陈美娟，等. 升气壮阳汤超声雾化法对变应性鼻炎小鼠的作用研究［J］. 现代中西医结合杂志，2021，30（12）：1266-1270.
［11］喻琦，刘钢，吴飞虎. 益肺调血汤治疗变应性鼻炎30例临床疗效观察［J］. 中医药临床杂志，2018，30（4）：751-753.
［12］杜启雪，王仁忠. 鼻敏康合剂对变应性鼻炎大鼠IgE、AQP5表达的影响［J］. 中成药，2023，45（5）：1658-1661.

第十一节　血管运动性鼻炎

血管运动性鼻炎（vasomotor rhinitis，VMR）又称血管舒缩性鼻炎，是一种由多种非特异性刺激诱导的一种鼻黏膜高反应性鼻病。其发病机制复杂，许多环节尚不清楚，确诊困难，又称特发性鼻炎。因发现与自主神经功能紊乱有关，亦有人称其为自主神经性鼻炎；又因对某些刺激因子的反应过于强烈，也有人称其为高反应性鼻病。其症状与变应性鼻炎以及非变应性鼻炎伴嗜酸性粒细胞增多综合征相似，治疗亦大致相同。该病以青壮年居多，女性较多见。

本病属于中医学“鼻鼽”范畴。“鼻鼽”，又称为鼽、鼽嚏。古代医家对鼻鼽的病因病机归为内因与外因的相互作用，内因大多责之于脏腑之气不足，以肺气虚寒，脾气虚弱，肾气、肾阳虚损为主；外因则为受风寒、热邪等侵袭。

一、病因病机

（一）西医学认识

1. 副交感神经兴奋增高

乙酰胆碱释放，导致腺体分泌；血管活性肠肽（VIP）释放，则引起血管扩张。经常反复过度焦虑、烦躁或精神紧张，以及服用抗高血压药等均可使交感神经兴奋性降低而副交感神经兴奋性增高。

2. 非免疫性组胺释放

非免疫性组胺释放在一些物理性（如急剧的温度变化、阳光照射）、化学性（如挥发性刺激性气体）及精神性（如情绪变化）等因素的作用下，可引起肥大细胞释放介质。但这些因素均不属免疫性的。

3. 内分泌失调

某些女性患者在妊娠期或经前期有鼻部高反应性症状，可能与此有关。

4. 药物作用

长期服用降血压、降血脂药，可引起鼻黏膜水肿；滥用滴鼻药物引起药物性鼻炎，致使鼻黏膜自主神经系统功能紊乱而诱发本病。

5. 神经递质相关

目前该病发病机制仍不明确。但有证据显示，本病属神经递质介导的鼻黏膜神经源性炎症。反复的交感性刺激（精神因素）不仅消耗过多的神经递质合成酶使递质减少，也使小血管壁上的α_1和β受体减少。或经常使用某些交感性阻滞剂，或甲状腺功能降低，均可引起交感张力下降。交感性张力降低的结果使副交感神经张力增高，副交感神经递质释放增多。突然的温度变化、异味和尘埃的刺激可引起感觉神经C类纤维末梢释放较多P物质（SP）。副交感神经递质和P物质的增多，不仅引起血管扩张，通透性增高，腺体增生，腺细胞分泌旺盛，还可降低肥大细胞内cAMP

水平导致肥大细胞非特异性的介质释放，进一步促进局部的神经性炎症。还有人提出，一氧化氮也可能参与了局部的神经性炎症。组织炎症的标志是炎细胞的组织浸润，但该病病理鼻黏膜无明显炎症特征性改变，因此称其“鼻炎”不如“鼻病”（rhinopathy）更为确切。上述神经递质的改变所引起的临床症状实际上是鼻功能紊乱而非实质上的炎症改变。症状发作期，可见血管扩张，腺体增生，杯状细胞增多，组织轻度水肿。

（二）中医学认识

《黄帝内经》有关鼻鼽病因病机的认识，主要有如下几个方面。

1. 与五运六气有关

《黄帝内经》中对于鼻鼽、鼽嚏、鼽的病机，从运气学说论述者甚多。

2. 肾衰、气衰

如《素问·宣明五气篇》说：“五气所病，肾为欠为嚏。”《素问·刺禁论篇》说：“刺中肾，六日死，其动为嚏。”《素问·阴阳应象大论篇》说：“年六十，阴痿，气大衰，九窍不利，下虚上实，涕泣俱出矣。”

3. 胞痹病机

如《素问·痹论篇》说：“少腹膀胱按之内痛，若沃以汤，涩于小便，上为清涕。”

4. 太阳、阳明经脉病变

如《灵枢·经脉》说：“大肠手阳明之脉……是主津液所生病者，目黄，口干，鼽衄”。“胃足阳明之脉……是主血所生病者……鼽衄”。“膀胱足太阳之脉……是主筋所生病者……鼽衄”。“足太阳之别……实则鼽窒，头背痛，虚则鼽衄，取之所别也”。

二、临床诊断

1. 临床表现

与变应性鼻炎相似，但多数患者并不是都有鼻塞、鼻溢、喷嚏三个主要症状，而常常以其中某一症状为主，故有鼻塞型、鼻溢型和喷嚏型之分。以鼻塞为主的患者鼻塞多在夜晚加重并常有随体位变化的交替性鼻塞，白天减轻或消失，系与夜晚交感性张力降低有关。以喷嚏为主的症状发作多在晨起，继之清涕流出。多对异味、冷空气敏感；这类患者对气候、环境温度和适度的变化异常敏感。以鼻漏为主的患者症状多在白天，有黏液或水样涕，多与精神因素有关。患者病程多变是本病特点之一，同一患者短则数日，症状可自行减轻或消失；经一定间歇期后如遇诱因又可发病，可数周或数月。如病程较长，由于黏膜水肿，可致嗅觉减退，也常伴有头胀不适。

2. 相关检查

（1）鼻内镜检查　鼻黏膜色泽无特征性改变，或呈慢性充血状，或为浅蓝色，或类似变应性鼻炎而表现苍白、水肿，或两侧表现不一致。大多有鼻中隔偏曲和（或）鼻甲肥厚。

（2）实验室检查　免疫学检查变应原皮肤试验及血清特异性 IgE 检测均为阴性。鼻分泌物中找不到或找到极少嗜酸性粒细胞。

结合病史仔细询问患者诱发因素，且鼻部症状每日持续 1 个小时以上，变应原皮肤试验阴性，鼻分泌物涂片检查未见嗜酸性粒细胞和中性粒细胞，并排除药物性鼻炎（长期滴用减充血剂所致），即可诊断本病。

三、鉴别诊断

此病应与下列疾病进行鉴别。

（1）变应性鼻炎　临床表现与血管运动性鼻炎极为相似，但变应原皮肤试验及血清特异性 IgE 测定均为阳性，鼻分泌物涂片中能发现大量嗜酸性粒细胞。

（2）非变应性鼻炎伴嗜酸性粒细胞增多综合征　症状与血管运动性鼻炎相似，鼻分泌物中有大量嗜酸性粒细胞，但皮肤试验和 IgE 测定均为阴性，也无明显的诱因使症状发作。本病的病因及发病机制不明，有认为可能是阿司匹林耐受不良三联症（Widal's triad syndrome）早期的鼻部表现。

（3）顽固性发作性喷嚏　多由焦虑、压抑等精神障碍引起，此类喷嚏多无明显或无吸气相，因此与"正常"喷嚏相比，多表现为"无力"。可见于年轻患者，且以女性居多。

四、临床治疗

（一）辨病治疗

主要有除去病因，药物治疗与手术治疗。如有精神因素，则应给予适当的心理治疗。

1. 药物治疗

（1）鼻内糖皮质激素　可作为一线用药，具有抗炎消肿作用。至少连续应用 6 周（儿童可酌情减量），同时可以用高渗温盐水辅助鼻腔冲洗获得更好的疗效。

（2）鼻内抗组胺药　兼具控制鼻腔黏膜局部炎症及抗组胺作用。至少连续应用 1 周，3 周对大多数 VMR 患者具有良好的疗效。可与鼻用糖皮质激素联合使用治疗中至重度 VMR。

（3）鼻内抗胆碱能药物　用于以流涕为主要症状的 VMR 患者。异丙托溴铵鼻内喷雾剂对流涕症状改善明显，但对鼻塞、喷嚏无明显疗效。可与鼻内糖皮质激素联用，对于流涕症状控制更佳。药物安全性好，无明显全身不良反应。

（4）其他药物　鼻塞明显者可滴用减充血剂滴鼻液，但不能超过 7 天，以防药物诱导性鼻炎的发生；尚无证据表明白三烯受体拮抗剂对 VMR 具有明确疗效。

2. 外科手术治疗

（1）手术鼻中隔矫正、高选择性翼管神经分支切断术等。

（2）激光、射频热凝对筛前神经鼻中隔支、鼻丘及下鼻甲内侧面等处进行电灼或凝固。

（二）辨证治疗

同变应性鼻炎。

五、预后转归及预防调护

血管运动性鼻炎属慢发作性疾患，易于反复发作，迁延不愈，彻底治愈较难，故预后较差。但坚持治疗，对于控制发作，减轻症状，预防并发症的发生有着积极的意义。解除病因及诱发因素，如因心理原因所导致时，需及时于心理医生处就诊，适量增加运动量，以增强自身抵抗力。注意不要接触冷热变化较大的环境，已知变应原者尽量设法避免接触，发作期间要注意保暖。

主要参考文献

[1] 张田，喻国冻，顾平，等. 血管运动性鼻炎焦虑抑郁状态和生活质量的评估与分析［J］. 中华耳鼻咽喉头颈外科杂志，2020，55（8）：769–773.

[2] 王元坦. 高渗温盐水鼻腔盥洗对血管运动性鼻炎患者生活质量的影响分析［J］. 医学理论与实践，2019，32（1）：77–79.

[3] 兰宁，廖鹏飞，郭凌云，等. 高选择性翼管神经分支切断术治疗血管运动性鼻炎的临床疗效分析［J］. 中国当代医药，2022，29（2）：119–122.

[4] 许世明. 低温等离子消融与 YAG 激光治疗血管运动性鼻炎的疗效对比观察［J］. 临床合理用药杂志，2013，6（22）：40–41.

[5] 左冬至，耿宛平，何晓松，等. 射频热凝治疗血管运动性鼻炎对鼻黏膜纤毛超微结

构的影响[J]. 现代医药卫生，2016，32（23）：3670–3671.

第十二节 鼻中隔偏曲

鼻中隔偏曲指鼻中隔的上下或前后径偏离矢状面，向一侧或两侧偏曲，或者局部形成突起引起鼻腔功能障碍，可以呈现“C”“S”形等各种形状偏曲，如呈尖锥样突起者，称为棘突（spur），若呈由前向后的条形山嵴样突起，则称嵴突（ridge）。

中医称为鼻柱偏曲，古代对本病无明确记载。《中医耳鼻咽喉科临床手册》将本病称为鼻柱骨偏曲。

一、病因病机

（一）西医学认识

1. 流行病学

鼻中隔偏曲容易发生于既往存在鼻部外伤史、家族史、鼻息肉以及儿童期患腺样体肥大等患者中，流行病学调查数据显示，我国鼻中隔偏曲发生率大约为5.7%~17.6%，男性患者患病风险大约是女性患者的2.5~3倍。

2. 病因

（1）外伤鼻部遭受直接或间接外伤，尤其是发生于婴幼儿期者，影响鼻中隔正常发育，是引起鼻中隔偏曲常见的原因。

（2）中隔骨和软骨发育不对称　在生长发育和骨化过程中，鼻中隔骨与软骨发育不均衡，骨与骨之间生长不对称则发生变形而偏曲，或在接缝处形成骨棘或峭。

（3）占位性病变的影响鼻腔、鼻实肿瘤，巨大鼻息肉等之推压，造成中隔偏离中线位置。

（4）鼻阻塞对张口呼吸的影响　儿童因长期鼻阻塞或腺样体肥大，形成硬腭高拱，使鼻顶至鼻底的距离缩短，鼻中隔发育受到限制，逐渐呈现偏曲。

（二）中医学认识

现代中医资料中，《中医耳鼻咽喉科临床手册》认为本病“多由幼年外伤，或先禀不足，致鼻柱骨发育畸形，或因肿瘤、邻近病变压迫推挤而致鼻柱骨偏曲”。《干氏耳鼻咽喉口腔科学》认为外鼻部损伤是本病的主要病因。

二、临床诊断

1. 临床表现

鼻中隔偏曲的临床表现有鼻阻塞、鼻出血、头痛等，同时可能伴有邻近器官受累症状：如高位鼻中隔偏曲妨碍鼻窦引流，可诱发化脓性鼻窦炎或真菌感染；如影响咽鼓管的开放和引流功能，则可引起耳鸣、重听等耳部症状；长期鼻塞、张口呼吸，易发生上呼吸道感染，并可在睡眠中出现鼾声。鼻中隔偏曲症状轻重与鼻中隔偏曲的部位、程度和形态的不同有关。

2. 相关检查

（1）鼻内窥镜检查　可发现鼻腔前部的偏曲，使用血管收缩剂后可发现鼻腔后部的偏曲。

（2）鼻窦CT　可发现鼻中隔软骨偏曲。

三、鉴别诊断

（一）西医学鉴别诊断

（1）鼻中隔黏膜肥厚　多位于鼻中隔上部近中鼻甲水平处，是由鼻窦炎时脓液等的长期刺激或变态反应引起，又称鼻中隔结节。一般呈灰白色，用探针探察较柔软，易与较硬的鼻中偏曲相鉴别。

（2）鼻中隔血肿或脓肿　常有外伤史或手术史，鼻中隔一侧或两侧黏膜肿胀膨隆，触压有弹性或波动感。若为脓肿则有局部压痛，并可能有恶寒发热等全身症状。

（二）中医学鉴别诊断

应注意与鼻窒所致鼻肌膜增厚相鉴别。鼻窒所致鼻中隔黏膜增厚症状以鼻塞为主，检查见鼻中隔上部黏膜广泛外突，用探针触之质软而出现小凹。

三、临床治疗

（一）辨病治疗

鼻中隔偏曲甚者，以手术治疗为主。若偏曲不是十分明显，或者患者暂时不愿意接受手术治疗，可以配合对症治疗及辨证论治以减轻甚至控制症状。因鼻柱偏曲引起明显的鼻塞、头痛或经常鼻出血，一般治疗无效者，宜行鼻中隔矫正术治疗。手术方式主要有鼻中隔黏骨膜下切除术、鼻中隔峰或棘突切除术、鼻中隔成形术及鼻梁整形术等。目前多在鼻内镜下手术，需要注意避免造成鼻中隔穿孔。有鼻出血者，按鼻衄外治法对症处理。因肿瘤、息肉、异物等所致者，应先行病因治疗。

（二）辨证治疗

1. 辨证论治

可以参照中医鼻窒、鼻衄、头痛及其他相关疾病进行辨证论治，适当选加行气活血通窍之品。

2. 外治疗法

有鼻塞症，可按鼻窒与鼻干燥症的药物外治法对症处理，可暂时取消。不宜过多地使用血管收缩剂（如麻黄素滴鼻液）。

3. 成药应用

可用鼻腔滴用黏膜润滑剂，必要时适当应用鼻黏膜减充血剂，并配合必要的全身用药。

四、预后转归

鼻中隔偏曲经手术治疗后多数可治愈。

五、预防调护

（1）勿用力揉擦鼻部，以免发生鼻出血。

（2）加强劳动保护，防止鼻部外伤。

六、研究进展

（一）手术方法

1. 碎片法鼻中隔成形术

周毅波等提出碎片法鼻中隔成形术，该术式对鼻中隔软骨部行环形切断，并于软骨表面垂直及水平方向切开数刀，使之呈“碎片”状。磨薄筛骨垂直板后骨折推移，使其居中并磨除局部嵴突、棘突。这种手术方式的优点是：①不必分离双侧黏膜，减少中隔穿孔和摆动的风险；②鼻中隔软骨减张充分，避免因鼻中隔软骨张力过大导致矫正不充分的情况。

2. 交叉缝合术式

JOO等提出用于矫正轻度尾端偏曲的交叉缝合术式。术者于鼻中隔凹面行改良Killian切口，分离骨与软骨接合处后全厚度楔形切除多余的软骨，接着从切除边缘的上部（凸面）开始，依次使针头穿过中隔黏膜和中隔软骨。针从凹面到凸面沿相反方向垂直穿过切缘边上方，并在切除的边缘以下重复此过程以矫正偏曲的中隔软骨。

（二）术中处理方法的改进

（1）“M”形贯通缝合　邹斌等提出“M”形贯通缝合，即线的远端在外固定，从左侧鼻腔鼻中隔的后下方开始连续从后向前、左右贯穿连续缝合（4~5针），在鼻中隔黏膜表面形成一“M”字形，接近切口时，由切口侧后方穿出后再缝合关闭鼻中隔切口，两端缝线在鼻腔外形成一活结，预留一定长度的缝线尾端捆绑在吸收性明胶海绵上，将其固定于鼻腔顶部。其优点在于：①第一针固定在外，不仅减轻线结对于鼻中隔黏膜的刺激，也使后期拆线变得方便。②活结在外有利于观察术后鼻中隔情况，必要时可松解并观察鼻中隔内部和出血情况。③术中在一侧填塞了吸收性明胶海绵，这有利于部分高位偏曲的患者术后鼻腔的塑形。

（2）“口”型缝合方法　高琼等在“Z”形和弓形等缝合方法基础上改良形成“口”型缝合方法，具体操作为先缝合切口，缝合后尾线留较长备用，不剪断，沿鼻底向后缝合约3~4针，随后向上转至高位，然后从后向前缝合2~3针，直至鼻腔前端，最后同预留线尾打结固定即可。注意最后一针出针需在切口同侧，缝合后缝线总体略呈“口”形。其优点在于：①解决了“Z”形和弓形等缝合方法的线结固定问题，显著降低了线结松散的发生率。改良后打结部位只有切口一处，对于术后病情观察和患者恢复有一定帮助。②不需要吸收性明胶海绵等额外的固定物，对于术后患者鼻塞、鼻阻、呼吸困难等情况有明显改善。③“口”形缝合使各处张力基本相同，对于术后鼻腔塑形有帮助作用。

（3）鼻腔缝合　Hüseyin Sari等研究发现使用鼻中隔缝合可以有效减少患者吞咽不适感。这有利于减轻患者术后出现急躁、易怒、抑郁等情绪，并提升舒适度。

（4）围手术期的舒适护理　根据患者需求所采用的一种针对性护理措施，主要体现出较强的人文关怀。王宏艳等通过临床研究发现，实施基于正强化理论的舒适护理可提升鼻中隔偏曲矫正患者睡眠质量，降低并发症发生率，减轻疼痛感，还可改善患者外形美观度与鼻腔通气功能。

主要参考文献

[1] 方炜，王铁锋，袁晖．鼻中隔偏曲患者鼻内镜术后肺部感染的临床特点及影响因素分析［J］．中华医院感染学杂志，2019，29（6）：917–920.

[2] 汪涛，王华，陈东，等．鼻中隔偏曲的鼻塞主观评价与鼻腔气流特征的相关性研究［J］．临床耳鼻咽喉头颈外科杂志，2018，32（20）：1557–1562.

[3] 付振伟．鼻内窥镜下不同手术方案治疗鼻中隔偏曲的临床效果比较［J］．河南医学研究，2021，30（30）：5663–5665.

[4] 冯丹丹．焦虑抑郁程度与鼻中隔成形术后主观和客观症状改善的相关性研究［D］．重庆：重庆医科大学，2021.

[5] 梁诗韵，李峰，冯叶开，等．个性化改良鼻中隔偏曲手术的研究进展［J］．中国现代医学杂志，2022，32（5）：58–63.

[6] 莫丹梅．鼻中隔偏曲矫正术后鼻腔处理的相关研究进展［J］．中文科技期刊数据库（引文版）医药卫生，2023（5）：4.

[7] 王宏艳，韩静，李晓丽．基于正强化理论的舒适护理在鼻中隔偏曲矫正患者中的应用［J］．中国美容医学，2023，32（2）：182–185.

第十三节　鼻出血

鼻出血是鼻科常见症状和急症之一，常由鼻、鼻窦及其邻近部位局部病变、颅面外伤引起，也可见于某些影响鼻腔血管状态和凝血机制的全身性疾病。应根据具体情况采用不同的治疗措施。

鼻出血属中医鼻衄范畴，《医方考》曰：“口出血曰吐，鼻出血曰衄”。因其病因病机的不同，又有红汗、倒经、经行鼻衄、脑衄、虚劳衄、温病衄、热病衄、时气鼻衄、酒食衄、折伤衄等名称。

一、病因病机

（一）西医学认识

鼻出血是鼻科急症之一，导致鼻出血

的病因可分为局部和全身两类。

1. 局部病因

（1）外伤　①鼻内损伤：挖鼻、用力擤鼻、剧烈喷嚏及鼻内用药不当等损害黏膜血管；鼻腔、鼻窦手术及经鼻插管等损伤血管或黏膜未及时发现或未妥善处理均可导致鼻出血。②鼻外伤：鼻骨、鼻中隔或鼻窦骨折及鼻窦气压骤变等损伤局部血管或黏膜，严重的鼻和鼻窦外伤可合并颅前窝底或颅中窝底骨折，若伤及筛动脉，一般出血较剧，若伤及颈内动脉，则危及生命。

（2）鼻腔异物　常见于儿童，多为一侧鼻腔出血或血涕。

（3）炎症　各种鼻腔、鼻窦的特异性或非特异性炎症均可致黏膜血管受损而出血。

（4）肿瘤　血管性良性肿瘤，如鼻腔血管瘤或青少年鼻咽纤维血管瘤一般鼻出血较多。鼻腔、鼻窦及鼻咽恶性肿瘤溃烂早期出血量较少，为涕中带血或血性涕，反复出现，晚期破坏大血管可致大出血。

（5）其他　①鼻中隔疾病：鼻中隔偏曲、鼻中隔黏膜糜烂、鼻中隔穿孔是常见原因。②萎缩性鼻炎：鼻黏膜萎缩变薄、干燥，毛细血管易破裂出血。

2. 全身病因

凡可引起动脉压或静脉压增高、凝血功能障碍或血管张力改变的全身性疾病均可导致鼻出血。

（1）急性发热性传染病　流感、出血热、麻疹、疟疾、鼻白喉、伤寒和传染性肝炎等。多因高热、鼻黏膜剧烈充血、肿胀或干燥，致毛细血管破裂出血。出血部位多见于鼻腔前部，量较少。

（2）心血管疾病　高血压、血管硬化和充血性心力衰竭等。多因动脉压升高致鼻出血。出血前常有预兆，如头昏、头痛、鼻内血液冲击感等。常为单侧性、动脉性出血，来势凶猛，多位于鼻腔后部（下鼻道，嗅裂内多见），为搏动性出血。

（3）血液病　①凝血机制异常的疾病，如血友病、纤维蛋白形成障碍、异常蛋白血症（如多发性骨髓瘤）和结缔组织疾病等，因凝血机制异常可致鼻出血；大量应用抗凝药物者亦常出现鼻出血。②血小板量或质异常的疾病，如血小板减少性紫癜、白血病、再生障碍性贫血等。由于出血是因血液成分改变所致，鼻出血多为双侧性、持续性渗血，并可反复发生，常伴有身体其他部位的出血。

（4）营养障碍或维生素缺乏　维生素C、维生素K、维生素P，或钙缺乏。维生素C、维生素P缺乏会降低毛细血管脆性和通透性；维生素K与凝血酶原形成有关；钙为凝血过程中必不可少的物质。

（5）肝、肾等慢性疾病和风湿热等　肝功能损害常致凝血功能障碍，尿毒症易致小血管损伤，风湿热所致鼻出血常见于儿童。

（6）中毒　磷、汞、砷、苯等化学物质可破坏造血系统，长期服用水杨酸类药物可致血内凝血酶原减少。

（7）遗传性血性毛细血管扩张症　常有家族史，是一种常染色体显性遗传的血管结构异常性疾病，主要病理改变为小血管缺乏弹性纤维及平滑肌，毛细血管、小动脉和小静脉管壁变薄，仅由单层内皮细胞构成，缺乏收缩能力，致局部血管扩张、迂曲、易破裂、出血。临床特点为某些固定部位自发性或轻度外伤后反复出血。多表现为鼻出血、牙龈出血、皮肤出血，少数可为反复呕血、黑便、咯血、血尿、月经过多、眼底或颅内出血。

（8）内分泌失调　主要见于女性，青春发育期的月经期可发生鼻出血，绝经期或妊娠期妇女易出现鼻出血，可能与毛细血管脆性增加有关。

（二）中医学认识

1. 三因致衄学说

《三因极一病证方论》最早明确提出外因衄血、内因衄血、不内外因衄血的观点。三因致衄论注重于鼻衄病因的认识，对后世有一定影响。而在此之前，《诸病源候论》中则提出过伤寒衄血、时气衄血、温病衄血、热病衄血、虚劳衄血等认识，并认为前四者，其病机皆属五脏热结。

2. 火热迫血学说

古人认为，血性得寒则凝涩，得热则流散。因此，对鼻衄的病理机制，多从热邪迫血所致认识，并认为热邪之由，多在五脏。一是肝火，二是心火，三是阳明胃热，四是肺热，五是邪热在表。

3. 阴阳升降失常学说

古人论述阴阳失调包括如下几个方面的病机：其一，血虚气逆而衄。其二，阳盛阴衰或阴虚火动。其三，阴盛格阳，阳浮于上，阴不内守。

4. 气不摄血（阳不摄阴）学说

气血互生，阴阳互根，气能摄血，阳能摄阴。若气虚或阳亏，则阴阳不相为守而衄。

二、临床诊断

（一）辨病诊断

1. 临床表现

鼻出血是临床常见症状之一，可因鼻腔、鼻窦疾病引起，也可因某些全身性疾病所致，前者较为多见。可单侧出血，亦可双侧出血。可表现为反复间歇性出血，亦可为持续性出血。出血较轻者仅涕中带血或倒吸血涕，重者出血可达数百毫升以上。一次大量出血可致休克，反复多次少量出血可导致贫血。大多数出血可自止，或将鼻翼捏紧后停止。鼻出血部位多在鼻中隔下方的易出血区（利特尔动脉丛或克氏静脉丛），儿童、青少年鼻出血多数或几乎全部发生在该部位。中、老年者的鼻出血多为鼻腔后段鼻 – 鼻咽静脉丛出血，亦可为鼻中隔后部动脉（90% 来自蝶腭动脉）出血，该部位的鼻出血多较凶猛，不易止血。

2. 相关检查

（1）前鼻镜检查　前鼻镜检查可以发现鼻腔前部的出血，如鼻中隔前下方的易出血区有无扩张的静脉丛、黏膜是否糜烂、鼻中隔有无穿孔。

（2）鼻内镜检查　鼻内镜检查对寻找鼻腔后部出血部位具有独特的优势。内镜检查前需对鼻腔进行充分麻醉与收缩，检查时可根据鼻出血易发生的部位，逐一检查鼻中隔前下部、下鼻道后部、鼻中隔后下部、后鼻孔缘，嗅裂等部位。

（3）实验室检查　血常规检查可根据血红蛋白水平，判断出血量，有无贫血；凝血功能和血小板计数检查有助于鼻出血的诊断。

（4）影像学检查　数字减影血管造影（DSA）和 CT 血管造影（CTA）有助于寻找鼻腔后部顽固性出血的责任血管，对外伤性假性动脉瘤所致鼻出血具有诊断意义。MRI 可用于遗传性出血性毛细血管扩张症患者颅内血管畸形的排查，有助于明确诊断。

（二）辨证诊断

1. 肺经热盛型

（1）临床症状　突然鼻中出血，鼻息灼热。伴发热，咳嗽痰黄，或有咽喉干痛，或有鼻塞涕黄浊，口渴，尿黄赤，舌尖红、苔薄黄，脉数有力。

（2）辨证要点　伴发热，咳嗽痰黄，或有咽喉干痛，或有鼻塞涕黄浊，口渴，尿黄赤，舌尖红、苔薄黄，脉数有力。

2. 胃热炽盛型

（1）临床症状　鼻衄量多势猛，发热，出汗，口渴引饮，口臭或牙龈红肿，糜烂出血，大便秘结，小便短赤，舌红苔黄，脉滑数或洪数。

（2）辨证要点　口渴引饮，口臭或牙龈红肿，糜烂出血，大便秘结，小便短赤，舌红苔黄，脉滑数或洪数。

3. 肝火上逆型

（1）临床症状　鼻衄多因郁怒而发，量多势猛，多伴头痛烦躁易怒，胸胁苦满，口苦咽干，舌红苔黄，脉弦数。

（2）辨证要点　多伴烦躁易怒，胸胁苦满，口苦咽干，舌红苔黄，脉弦数。

4. 心火亢盛型

（1）临床症状　突然鼻衄，量多。伴面赤心烦失眠，身热口渴，小便黄赤，或见口舌赤烂疼痛、苔黄，脉数，甚则神昏谵语，舌红绛、少苔，脉细数。

（2）辨证要点　伴心烦失眠，或见口舌赤烂疼痛、苔黄，脉数，甚则神昏谵语，舌红绛、少苔，脉细数。

5. 肺胃郁热型

（1）临床症状　鼻衄量或多或少，口燥咽干，喜凉饮，或多食易饥，舌质偏红、苔微红或黄腻，脉数有力。

（2）辨证要点　多食易饥，舌质偏红、苔微红或黄腻，脉数有力。

6. 阴虚火旺型

（1）临床症状　鼻衄时作时止，鼻内干燥灼热，微痛微痒。伴口燥咽干，五心烦热，舌质干红、少苔，脉细数。

（2）辨证要点　伴口燥咽干，五心烦热，舌质干红、少苔，脉细数。

7. 脾失统血型

（1）临床症状　鼻衄常发，鼻血渗渗而出。伴面色不华，气少懒言，神疲倦怠，夜寐不宁，心悸怔忡，食少便溏，舌淡苔白，脉缓弱。

（2）辨证要点　伴神疲倦怠，食少便溏，舌淡苔白，脉缓弱。

8. 脾肾阳虚型

（1）临床症状　鼻衄时发，衄血量多。伴神疲乏力，纳差便溏，肢凉畏寒，手足不温，腰膝凉楚，小便清长，舌质淡、苔白，脉沉弱。

（2）辨证要点　伴肢凉畏寒，手足不温，腰膝凉楚，小便清长，舌质淡、苔白，脉沉弱。

三、鉴别诊断

主要应与吐血、咯血相鉴别

（1）吐血　血由胃而来，从口而出，甚则倾盆盈碗，随呕吐而出，其血色多紫暗，夹有食物残渣，亦称呕血。检查鼻腔无出血区。

（2）咯血　肺络受损所致的咯血症状，其血必经气道随咳嗽而出，痰血相兼，或痰中带血丝，血色多鲜红，或夹有泡沫。鼻腔无出血区。

四、临床治疗

（一）提高临床疗效的要素

准确找出血点；明确致衄原因；发展完善鼻内镜下针对鼻腔出血的技术。

（二）辨病治疗

鼻出血的原因不同，其临床表现各异，多数鼻出血为单侧，亦可为双侧；可间歇性反复出血，亦可呈持续性出血。出血量多少不一，轻则涕中带血、数滴或数毫升，重者可达几十毫升甚至数百毫升以上，导致失血休克。反复出血可引发贫血。鼻出血属于急症，治疗时应首先维持生命体征，尽可能迅速止血。少数少量出血可自止或自行压迫后，具体临床治疗须进行鼻腔局部和全身检查。鼻腔局部检查可通过鼻镜、鼻内镜或CT、MRI检查来确定出血部位，实施止血治疗，常见有局部止血药物法、烧灼法、前鼻孔填塞术、后鼻孔填塞术、血管结扎术及鼻中隔手术等。全身检查有血常规及凝血功能等检查，若检查结果为全身性疾病，要针对病因进行治疗。

（1）烧灼止血法　可用于反复小量出血，出血点固定者。

（2）前鼻孔填塞法　用于鼻出血多，出血部位不明，或经其他局部止血无效者。

（3）后鼻孔填塞止血法　用于鼻腔后部出血或经前鼻孔填塞未能止血者。

（4）冷冻止血法　在表面麻醉下，用咽鼓导管端置于出血点，将液氮自管内连续注入约1分钟，待复温后取出导管。

（5）激光、微波止血法　用微波、Nd：YAG激光、二氧化碳激光等在局麻下，行出血部位烧灼等。

（三）辨证治疗

1. 辨证论治

（1）肺经热盛型　好发于外感热病之中，或秋季燥热过盛时，突然鼻中出血，鼻黏膜红赤或干燥而红，鼻息灼热。伴发热，咳嗽痰黄，或有咽喉干痛，或有鼻塞涕黄浊，口渴，尿黄赤，舌尖红、苔薄黄，脉数有力。

治法：清泻肺热，凉血止衄。

方药：黄芩汤加减。

（2）胃热炽盛型　鼻衄量多势猛，鼻黏膜深红而干，发热，出汗，口渴引饮，口臭或牙龈红肿，糜烂出血，大便秘结，小便短赤，舌红苔黄，脉滑数或洪数。

治法：清胃泻火，凉血止衄。

方药：调胃承气汤合清胃汤加减。

（3）肝火上逆型　鼻衄多因郁怒而发，量多势猛，鼻黏膜色深红，多伴头痛烦躁易怒，胸胁苦满，口苦咽干，舌红苔黄，脉弦数。

治法：清肝泻火，降逆止衄。

方药：龙胆泻肝汤加减。

（4）心火亢盛型

治法：清心泻火，凉血止衄。

方药：泻心汤合清热地黄汤加减。

（5）肺胃郁热型

治法：清解肺胃，凉血止衄。

方药：桑白皮饮加减。

（6）阴虚火旺型

治法：养阴降火，凉血止衄。

方药：养阴清肺汤加白茅根、旱莲草。

（7）脾失统血型

治法：温补脾肾，摄血止衄。

方药：附子理中汤加减。

（8）脾肾阳虚型

治法：温补脾肾，摄血止衄。

方药：附子理中汤加减。

2. 外治疗法

（1）简易塞鼻止衄法　以棉签、脱脂棉，或蘸1%~2%麻黄素生理盐水、止血药粉，或用止血海绵塞入鼻腔压迫出血点。

（2）吹药粉法　选用生大黄粉、蒲黄粉、血余炭、马勃、三七粉、云南白药等具有止血作用的药粉吹入鼻腔出血处。

3. 成药应用

复方薄荷脑滴鼻液，用于鼻衄阴虚火旺者；云南白药胶囊适用于热迫血溢型鼻衄。

4. 单方验方

（1）地黄茅根蜂蜜汤　新鲜生地黄30g，新鲜白茅根25g，新鲜藕节20g，蜂蜜3匙。前三味一同入锅，加适量水，煎服，取药液，药温热时加入蜂蜜搅匀，待凉后服用，分3次服用，每日1剂，连服2~3剂。

（2）白茅根20g，芦根10g。将白茅根、芦根一同放入砂锅中，加入清水1500ml，浸泡40分钟，然后煎煮30分钟，滤取药液，分早晚两次分服，每日1剂，连服3~5剂。

（3）牡丹皮膏　牡丹皮、蜂蜜适量。将牡丹皮择净，水煎取汁，共煎2次，2次煎液合并，文火浓缩后，纳入等量蜂蜜煮沸，候温装瓶。冲饮，每次30ml，每日2次。

（4）藕节40g，生地黄20g，麦冬15g，玄参15g，黄芩片10g。用法：将上述各药放入砂锅中，加水1000ml，煎至500ml，早晚分服，儿童减半，每日1剂，7天为1个疗程。

（四）新疗法选粹

鼻内镜下低温等离子射频：采用低温等离子治疗仪和鼻内镜0°、30°及冷光源系统。患者采取坐位或半卧位，1%丁卡因加麻黄碱对鼻腔黏膜麻醉、收缩止血。鼻内镜下寻找出血点，低温等离子4~5档凝固止血，每次治疗时间持续3~5秒。传统鼻腔填塞存在填塞盲目现象，并且抽出纱条后再出血的概率较高。此外，在填塞时会给患者极大痛苦，患者易出现头痛、缺氧等症状，长时间填塞还会显著提高鼻窦感染、心血管病以及局部压迫性坏死等并发率。鼻内镜下低温等离子射频治疗鼻出血可以减少出血量和疼痛感，缩短鼻腔通气时间和鼻黏膜恢复时间，安全性高。

（五）医家诊疗经验

1. 毛得宏

毛得宏从热（火）、瘀、虚立论辨治鼻衄，即“热（火）邪致衄”“因瘀致衄”“因虚致衄”。自拟鼻衄停汤加减（白茅根、白及、茜草炭、生地黄、麦冬、牡丹皮、赤芍、枇杷叶、辛夷、甘草、石膏、知母、黄芩、蒲公英）。

操作方法：服7剂。伴有外感者去白及、生地、麦冬，加桂枝、荆芥、防风；胃热炽盛者去麦冬、枇杷、甘草，加知母、石膏、大蓟、小蓟、牛膝；心火上炎者加黄连、竹叶；肝火旺盛者加龙胆草、黄芩、栀子；因瘀致衄者去麦冬、枇杷叶、辛夷，加桃仁、红花、川芎、香附；气虚者加黄芪、党参、白术；血虚者加红景天、当归、阿胶；阴虚者加熟地、麦冬、生地黄；阳虚者加干姜、肉桂、吴茱萸。

适应证：鼻腔出血，利特尔动脉丛黏膜糜烂，有少量活动出血，鼻底有血块凝结，鼻甲不大，鼻中隔不偏也无嵴突，各鼻窦口无脓性分泌物，鼻咽部有血迹无新生物。

2. 聂尚恒

聂尚恒认为“诸证失血，皆见芤脉，随其上下，以验所出。大凡失血，脉宜沉细，设见浮大，后必难治”。并引用丹溪所述：“血从上出，皆是阳盛阴虚，有升无降，血随气上，越出上窍。法当补阴抑阳，气降则血归经”。

处方：清热滋阴汤加减（当归、川芎、生地黄、黄柏、知母、陈皮、麦冬、牡丹皮、赤芍、玄参、栀子、甘草）。

操作方法：锉散，水煎服。

适应证：鼻衄时作时止，鼻内干燥灼热，鼻黏膜干红少津，或鼻中隔前下方黏膜干燥糜烂结痂，伴口干咽燥，五心烦热，舌质干红，少津，脉细数。

3. 干祖望

干祖望指出治鼻衄关键是辨清虚实，虚则宜滋养，实则宜清泻，切不可见血止血，妄用炭药；塞流不清其流则后患无穷。

处方：生石膏、知母、黄芩、菊花、侧柏炭、藕节、当归、仙鹤草、焦山楂、白芍、生甘草。贴敷止血海绵各一片。

操作方法：2剂。嘱其戒烟酒，忌辛辣。

适应证：衄血不止，色鲜红，伴有口干咽燥，头痛心慌，周身乏力，大便4日未解。舌边红、苔薄黄，脉细数。双侧鼻腔利特尔动脉丛黏膜糜烂，少许出血。

4. 熊大经

熊大经运用“鼻五度辨证－血度”治疗鼻衄，“鼻中隔－血度－心”，心主血，鼻中隔为鼻腔静脉血管汇聚之处。心主血失常，血溢脉外或气不摄血，则发生鼻衄。

处方：黄芩、黄连、大黄、赤芍、川牛膝、血余炭、仙鹤草、白茅根、牡丹皮、生地黄。

操作方法：每日1剂，水煎服。

适应证：鼻出血，出血量多，予以等离子术止鼻血。检查见双侧鼻黏膜充血，利特尔区黏膜糜烂，舌红、苔黄腻，脉滑数。

五、预后转归

鼻衄经止血、内治等恰当处理后，多数能够治愈，预后较佳。若出血过多，救治不及时，则可出现亡阴亡阳，虚汗淋漓，面色苍白，昏眩昏迷等。严重者可致阴竭阳脱而死亡。鼻衄经久不愈，反复出血，可致气血虚损，血虚头眩，面黄唇淡等血虚或气血两虚证。

六、预防调护

（一）预防

（1）鼻衄患者多数有精神紧张，恐惧等，故应做好解释工作，让患者保持镇静，避免惊慌；对大出血者，应保持镇静，少活动，多休息，适当多饮淡盐水等。

（2）冷敷　鼻出血属实热证者，患者取坐位或卧位，以冷水浸湿的毛巾或冰袋敷于患者前额或后颈部，或用手蘸冷水轻轻拍打颈部，有凉血止血之效。

（3）敷足心　用独头蒜或吴茱萸研粉，温水敷于足心，左侧衄敷左脚心，右鼻衄敷右足心，两侧衄双侧足心。

（4）积极寻找衄血病因，进行对因治疗。

（二）调护

（1）禁食烟酒，忌辛辣，低盐清淡饮食。

（2）多次水果蔬菜，保持大便通畅。

（3）保持心情愉快，避免精神刺激。

七、专方选要

（1）清热止衄汤　主治实火鼻衄。生石膏、桑白皮、栀子、黄芩、白茅根、大小蓟、藕节、生地、大黄、丹皮、怀牛膝、甘草。

（2）鼻衄Ⅰ方　用于肺胃炽热证。黄芩、苏子、藕节炭、牛膝、竹叶、荷叶各10g，白茅根、生地各15g，仙鹤草12g，栀子、甘草各6g。水煎服。

（3）鼻衄Ⅱ方　用于阴虚火旺证。玄参、生地、白茅根各15g，麦冬、知母、藕节炭、仙鹤草、地骨皮、白薇、旱莲草各10g。水煎服。

（4）加味茜根散　茜草根、生地各12g，黄芩、侧柏炭、阿胶珠、丹皮、竹叶各10g，白茅根20g，麦冬15g，甘草5g。水煎服。

（5）止血药膜　血余炭、血竭、三七、大黄、蒲黄、白及、五倍子、枯矾。

（6）止衄汤　主治小儿鼻衄。生地黄15g，赤芍、白芍、当归、地榆、丹皮、栀子、生侧柏叶、川牛膝、阿胶、仙鹤草、生白及各10g，茜草炭3g。水煎服。

（7）清热止衄汤　黄芩、桑白皮、玄参、生地、丹皮、栀子各12g，仙鹤草15g，白茅根30g，藕节15g，三七粉6g，侧柏叶15g，怀牛膝8g。

（8）清火止衄汤　白茅根15g，黄芩炭、栀子炭、丹皮、赤芍、荷叶炭各9g，大小蓟各6g，水煎服。

（9）育阴止衄汤　仙鹤草、血余炭、白芍、当归头、旱莲草各9g，南北沙参各

6g，干地黄 12g，藕节 15g。水煎服。

（10）治衄血方　伏龙肝、生地黄、桂心、细辛、白芷、干姜、芍药、吴茱萸、甘草。

（11）主衄汤　生地黄、黄芩、阿胶、柏叶、甘草。

（12）止衄散　黄芪、赤茯苓、白芍药、当归、生干地黄、阿胶。

（13）十灰散　大蓟、小蓟、茅根、侧柏、大黄、丹皮、荷叶、茜草、栀子。

八、研究进展

（一）中药研究

何冬伟等用新安鼻渊方加减（败酱草、黄芪、鱼腥草、辛夷花、广藿香、白芷）治疗鼻中隔前下方出血。偏于肺经风热者去辛夷花，加桑叶、菊花、芦根、白茅根、牡丹皮、侧柏叶、北沙参。偏于肝胆热盛者加黄芩、栀子炭、牡丹皮、茜草根、泽泻、车前子、生地黄、玄参。便秘者加大生地量至 20~30g。每日 1 剂，水煎服，儿童量酌减，连续用药 2 周。

杨阳用自拟黑白煎（墨旱莲、白茅根、仙鹤草）治疗顽固性鼻出血，每日 1 剂，每日 3 次，每次 1 格，温水冲服。连续服用 2 周为 1 个疗程。治疗期间要求患者规律作息，避免熬夜，避免食用辣椒、榴梿、杧果等热性食物。

（二）外治疗法

段中飞用复方木芙蓉涂鼻软膏治疗小儿鼻出血，取适量的软膏涂于鼻腔出血处，早晚各涂一次，持续涂 2 周。

颜剑祁将重组牛碱性成纤维细胞生长因子眼用凝胶应用于顽固性鼻出血鼻内镜下微波治疗术后术腔的治疗。廖绍斌等用重组牛碱性成纤维细胞生长因子凝胶（rb-BFGF）均匀涂抹于经微波止血后的鼻腔创面，以覆盖为宜，每次 300IU/cm^2，每日 1 次，使用 1 周。

（三）评价及展望

鼻出血属于耳鼻咽喉疾病的急症，随着鼻内镜技术的不断发展，鼻腔内止血新思路层出不穷，不仅提高了鼻出血的临床疗效，同时也减少了并发症的发生。而对于“预防调护”在防治耳鼻咽喉疾病的地位及思考一直未受到重视，期待可以利用中医理论结合耳鼻咽喉科局部解剖结构以及生理病理，总结出一套适用于耳鼻咽喉科疾病患者使用的预防调护措施，达到未病先防，已病调理的目的。

主要参考文献

[1] 李娜，任润媛，熊大经. 熊大经教授应运用“鼻五度辨证 - 血度”治疗鼻衄经验探微［J］. 云南中医药大学杂志，2014，35（11）：1–2.

[2] 徐静. 干祖望教授治疗鼻衄经验［J］. 江苏中医杂志，1987（4）：1–3.

[3] 厍红红，彭川，毛得宏. 毛得宏教授治疗鼻衄经验探析［J］. 中国中医药急症，2017，26（7）：1186–1187，1196.

[4] 王娟，崔德威. 鼻出血治疗方法及研究进展［J］. 医学理论与实践，2018，31（7）：968–969，972.

[5] 胡宪国. 鼻出血蜜膏方［J］. 蜜蜂杂志，2018，38（9）：42.

[6] 何冬伟，时帆祎，高士秀，等. 新安鼻渊方加减治疗鼻出血临床观察［J］. 云南中医中药杂志，2023，44（1）：58–61.

[7] 杨阳. 自拟黑白煎治疗顽固性鼻出血不同证型的临床疗效观察研究［D］. 成都：成都中医药大学，2021.

[8] 段中飞. 复方木芙蓉涂鼻软膏治疗小儿鼻衄的疗效观察［J］. 当代医药论丛，2020，18（9）：128–129.

[9] 颜剑祁．鼻内镜下微波治疗顽固性鼻出血联合术后术腔涂抹重组牛碱性成纤维细胞生长因子眼用凝胶的效果分析[J]．中外医疗，2020，39(6)：85-87.

[10] 廖绍斌，张全秀，林万春，等．重组牛碱性成纤维细胞生长因子凝胶对微波治疗鼻出血作用评价[J]．现代诊断与治疗，2022，33(13)：1955-1957.

第十四节　鼻前庭囊肿

鼻前庭囊肿（鼻部痰包）系指位于鼻前庭底部皮肤下、梨状孔的前外方、上颌骨牙槽突浅面软组织内的囊性肿块。

一、病因病机

（一）西医学认识

本病主要分为以下两型。

（1）潴留囊肿　鼻腔底黏膜黏液腺腺管阻塞，腺体分泌物潴留并逐渐增多形成囊肿。故亦称潴留囊肿。

（2）先天性异常　胚胎期球状突和上颌突融合部残留或迷走的上皮细胞发展而成囊肿。故亦称球颌突囊肿。

囊肿壁由含弹性纤维和网状血管的结缔组织构成，坚韧而富于弹性。囊壁上皮多为纤毛柱状上皮、立方上皮或扁平上皮，内含丰富的杯状细胞。囊液黄色或棕色，黏液性或浆液性。若发生感染则呈脓性。囊肿多呈圆形，大小不一，邻近骨质可受压吸收。形成圆形或盘状凹陷。

（二）中医学认识

古代对于痰包的病因病理认识多从痰浊留滞立论。现代医著中亦多认为由痰湿或邪毒留滞为患。如《中医耳鼻喉口腔科临床手册》认为由“邪毒留滞，侵入鼻窦开口或窦内分泌物排泄不畅而蓄积，日久黏液腺扩大，形成囊肿”。《中医耳鼻咽喉科临床手册》认为该病主要由痰湿滞留所致。

本病之发，多因过食酒醴肥甘，痰湿内生，或邪滞鼻部，阻遏脉络，日久生痰，痰湿留滞于鼻，聚痰成包而病。

二、临床诊断

（一）辨病诊断

1. 临床表现

早期无自觉症状。囊肿长大后，一侧鼻翼附着处隆起，同侧可出现鼻塞，鼻内及上唇胀痛，咀嚼时尤甚。偶见上颌部或额部有反射性疼痛。若并发感染，囊肿迅速增大，局部疼痛加重。

一侧鼻前庭、鼻翼附着处或梨状孔外侧部隆起，囊肿较大时，鼻唇沟变浅或消失。触诊隆起质地柔软并有弹性，一般无明显触痛，若合并感染则有触痛。

2. 相关检查

在无菌条件下穿刺时，可抽出透明或半透明的黏液或浆液性液体，囊液镜下检查大多无胆固醇结晶。抽吸后囊肿缩小，但不久又复隆起。

X线平片显示梨状孔底部低密度圆形或椭圆形阴影，边缘清楚和光滑，无上列牙病变。

三、鉴别诊断

（一）西医学鉴别诊断

本病须与牙源性囊肿鉴别，后者有上列牙病如缺牙或龋齿，囊液姜黄色、酱色、黑或黄褐色，含胆固醇结晶，X线显示上颌骨牙槽突骨质破坏或囊内含牙。

（二）中医学鉴别诊断

需注意与鼻瘤等鉴别。鼻瘤（纤维瘤）有进行性鼻塞，瘤体色红或灰白，穿刺无液体等可鉴别。

四、临床治疗

（一）辨病治疗

囊肿较大致面部畸形，或引起鼻塞，或发生感染者，应手术切除。取唇龈沟横切口进路，剥离囊肿，以彻底切除囊肿壁为原则。术腔旷置或凡士林纱条填塞，任健康肉芽生长修复之。

（二）辨证治疗

1. 辨证论治

古代医著中，对痰包多采用二陈汤加味治疗。现代医著中，对于鼻部痰包多从邪毒、痰湿论治。症状表现与病机明确，临床可从痰湿论治。采用涤痰汤加减。方中以制南星、枳实、茯苓、陈皮、半夏、生姜燥湿化痰，散结消肿；石菖蒲、竹茹化痰通窍；甘草调和药性。复感邪毒，或痰蕴化热，红肿触痛，加黄连、黄芩、蒲公英以清热消肿，或改用清气化痰丸加减；痰包久不消愈，加丝瓜络、路路通、通草，或海藻玉壶汤加减。

2. 外治疗法

（1）敷药法　发于鼻前庭者，可用芒硝 30g，溶水 100ml，用纱布浸湿敷于痰包处，每日 3~4 次。局部红肿者，敷用黄连膏或如意金黄散等。

（2）物理疗法　用超短波、微波局部照射，每日 1 次。

五、预后转归

鼻部痰包经治疗多数能够治愈。部分患者亦反复再发，尤其是病发于鼻窦者，更易复发。鼻窦黏液性痰包失于治疗，可致视力减退、眼肌麻痹等。

六、预防调护

（1）保持心情舒畅，注意饮食有节，勿过食肥甘厚腻及生冷寒凉食物。

（2）根治慢鼻渊及鼻周围慢性疾患。

（3）痰包在穿刺抽液时，应注意局部消毒，以免染毒。

七、研究进展

鼻内镜下低温等离子消融切除术较唇龈沟入路鼻前庭囊肿切除术、鼻内镜下动力切割系统揭盖术具有时间短、创伤小、恢复快、操作简单和疗效好的优势，且可降低 CRP、TNF-α、IL-6 和 IL-8 水平而减轻应激反应和炎症反应，临床上应广泛推广。

主要参考文献

[1] 刘春秀，王亚婷，杨美侠．不同手术方案对鼻前庭囊肿患者的治疗效果及炎性因子水平的影响[J]．解放军预防医学杂志，2019，37(3)：80-81，84.

[2] 刘津，冯云，覃继新，等．鼻内镜下低温等离子技术在鼻前庭囊肿治疗中的应用[J]．中国内镜杂志，2017，23(7)：6-10.

第七章　咽部疾病

第一节　甲状舌管囊肿及瘘

甲状舌管囊肿及瘘是一种与甲状腺发育有关的先天性畸形。在胚胎早期的甲状腺发育过程中，甲状舌管因为退化不全或者不消失而在颈部形成先天性的囊肿，被称为甲状舌管囊肿。此囊肿通过舌盲孔与口腔相通，因其内常有上皮增生或者分泌物堆积，所以容易继发感染、破溃形成甲状舌管瘘。临床表现为：囊肿位于颈部中线、甲状软骨与舌骨间，常随吞咽动作上下移动。囊肿感染后可形成瘘管，有黏液性或黏脓性分泌物溢出，瘘管不易愈合，或经常反复感染。可伴有吞咽、语言及呼吸障碍。

本病多在儿童及青少年时期发病，20岁以前多见，也有因症状不明到中年后才发现的，发病以男性居多，少数可以癌变。

一、病因病机

（一）西医学认识

甲状腺的发育开始于胚胎第4周，在咽底部第一、二鳃弓间形成甲状腺原基，然后经舌骨或紧贴舌骨前后，下降到颈部甲状软骨，形成甲状腺的左右两叶。下降过程中所形成的甲状舌管，其内壁衬里有上皮细胞，在胚胎第6周导管开始退化，第10周全部消失，在口底的甲状腺原基部位则形成舌根的盲孔。由于甲状舌管退化时，左右两侧软骨性舌骨开始在中线融合，因此，未萎缩的甲状舌管可位于舌骨腹侧或背侧，也可能被包围在舌骨之中。如甲状舌管不消失，可发生甲状舌管囊肿，囊肿内常有上皮分泌物聚积，囊肿可通过舌盲孔与口腔相通，而继发感染，囊肿可破溃形成甲状舌管瘘。

（二）中医学认识

本病可归于中医学“痰包”范畴，主要病因病机如下。

1. 肝失疏泄，气滞血瘀

多因情志不遂，肝郁气滞，血行不畅，瘀阻脉络，血瘀结聚成包块。

2. 脾失健运，痰浊内生

多因饮食不节或不洁，脾胃功能失调，痰浊内生结聚成块。

3. 肺经郁热，痰浊结聚

多因环境污染，饮食不适，热邪内蕴，肺气失调，气机升降失司，痰浊内生与热互结，痰热阻络，集聚成包块。

4. 风热邪毒，循经上犯

多因外感风热邪毒，循经上犯颈项，壅塞发为包块。

二、临床诊断

（一）辨病诊断

甲状舌管囊肿和瘘管的诊断主要依据囊肿发生的特殊位置、与舌骨的关系以及穿刺获得囊液等。瘘管可做造影，在造影X线片上判断瘘管走向。

1. 临床表现

（1）甲状舌管经过的任何部位均可发生囊肿，常位于颈中线或其附近，但85%囊肿位于甲状舌骨膜处。

（2）颈部皮下呈半圆形隆起，边缘清楚，质韧或软而有弹性，与皮肤无粘连，囊肿较固定，随吞咽动作上下移动，亦可见随着舌头伸出缩回而上下移动。触摸囊肿或瘘可有囊性感或有索条状物与舌骨相连。

（3）若有感染，囊肿可迅速增大，且伴有局部疼痛及压痛，控制感染后迅速缩小。囊肿破溃或切开引流后，常反复发生溢液。

（4）如甲状舌管瘘管为先天性或为继发于囊肿窥破或切开引流后，可有如下症状。

①完全性瘘管：外口多位于舌骨与胸骨上切迹之间的颈中线上或稍偏一侧。吞咽或挤压后可有分泌物外溢。

②不完全性瘘管：无内瘘口。检查颈部时可触到条索状物向颈部上方走形，随吞咽上下移动。

2. 相关检查

（1）穿刺抽吸多可得黄色液体。

（2）影像学检查　CT/MRI 提示肿块的大小及其与周围的关系。

（二）辨证诊断

本病多从包块质地、外表颜色，辅之舌苔、脉象等来辨证。

1. 肝郁气滞型

（1）临床症状　肿处皮色红或淡红，肤温不高，但触之疼痛，边缘清楚，质韧。穿刺抽出淡黄色脓液。伴头晕目眩、口苦咽干、胸胁不舒。舌红或暗红，舌尖、边或有瘀点、苔黄，脉弦或弦细数。

（2）辨证要点　肿处疼痛，伴头晕目眩、口苦咽干，舌红或暗红，舌尖、边或有瘀点、苔黄，脉弦或弦细数之肝郁气滞征象。

2. 痰湿蕴脾型

（1）临床症状　肿处皮色不变，不热不痛，边缘清楚，按之柔软。穿刺抽出淡黄色脓液。可伴纳差、饥不欲食等。舌淡、苔微黄腻，脉滑。

（2）辨证要点　肿处不热不痛，伴饮食不佳等症状，舌淡、苔微黄腻，脉滑之痰湿蕴脾征象。

3. 肺郁痰结型

（1）临床症状　肿处皮色红，热痛，边缘清楚，质韧。穿刺抽出黄色脓液。可伴头痛、口苦咽干、气短疲乏。舌红、苔白腻或黄腻，脉滑或滑数。

（2）辨证要点　肿处皮色红，热痛，边缘清楚，质韧。可伴头痛、口苦咽干、气短疲乏，舌红、苔白腻或黄腻，脉滑或滑数之肺郁痰结征象。

4. 风热上犯型

（1）临床症状　肿处皮色鲜红，红肿热痛，边缘清楚，质韧。穿刺抽出深黄色浓稠液。可伴发热、咽痛、头痛。舌红、苔薄，脉浮数。

（2）辨证要点　肿处皮色鲜红，红肿热痛。穿刺抽出深黄色浓稠液。可伴发热、咽痛、头痛，舌红、苔薄，脉浮数之风热上犯征象。

三、鉴别诊断

（一）西医学鉴别诊断

（1）异位甲状腺　甲状腺异位一般发生于舌根部，少数位于喉前正中者易被误诊为甲状舌管囊肿。通过 B 超、甲状腺核素扫描可以鉴别。

（2）皮样囊肿、皮脂腺囊肿　位置较浅，多与皮肤粘连，不随吞咽及伸舌动作而运动。

（3）颏下淋巴结炎　位置较高，一般位于下颌骨下缘的后方，质地较硬，不随吞咽而运动，有时可以在口腔或下唇找到感染灶，细胞学穿刺有助鉴别。

（4）颈部脂肪瘤　较少见，一般呈分叶状，不如甲状舌骨囊肿光滑，穿刺无液体。

（二）中医学鉴别诊断

喉菌

以声音嘶哑、咽喉异物梗阻感，咽喉新生物如菌样为主要临床特征，可伴有咽喉疼痛、咯痰带血、口气恶臭、颈部恶核、吞咽梗阻等症状。病理检查可明确诊断。

四、临床治疗

（一）提高临床疗效的要素

（1）避免急性炎症期手术，可有效减少术后复发。

（2）无论囊肿或瘘管，确诊后，除感染期外，均应尽早手术切除。小儿可推迟到4岁以后手术治疗。

（3）手术方法是囊肿和瘘管的全部切除（Sistrunk 手术）。

（4）中西医结合治疗。

（二）辨病治疗

一经确诊，应及时治疗，手术是治疗甲状舌骨囊肿及瘘的根治方法，但应注意避免急性炎症期，甲状舌管囊肿形成脓肿或瘘管继发急性感染时，须先切开引流及行抗感染治疗，待急性炎症消退2个月后，再行手术。

（三）辨证治疗

1. 辨证论治

（1）肝郁气滞型

治法：疏肝行气，活血散结。

方药：丹栀逍遥散加减。方中柴胡行气疏肝解郁；当归、白芍养血柔肝；白术、甘草、茯苓健脾益气；薄荷疏散郁热；生姜温胃和中；丹皮、栀子清热凉血、祛瘀消肿。若血瘀证表现明显者，酌加桃仁、水蛭、郁金；若气血痰浊互结较甚者，酌加法半夏、制南星、陈皮、瓜蒌等。

（2）痰湿蕴脾型

治法：健脾除痰，祛湿化浊。

方药：二陈汤加减。方中法半夏辛温而燥，最善燥湿化痰；橘红理气，燥湿化痰，使气顺痰消；佐以茯苓健脾渗湿；甘草和中健脾。若纳差者，酌加神曲、麦芽；倦怠乏力者，酌加党参、白术；痰包较大者，重加泽泻、泽兰以利水化浊等。

（3）肺郁痰结型

治法：清热宣肺，化痰散结。

方药：清气化痰丸加减。方中半夏、茯苓、陈皮、杏仁、瓜蒌仁、胆南星化痰散结；黄芩清肺泄热；枳实行气散结。若肺阴不足者，酌加玉竹、百合、麦冬以养阴润肺；肿块较大者，酌加昆布、海藻、三棱、莪术等。

（4）风热上犯型

治法：疏风清热，解毒消肿。

方药：五味消毒饮加减。方中金银花清热解毒，消散痈肿；紫花地丁、紫背天葵、野菊花、蒲公英清热解毒，排脓定痛，凉血消肿散结。若疼痛甚者，加赤芍、当归；发热头痛者，加青蒿、柴胡。

2. 外治疗法

可取鸦胆子油、如意金黄散等涂抹患处，每日1~2次。

（四）新疗法选粹

超声引导下囊液抽吸联合聚桂醇注射液治疗甲状舌管囊肿

方法：彩超扫查颈部并确定囊肿位置，标记穿刺点位，注意避免损伤血管、神经、气管等无关组织。使用套管针穿刺至囊肿中心、拔出针芯、连接注射器抽吸囊液，若囊液黏稠不易吸出时，可反复注射生理盐水后再行抽吸。抽吸完毕后注入2~3ml聚桂醇，留置5分钟后再次使用生理盐水反复冲洗2~3次后抽吸囊腔中所有残留液体，术毕常规加压包扎。

五、预后转归

（一）术后可复发

甲状舌管囊肿手术切除后可有一定的复发率，文献报道 Sistrunk 手术的术后复发率为 3%~5%，但也有报告复发率高达 26.9%。术后复发者其再次复发率可达 33%。术后复发原因很多，主要有以下几个方面。

（1）未切除舌骨中段。多数瘘管穿过舌骨中段或与之粘连，因顾惜舌骨而简化手术致瘘管残留。

（2）囊肿有变异。囊肿多数为单发，但也有少数多发，若术中分辨不清，病灶残留而复发。

（3）反复多次手术，组织水肿，瘢痕粘连，辨别不清，使彻底切除病灶困难。

（4）术者对甲状舌管囊肿发病机制不清，认识不足。

（5）术前未控制感染。

（二）有发生癌变的可能

1915 年 Ucherman 首先描述了甲状舌管囊肿癌变，至今文献报道已超过 150 例，大部分为乳头状癌，也有滤泡状癌、鳞癌等。但关于其来源仍有争议，有人认为是隐匿性甲状腺癌扩散而来，也有人认为是起源于甲状舌管囊肿壁内的异位甲状腺组织。

六、预防调护

（一）预防

（1）在穿刺抽液时，应严格消毒，以免感染。

（2）全部切除囊肿和瘘管可降低复发率，关键在于舌骨中央部分的切除，摘除囊肿而不切除舌骨的中央部分，易残留舌骨上方的导管，这是导致复发的主要原因，在切除舌骨中央部分后，将导管向上分离到舌根盲孔部位，即可将导管全部切除。反复感染或经过多次手术复发的甲状舌管瘘，手术复发率更高，可在判明主要瘘管走向后，做瘘管及其周围软组织，包括舌骨中央部分，直达舌盲孔附近的整块组织切除，即可提高多次复发的甲状舌管瘘的手术成功率。

（二）调护

（1）治疗一定要彻底，以防复发，定期复查。

（2）及时与患者沟通，注意术后并发症的发生，及时有效对症处理。

（3）术后痊愈后积极参加体育锻炼，增强身体素质，避风寒、适起居、畅情志。

主要参考文献

[1] 周彦，王南鹏，叶晖，等. 甲状舌管囊肿和瘘 27 例手术治疗体会［J］. 贵州医药，2008，(9)：825.

[2] 张春生，张经中. 甲状舌管囊肿及瘘管 118 例临床分析［J］. 肿瘤防治杂志，2002，9(4)：446-447.

[3] 陈静，李志强. 超声引导下囊液抽吸联合聚桂醇注射治疗甲状舌骨囊肿的疗效及安全性分析［J］. 中国地方病防治，2020，35(2)：187-189.

[4] 王峰. 探讨甲状舌管囊肿患者手术治疗及减少复发的分析研究［J］. 世界最新医学信息文摘，2015(21).

[5] 王文博，姜佳怡，姜英令. 浅谈甲状舌管囊肿的外科治疗［J］. 中国实用乡村医生杂志，2017，24(12).

[6] 魏建初，徐华军，陈文显，等. 超声引导下无水乙醇硬化治疗甲状舌骨囊肿的临床应用研究［J］. 中国现代医生，2019，57(14)：89-91，95.

第二节　急性和慢性咽炎

咽炎为咽部黏膜、黏膜下及淋巴组织的弥漫性炎症，以咽部黏膜充血、疼痛不适、咽黏膜肿胀或肥厚、萎缩为主要特征，常为上呼吸道炎症的一部分。临床上可根据发病周期的不同，将咽炎分为急性咽炎和慢性咽炎。急性咽炎多发生于秋冬及冬春之交，起病较急，一般病程在1周左右。初起时咽部干燥、灼热，继有咽痛，吞咽时咽痛往往比进食时更加明显，疼痛可放射到耳部。慢性咽炎病程长，症状顽固，不易治愈。由于咽后壁常有较黏稠的分泌物刺激，常在晨起时出现较频繁的刺激性咳嗽，严重时可引起作呕，咳嗽时常无分泌物咳出。上述症状因人而异，轻重不一，往往在用嗓过度、受凉或疲劳时加重，全身症状一般均不明显。

本病属于中医学“喉痹”范畴。急性咽炎属“急喉痹”，慢性咽炎属“慢喉痹”。

一、病因病机

（一）西医学认识

1. 局部因素

（1）急性咽炎反复发作转为慢性。

（2）上呼吸道因慢性炎症刺激，如慢性鼻窦炎、鼻咽部炎症等，导致炎性分泌物经后鼻孔至咽后壁刺激黏膜，亦可因其使患者长期张口呼吸，引起黏膜过度干燥而导致慢性咽炎。另外，慢性扁桃体炎、龋齿等周围邻近组织或者器官的炎症亦可引起慢性咽炎。

2. 外界因素

（1）气候环境　气候干燥、寒冷，空气被粉尘、物理、化学等有害气体污染，同时在烟、酒、辛辣等食物的刺激下，都很容易引起咽炎。

（2）病毒感染　以柯萨奇病毒、腺病毒、副流感病毒引起者多见，鼻病毒及流感病毒次之，病毒多通过飞沫和亲密接触而传染。

（3）细菌感染　以链球菌、葡萄球菌和肺炎双球菌为主，其中以A组乙型溶血性链球菌引起者症状较重。若细菌或毒素进入血液，甚至发生远处器官的化脓性病变，称急性脓毒性咽炎。

3. 全身因素

多种慢性病，如贫血、消化不良、胃食管反流性疾病、心血管疾病、慢性下呼吸道炎症、肝肾疾病等都可引发本病。另外，内分泌紊乱、自主神经失调、维生素缺乏以及免疫功能紊乱等均与本病有关。

4. 其他因素

教师、歌唱者等用嗓较多的从业者以及特殊体质者亦容易发生本病。

5. 发病机制

（1）急性咽炎　咽黏膜充血、血管扩张及浆液渗出，使黏膜上皮及黏膜下水肿，并可有白细胞浸润。黏液腺分泌亢进，黏膜下淋巴组织受累，由于淋巴细胞的积聚，使淋巴滤泡肿大。如病情进一步发展，则可化脓，黏膜表面有白色点状渗出物。

（2）慢性单纯性咽炎　咽黏膜层慢性充血，黏膜下结缔组织及淋巴组织增生，黏液腺肥大，分泌亢进。

（3）慢性肥厚性咽炎　黏膜慢性充血、肥厚，黏膜下有广泛的结缔组织及淋巴组织增生，形成咽后壁颗粒状的隆起，有时甚至融合化脓。若咽侧索淋巴组织增生，则该处呈条索状增厚。

（4）萎缩性咽炎及干燥性咽炎　临床少见，病因不明。患者常伴有萎缩性鼻炎。主要病理变化为腺体分泌减少，黏膜萎缩变薄。

（二）中医学认识

咽炎属于中医学的喉痹范畴。急性咽炎属“急喉痹”，慢性咽炎属“慢喉痹”。《诸病源候论》提出“风热毒客于其间……邪气搏于脏气，则生热，热乘其脉，热搏咽喉”。故急喉痹病机是风热邪毒侵袭咽喉，病因是外感六淫，内则肺胃热甚。《备急千金要方》所说的“咽喉不利，习习如痒，喉中干燥，时欲呕吐，烦闷”，是对慢喉痹证候的详细描述。故慢喉痹病因病机为脏腑虚损，耗伤阴分，虚火上炎于咽喉，或因风热喉痹反复发作，余邪滞留，或粉尘、浊气刺激，嗜好烟酒辛辣，劳伤过度等引起。

故常将咽炎分为外邪侵袭，肺胃实热，肺肾阴虚，脾气虚弱，痰瘀互结，脾肾阳虚等证型。

二、临床诊断

（一）辨病诊断

1. 临床表现

（1）急性咽炎　全身症状一般较轻，但因年龄、免疫力以及病毒、细菌毒力之不同而程度不一，严重者表现为发热、头痛、食欲不振和四肢酸痛等。

（2）慢性咽炎　一般无明显全身症状。咽部有如异物感、痒感、灼热感、干燥感或微痛感，常有黏稠分泌物附着于咽后壁，使患者晨起时出现频繁的刺激性咳嗽，伴恶心，无痰或仅有颗粒状藕粉样分泌物咳出，萎缩性咽炎患者有时可咳出带臭味的痂皮。

2. 相关检查

（1）急性咽炎　局部检查可见咽黏膜急性弥漫性充血，腭弓、悬雍垂水肿，咽后壁淋巴滤泡增生和咽侧索红肿。细菌感染者可行咽部细菌培养，常见咽后壁淋巴滤泡中央出现黄白色点状渗出物，颌下淋巴结肿大，且有压痛。

（2）慢性单纯性咽炎　咽黏膜充血，血管扩张，咽后壁有少数散在的淋巴滤泡，常有少量黏稠分泌物附着在咽黏膜表面。

（3）慢性肥厚性咽炎　咽黏膜充血增厚，咽后壁淋巴滤泡显著增生，散在突起或融合成块。咽侧索亦充血肥厚。

（4）萎缩性咽炎与干燥性咽炎　咽黏膜干燥，萎缩变薄，色苍白发亮，常附有黏稠分泌物或带臭味的黄褐色痂皮。

需要详细询问病史，仔细检查鼻咽及喉咽，排除鼻、咽、颈部的隐形病变。

（二）辨证诊断

1. 外邪侵袭型

（1）临床症状　咽痛、吞咽不利，咽部黏膜充血，悬雍垂红肿。若伤于风寒者，可见恶寒、不发热或微发热，全身不适感，口不渴，头痛无汗，鼻流清涕，舌淡红、苔薄白，脉浮紧等；伤于风热者，可见咽部干燥灼热，发热，恶寒，口渴，舌边尖红、苔薄白或薄黄，脉浮数等；伤于风燥者，可见突然咽干刺痒，渐而痒痛，尤以干痒为甚，咽部干燥少津，伴见发热轻，鼻塞头痛，少涕，干咳，舌尖红、苔薄白或薄黄而干，脉浮紧或紧数等。

（2）辨证要点　外感风寒型：恶寒，口不渴，头痛无汗，鼻流清涕，舌淡红、苔薄白，脉浮紧；外感风热型：咽部干燥灼热，发热，恶寒，口渴，舌边尖红、苔薄白或薄黄，脉浮数；外感风燥型：突然咽干刺痒，咽部干燥少津，伴见发热轻，少涕，干咳，舌尖红、苔薄白或薄黄而干，脉浮紧或紧数，

2. 肺胃实热型

（1）临床症状　咽痛剧烈，痛连耳部，吞咽困难，咽部干燥，口渴多饮，口气臭秽。发热，咳嗽痰黏稠，头痛，大便干，

小便赤黄。舌淡红、苔薄黄，脉洪数或数有力。

（2）辨证要点　口渴多饮，发热，咳嗽，痰黏稠，大便干，小便赤黄。咽部鲜红，颌下有核。舌淡红、苔薄黄，脉数有力。

3. 肺肾阴虚型

（1）临床症状　咽部干燥，灼热疼痛不适，午后较重，或咽部哽哽不利，干咳痰少而稠，或痰中带血，手足心热，午后颧红，失眠多梦，耳鸣眼花。舌红少津，脉细数。检查：可见咽部黏膜暗红，或咽部黏膜干燥少津。

（2）辨证要点　手足心热，午后颧红，失眠多梦，舌红少津，脉细数。

4. 脾胃虚弱型

（1）临床症状　咽喉哽哽不利或痰黏着感，咽燥微痛，口干而不欲饮或喜热饮，易恶心，或时有呃逆反酸，若受凉、疲倦、多言则症状加重，平素倦怠乏力，少气懒言，胃纳欠佳，或腹胀，大便不调。舌质淡红、边有齿印、苔薄白，脉细弱。检查：咽喉黏膜淡红或微肿，咽后壁淋巴滤泡较多，可呈扁平或融合，或有少许分泌物附着。

（2）辨证要点　平素倦怠乏力，少气懒言，胃纳欠佳，或腹胀，大便不调，舌质淡红、边有齿印、苔薄白，脉细弱。

5. 脾肾阳虚型

（1）临床症状　咽部异物感，哽哽不利，痰涎稀白，面色苍白，形寒肢冷，腰膝冷痛，腹胀纳呆，下利清谷，舌质淡嫩，舌体胖，舌苔白，脉沉细弱。检查：咽部黏膜淡红。

（2）辨证要点　痰涎稀白，面色苍白，形寒肢冷，腰膝冷痛，腹胀纳呆，下利清谷，舌质淡嫩，舌体胖，舌苔白，脉沉细弱。

6. 痰瘀互结型

（1）临床症状　咽部异物感、痰黏着感、焮热感，或咽微痛，痰黏难咯，咽干不欲饮，易恶心呕吐，胸闷不适。舌质暗红，或有瘀斑瘀点、苔白或微黄，脉弦滑。检查：咽黏膜暗红，咽后壁淋巴滤泡显著增多或融合成片，咽侧索肥厚。

（2）辨证要点　舌质暗红，或有瘀斑瘀点，舌苔白或微黄，脉弦滑。

三、鉴别诊断

（一）西医学鉴别诊断

（1）咽喉反流性疾病　有咽异物感，吞咽时咽喉疼痛，无吞咽困难，咽部黏膜轻微病变或正常。有明显的胸骨后灼烧感、胸痛。内镜检查是诊断金标准。

（2）咽喉部占位性病变　可出现咽部异物感，吞咽困难，多为一侧咽部疼痛，咽部检查可见肿物，需病理检查确诊。

（3）猩红热　潜伏期为2~12天，多数为2~5天，起病多急骤，以发热，咽峡炎和皮疹为主要临床表现。初起咽部干燥，继而疼痛，吞咽时加重，80%左右的患者有扁桃体肥大，可有灰白色或黄白色点片状脓性渗出物，易于抹去。一般在皮疹出现前，先可见有黏膜内疹，表现在软腭黏膜充血，轻度肿胀的基础上，有小米粒状红疹或出血点，皮疹为猩红热最重要的症状之一。

（二）中医学鉴别诊断

乳蛾

咽喉红肿疼痛，吞咽疼痛，喉核红肿明显，多有化脓；喉痹也有咽喉红肿疼痛，但病变部位主要在咽部，喉核红肿不明显。

四、临床治疗

（一）提高临床疗效的要素

（1）去除诱因　咽炎常常是上呼吸道炎症的局部表现。必须同时治疗鼻窦炎、鼻咽炎等，以减少炎性分泌物对咽后壁黏膜的刺激，另外，扁桃体炎、龋齿等亦可引起咽炎，必须同时诊治。

（2）辨证明确　临床上咽炎一般分为6型（外邪侵袭证、肺胃实热证、肺肾阴虚证、脾胃虚弱证、脾肾阳虚证、痰瘀互结型），但临床上常伴有其他兼夹证，如夹湿、夹痰、夹瘀等，同时兼顾兼夹证的治疗，提高临床疗效。

（3）饮食生活调理　治疗期间宜用清淡饮食，避免食用辛辣刺激食物，避免过于油腻食物，多饮水，保持大便通畅。起居应顺应气候变化，注意保暖。居住环境要安静清洁、空气流通、明暗适中，减少粉尘及有害气体的刺激。

（二）辨病治疗

1. 一般疗法

注意休息，多喝水，吃稀软食物、清淡饮食，禁烟酒，避免辛辣和过于油腻食物，保持大便通畅。戒除烟酒、改善工作和生活环境（避免粉尘及有害气体）、积极治疗鼻和鼻咽部慢性炎症、纠正便秘和消化不良、治疗全身性疾病以增强抵抗力，对本病的防治甚为重要。

2. 局部疗法

（1）急性咽炎　含服溶菌酶片、度米芬含片、碘含片、六神丸等；用复方硼砂液、氯己定含漱液，温淡盐水含漱；发病初期可用1%碘甘油或2%硝酸银液涂擦咽壁，以助炎症消退；雾化或熏气治疗，吸入药气，对局部炎症有效。

（2）慢性单纯性咽炎　常用复方硼砂溶液（Dobell′s solution）、呋喃西林液、2%硼酸液含漱，或用含服片，如碘含片、薄荷喉片、银黄含片及服用六神丸和金嗓清音丸等。

（3）慢性肥厚性咽炎　除了用上述方法处理外，还需对咽后壁淋巴滤泡进行处理，可用化学药物如10%硝酸银溶液烧灼肥大的淋巴滤泡，也可用冷冻或激光治疗。但处理范围不宜过大过深，以防日后咽部干燥，咽黏膜萎缩。

（4）咽痛甚者，可行下颌角或咽弓、咽壁局部封闭治疗。

（三）辨证治疗

1. 辨证论治

（1）外邪侵袭型

治法：疏散外邪，消肿利咽。

方药：外感风寒者，法当疏风散寒，宣肺利咽，可选用九味羌活汤加减。方中羌活上行发散，除肌表之风寒湿邪；防风、苍术发汗祛湿，助羌活解表散邪；细辛、白芷、川芎散风寒、行气血，除头身疼痛；黄芩、生地，既清在里之热，又制诸药之温燥；甘草调和诸药。若咳嗽甚者，酌加陈皮。

外感风热者，法当疏风清热，消肿利咽，选用疏风清热汤加减。方中荆芥、防风疏风解表；金银花、连翘、黄芩、赤芍清热解毒；牛蒡子、桔梗、甘草解毒散结、清利咽喉；桑白皮、天花粉、玄参、浙贝母清肺化痰。若咳嗽痰黏者，酌加紫菀、款冬花、半夏等。

外感风燥者，法当清热润燥，消肿利咽，选用清燥救肺汤加减。方中桑叶轻宣肺燥，透邪外出；石膏甘寒、清泄肺热；麦冬、麻仁、阿胶养阴润肺；人参益气生津；杏仁、枇杷叶润肺降气；甘草调和诸药。

（2）肺胃实热型

治法：清泻肺胃，消肿利咽。

方药：清咽利膈汤加减。方中金银花、连翘、栀子、黄芩、黄连清热解毒；荆芥、防风、薄荷疏风散邪；大黄、玄明粉通腑泄热；牛蒡子、玄参、桔梗、甘草利咽消肿止痛。若咳嗽痰黄者，酌加夏枯草、瓜蒌仁、射干；高热者，加石膏、大青叶等。

（3）肺肾阴虚型

治法：滋养阴液，降火利咽。

方药：肺阴虚为主者，可选用养阴清肺汤。方中生地养肾阴，麦冬养肺阴；玄参养阴增液、清热解毒；丹皮凉血消肿；贝母润肺止咳，清热化痰；薄荷辛凉疏解，散邪利咽；甘草解毒，调和诸药。肾阴虚为主者，可选用六味地黄丸加减，方中重用熟地黄，滋阴补肾，填精益髓，为君药。山萸肉补养肝肾，并能涩精；山药补益脾阴，亦能固精；泽泻利湿泄浊；牡丹皮清泄相火；茯苓淡渗利湿。若咽部淋巴滤泡增多，可酌加郁金、香附、合欢花行气活血。

（4）脾胃虚弱型

治法：益气健脾，升清利咽。

方药：补中益气汤加减。方中黄芪补中益气、升阳固表；人参、白术、甘草甘温益气，补益脾胃；陈皮调理气机；当归补血和营；升麻、柴胡升举清阳。痰黏者，酌加贝母、香附、枳壳；易恶心、呃逆者，可酌加半夏、厚朴等。

（5）脾肾阳虚型

治法：补益脾肾，温阳利咽。

方药：附子理中丸加减。方中附子补火助阳、散寒止疼；干姜温中祛寒以复脾阳；党参大补元气，强壮脾胃；白术健脾燥湿；炙甘草益气和中，调和诸药。若腰膝酸软冷痛者，酌加枸杞子、杜仲、牛膝；腹胀纳呆者，酌加砂仁、木香等。

（6）痰瘀互结型

治法：祛痰化瘀，散结利咽。

方药：贝母瓜蒌散加减。方用贝母清热润肺、化痰止嗽；瓜蒌润肺化痰；天花粉生津止嗽；茯苓健脾渗湿；橘红、桔梗除痰行气。咽部不适、咳嗽痰黏者，酌加杏仁、紫菀、款冬花等

2. 外治疗法

（1）含漱　中药煎水含漱。如：金银花、连翘、薄荷、甘草煎汤。或桔梗、甘草、菊花煎汤。

（2）吹喉　将中药制成粉剂，直接吹喷于咽喉患部，以清热止痛利咽。陈祖华用加味冰硼散行咽喉局部喷粉治疗。总有效率 96.67%。

（3）含服　将中药制成丸或片剂含服，使药物直接作用于咽喉，以清热生津利咽。

（4）蒸气或雾化吸入　可用内服之中药煎水装入保温杯中，趁热吸入药物蒸气；亦可用中药液置入超声雾化器中进行雾化吸入，如连翘、板蓝根、野菊花、蒲公英等煎水过滤。

（5）中药外敷　张贤武等用白芥子、细辛、甘遂、延胡索按 2∶2∶1∶1 的比例研末配合生姜汁制成直径 1cm 的小药饼贴敷于天突、廉泉、天容（双）等穴。

（6）推拿　朱其广等治疗慢性咽炎 86 例，分为慢性单纯型、肥厚增生型、萎缩性咽炎，在揉拿颈前五线配合点揉风府、天突、气舍、廉泉、阿是穴的基础上，单纯型以清热泻火为主并兼以滋阴，肥厚增生型以泻火为主，萎缩型以滋阴为主清热为辅。

3. 成药应用

（1）四季感冒片（每次 3~5 片，一日 3 次）、维 C 银翘片（每次 2 片，一日 3 次）　用于外感风热，咽部干燥灼热，发热，恶寒等。

（2）感冒清热颗粒（每次 1 袋，一日 2 次）　用于外感风寒，咽痛、吞咽不利，咽部黏膜充血，恶寒，口不渴，头痛无汗等。

（3）清燥救肺颗粒（每次 1 袋，一日 3

次） 用于风燥犯肺，咽干刺痒、疼痛，咽部干燥少津，伴见发热轻，鼻塞头痛，少涕，干咳等。

（4）清咽利膈丸（每次6g，一日2次） 用于肺胃实热，咽痛剧烈，痛连耳部，吞咽困难，咽部干燥，口渴多饮等。

（5）养阴清肺丸（每次6g，一日2次） 用于肺肾阴虚，咽部干燥，灼热疼痛，干咳痰少而稠，手足心热，午后颧红，失眠多梦等。

（6）补中益气颗粒（每次1袋，一日3次） 用于脾胃虚弱，咽喉哽哽不利或痰黏着感，咽燥微痛，易恶心，或时有呃逆反酸，平素倦怠乏力，少气懒言，胃纳欠佳，或腹胀，大便不调等。

（7）附子理中丸（每次9g，一日2次） 用于脾肾阳虚，见咽部黏膜淡红，咽部异物感，哽哽不利，痰涎稀白，面色苍白，形寒肢冷，腰膝冷痛，腹胀纳呆，下利清谷等。

（8）贝母瓜蒌散（每次1袋，一日3次） 用于痰瘀互结，咽黏膜暗红，咽后壁淋巴滤泡显著增多或融合成片，咽侧索肥厚，舌质暗红，或有瘀斑瘀点等。

4. 单方验方

（1）生甘草30g，桔梗15g，玄参15g，麦冬15g，金银花10g，或加胖大海4枚。用法　将以上中药剪碎，分成4包。每次取1包泡水，代茶频服。每日2包。

（2）用沸水将茶叶泡开，稍凉后再加入蜂蜜适量搅匀，每隔半小时用此茶漱喉，并慢慢咽下。

（四）新疗法选粹

啄治法

先行咽部表面麻醉，使用压舌板暴露咽后壁，使用镰状弯刀做雀啄样动作落于咽后壁淋巴滤泡及咽侧索表面，进刀不可太深，以划破黏膜并伴少量出血为适度，约0.5~1mm，视黏膜肿胀范围确定施治次数，术毕嘱患者禁食水2小时，禁辛辣。

（五）医家诊疗经验

1. 谢强

治疗急性咽炎经验。

（1）邪在肺卫　多见于疾病初起。全身初期可为风热表证，伴见发热、恶寒、头痛，治宜疏风清热，宣肺利咽。常用清咽宣肺汤。基本方：金银花15g，连翘、牛蒡子各12g，北杏仁、桔梗、薄荷（后下）、甘草各9g，头痛较甚，选加蔓荆子、藁本各9g。

（2）胃腑热盛　多由邪在肺卫发展而致，病情较为严重。证见咽喉疼痛剧烈，痛连头部、耳根或颌下，可有吞咽困难、堵塞感。常用清热利咽汤加减。基本方：蒲公英18g，紫花地丁、玄参各15g，黄芩、连翘、牛蒡子各12g，桔梗、甘草各9g。

2. 干祖望

干祖望运用健脾法治疗慢性咽炎，认为单纯的阴虚火旺证并不多见，多数患者往往伴有脾虚的症状，当以“健脾法”为核心。

五、预后转归

一般急性咽炎预后较好，病程在1周左右，及时治疗，多可痊愈。但急性咽炎若不及时治疗或致病菌毒力太强反复发作者，症状顽固，迁延不愈可转化为慢性咽炎，症状可长期存在，影响人们的生活质量。若致病菌及其毒素侵入血循环，则可引起急性肾炎、风湿热、败血症等全身并发症。

慢性咽炎如果不正确处理，患者常因咽部不适，其生活质量在不同程度上受到一定影响。有时慢性咽炎可能是由一些疾病、生活习惯或生理变化造成的，如打鼾、过度烟酒刺激、胃食管反流、老年人咽喉部生理性干燥、更年期女性心理因素等，因此，正确地针对导致慢性咽炎产生的原因进行处理方能促进慢性咽炎的良性转归。

六、预防调护

（一）预防

（1）增强体质，预防感冒，合理饮食及睡眠。

（2）积极治疗慢性鼻炎及呼吸道疾患等。

（3）禁烟酒，不吃辛辣食物，保持口腔清洁。

（4）避免粉尘，烟雾，刺激性气体。

（二）调护

（1）饮食调养　清淡饮食，忌过食辛辣刺激肥甘厚味，多饮水，保持大便通畅。食疗方：①取萝卜、荸荠、甘蔗三品取汁鲜用：三者甘寒而入肺胃，最泄火热。调匀为露，清凉可口，具有泄热解毒、消肿止痛、生津止渴、清利咽喉的功效，可用于肺胃火炽型急咽痹。②青果（橄榄）：性味甘涩酸平，含之可生津止渴、清肺利咽、解毒，常用于风热咽喉疼痛等。③胖大海单味泡茶饮：胖大海性味甘寒，归肺、胃大肠经。可清肺利咽开音，用于治肺热、痰热上蒙喉门所致咽痛音哑。④冰糖南沙参炖桑果：甘醇可口，具有滋阴降火、补养肝肾、润利咽喉的功效，适于肺肾阴虚等证。

（2）生活调理　避风寒，适起居，畅情志。

七、专方选要

清咽利喉汤：玄参9g，麦冬9g，桔梗3g，甘草6g，金银花9g，薄荷6g，蝉蜕9g，牛蒡子9g。功效：清热解毒、消肿利咽。用法：水煎服，一日1剂。一日3次。禁食辛辣刺激。主治急、慢性咽炎。

八、研究进展

（一）病因病机

余锐提出三因致病说，即素因（平素体质）、主因（余邪滞留、痰浊、瘀血）、诱因（猝感外邪、七情郁火、烟酒辛辣食物及粉尘刺激、过度劳累、用药不当等），并认为素因是致病的内因，主因是贯穿本病始终而迁延难愈的病理基础，诱因是病情易于反复和症状加重的关键因素。

（二）中药研究

1. 单药研究

胡春生等为了了解猫爪草对慢性咽炎人群的影响，将106例慢性咽炎受试者随机分为研究组和对照组，采用双盲法给予受试物，研究组每日服用猫爪草颗粒10g（折合猫爪草生药6g），对照组服用安慰剂，连续30天。研究前后对每位受试者血常规、肝功能、肾功能、血糖、血脂进行测定，对受试者咽部体征进行检查，调查受试者临床症状及不良反应。研究前、后受试者血常规、肝功能、肾功能、血糖、血脂均在正常值范围内，未观察到明显不良反应。结果：未见观察剂量的猫爪草对慢性咽炎人群有明显不良反应，猫爪草对慢性咽炎疗效显著。

2. 复方研究

（1）李斐等研究了咽舒宁口服液对实验性慢性咽炎家兔IL–6表达的影响方法　应用氨水喷咽和松节油咽部注射制备慢性咽炎动物模型，给予慢严舒柠和咽舒宁口服液低、中、高剂量进行治疗，观察并比较药物对模型动物血清IL–6表达的影响。结果：咽舒宁口服液不同剂量组和慢严舒柠组均可以降低慢性咽炎家兔模型IL–6的表达（$P < 0.05$）；以咽舒宁中剂

量组降低最为明显（$P < 0.01$）。结论：咽舒宁口服液能显著降低实验性慢性咽炎家兔血清 IL-6 水平，发挥抗炎作用，减少病灶处炎性细胞的聚集，促进慢性咽炎痊愈，实现其治疗慢性咽炎的目的。

（2）张宏评价蓝芩口服液对慢性咽炎患者 IL-2、TNF-α、免疫细胞亚群及临床症状的改善作用。方法：选择 118 例慢性咽炎患者，按照随机对照原则分为 2 组，每组 59 例。研究组给予蓝芩口服液口服，每次 20ml，每日 3 次；对照组给予西地碘含片口含，每次 1 片，每日 3~5 次。2 组均以 7 天为 1 个疗程，连续服用 2~3 个疗程。观察 2 组患者炎症因子、免疫细胞亚群及临床症状的改善情况，并评价不良反应。结果 2 组治疗后 IL-2、TNF-α 水平及免疫细胞亚群均较治疗前明显改善，且研究组改善程度大于对照组；研究组各主要症状的总有效率均高于对照组，其中对于咽痛、咳嗽、咽痒、咽部红肿的改善具有显著优势；2 组患者治疗及随访期间均未发现明显的与药物相关的不良反应。

（3）梁俊薇等探讨健脾利咽汤对慢性咽炎患者唾液中分泌性免疫球蛋白 A（SIgA）含量的影响及机制。方法：用 ELISA 方法检测 7 例正常人及符合条件的 80 例患者（随机分为健脾利咽汤治疗组 40 例和金嗓利咽丸对照组 40 例），分别记录治疗前后患者唾液中 SIgA 的含量情况。结果：经统计学分析，疗程结束后两组患者唾液中 SIgA 的含量均有提高，且其 SIgA 的含量及总疗效比较均有显著性差异（$P < 0.01$）。结论：健脾利咽汤可显著提高慢性咽炎患者唾液 SIgA 的含量，可能是该方治疗慢性咽炎的主要机制之一。

（4）李凯等研究黄连阿胶汤不同煎煮方法对慢性咽炎大鼠作用的差异。方法：48 只 SD 大鼠随机分为空白组、模型组、阳性组、传统煎煮组、机械常压组及机械高压组，每组 8 只。阴虚型慢性咽炎模型选用甲状腺片和氨水联合造模，采用酶免法测定三碘甲状腺原氨酸（T3）、甲状腺素（T4）、肿瘤坏死因子（TNF-α）和血管内皮生长因子（VEGF）含量，同时测定各实验组动物全血黏度、血浆黏度、全血还原黏度、红细胞压积、红细胞刚性、红细胞聚集指数等指标。结果：与空白组比较，模型组大鼠 T3、T4、TNF-α、VEGF 含量升高，具有显著性差异（$P < 0.01$）；不同煎煮组之间各项指标均无显著性差异。结论：黄连阿胶汤对慢性咽炎大鼠具有显著疗效；不同煎煮方法黄连阿胶汤没有明显差异。

（5）清咽利喉颗粒治疗急性咽炎，其成分组成　黄芩、西青果、桔梗、竹茹、胖大海、橘红、枳壳、桑叶、香附、紫苏子、紫苏梗、沉香、薄荷脑等组成。临床上有清热利咽、宽胸润喉，可用于治疗外感风热急性咽炎。

（三）评价及展望

咽炎是临床上常见病多发病。临床上治疗方法众多，可选药物也很多，均有不同程度的疗效，需要认真甄别，根据不同人群、不同需求而选择有效简单的方法。目前治疗咽炎的药物仍需要高质量的临床及基础研究。

主要参考文献

[1] 陈其冰，王燕，李芬，等. 慢性咽炎病因和发病机制研究进展［J］. 听力学及言语疾病杂志，2019（2）：224-228.

[2] 王慧敏，余文发，周航，等. 中医辨证治疗慢性咽炎临床疗效［J］. 陕西中医，2017（4）：487-489.

[3] 黄冠凤. 清咽利膈汤治疗急性咽炎的临床效果观察［J］. 世界最新医学信息文摘，2019（84）.

[4] 张霞，谢雁鸣，李光熙，等. 中医药治疗急性咽炎的优势与问题探讨 [J]. 中国中药杂志，2017(19)：3819-3825.

第三节　急性扁桃体炎

急性扁桃体炎是腭扁桃体的急性非特异性炎症，常伴有不同程度的咽黏膜和淋巴组织炎症，是一种很常见的咽部疾病。以剧烈咽痛，腭扁桃体红肿，其上或有分泌物为主要临床表现，多发于儿童及青年，在春秋两季气温变化时最易发病。本病病程日长、病情愈深时可引起局部或全身并发症，如扁桃体周脓肿、咽旁脓肿、急性中耳炎，以及风湿热、急性关节炎、心肌炎、急性肾炎等。本病属于中医学的“急乳蛾”范畴。

一、病因病机

（一）西医学认识

（1）乙型溶血性链球菌为本病的主要致病菌。非溶血性链球菌、葡萄球菌、肺炎双球菌、流感杆菌及腺病毒或鼻病毒、单纯性疱疹病毒等也可引起本病。细菌和病毒混合感染者不少见。近年还发现有厌氧菌感染者，革兰阴性杆菌感染有上升趋势。急性扁桃体炎的病原体可通过飞沫或直接接触传染。通常呈散发性，偶有区域性，多见于集体生活者，例如部队、工厂、学校。

（2）在正常人的咽部及扁桃体隐窝内存留着某些病原体，机体防御能力正常时不发病。而当人体抵抗力降低时，病原体则大量繁殖，毒素破坏隐窝上皮，细菌侵入其实质而发生炎症。受凉、潮湿、过度劳累、烟酒过度、有害气体刺激、上呼吸道有慢性病灶存在等均可成为诱因。

（二）中医学认识

中医学认为，本病多因气候骤变，寒热失调，肺卫不固，致风热邪毒乘虚从口鼻而入侵喉核，或因过食烟酒等，脾胃蕴热，或因外感风热失治，邪毒乘机内传肺胃，上灼喉核而发。

临床上一般认为其病因病机如下。

1. 风热外侵，肺经积热

风热邪毒外侵，循口鼻入于肺系，咽喉首当受邪，或因风热邪毒犯肺，肺经积热，循经上犯咽喉，搏结于咽核，以致脉络受阻，咽核红肿疼痛而为病。

2. 肺胃热盛，上蒸于咽

平素多食辛辣，咽喉过度，致使肺胃积热，或风热邪毒壅盛，乘势传里，肺胃受之，均可致肺胃热盛，火热循经上攻咽喉，搏结于咽核，灼腐肌膜，煎炼津液，致咽核红肿疼痛或化脓生腐而为病。

3. 肝胆火盛，上蒸于咽

素体肝胆蕴热，复因外邪引动，使火热循经上犯，攻于咽喉之间，壅滞咽核，发为乳蛾。

二、临床诊断

（一）辨病诊断

1. 临床表现

三类扁桃体炎的基本症状大致相似，只是急性卡他性扁桃体炎的全身症状及局部症状均较轻。

（1）全身症状　多见于急性滤泡性及急性隐窝性扁桃体炎。起病急，可有畏寒、高热、头痛、食欲下降、疲乏无力、周身不适、便秘等。小儿患者可因高热而引起抽搐、呕吐及昏睡。

（2）局部症状　剧烈咽痛为其主要症状，常放射至耳部，多伴有吞咽困难。部分出现下颌角淋巴结肿大，可出现转头受限。炎症波及咽鼓管时则出现耳闷、耳鸣、耳痛甚至听力下降。葡萄球菌感染者，扁桃体肥大较显著，在幼儿还可引起呼吸困难。

2. 临床分型

一般分为 3 型。

（1）急性卡他性扁桃体炎　多为病毒引起。病变较轻，炎症局限于黏膜表面，表现为扁桃体表面黏膜充血，无明显渗出物，隐窝内及扁桃体实质无明显炎症改变。

（2）急性滤泡性扁桃体炎　炎症侵及扁桃体实质内的淋巴滤泡，引起充血、肿胀甚至化脓。在隐窝口之间的黏膜下，可呈现黄白色斑点。

（3）急性隐窝性扁桃体炎　扁桃体充血、肿胀。隐窝内充塞由脱落上皮、纤维蛋白、脓细胞、细菌等组成的渗出物，并自隐窝口排出。有时隐窝口渗出物互相连成一片，形似假膜，易于拭去。

临床常将急性腭扁桃体炎分为 2 类，即急性卡他性扁桃体炎和急性化脓性扁桃体炎。后者包括急性滤泡性扁桃体炎和急性隐窝性扁桃体炎 2 种类型。

3. 相关检查

（1）局部检查　患者呈急性病容。局部检查见咽部黏膜呈弥漫性充血，以扁桃体及两腭弓最为严重，腭扁桃体肿大。急性化脓性扁桃体炎时在其表面可见黄白色脓点或在隐窝口处有黄白色或灰白色点状豆渣样渗出物，可连成一片形似假膜，不超出扁桃体范围，易拭去但不遗留出血创面，下颌角淋巴结常肿大。

（2）咽部细菌培养　致病菌多以链球菌、葡萄球菌和肺炎双球菌为主。

（3）血液检查　病毒感染者白细胞总数及中性粒细胞数一般不高，若伴发细菌感染则白细胞总数及中性粒细胞数常升高。

（二）辨证诊断

1. 风热外袭型

（1）临床症状　病初起，咽部干燥灼热，疼痛，吞咽时加重，吞咽不利。局部检查：咽前柱色红，喉核红肿，连及周围咽部，喉核表面少量黄白色腐物。伴见头痛，发热，微恶风，咳嗽。舌尖红、苔薄黄，脉浮数

（2）辨证要点　病初起，喉核表面少量黄白色腐物。伴见头痛，发热，微恶风，咳嗽。舌尖红、苔薄黄，脉浮数

2. 肺胃热盛型

（1）临床症状　咽痛较剧，甚至连及耳窍，吞咽则疼痛尤甚，妨碍饮食、语言，痰涎较多。局部见喉核红肿较甚，有黄白色脓点，甚至连成片状假膜，下颌角有臖核压痛。可伴见壮热，面赤，口渴引饮，咳嗽痰黄稠，口臭，大便秘结。舌质红、苔黄厚，脉洪大。

（2）辨证要点　喉核红肿较甚，有黄白色脓点，甚至连成片状假膜，下颌角有臖核压痛。可伴见壮热，面赤，口渴引饮。舌质红、苔黄厚，脉洪大。

3. 肝胆火盛型

（1）临床症状　咽痛较重，吞咽时剧痛，痛引耳窍。局部见喉核红肿，表面有黄白色点状腐物，或融合成片，颌下有臖核压痛。可见寒热往来，面红目赤，口苦咽干。舌质红、苔黄，脉弦数。

（2）辨证要点　咽痛较重，吞咽时剧痛，痛引耳窍。可见寒热往来，面红目赤，口苦咽干。舌质红、苔黄，脉弦数。

三、鉴别诊断

（一）西医学鉴别诊断

（1）咽白喉　咽痛轻，全身症状重，出现面色苍白，精神萎靡，低热等中毒症

状。咽部分泌物涂片有白喉杆菌。

（2）樊尚咽峡炎　单侧咽痛，全身症状轻，一侧扁桃体表面有灰色或黄色假膜，擦去后可见下面有溃疡。牙龈常见类似病变。咽分泌物涂片有梭形杆菌及樊尚螺旋体。

（3）单核细胞增多症性咽峡炎　咽痛轻，扁桃体红肿，有时盖有白色假膜，易擦去。全身淋巴结肿大，高热。头痛，急性病容，有时出现皮疹、肝脾肿大等。涂片阴性或查到呼吸道常见细菌。血液：异常淋巴细胞、单核细胞增多可占 50% 以上。

（4）粒细胞缺乏性咽峡炎　咽黏膜充血或苍白贫血状态，口腔及咽部黏膜、扁桃体上多处黏膜溃烂，常大片溃疡并覆坏死性假膜，时延及鼻、喉等处。重症者在消化、泌尿道和生殖器亦有类似病变。淋巴结和脾多不肿大。本病以外周血中白细胞和中性粒细胞减少，伴发热、咽部感染和全身衰竭为特征。多为药物、中毒或过敏抑制骨髓生产白细胞的功能，而使抗感染能力降低而发病。

（二）中医学鉴别诊断

急乳蛾与急喉痹

急乳蛾与急喉痹均有咽痛。急乳蛾可见腭扁桃体红肿，表面有黄白脓点；急喉痹以咽黏膜肿胀充血为主。

四、临床治疗

（一）提高临床疗效的要素

（1）明确诊断　很多疾病均可有咽痛及扁桃体表面假膜形成的症状，如咽白喉、樊尚咽峡炎、单核细胞增多症性咽峡炎、粒细胞缺乏性咽峡炎等。必须结合全身症状认真鉴别，以防耽误诊治。

（2）辨证明确　急性扁桃体炎在临床上多分为风热外袭、肺胃热盛、肝胆火盛，在疾病的演变过程中常有不同兼夹证，疾病后期常有阴虚、气虚等虚象，应适当给予滋阴补气之品，以提高临床疗效。

（3）饮食生活调理　治疗期间宜清淡饮食，避免辛辣刺激食物，避免过于油腻食物，多饮水，保持大便通畅。起居应顺应气候变化，注意保暖。居住环境要安静清洁、空气流通、明暗适中，减少粉尘及有害气体的刺激。

（二）辨病治疗

（1）一般疗法　本病具有传染性，故患者应当适当隔离。卧床休息，多喝水，吃稀软食物，禁烟酒，避免辛辣和过于油腻食物，保持大便通畅。咽痛较剧或高热时，可口服解热镇痛药物。

（2）抗生素的应用　西医主要采用抗生素治疗该病。其中青霉素是首选抗生素。若治疗 2~3 天后病情无好转，高热不退，须分析原因，改用其他种类抗生素。或酌情使用糖皮质激素。

（3）局部治疗　常用复方硼砂溶液、复方氯己定含漱液或 1：5000 呋喃西林液漱口。

（4）手术治疗　本病反复发作，特别是已有并发症者，应在急性炎症消退后施行扁桃体摘除术。

（三）辨证治疗

1. 辨证论治

（1）风热外袭型

治法：疏风清热，利咽消肿。

方药：疏风清热汤加减。方中荆芥、防风疏风解表；金银花、连翘、黄芩、赤芍清热解毒；牛蒡子、桔梗、甘草解毒散结，清利咽喉；桑白皮、天花粉、玄参、浙贝母清肺化痰。若咽喉痛甚者，酌加射干、桔梗、板蓝根等。

（2）肺胃热盛型

治法：清泻肺胃 利膈消肿。

方药：清咽利膈汤加减。方中金银花、连翘、栀子、黄芩、黄连清热解毒；荆芥、防风、薄荷疏风散邪；大黄、玄明粉通腑泄热；牛蒡子、玄参、桔梗、甘草利咽消肿止痛。若咳嗽痰黄、颌下淋巴结肿大者，酌加瓜蒌、贝母、射干；高热者，加石膏、大青叶等。

（3）肝胆火盛型

治法：清泻肝胆，消肿利咽。

方药：龙胆泻肝汤加减。方用龙胆草清利湿热；黄芩、栀子苦寒泻火；泽泻、木通、车前子清热利湿；生地、当归滋阴养血；柴胡疏肝理气；甘草调和诸药。

2. 外治疗法

（1）含漱 一般使用清热解毒之药，如金银花、甘草、桔梗适量，或荆芥、菊花适量煎水含漱，每日数次

（2）吹药 可选用清热解毒、利咽消肿的中药粉剂吹入患处，每日数次。常用药物有冰硼散、珠黄散、锡类散、麝黄散等。

（3）中药含化 薄荷含片、西瓜霜润喉片、复方冬凌草含片、银黄含片含化也可减轻局部症状。

（4）蒸汽、雾化吸入法 将药物如金银花、薄荷加水煎煮，吸入热气入口内，或用超声雾化机将药液雾化吸入口内，达到清热解毒、消肿利咽的作用，超声雾化常用药物有清热解毒注射液、鱼腥草注射液、双黄连注射液等。

3. 成药应用

（1）维C银翘片（每次2片，一日3次） 用于风热外袭，咽部干燥灼热、发热、恶寒等。

（2）牛黄解毒丸（每次1~2丸，一日2次） 用于火热内盛，肺胃热盛，咽痛剧烈、吞咽时剧痛等。

4. 单方验方

（1）王浩经验方 野菊花30g，白茅根30g，蒲公英20g，紫花地丁10g，当归10g。伴恶寒发热者，加金银花、连翘；咽痛甚者，加生地、山豆根；咳嗽痰多，加杏仁、川贝；头痛者，加荆芥、牛蒡子。每日1剂，水煎服，一日3次。[王浩. 中药治疗急性扁桃体炎50例. 中国民间疗法，2005（1）：57–58]

（2）刘彬彬经验方 捣碎去刺的50g仙人掌，再取鸡蛋清30g与其混合，涂于咽部肿痛处，液体干后清洗。每日2次。[刘彬彬. 治疗扁桃体炎验方1则. 中国民间疗法，2020，28（21）：49]

（四）新疗法选粹

药物贴敷：刘晓辉等用釜底抽薪散穴位贴敷治疗小儿急性扁桃体炎。治疗方法：釜底抽薪散。药物组成：吴茱萸15g，胡黄连6g，胆南星3g，生大黄3g。每次用量：5岁以内儿童6g，6~10岁儿童10g，10岁以上儿童12g。以上中药共研细末，用瓶或罐装好密封。使用时用陈醋调成糊状，患儿睡前温开水泡脚，晚上睡熟后涂敷于涌泉穴即双足心（位于足前部凹陷处第2、3趾趾缝纹头端与足跟连线的前1/3处），外用纱布包扎，胶布固定。次日晨起取下。每日1次，3次为1个疗程。

五、预后转归

如果干预及时准确，一般急性扁桃体炎预后较好，但急性扁桃体炎若不及时治疗或致病菌毒力太强，常可出现很多并发症。

（1）局部并发症 由炎症波及邻近组织所致。常见者为扁桃体周蜂窝织炎、扁桃体周脓肿、咽旁脓肿，也可引起急性中耳炎、急性鼻炎及鼻窦炎、急性淋巴结炎等。

（2）全身并发症　急性扁桃体炎可引起全身各系统许多疾病，常见者有风湿热、急性关节炎、心肌炎及急性肾炎等，其发病机制尚在探讨中。一般认为这些并发症的发生与各个靶器官对链球菌所产生的Ⅲ型变态反应有关。

六、预防调护

（一）预防

（1）增强体质，预防感冒合理饮食及睡眠。

（2）禁烟酒，不吃辛辣食物，保持口腔清洁。

（3）积极治疗邻近器官的疾病，如鼻窦炎、鼻炎、喉痹等疾病。

（二）调护

（1）饮食调养　治疗期间清淡饮食，避免肥甘厚腻辛辣刺激之品，多饮水，保持大便通畅。

（2）生活调理　避外邪，根据气候适当添减衣物，保证合理规律的生活作息。

积极治愈急性乳蛾，防止转化为慢性。

七、专方选要

（1）喉痹散，出自《杂类名方》治疗肺经风热证急乳蛾。药用金银花、连翘、黄芩、牛蒡子、山豆根、桑白皮、川贝母、丹皮、赤芍、甘草。

（2）乳蛾散，出自《喉科要诀》“治疗实火乳蛾。焰硝一钱五分，雄黄八分，胆矾八分，冰片三分。吹入喉中，痰涎出，愈。”

八、研究进展

（一）病因病机

1. 瘀热痰毒说

（1）瘀热　谢强认为，急乳蛾以全身发热，咽和喉核局部肿痛为主要证候特征，符合瘀热证的证候特征。热毒为病，有外感与内生之分，属外感者多是直接感受温热邪气（如风、湿、燥、火4种阳邪）。因外邪所致的瘀热，多为因热致瘀；而饮食劳倦、情志过极等又可化火而为内生热毒，皆属因瘀生热。

（2）痰湿　谢强认为，急乳蛾早期，患者所表现的高热难退，喉核肿胀，舌苔厚腻、黄腻，脉象滑数等症状，属于中医学中的湿邪、痰浊壅滞为患。

（3）毒邪　谢强认为，急乳蛾表现的咽痛、喉核红肿或表面呈黄白色脓点，形如蚕蛾等症状体征，正是邪毒内蕴的表现。其表现的发热，心率增快，血沉增快，白细胞升高，与毒邪致病密切相关。

2. 外热、积热、伏火说

干祖望认为，急乳蛾发病的病因病理可分为三种类型：外热、积热和伏火。外热者为外感风热时邪，直犯肺胃，搏结于咽喉为病，积热者为素体胃经积热，受风邪引动，上熏咽喉为痛；伏火者为阳明伏火炽盛，热毒熏蒸，上通咽喉所致。

（二）中药研究

1. 单药研究

滇药臭灵丹草为菊科翼齿六棱菊的全草，根据云南彝族当地用药经验，该药具有清热解毒、消肿排脓的功效。通过昆明医学院李军等人的观察，臭灵丹可缩短患者咽痛消失时间，提高治愈率，且无明显不良反应。

2. 复方研究

徐会民将患者分为观察组和对照组，两组均给予西医常规处理及抗感染治疗，观察组加用小儿热速清颗粒治疗，总有效率观察组高于对照组（$P < 0.05$）。小儿热速清颗粒，主要成分包括柴胡、黄芩、板蓝根、葛根、金银花、水牛角、连翘、大

黄，辅治小儿急性扁桃体炎疗效优于单用西药，治疗前后 WBC 和 CRP 水平下降更明显，有效缓解临床症状。

（三）外治疗法

（1）刘彬彬经验方　捣碎去刺的 50g 仙人掌，再取鸡蛋清 30g 与其混合，涂于咽部肿痛处，液体干后清洗。每日 2 次。

（2）赵长江将生大黄、吴茱萸贴敷涌泉穴，发现急性扁桃体炎总病程、症状消失时间、扁桃体脓点消失时间等均短于常规治疗。

（四）评价及展望

急性扁桃体炎是临床上常见病多发病。一般来说急性扁桃体炎预后良好。但临床上也有失治误治后出现局部或全身并发症，或迁延成慢性扁桃体炎的情况。故该病一旦确诊应予正规系统治疗，保证疗程。

主要参考文献

[1] 晏英，任思秀. 急性扁桃体炎局部辨证 60 例临床体会［J］. 中国中西医结合耳鼻咽喉科杂志，2019，27（6）.

[2] 樊长征，苗青，张琼，等. 中医药防治成人急性扁桃体炎的优势与证据［J］. 中国中药杂志，2017（8）.

[3] 王浩. 中药治疗急性扁桃体炎 50 例［J］. 中国民间疗法，2005（1）：57–58.

[4] 刘彬彬. 治疗扁桃体炎验方 1 则［J］. 中国民间疗法，2020，28（21）：49.

第四节　慢性扁桃体炎

慢性扁桃体炎多由急性扁桃体炎反复发作或因腭扁桃体隐窝引流不畅，窝内细菌、病毒滋生感染而演变为慢性炎症，是临床上最常见的疾病之一。以咽喉不适、干痒、扁桃体肿大为主要临床表现。本病以青少年居多。本病归属于中医的“慢乳蛾”范畴。

一、病因病机

（一）西医学认识

本病多由急性扁桃体炎迁延不愈而导致，链球菌和葡萄球菌为本病的主要致病菌。

（1）急性扁桃体炎反复发作，使隐窝内上皮坏死，隐窝引流不畅，细菌与炎性渗出物聚集其中，导致本病。

（2）继发于急性传染病，如猩红热、白喉、流感、麻疹等。也可继发于鼻腔及鼻窦等邻近组织器官感染。

（3）近年来一些学者认为慢性扁桃体炎与自身变态反应有关。扁桃体隐窝内细菌、病毒及代谢产物进入体液后，产生抗体，继而腺体内产生抗原抗体结合物，起到一种复合免疫作用。

（二）中医学认识

慢性扁桃体炎属于中医学的“慢乳蛾”。慢乳蛾是指因脏腑亏损、虚火上炎，易反复发作的乳蛾。症见咽喉不适、微痛、哽哽然，喉关潮红色，咽核肿大似蛾，经久不消的一种慢性咽病。本病多为双侧咽核同时发病，罕有单侧发病者，发患者群以儿童为多。

古代中医学多认为本病以虚为主。如《喉科白腐要旨》认为本病“惟肺象虚损”“宜以养阴清肺汤”为主，重者用“神仙活命汤”。《咽喉脉证通论》认为本病为“房事太过，肾水亏竭”而发病。《石室秘录》喉痛条中认为本病“乃肾火不藏于命门，浮游于咽喉之间”，治疗“宜于水中补火，则引火归原而火势顿除”。

现代中医多认为慢乳蛾为病有虚实两者。实者，究之痰热互结，气血瘀阻；虚者，多责之肺肾阴虚，肺脾气虚及肾阳亏虚。其中病之早期，病程短及体盛者，痰热互结致病者居多；若病程长久，既可伤正致虚，又可阻滞气血成瘀，故虚、瘀单独为病，亦常转化或兼夹为病。临床上一般分为以下几型。

1. 肺肾阴虚，虚火上炎

病久未愈，邪毒滞留，热盛伤津；阴液暗耗，损及肺肾，阴虚咽喉失养，无力托毒，阴虚虚火上炎，熏灼喉核发为本病。

2. 脾胃虚弱，喉核失养

先天禀赋不足，素体虚弱，或饮食失调，脾胃虚弱，气血生化不足，喉核失养，邪毒客于喉核，托毒无力，小儿乃稚阴稚阳之躯，易虚易实，治不及时或治不彻底，则易反复发作。

3. 痰瘀互结，凝聚喉核

乳蛾反复发作，或日久不愈，病久则瘀阻脉络，痰浊凝聚发为本病。若喉核肥大，触之坚硬。

二、临床诊断

（一）辨病诊断

1. 临床表现

（1）病史　常有急性扁桃体炎反复发作病史。

（2）症状　发作时常有咽痛；发作间歇期自觉症状少，可有咽内发干、发痒、异物感、刺激性咳嗽等轻微症状。若扁桃体隐窝内潴留干酪样腐败物或有大量厌氧菌感染，则出现口臭。小儿患者如扁桃体过度肥大，可能出现呼吸不畅、睡眠打鼾、吞咽或言语共鸣障碍。由于隐窝脓栓被咽下，刺激胃肠，或隐窝内细菌、毒素等被吸收引起全身反应，导致消化不良、头痛、乏力、低热等。

2. 临床分型

本病可分为3型。

（1）增生型　因炎症反复刺激，腺体淋巴组织与结缔组织增生，扁桃体慢性充血、肥大、质软，突出于腭弓之外，多见于儿童。扁桃体隐窝口宽大，可见有分泌物堆集或有脓点。镜检：腺体淋巴组织增生，生发中心扩大，丝状核分裂明显，吞噬活跃。

（2）纤维型　淋巴组织和滤泡变性萎缩，为广泛纤维组织所取代，因瘢痕收缩，腺体小而硬，常与腭弓及扁桃体周围组织粘连。病灶感染多为此型。

（3）隐窝型　腺体隐窝内有大量脱落上皮细胞、淋巴细胞、白细胞及细菌聚集而形成脓栓或隐窝口因炎症瘢痕粘连，内容物不能排出，形成脓栓或囊肿，成为感染灶。

3. 相关检查

（1）局部检查　扁桃体和腭舌弓呈慢性充血，黏膜呈暗红色。挤压腭舌弓时，隐窝口可见黄、白色干酪样点状物溢出。扁桃体大小不定，成人扁桃体多已缩小，但表面可见瘢痕，凹凸不平，常与周围组织粘连。患者下颌角淋巴结常肿大。

（2）实验室检查　测定血沉、抗链球菌溶血素“O”、血清黏蛋白、心电图等，在“病灶”型病例中，将得到异常的结果。

（二）辨证诊断

1. 肺肾阴虚型

（1）临床症状　咽部干燥灼热，异物感、疼痛不甚，开合不利，午后症状加重。或可兼见唇赤颧红，潮热盗汗，手足心热，失眠多梦，耳鸣眼花，腰膝酸软。舌质干红、少苔，脉细数。检查见喉核肥大或干瘪，表面不平，色潮红，或有细白星点，喉核被挤压时，有黄白色腐物自隐窝口内溢出。

（2）辨证要点　咽部干燥灼热，异物感、疼痛不甚，开合不利，午后症状加重。

或可兼见唇赤颧红，潮热盗汗，手足心热，失眠多梦，耳鸣眼花，腰膝酸软。舌质干红少苔，脉细数。

2. 脾胃虚弱型

（1）临床症状　咽部不适，异物感，咽干不欲饮、口淡、纳呆、咽痒，咳嗽痰白。可兼见脘腹痞闷，恶心呕吐，四肢倦怠，形体消瘦，大便溏清，舌质淡、苔白腻，脉缓弱。小儿可伴见鼾眠、吞咽不利、纳呆、反复发作头昏痛、发育迟缓等。检查见喉核淡红或淡暗，肥大，溢脓白黏。

（2）辨证要点　咽干痒不适，异物梗阻感，咳嗽痰白，胸脘憋闷，宜恶心呕吐，口淡不渴，大便不实，舌质淡、苔白腻，脉缓弱。

3. 痰瘀互结型

（1）临床症状　咽干不适，咽部异物感，吞咽不利，或咽部刺痛，痰涎黏稠量多，不易咯出，喉核肿痛反复发作，迁延不愈。舌质暗有瘀点、苔白腻，脉细涩。检查见喉关暗红，喉核肥大质韧，表面凹凸不平。

（2）辨证要点　咽干涩不利，或刺痛胀痛，痰黏难咯，迁延不愈。全身症状不明显。舌质暗有瘀点、苔白腻，脉细涩。

三、鉴别诊断

（一）西医学鉴别诊断

本病应与下列疾病相鉴别。

（1）扁桃体生理性肥大　多见于小儿和青少年，无自觉症状，扁桃体光滑、色淡，隐窝口清晰，无分泌物潴留，与周围组织无粘连，触之柔软，无反复炎症发作病史。

（2）扁桃体角化症　常易误诊为慢性扁桃体炎。角化症为扁桃体隐窝口上皮过度角化，出现白色尖形砂粒样物，触之坚硬，附着牢固，不易擦拭掉。如用力擦除，则遗留出血创面。类似角化物也可见于咽后壁和舌根等处。

（3）扁桃体肿瘤　良性肿瘤多为单侧以乳头状瘤较多见，恶性肿瘤以鳞状细胞癌或淋巴肉瘤、非霍奇金氏淋巴瘤较常见，除单侧肿大外还伴有溃烂，并侵及软腭或腭弓，常伴有同侧颈淋巴结肿大，需病理切片确诊。

（二）中医学鉴别诊断

（1）喉痹　均有咽喉红肿疼痛。但喉痹主要病变在咽部，喉核红肿不明显，而乳蛾病主要变在喉核。

（2）咽核瘤　咽部可有或无不适感，咽核多呈单侧迅速增大。咽部检查可有一侧或双侧咽核肿大，或表面凹凸不平似桑椹样，或表面溃疡，隐窝内无脓性腐物挤出。类似于西医扁桃体良恶性肿瘤。

（3）咽核菌　早期可见咽部不适、疼痛，晚期吞咽困难及不适感，检查见单侧咽核肿大，表面或有溃疡，隐窝口可有脓血挤出，并伴有同侧颈部淋巴结肿大质硬。类似于西医的扁桃体结核等。

四、临床治疗

（一）提高临床疗效的要素

（1）明确诊断　很多疾病均可有咽部不适及扁桃体肥大的症状，但不一定是单纯的扁桃体炎。必须认真鉴别。其次必须认真辨别是否出现并发症。慢性扁桃体炎在身体受凉受潮、身体衰弱、内分泌紊乱、自主神经功能失调或生活及劳动环境不良的情况下，容易产生各种并发症，如风湿性关节炎、风湿热、心脏病、肾炎、长期低热等，应一并治疗。

（2）辨证明确　慢性扁桃体炎在临床上多虚实夹杂，多分为肺肾阴虚，虚火上炎；脾肺虚弱，喉核失养；痰瘀互结，凝聚喉核。

（3）饮食生活调理　治疗期间清淡饮食，避免辛辣刺激食物，避免过于油腻食物，多饮水，保持大便通畅。起居应顺应气候变化，注意保暖。居住环境要安静清洁、空气流通、明暗适中，减少粉尘及有害气体的刺激。

（二）辨病治疗

1. 非手术疗法

（1）基于慢性扁桃体炎是感染－变态反应的观点，本病治疗不应仅限于抗菌药物和手术，而应将免疫治疗考虑在内，包括使用有脱敏作用的细菌制品（如用链球菌变应原和疫苗进行脱敏），应用各种增强免疫力的药物，如注射胎盘球蛋白、转移因子等。

（2）局部涂药、隐窝灌洗、冷冻及激光疗法等均有人试用，远期疗效仍不理想。

（3）加强体育锻炼，增强体质和抗病能力。

2. 手术疗法

目前仍以手术摘除扁桃体为主要治疗方法。但要合理掌握其适应证，只有对那些不可逆性炎症性病变才考虑施行扁桃体切除术。

（三）辨证治疗

1. 辨证论治

（1）肺肾阴虚型

治法：滋养肺肾，清利咽喉。

方药：百合固金汤加减。方中百合、麦冬清肺润燥；生地黄养阴滋肾，凉血止血；熟地黄滋阴养血，补肾填精；玄参清热养阴，滋水降火，利咽解毒；白芍、当归滋阴养血，柔肝保肺；贝母润肺化痰止咳；桔梗化痰利咽；甘草调和诸药。偏肺阴虚者，宜用养阴清肺汤；偏肾阴虚者，宜用六味地黄丸。

（2）肺胃虚弱型

治法：健脾和胃，祛湿利咽。

方药：六君子汤加减。方中人参补益脾气；白术健脾燥湿；茯苓淡渗利湿；陈皮健脾理气；半夏燥湿化痰；甘草调和诸药。若喉核肿大难消，酌加泽贝母、生牡蛎。

（3）痰瘀互结型

治法：活血化瘀，祛痰利咽。

方药：会厌逐瘀汤合二陈汤加减。方中桃仁、红花、当归、生地黄、赤芍活血化瘀；玄参、桔梗、甘草清利咽喉；柴胡、枳壳行气理气；配合二陈汤祛痰利咽。喉核质硬难消者，酌加昆布、海藻、莪术。

2. 外治疗法

（1）含漱法　银花、连翘、甘草水煎，每日数次。

（2）吹药法　扁桃体隐窝口有脓栓者，用珠黄散或锡类散，每日2~3次

（3）啄治法　用扁桃体手术弯刀，在扁桃体上做雀啄样动作每侧4~5下，每次3~4日。

（4）烙治法　扁桃体大者可用烙治法。烙时注意勿触及其他部位。如患处表面有烙后白膜，应轻轻刮去再烙。一般3~5日1次，直至患处平复为止。

3. 成药应用

（1）六味地黄丸（每次6g，一日2次）　用于肺肾阴虚，咽部干燥灼热，疼痛不甚，午后症状加重等。

（2）补中益气颗粒（每次1袋，一日3次）　用于脾胃虚弱，咽部不适，咽干不欲饮、口淡、纳呆，咳嗽痰白。脘腹痞闷，恶心呕吐，四肢倦怠等。

（3）金嗓利咽丸（每次60~120丸，一日2次）　用于痰瘀互结，咽干、异物感，吞咽不利，或咽部刺痛，痰涎黏稠量多，不易咯出等。

4. 单方验方

（1）蜂胶酊4g，明矾15g，冰片10g，

猪苦胆1个。用法：将明矾和冰片研细粉用蜂胶酊拌匀，装入猪苦胆内阴干，研粉后吹入喉内，每日数次。功能：清热解毒，消肿止痛。

（2）蜂胶酊4g，蜂蜜20g，金银花15g，桔梗10g，射干9g，牛蒡子6g，甘草3g。用法：将后5味水煎留汁，待温后用蜂胶酊和蜂蜜调匀服用，每日3~4次。功能：益气养阴，利咽消肿。治疗肺肾阴虚型慢乳蛾。

（四）新疗法选粹

低温等离子消融术：利用低温等离子射频的能量，以较低的温度（40~70℃）来消融软腭的组织，并引起它的变形和瘢痕化，从而有效的解决咽喉阻塞及扁桃体潜在病灶的问题。它没有激光或者一般手术那样对组织的损伤大，一般在3~6周后可以达到最佳的效果。

（五）医家诊疗经验

谢慧

烙法治疗慢性扁桃体炎。

（1）施烙前准备　依据患者情况选择不同形状大小的烙铁，保持光线充足，环境安静。并对患者进行心理疏导。

（2）试烙　患者端坐位，头微向后仰，嘱患者张口，烙铁酒精灯上加热，先将烙铁稍微烧灼，取一支烙铁蘸上香油，并在纱布稍蘸一下，并顺势把烙铁之柄在医者手臂上稍碰一下，立即送进患者口腔至咽部，对准扁桃体施行烧烙。

（3）行烙　患侧烙治4~5次。烙铁涂蘸麻油后酌热度约为90~110℃，温度的把握至关重要，如时间延迟，热度降低，起不到烧烙作用，当听到烙铁烙着有“嗞嗞”声音后立即取下，不宜多停留。烙铁位置每侧为扁桃体的上、中、下三个点。施烙时嘱患者发“啊”音，这样既能看清扁桃体，便于施烙，又能避免误烙他处。

（4）烙后　烙治后患者可选用灭菌注射水和过氧化氢溶液1∶1比例漱口，每日6次，治疗后扁桃体处可出现白膜，5~7天可脱落，5~6次为1个疗程，一般2个疗程，效果最为显著。

五、预后转归

慢性扁桃体炎常有咽喉不适，影响生活质量。如果不正确治疗，反复发作，则可形成病灶，引起局部或全身并发症，如炎症波及咽鼓管，则可导致耳胀耳闭，全身并发症如慢性肾炎、风湿性关节炎、心肌炎等。

六、预防调护

（一）预防

（1）加强体育锻炼，增强体质，预防感冒合理饮食及睡眠。

（2）及时合理地治疗急性扁桃体炎等疾病。

（3）禁烟酒，不吃辛辣食物，保持口腔清洁。

（4）患儿反复发作慢性扁桃体炎，可出现慢性肾小球肾炎等免疫性疾病，扁桃体作为“病灶”应行手术治疗。

（二）调护

（1）饮食调养　治疗期间清淡饮食，避免肥甘厚腻辛辣刺激之品，多饮水，保持大便通畅。

（2）生活调理　避外邪，根据气候适当添减衣物，保证合理规律的生活作息。

七、专方选要

会厌逐瘀汤（《医林改错》）：桃仁9g，红花6g，生地黄12g，当归9g，赤芍9g，枳壳6g，桔梗3g，柴胡6g，玄参9g，甘草3g。

水煎服，一日1剂，每日2次。有行气活血，解毒利咽的功效，主治痰瘀互结型慢乳蛾。

八、研究进展

（一）病因病机

近年来，关于慢性扁桃体炎的发病机制，人们普遍认为是机体免疫力下降和自身变态反应。扁桃体可产生淋巴细胞和抗体，故具有抗细菌抗病毒的防御功能，是重要的局部免疫器官。咽部是饮食和气体交换的必经之路，经常接触较易隐藏病菌和异物，所以易遭受溶血性链球菌、葡萄球菌和肺炎球菌等致病菌的侵袭。

当机体因过度疲劳、受凉等原因而使抵抗力下降，上皮防御功能减弱，腺体分泌功能降低时，扁桃体防御功能下降就会遭受细菌感染而发炎。有研究显示，患儿患扁桃体炎后，其扁桃体组织内的IL-4、IL-5等炎性介质显示高水平表达状态，且高水平表达区域主要出现在扁桃体免疫功能区，与扁桃体单纯增生肥大患儿相比，此类患儿扁桃体内基质金属蛋白酶-9m RNA表达水平也明显较高，表明了在慢性扁桃体炎反复发作中，出现了免疫因子失衡的现象。慢性扁桃体炎中扁桃体组织内可出现异常免疫反应。

宋桂华认为乳蛾病因病机总属“热”“瘀”，认为慢乳蛾为乳蛾的慢性病变期，病机为“瘀”阻于喉。急乳蛾迁延难愈日久，气血壅滞咽喉，加之热邪留恋，血热妄行，脉络不通，可结而成瘀。所以慢乳蛾多由急乳蛾迁延不愈所致。《丹溪心法》有云：“咽肿则不能咽……痰热皆至，咽系干枯也。”故慢乳蛾有痰瘀和血瘀之不同，血瘀证可见：咽部异物感，吞咽不利，或咽部刺痛，喉核暗红肿大，反复发作或迁延不愈，舌质暗、苔腻，脉涩。治宜活血化瘀，消肿散结，方以桃红四物汤加减。另一方面，余邪久留，日久难去，气血运行不畅，津液停聚，气滞血瘀，故而痰瘀交结，病程迁延难愈，症见：咽干不适，咽部异物感，吞咽不利，或咽部刺痛，痰涎黏稠量多，不易咯出，喉核肿痛反复发作，迁延不愈，舌质暗有瘀点、苔白腻，脉细涩。治宜活血化瘀，祛痰利咽，方以会厌逐瘀汤合二陈汤加减。

（二）外治疗法

聂苏华将圈套器套于齿镊上，齿镊夹持住扁桃体脓肿被膜，用圈套器快速将被膜切掉，排出分泌物后消毒，治疗效果优于手术刀切开引流。

（三）评价及展望

慢性扁桃体炎多由急性扁桃体炎迁延不愈而成，常常影响生活质量，需要及时对症治疗，否则发作频繁后扁桃体容易形成病灶，极易引发全身并发症。故一旦确诊后应予正规系统治疗，以免后果严重。目前，中西医结合治疗慢性扁桃体炎取得众多成果，临床治疗也更加规范，但是患者本身也应该加强体育锻炼，增强身体素质，少食辛辣刺激食物，多喝水，以期达到良好的预防效果。

主要参考文献

[1] 陈娟．慢性扁桃体炎的健康知识[J]．全科口腔医学杂志（电子版），2019（14）．

[2] 付永志．儿童扁桃体切除术对免疫功能影响分析[J]．中外医疗，2017，36（11），73-74.

[3] 周成勇，孙宝春，王丰，等．低温等离子辅助下儿童腺样体和扁桃体手术临床疗效观察[J]．临床耳鼻咽喉头颈外科杂志，2016，30（11），863-866.

[4] 郑庚智．蜂胶酊治病宝典（十）[J]．蜜蜂杂志，2013，33（6）：32-33.

第五节　扁桃体周脓肿

扁桃体周脓肿是扁桃体周围间隙的化脓性炎症，早期发生蜂窝织炎（或扁桃体周围炎），继而形成脓肿。以扁桃体周围间隙红肿，上有脓性分泌物，疼痛剧烈为主要临床表现。本病大多数发生于急性化脓性扁桃体炎发病3~5天后，多见于青壮年。

本病属于中医“喉关痈”。

一、病因病机

（一）西医学认识

大多继发于急性扁桃体炎，尤其多见于慢性扁桃体炎屡次急性发作者。由于扁桃体隐窝，特别是扁桃体上隐窝被堵塞，引流不畅，其中的细菌或炎性产物破坏上皮组织，向隐窝深部发展，穿透扁桃体包膜，进入扁桃体周围间隙所致。常见的致病菌有金黄色葡萄球菌、乙型溶血性链球菌、甲型草绿色链球菌等。厌氧菌也可导致本病发生。

（二）中医学认识

中医称之为“喉关痈”。喉痈是因脏腑蕴热，复感外邪，热毒客于咽喉，腐血败肉，酿成痈脓，以咽喉及喉核局部红肿，疼痛剧烈，吞咽困难，高热等为主要表现的病变。主要指咽部脓肿类疾病。喉痈根据痈脓发生部位的不同分别有不同的病名。临床上以邪客乳蛾，热毒延及周围所致的喉关痈为多见，喉关痈相当于扁桃体周脓肿。根据有脓、无脓、脓成，将喉关痈分为3期。初期：外邪侵袭，热毒搏结；成脓期：热毒困结，化腐成脓；溃后期：余邪未清，气阴暗耗。

二、临床诊断

（一）辨病诊断

1. 临床表现

（1）发热　急性扁桃体炎发病3~4天后，发热仍持续或又加重。

（2）咽痛　一侧咽痛加剧，吞咽时尤甚，致不敢吞咽，疼痛常向同侧耳部或牙齿放射。

（3）其他　患者呈急性病容，表情痛苦，头倾向患侧，有唾液垂滴，言语含糊不清，似口中含物，饮水自鼻腔反流。重症者因翼内肌受累而有张口困难。

2. 相关检查

（1）因患侧颈部疼痛，患者以手托患侧颈部减轻疼痛。同侧下颌角淋巴结常肿大。

（2）血常规可见白细胞明显增高。

（3）诊断性穿刺，可于脓肿隆起处抽出脓液。

（4）镜下见扁桃体周围疏松结缔组织中大量炎性细胞浸润，继之组织细胞坏死液化，融合形成脓肿。

（二）辨证诊断

1. 风热侵袭型

（1）临床症状　咽痛渐重，吞咽不利，患处黏膜肿胀或颌下肿胀质硬。伴恶寒发热，头痛，口干，小便黄。舌红、苔薄黄，脉浮数。

（2）辨证要点　咽痛渐重，患处黏膜肿胀或颌下肿胀质硬。伴恶寒发热，头痛。舌红、苔薄黄，脉浮数。

2. 脏腑积热型

（1）临床症状　咽痛剧烈，喉关红肿高突质软，痛引耳窍，吞咽困难，张口极度困难，言语不清，痰涎黏稠。高热，头痛，口干，小便黄赤，大便秘结。舌红、苔黄厚，脉数有力。

（2）辨证要点　咽痛剧烈，喉关红肿高突，痛引耳窍，吞咽困难，张口极度困难，言语不清，痰涎黏稠。高热，舌红、苔黄厚，脉数有力。

3. 气阴两伤型

（1）临床症状　咽痛减轻，咽干口渴，喉关微红，脓肿溃破口未完全愈合；倦怠乏力，懒言少动。舌红或微红、苔薄少津，脉虚缓无力。

（2）辨证要点　咽痛减轻，咽干口渴，脓肿溃破口未完全愈合；倦怠乏力。苔薄少津，脉虚缓无力。

三、鉴别诊断

（一）西医学鉴别诊断

（1）咽旁脓肿　系咽旁隙的化脓性炎症，脓肿部位在咽侧及颈外下颌角部，伴有颈侧上部压痛；患侧扁桃体和咽侧壁被推向中线，但扁桃体本身无病变。

（2）智齿冠周炎　常因阻生牙而起病，多发生于下齿槽的内侧，牙冠上覆盖肿胀组织、牙龈红肿、触痛，可扩展到腭舌弓，但扁桃体及悬雍垂一般不受影响。

（3）脓性颌下炎　为口底急性弥漫性蜂窝织炎。在口底及颌下有痛性硬块，舌被抬高，压舌或伸舌疼痛，张口受限，但无牙关紧闭。

（4）扁桃体恶性肿瘤　一般无发热，一侧扁桃体迅速增大或扁桃体肥大而有溃疡，均应考虑扁桃体恶性肿瘤的可能。

（二）中医学鉴别诊断

（1）里喉痈　可有感冒或咽部异物及外伤后染毒史；可见喉底红肿，一侧隆起，脓成时有波动感，并可抽出脓液，颈部有臀核。

（2）会厌痈　发病急，突感咽喉疼痛，吞咽困难，咽喉阻塞感，发声不扬，甚则痰鸣气喘，呼吸困难。局部检查：咽部无明显改变，喉中会厌红赤，红肿处高突如半球状，成脓后可溃破，脓液量多，亦可阻塞气道，发生窒息危症。

（3）颌下痈　可见患侧咽喉及颈部疼痛肿胀，吞咽苦难，压管紧，张口困难；见高热、畏寒、头痛等，急性面容，颈项强直，头偏向患侧，颌下肿硬压痛，

四、临床治疗

（一）提高临床疗效的要素

（1）明确诊断　注意区分颈部及其邻近部位的脓肿，扁桃体周脓肿主要发病部位在扁桃体周围及咽峡，大多是急性扁桃体炎的并发症，咽痛逾4~5天；局部隆起明显及剧烈咽痛；隆起处穿刺有脓即可确诊。

（2）及时处理　脓肿形成前，应给予抗炎抗感染及其他对症处理；脓肿形成后，应及时切开排脓。炎症控制后可根据实际情况选择扁桃体切除术。

（3）饮食生活调理　流质或半流质饮食，多喝水，注意休息，保持大便畅通。注意起居，避免受凉感冒。

（二）辨病治疗

1. 脓肿形成前的处理

按急性扁桃体炎处理，给予足量的抗生素控制炎症，并给予输液及对症处理。

2. 脓肿形成后的处理

（1）穿刺抽脓　可明确脓肿是否形成及脓肿部位。1%丁卡因表面麻醉后，用16~28号粗针头于脓肿最隆起处刺入。穿刺时，应注意方位，不可刺入太深，以免误伤咽旁隙内的大血管。针进入脓腔即有脓液抽出。

（2）切开排脓　对前上型者，在脓肿最隆起处切开排脓。常规定位是从悬雍垂

根部作一假想水平线，从腭舌弓游离缘下端作一假想垂直线，二线交点稍外即为适宜的切口处。切开黏膜及浅层组织后，用长弯血管钳插入切口，沿扁桃体包膜外方进入脓腔，充分排脓。对后上型者，则在腭咽弓处排脓。术后第二天复查伤口，必要时可用血管钳再次撑开排脓。

（3）扁桃体切除术　因本病易复发，故应在炎症消退二周后行扁桃体切除术。有人主张穿刺确诊后，在抗生素治疗的保护下，行脓肿扁桃体切除术，其优点为排脓通畅，恢复快，能一次治愈本病。

（三）辨证治疗

1. 辨证论治

（1）风热侵袭型

治法：清热解毒，消肿止痛。

方药：五味消毒饮加减。方中金银花清热解毒，消散痈肿；紫花地丁、蒲公英、野菊花，紫背天葵子清热解毒，凉血消肿散结；少加酒以通血脉，有利于痈肿疔毒之消散。配合成方，共奏清热解毒，散结消肿之功。

（2）脏腑积热型

治法：泄热解毒，消肿排脓。

方药：清咽利膈汤加减。方中金银花、连翘、栀子、黄芩、黄连清热解毒，荆芥、防风、薄荷疏风散邪；大黄、玄明粉通腑泄热；牛蒡子、玄参、桔梗、甘草利咽消肿止痛。高热者，加石膏、大青叶；痰涎壅盛，酌加僵蚕、胆南星等。

（3）气阴两伤型

治法：益气养阴，清解余毒。

方药：沙参麦冬汤合补中益气汤加减。方中沙参、麦冬清养肺胃；玉竹、天花粉生津解渴；生扁豆、生甘草益气培中、甘缓和胃；桑叶，轻宣燥热。配合补中益气汤加减托里排脓。

2. 外治疗法

（1）吹药　冰硼散、冰面散吹喉关红肿处，每日 5~6 次。

（2）含服　六神丸、喉症丸含服，每口 3~4 次。或将其研粉，与上述药同吹患处。

（3）含漱　漱口方漱口，每日数次。

（4）刺血　痈肿未成者，先用漱口方漱口，再用三棱针于软腭红肿隆起部位浅刺 5~6 次，或用尖刀轻软划痕，出血，续吹冰硼散，行泄热消肿止痛之功。

（5）超声雾化吸入　紫花地丁、蒲公英、野菊花、金银花、桔梗、丹皮煎 200ml，每次用 50~80ml，每日 1~2 次：

（6）外敷　颌下淋巴结肿痛甚者，用紫金锭或如意金黄散，以醋调敷，每日 1 次；

（7）排脓　喉痈脓肿已成，穿刺抽脓或切开排脓。

3. 成药应用

（1）蒲地蓝消炎片（规格 300mg/ 片，每次 5~8 片，一日 4 次）用于脓未成前期，风热侵袭，咽痛渐重，吞咽不利，恶寒发热，头痛，口干等。

（2）牛黄解毒丸（每次 1~2 丸，一日 2 次）用于脏腑积热，咽痛剧烈，喉关红肿高突质软，吞咽困难，痰涎黏稠；高热，头痛等。

4. 单方验方

仙方活命饮（《校注妇人良方》）：由金银花、白芷、贝母、防风、赤芍药、当归尾、甘草节、皂角刺、穿山甲（以他药代替）、天花粉、乳香、没药、金银花、陈皮组成。诸药合用，共奏清热解毒，消肿溃坚，活血止痛之功。可用于治疗成脓期的喉关痈。

（四）新疗法选粹

局部穴位注射：分别取 1ml 浓度为 2%

的利多卡因、600mg林可霉素、5mg的地塞米松，用此混合药液分别对患者双侧的扁桃体穴进行穴位注射。可使药物直达患者的病变部位，进而快速缓解患者的咽痛症状。但应用过程中应该减少激素的使用剂量及使用时间，让患者在短时间内取得显著的疗效，减少不良反应的发生。

（五）医家诊疗经验

1. 干祖望

喉科擎拿法：患者正坐，术者立于患者背后，用膝盖紧抵患者背部将其固定。先用双手在患者哑门、天窗、扶突、天鼎穴顺序按摩49下，然后双手放于患者肩部，拇指放在肩胛骨下方，食指按住气户穴，中指按住云门穴，用劲擎（向上）、拉（向外）、攀（向下）。干祖望自幼苦练“三指抓坛功”。能够调和气血，疏通经络，在治疗急性咽喉疾病之肿胀疼痛剧烈、滴水难入以及喉科危症时具有立竿见影的效果。

2. 陈小宁

江苏省中医院陈小宁认为本病的病变进程可分为酿脓期（初期）、成脓期（中期）、溃脓期（后期），而肺经蕴热、胃腑热盛，化腐成脓、气阴耗伤，余邪未清为本病的主要病机，根据不同辨证选期选择对应的清利咽喉、仙方活命饮、沙参麦冬汤加减。在用药方面，陈小宁认为应遵循下列原则。

（1）“夺其热，而泄于下” 喉关痈病位在肺、胃、大肠，治疗本病急性期需保持大便通畅。对于大便秘结的患者，可酌加生大黄、葶苈子、全瓜蒌等通便，以达到通腑泄热目的。

（2）“治重症当用重典，量小无功” 陈小宁认为治疗本病应重用金银花、桔梗等，酿脓期（初期）金银花用量宜20~30g，桔梗用量宜10~15g；成脓期（中期）金银花用量宜40~60g；桔梗用量宜15~30g。桔梗为祛脓要药，未成脓时，可使肿势消退，已成脓时，可引领脓液外流，但是其用量不宜超过30g，防止患者呕恶不适。若脓液外流不畅，可加黄芪30g，以增强托毒排脓的作用。

（3）经典药对的使用 乳香、没药少用消肿化腐生肌，量大偏于行气活血，陈教授经验，治疗喉痈疾患，乳香、没药宜5g以内，两药合用能增强化腐生肌之力。

五、预后转归

本病一般预后良好，若治疗得当，患者可较快治愈，但失治误治后可发生严重并发症，如咽旁脓肿、喉水肿、急性喉阻塞、败血症或脓毒血症、海绵窦血栓等。

六、预防调护

（一）预防

（1）及时对症治疗急慢性扁桃体炎，病愈后行扁桃体摘除术，是预防本病的主要措施。

（2）加强体育锻炼，增强身体素质，预防感冒。

（3）禁烟酒，忌食辛辣燥热醇酒厚味，保持口腔清洁。

（二）调护

（1）治疗期间，流质饮食，多喝水，保持大便通畅。

（2）注意休息，保持充足的睡眠。

（3）脓肿切开或自溃后24小时内，应严密观察创口有无出血。

（4）取硼砂溶液或银花甘草汤漱口。

主要参考文献

[1] 李慧娟. 用中西医结合疗法治疗扁桃体周围脓肿的效果观察[J]. 当代医药论丛，2015(13): 256-257.

［2］尚志英，李宁．扁桃体周围脓肿的临床分析［J］．影像研究与医学应用，2018，2（11），214–215.
［3］陈腾飞．喉科擎拿术随想［J］．家庭中医药，2021，28（5）：12–13.
［4］吴彩达，陈小宁．陈小宁教授治疗扁桃体周脓肿经验［J］．中医耳鼻喉科学研究2018，17（2），39–40，44.

第六节　咽部脓肿

咽部脓肿是咽部的化脓性炎症，以咽部红肿凸起疼痛、吞咽及言语困难、颈项转动不利为主要临床表现。根据发病部位的不同，可将咽部脓肿分为咽旁脓肿和咽后脓肿。咽旁脓肿为咽旁隙的化脓性炎症，脓肿部位在咽侧及颈外下颌角部，伴有颈侧上部压痛；患侧扁桃体和咽侧壁被推向中线，但扁桃体本身无病变。咽后脓肿为咽后间隙的化脓性炎症，咽后间隙为一潜在间隙，上起颅底枕骨部，下连后纵隔，前为颊咽筋膜，后为椎前筋膜。咽旁脓肿多见于儿童，咽后脓肿多见于3个月至3岁的婴幼儿。

本病属于中医学的“喉痈”，咽旁脓肿可属于“颌下痈”或“侧喉痈”，咽后脓肿可属于“里喉痈”。

一、病因病机

（一）西医学认识

（1）咽旁脓肿　本病是咽旁隙急性化脓性炎症，多因邻近组织的急性炎症扩展溃入咽旁隙，或为咽部外伤感染、口腔或咽部注射造成感染扩散等所致。

（2）咽后脓肿　上呼吸道感染或急性传染病发生时，可引起咽后淋巴结感染，进而发展为咽后隙脓肿。成人多为咽后壁异物损伤感染，亦可导致本病。

咽旁脓肿早期为蜂窝织炎，进而发展成脓肿；咽后脓肿多由于急性上呼吸道感染或急性传染病引发的咽后化脓性淋巴结炎。

（二）中医学认识

中医学将咽部脓肿称为“喉痈”，其中咽旁脓肿称为“颌下痈”，咽后脓肿称为“里喉痈”。喉痈是因风火邪毒炽盛，入侵咽喉，或因咽喉损伤，邪毒乘势入侵，致气血壅滞，热盛肉腐成脓。以咽喉疼痛剧烈，吞咽困难，高热，咽部红肿凸起等为主要表现。

二、临床诊断

（一）辨病诊断

1. 临床表现

（1）病史　多有急性上呼吸道感染或急性传染病史，或拔牙、咽部异物损伤史。

（2）症状　①起病较急，有畏寒、发热等症。②咽痛拒食，吞咽困难，语言含糊，如口中含物，睡眠时有鼾声，呼吸不畅。③头常偏向患侧。

2. 相关检查

（1）局部检查

①咽旁脓肿：患侧颌下区及下颌角后方肿胀，触诊时坚硬压痛；患侧咽侧壁隆起，充血，喉核及腭弓被推向中线，但喉核本身无病变。

②咽后脓肿：咽后壁隆起，充血，早期为一侧，后期可延至对侧，脓肿较大者可将患侧腭咽弓及软腭向前推移。

（2）同侧下颌淋巴结常肿大。

（3）血常规　白细胞明显增高。

（4）诊断性穿刺　可于脓肿隆起处抽出脓液。

（二）辨证诊断

1. 风火侵咽型

（1）临床症状　咽部肿痛，吞咽障碍，语音不清，有时张口困难。发热恶寒、头痛，周身不适，口微干渴，大便秘结，小便黄，舌红、苔黄腻，脉洪数或滑数等。

（2）辨证要点　发热恶寒、头痛，周身不适，口微干渴，大便秘结，小便黄，舌红、苔黄腻，脉洪数或滑数。

2. 热入营血型

（1）临床症状　咽部剧肿剧痛，吞咽困难，或有张口困难，牙关紧急。颈部、颌下及下颌角后方明显肿胀、触痛，肿处或见潮红，穿刺可能有脓。并见发热夜甚，烦躁不眠，甚或谵语、神昏。舌质红绛，脉数或细数。

（2）辨证要点　发热夜甚，烦躁不眠，甚或谵语、神昏。舌质红绛，脉数或细数。

3. 正虚毒聚型

（1）临床症状　常见于年老、体弱之人，咽部肿胀，疼痛不重，吞咽不利，语言不清。检查见咽部隆起处黏膜淡红，触之不硬、微痛，穿刺有稀脓。伴轻度发热，疲倦少气懒言，纳差，面色淡白或萎黄，舌红苔黄，脉细无力。

（2）辨证要点　微轻度发热，疲倦少气懒言，纳差，面色淡白或萎黄，舌红苔黄，脉细无力。

三、鉴别诊断

（一）西医学鉴别诊断

（1）结核性咽后脓肿　多因颈椎结核所致，常有肺结核病史。发病缓，病程长。咽痛、咽部梗阻感缓慢出现，因脓肿位于椎前间隙，故见咽后壁正中隆起为主，黏膜色淡。颈椎与肺部 X 线照片有助确诊。

（2）扁桃体周脓肿　是扁桃体周围间隙的化脓性炎症，以扁桃体周围间隙红肿，上有脓性分泌物，疼痛剧烈为主要临床表现。

（二）中医学鉴别诊断

（1）喉关痈　多由急乳蛾病史，颈强及下颌角处压痛明显，张口困难多明显，语言含糊，口涎外溢，颈侧肿胀不明显，一般无呼吸困难。痈肿多位于喉核前上方，患侧腭舌弓及软腭明显红肿突出。喉核红肿，被推向内下方，悬雍垂红肿被推向对侧。

（2）会厌痈　发病急，突感咽喉疼痛，吞咽困难，咽喉阻塞感，发声不扬，甚则痰鸣气喘，呼吸困难。局部检查：咽部无明显改变，喉中会厌红赤，红肿处高突如半球状，成脓后可溃破，脓液量多，亦可阻塞气道，发生窒息危症。

四、临床治疗

（一）提高临床疗效的要素

（1）明确诊断　注意区分咽部脓肿及其临近部位的脓肿，咽部脓肿要区分咽旁脓肿和咽后脓肿。可从病史、发病部位、症状、局部检查来明确诊断。

（2）及时处理　脓肿形成前，应积极治疗急性上呼吸道感染等原发病，及时给予抗炎抗感染及其他对症处理；脓肿形成后，应及时切开排脓。

（3）饮食生活调理　清淡饮食，流质或半流质饮食，多喝水，注意休息，保持大便畅通。注意起居，避免受凉感冒。

（二）辨病治疗

（1）脓肿形成前的处理　及时对症处理急性上呼吸道感染等原发病，给予足量的抗生素控制炎症，预防并发症。

（2）脓肿形成后的处理　切开排脓：

①咽旁脓肿：脓肿一旦形成，须经颈外切开排脓。在局麻下，以下颌角为中点，在胸锁乳突肌前缘作一纵切口，用血管钳钝性分离软组织进入脓腔，排脓后，置入引流条，切口部分缝合。②咽后脓肿：取仰卧垂头位，用压舌板或直接喉镜轻压舌根暴露口咽后壁，即以长穿刺针穿刺抽脓。随后用尖刀在脓肿下部作一纵行切口并用长血管钳撑大切口，排尽脓液。切开排脓后注意术后抗感染。

（三）辨证治疗

1. 辨证论治

（1）风火侵咽型

治法：清热解毒，消肿止痛。

方药：仙方活命饮加减。方中金银花清热解毒疗疮；当归尾、赤芍、乳香、没药、陈皮行气活血通络、消肿止痛；白芷、防风通滞散结，热毒外透；贝母、天花粉清热化痰散结；穿山甲（以他药代替）、皂刺通行经络，透脓溃坚；甘草清热解毒、调和诸药。诸药合用，共奏清热解毒，消肿溃坚，活血止痛之功。痈肿初起可酌加蜈蚣、大黄。

（2）热入营血型

治法：泻火解毒，清营凉血。

方药：清瘟败毒饮加减。方中重用生石膏直清胃热；知母清热保津；连翘、竹叶清热透表；芩、连、栀子通泄三焦火邪；犀角、生地、赤芍、丹皮凉血解毒，养阴化瘀；玄参、桔梗利咽解毒；甘草调和诸药。

（3）正虚毒聚型

治法：补益气血，托里排脓。

方药：托里消毒散加减。方中人参、白术、茯苓、甘草为四君子汤，能补益气血而利生肌；当归、川芎、白芍、生黄芪，补益气血，托毒排脓；金银花、白芷、桔梗，清热解毒，提脓生肌收口；皂角刺消肿排脓，托疮毒促其早溃。补益气血与托毒消肿合用，使正气充则祛邪有力，余毒随即外泄而疾病得愈。

2. 外治疗法

（1）含漱　用漱口方含漱，每日数次。

（2）吹药　冰硼散、桂林西瓜霜，吹咽部红肿处，6~7 次。

（3）刺血　痈肿未成者，先用漱口方漱口，再用三棱针于软腭红肿隆起部位浅刺 5~6 次，或用尖刀轻软划痕，出血，续吹冰硼散，行泄热消肿止痛之功。

（4）排脓　脓肿已成，穿刺抽脓或切开排脓。

3. 成药应用

可参考“扁桃体周脓肿”。

4. 单方验方

番木鳖散：番木鳖 15g，炮山甲（以他药代替）、白僵蚕各 30g，取番木鳖用米泔水浸泡 3~4 天后刮去皮毛，切薄片，放麻油内炸至黄色，取出后，诸药共研粉，装瓶备用。每次服 500~1000mg，每日 2 次，间隔不少于 6 小时。一般用药 3 天左右可愈。

（四）新疗法选粹

B 超引导咽部脓肿穿刺引流：颈部强化 CT 虽然可以清晰明确地指导脓肿的位置，但是操作穿刺时仍然是经验为主的盲穿，对于能否避开血管存在极大风险，因此临床上为避免并发症的出现，往往选择手术切开引流。目前，基于 B 超对于软组织观察的先天优势，B 超下观察已形成的脓肿表现为软组织边界清楚的无回声区，或无回声区内散在细小光电。脓肿未形成期或炎症吸收好转期，炎症范围表现为不规则的杂乱回声光点或纤维条索状的回声光带。对于易损伤的腺体、血管，B 超可以清晰辨认，穿刺过程中，穿刺针的移动及针尖的位置可以实时观察，这些均为 B 超引导下穿刺引流提供了有力的依据。

（五）医家诊疗经验

钟成瑞

钟成瑞是畲族名医，以吹药法治咽部脓肿。①内服五味消毒饮加荆芥、白芷、防风；②加用吹药：北细辛10g，生月石9g，玄明粉6g，琥珀6g，冰片6g，上药共同研末，每日吹4~5次。吹具：铜管，长度如毛笔，管径0.25cm，头尖处直向咽后壁。吹前先将药末装入铜管，医师用口风吹入，运气要均匀，不宜过大或过小。

五、预后转归

本病一般预后较好，但失治误治后可发生严重并发症，如喉水肿、急性喉阻塞、败血症或脓毒血症、海绵窦血栓等。

六、预防调护

（一）预防

（1）对小儿发热，并有进食啼哭、拒食、食物反流，语言含糊，如口内含物等症状，首先应考虑到本病的可能，及早确诊。

（2）对急性上呼吸道疾病等原发病应及时积极治疗。

（二）调护

（1）病中适当多饮水，注意休息，宜进流质、半流质饮食，忌食辛辣厚味。

（2）密切观察病情变化，脓成则应及时放脓，并谨防引起急喉风。

（3）切开排脓后注意观察预后，术后积极抗感染治疗。

七、专方选要

仙方活命饮：此方为阳证疮疡初起圣药，由金银花、白芷、贝母、防风、赤芍药、当归尾、甘草节、皂角刺、穿山甲（以他药代替）、天花粉、乳香、没药、陈皮组成。诸药合用，共奏清热解毒，消肿溃坚，活血止痛之功。具有清热解毒，消肿溃坚，活血止痛的功效。

八、研究进展

治法探讨

黄俭仪、纪然、严道南认为喉痈多属阳证热证，目前治疗本病多用温病治法，以消托补为步骤，内治法及外治法皆较成熟。然本病传变迅速，往往一经未愈，又传数经，在甘寒清热法如轻舟搏浪之时，可予大承气汤釜底抽薪，急下存阴。若患者兼有发热口渴、大便秘结、小便黄赤、舌红苔黄、脉实，则更为适宜。大承气汤本用于阳明腑实证，有峻下热结之功，号称将军之方，峻猛非凡，现代临床多用于里实热证，以“痞满燥实”四大症状为用方指征，而喉痈急症时里热之盛与腑实证无二，只因发病部位不同而缺乏痞满燥实之征象，此时可灵活取用，荡涤肠胃，通腑泄热，因咽为胃之属，胃热下行则咽喉火热乏源，无异于釜底抽薪。

主要参考文献

[1] 李长青. 咽部脓肿的诊断及社区处理方案[J]. 中国社区医师，2006(15)：13-14.

[2] 曲雁，单春光，张燕，等. 儿童咽部脓肿死亡5例分析[J]. 河北医药，2000，22(5)：370-371.

[3] 范雪洁，陶树东. B超引导颈部脓肿穿刺引流17例[J]. 山东医药，2020，60(21)：90-92.

[4] 林恩燕，翁晓红. 畲族名医钟成瑞治疗喉科经验[J]. 中国民族医药杂志，1999，5(1)：26.

[5] 黄俭仪，纪然，严道南. 耳鼻咽喉科疾病的经方论治探讨[J]. 浙江中医药大学学报，2014，38(10)：1147-1151.

第七节　阻塞性睡眠呼吸暂停低通气综合征

阻塞性睡眠呼吸暂停低通气综合征（obstructive sleep apnea hypopnea syndrome，OSAHS）是一种病因复杂的睡眠呼吸疾病，是指睡眠时上气道反复发生塌陷、阻塞引起的睡眠时呼吸暂停和通气不足，同时伴随打鼾、睡眠结构紊乱，夜间反复发生低氧血症、高碳酸血症，从而导致白天嗜睡等症状。严重时可导致高血压、冠心病等心脑血管疾病或者其他系统疾病。本病可发生于任何年龄，但男性发生率普遍高于女性，常见人群为中年肥胖男性。

本病属于中医学“鼾眠”范畴，多与禀赋异常或脏腑失调，痰瘀互结有关。

一、病因病机

（一）西医学认识

1. 上气道解剖结构异常

①鼻腔及鼻咽部狭窄：鼻中隔偏曲，鼻息肉、腺样体肥大等。

②口咽腔狭窄：扁桃体肥大、舌根肥厚等，因为口咽腔缺乏骨性支撑，所以口咽腔狭窄在OSAHS中占有最重要地位。

③喉咽及喉腔狭窄：异型会厌、声带息肉等。

④上气道骨性结构狭窄：颌骨发育障碍、畸形等。

2. 上气道扩张肌肌张力异常

颏舌肌、腭帆张肌的张力异常，睡觉时体位的改变容易导致咽腔塌陷。

3. 其他因素

肥胖、糖尿病、妊娠、更年期等病可以诱发本病。

（二）中医学认识

鼾眠系指平素调摄不当，脏腑失调，痰瘀互结，气道堵塞不畅导致的睡眠时鼾声响亮，周期呼吸暂停的疾病。

1. 痰瘀互结，气道阻塞

反复感邪或调摄不当，以致脾胃升降失调，运化失司，津液停聚成痰，痰湿阻肺，乃有鼾声；痰浊日久，气血瘀阻，痰瘀互结，壅塞气道，气息出入不利而拍击作鼾，甚则呼吸作停。

2. 肺脾气虚，气道萎缩

嗜肥甘厚腻、烟酒，内伤脾胃，化源匮乏，母病及子致使土不生金，肺脾气虚。肌肉失于濡养，松软无力，吸气时气道塌陷，气流出入受阻，故睡眠时打鼾，甚则呼吸暂停。

二、临床诊断

（一）辨病诊断

1. 临床表现

（1）症状

①睡眠中打鼾，随年龄和体重的增加可逐渐加重，呈间歇性，有反复的呼吸停止现象，严重者夜间有时或经常憋醒，甚至不能平卧睡眠。

②白天嗜睡，程度不一，轻者表现为轻度困倦、乏力，对工作生活无明显影响；重者在讲话过程中、驾驶时出现入睡现象；患者入睡快，睡眠时间延长，睡眠后不能解乏。

③患者可有晨起后头痛、血压升高。

④晨起后咽部明显干燥、异物感。

⑤可有记忆力下降、注意力不集中。

⑥部分重症患者出现性功能减退，夜尿次数明显增多，性格急躁。

⑦合并并发症者可出现相应症状，如夜间心绞痛等。

⑧儿童患者除上述表现外，还有遗尿、学习成绩下降，胸廓发育畸形、生长发育差等。

（2）体征

①一般征象：较肥胖或明显肥胖、颈围较大，重症患者有明显嗜睡，在问诊过程中出现反复瞌睡；部分患者有明显的上、下颌骨发育不全。儿童患者一般发育较差，除颌面部发育异常外，还可见胸廓发育畸形。

②上气道征象：口咽腔狭窄、扁桃体肥大、软腭组织肥厚、悬雍垂过长肥厚等。有些患者还可发现其他可引起上气道狭窄的因素，如鼻中隔偏曲、鼻息肉、腺样体肥大、舌扁桃体肥大、舌根肥厚等。

2. 相关检查

（1）多导睡眠监测　多导睡眠图（polysomnogram，PSG）是诊断 OSAHS 的金标准，监测指标包括下述项目。

①口鼻气流：监测呼吸状态，有无呼吸暂停及低通气。

②血氧饱和度（SaO_2）：监测与呼吸暂停相关的血氧饱和度（SaO_2）变化，SaO_2 是睡眠监测的重要指标。

③胸腹呼吸运动：监测呼吸暂停时有无呼吸运动存在，据此判断中枢性呼吸暂停或阻塞性呼吸暂停。

④脑电图、眼动电图和颏下肌群肌电图：判定患者睡眠状态、睡眠结构并计算睡眠有效率，即总睡眠时间与总监测记录时间的比值。

⑤体位：测定患者睡眠时的体位及体位与呼吸暂停的关系。

⑥胫前肌肌电图：用于鉴别不宁腿综合征，该综合征夜间反复规律的腿动可引起多次睡眠觉醒，导致嗜睡。

诊断标准：PSG 检查每夜 7 小时睡眠过程中呼吸暂停及低通气反复发作 30 次以上，或睡眠呼吸暂停和低通气指数≥ 5。

（2）定位诊断及病因分析　可应用下述手段评估 OSAHS 上气道阻塞部位和分析可能的病因。

①纤维鼻咽喉镜辅以 Müller's 检查法：可观察上气道各部位截面积、引起气道狭窄的结构性原因。Müller's 检查即嘱患者捏鼻、闭口，用力吸气，用以模拟上气道阻塞状态下咽腔塌陷情况。二者结合是评估上气道阻塞部位最为常用的手段。

②上气道持续压力测定：即应用含有微型压力传感器的导管自鼻腔置入上气道内并达食管，该导管表面含多个压力传感器，分别位于鼻咽、舌根上口咽、舌根下口咽、喉咽、食管等部位，正常吸气时全部传感器均显示一致的负压变化，如气道某一部位发生阻塞，阻塞平面以上的传感器则无压力变化，据此可判定气道阻塞的部位，是目前认为最为准确的定位诊断方法。

③头颅 X 线测量：拍摄定位头颅侧位片，主要用于评估骨性气道狭窄。

④头颅 CT、MRI：可拍摄上气道各平面的三维结构，清晰并可计算截面积，多用于科研，临床应用较少。

（二）辨证诊断

1. 痰瘀互结型

（1）临床症状　睡眠鼾声如雷，张口呼吸，周期憋气，白日嗜睡，睡不解乏，体态臃肿，痰多口腻，恶心纳呆，反应迟钝，舌体胖大有齿印或青紫有瘀点、苔白腻，脉弦滑。

（2）辨证要点　体态臃肿，痰多口腻，恶心纳呆，反应迟钝，舌体胖大有齿印或青紫有瘀点、苔白腻，脉弦滑。

2. 肺脾气虚型

（1）临床症状　睡眠鼾声，张口呼吸，神疲乏力，躁动多梦，记忆衰退，睡不解乏，体态臃肿，反应迟钝，食少便溏、舌苔白腻，脉缓弱或沉。

（2）辨证要点　神疲乏力，躁动多梦，记忆衰退，睡不解乏，体态臃肿，反应迟钝，食少便溏。舌苔白腻，脉缓弱或沉。

三、鉴别诊断

（一）西医学鉴别诊断

（1）与气道占位病变相鉴别　如肿瘤、腺样体肥大、慢性扁桃体炎等。

（2）鼾症　可见睡眠时打鼾、白天嗜睡的症状，可伴有上气道解剖结构狭窄，但无心脑血管、神经等系统受损。AHI＜5。

（二）中医学鉴别诊断

鼻窒

是因脏腑虚弱，邪滞鼻窍导致的以长期交替性、间歇性鼻塞为特征的慢性鼻病，可伴有流涕、头痛、嗅觉下降等症状。类似于西医的慢性鼻炎。无白天嗜睡、记忆力下降，无睡眠时低氧血症、高碳酸血症，不诱发其他系统疾病。

四、临床治疗

（一）提高临床疗效的要素

（1）熟悉及掌握多导睡眠图是诊断OSAHS重要保证，掌握气道相关解剖结构有助于选取合理的治疗方法。

（2）经PSG诊断为轻度患者可进行减肥、控制饮食，并辅以内服中药等中医治疗；若下颌后缩、舌体肥大者，可使用口腔矫正器等。

（二）辨病治疗

1. 一般治疗及保健措施

减肥、戒酒、建立侧卧位睡眠习惯。

2. 内科治疗

（1）持续正压通气治疗　是目前应用较为广泛并有效的方法之一。原理是通过一定压力的机械通气，保证OSAHS患者睡眠时呼吸道通畅，其工作压力范围为4~20cmH_2O，对接受持续正压通气（CPAP）治疗的患者需要测定最低有效治疗压力并设定之，如果压力过低则达不到治疗目的，并且有可能发生危险，而压力过高则患者不易耐受。

（2）应用口器治疗　睡眠时佩戴特定口内装置，将下颌向前拉伸，借以使舌根前移，以扩大舌根后气道。主要适用于以舌根后气道阻塞为主、病情较轻的患者。长期佩戴有引起颞下颌关节综合征的危险。

（3）药物治疗　鼻用减充血剂、鼻用激素和抗组胺药物可减轻鼻塞症状。普罗替林等可减少呼吸暂停的次数，但不良反应过大。

3. 外科治疗

外科治疗是治疗OSAHS的重要手段之一，手术疗效预测及严重手术并发症的预防是手术成败的重要因素。

（三）辨证治疗

1. 辨证论治

（1）痰瘀互结型

治法：化痰散结，祛瘀开窍。

方药：导痰汤合桃红四物汤加减。方中胆南星、半夏燥湿化痰；陈皮、枳实行气消痰；桃仁、红花、当归、赤芍、川芎活血祛瘀；甘草调和诸药。若嗜睡困倦，酌加石菖蒲、升麻等。

（2）肺脾气虚型

治法：补肺健脾，开窍醒神。

方药：补中益气汤加减。方中黄芪补中益气、升阳固表；人参、白术、甘草甘温益气，补益脾胃；陈皮调理气机；当归补血和营；升麻、柴胡升举清阳。痰湿盛者，可酌加半夏、砂仁、茯苓；记忆力减退，酌加益智仁、芡实等。

2. 外治疗法

（1）滴鼻　用滴鼻灵滴鼻，每次2~3滴，每晚临睡前用。有芳香通窍作用。

（2）扁桃体啄治和烙治　适合扁桃体肥大者，啄治适合儿童，烙治适合成人。

（3）导引法　一种以肢体运动，呼吸气息的自我调节的方法，具有疏通经络、气血流畅、自我保健的作用。

（4）针灸　百会、水沟、足三里、合谷、三阴交等治以健脾化痰。疏通经络、调理气机。

3. 单方验方

补阳还五汤（《医林改错》）：由黄芪、（生）归尾、赤芍、地龙、川芎、桃仁、红花组成。鼾眠中痰瘀互结证型中痰浊日久不去致使气机阻滞、血脉痹阻，可选用补阳还五汤加减以补气活血，祛瘀通络。痰涎壅盛者，可酌加法半夏、制南星燥湿化痰。

（四）新疗法选粹

推拿治疗：揉、一指禅推两侧骶棘肌及斜方肌，拿揉两侧胸锁乳突肌。重点按中府、缺盆、天容等穴，配合拿肩井、风池、合谷等。

（五）医家诊疗经验

阮岩

广州中医院大学的阮岩根据小儿鼾眠病肺脾气虚、痰聚清窍的病因病机，用药时扶正兼顾祛邪，常用四君子汤合苍耳子散加减治疗。四君子汤中以人参为君，甘温益气，健脾养胃。臣以苦温之白术，健脾燥湿，加强益气助运之力；佐以甘淡之茯苓，健脾渗湿；茯苓与白术相配，则健脾祛湿之功显著。以炙甘草为使，益气和中，调和诸药。四药配伍，共奏益气健脾之功。此外常加广东道地药材五指毛桃加强补肺益气之功，且补而不燥。土生金，脾气旺，肺气乃旺，此乃治本。苍耳子散中的苍耳子、辛夷、白芷辛温通窍，苍耳子偏于祛风通窍，辛夷偏于消肿，白芷偏于止痛；薄荷辛凉通窍，此乃治标。四君子汤合苍耳子散加减用药可标本同治、寒热并用，相制相成，是阮岩临床辨治思路的精髓所在。

五、预后转归

儿童或青年患者多属单纯鼾症，去除病因后辅以中医治疗，大多预后良好；老年患者、重度肥胖及有心脑疾病者，长期通气功能障碍，氧饱和度下降，常致精神萎靡，失眠健忘，反应迟钝等，存在猝死风险。所以应及时诊断与对症治疗，可以大大提高患者生活质量，也可减少心脑血管疾病等疾病的发生风险。

六、预防调护

（一）预防

（1）轻者可调整睡眠姿势。

（2）控制饮食，减轻体重，戒烟酒。

（二）调护

（1）清淡饮食，少食辛辣肥甘厚腻。

（2）增加体育锻炼，增强体质，预防外感。

七、研究进展

（一）病因病机

崔红生认为，此病多因长期饮食不当，或久病失治误治引起。长期饮食不节，或过食生冷，或过食肥甘厚味，或饮酒成好，导致脾胃损伤，聚湿生痰。久病失治误治，病损及肾，肾失蒸腾，津凝为痰。诸多病因导致脾肾二脏功能失调，痰浊阻滞，血瘀内停，痰瘀互结，气机不利，而成鼾症。

施运涛等认为，肥胖与烟酒是引起OSAHS的重要因素，痰湿内阻是OSAHS的病因病机。湿痰蒙蔽清窍，清阳不升，令人嗜睡，身困乏力，头重如裹；若痰湿困阻咽喉，上气道不畅，则令人呼吸困难。施运涛还认为气滞血瘀是OSAHS的病理产物。

王步青等认为，痰湿和瘀血是鼾症主要病理因素，与肺脾肾三脏关系密切。喉为肺之门户，肺不布津，痰气交阻于喉间，可见眠时鼾声阵阵。治肺，对于咽喉病变的缓解和消除有一定成效。脾胃者，仓廪之官。脾不能为胃行其津液，聚而生痰，上滞咽喉，发为本病。病久及肾，肾失蒸腾气化。肾阳不足，水液不得温煦，泛滥而生痰湿。肾阴不足，阴虚火旺，熏蒸体液，而成痰浊，痰阻气道，产生鼾症。肺脾肾三脏失调，均可致水液代谢失常，进而影响血液运行，而发生瘀血，瘀血又可加重痰湿，二者相互影响。

（二）治法探讨

熊大经提出，鼾眠应以通畅气道为外治原则，以化痰散结、活血祛瘀、健脾益气、升清通窍为内治原则，在中药治疗的同时，应嘱患者尽量采取侧卧睡姿，控制饮食，增加运动以减轻肥胖，才能更好地发挥中药的效果。

（三）分型证治

金阳总结各医家分型发现，阻塞性睡眠呼吸暂停低通气综合征多以“痰”证为主，轻者以痰湿、痰热证居多，重者可合并血瘀、气虚、阴虚等证，且男性多于女性。

现代医学发现，肥胖是OSAHS的一个重要预测因素，大部分患者存在超重和肥胖，从体质角度来看，“肥人多痰湿”，可以以痰为出发点来辨证。

罗国仕等学者研究发现，OSAHS患者存在高凝状态，可辨为血瘀。痰湿可致瘀血，瘀血又可加重痰湿，二者是常见病因，既互为因果，又相互影响。

（四）评价及展望

阻塞性睡眠呼吸暂停低通气综合征是一种具有潜在危险的疾病，因为它会诱发高血压、脑出血、糖尿病等疾病，极其影响生活质量。基层医院因为缺乏疾病诊断的仪器设备，所以如果该病不能确诊时，应向上级医院转诊。一般来说，单纯打鼾的OSAHS患者去除病因后预后较好，但老年患者或者合并高血压等疾病的患者存在猝死的危险，应该及时积极治疗。临床治疗上，应该中西医并重，外治内治并举。

主要参考文献

[1] 田理，张燕平．中西医临床耳鼻咽喉科学［M］．北京：中国医药科技出版社，2012，7：252–257.

[2] 刘铮，阮岩．阮岩治疗小儿鼾眠病经验［J］．广州中医药大学学报，2019，36（6）：902.

[3] 杨晶晶．化瘀散结法治疗儿童鼾眠气滞血瘀证的临床研究［D］．长春：长春中医药大学，2016.

第八章　喉部疾病

第一节　急性会厌炎

急性会厌炎是一起病突然，发展迅速，可危及生命的严重感染，可引起喉阻塞而窒息死亡。本病以冬春季节多见。

一、病因病机

（一）西医学认识

（1）感染细菌或病毒感染　此为最常见的原因，以B型嗜血流感杆菌最多为本病最主要的原因。各种致病菌可由呼吸道吸入，也可由血行感染，或由邻近器官蔓延。

（2）变态反应　属Ⅰ型变态反应，对某种变应原发生反应，引起变态反应性炎症。可继发细菌、病毒的感染，也可由单独变态反应性炎症引起会厌明显肿胀。多发生于成年人，常反复发作。

（3）其他　异物、创伤、吸入有害气体、误咽化学物质及放射线损伤均可引起会厌的急性炎症。邻近器官的急性炎症，如急性扁桃体炎、口底炎等，蔓延而侵及声门上黏膜。亦可继发于急性传染病后。

（二）中医学认识

急性会厌炎常突然发作，进展迅速，是中医耳鼻咽喉科的急症之一，主要表现为畏寒发热，吞咽剧痛，会厌红肿，甚则化脓，呼吸困难，属于中医喉痈、会厌痈的范畴。本病多因脏腑蕴热，复感风热邪毒，或异物、创伤染毒，内外热毒 搏结于咽喉，灼腐血肉而为脓，毒聚而成痈肿。其病程可分为酿脓期、成脓期、溃脓期三个阶段，其病因病机在三个阶段有所不同。

1. 酿脓期

咽喉为肺胃所属，风热邪毒乘虚侵袭，循口鼻入肺系，咽喉首当其冲，邪毒与气血搏结不散，导致气血壅聚咽喉而为病。

2. 成脓期

外邪不解，入里化火，引动脏腑积热上攻，内外火热邪毒 搏结于咽喉，热毒流窜困结于一处，灼腐血肉而为脓。

3. 溃脓期

痈肿溃破后，因火热邪毒久灼咽喉，又因咽痛饮食难进，加之清解攻伐，导致气阴两伤，余邪未清。

二、临床诊断

（一）辨病诊断

1. 临床表现

对主诉有剧烈咽喉疼痛，吞咽时加重，检查口咽无明显异常，间接喉镜下可见充血、肿大的会厌即可诊断为急性会厌炎。具体症状见表8–1。

表8–1　急性感染性会厌炎与急性变态反应性会厌炎临床症状

症状与治疗	急性感染性会厌炎	急性变态反应性会厌炎
病因	细菌或病毒感染	过敏反应
症状	喉部疼痛	喉部堵塞感
压痛	舌骨及甲状软骨处有压痛	无压痛
体温	升高	正常

续表

症状与治疗	急性感染性会厌炎	急性变态反应性会厌炎
实验室检查	白细胞总数增多 中性白细胞增多	白细胞总数正常或略低 嗜酸性粒细胞增多
局部检查	会厌红肿	会厌水肿
治疗	抗生素为主	糖皮质激素为主
预后	积极抗感染治疗，预后较好	可突然窒息，抢救不及时 可致死亡

2. 临床分型

（1）病理组织学分型

①急性卡他型：黏膜弥漫性充血、水肿，有单核及多形核细胞浸润，会厌舌面之黏膜较松弛，肿胀更明显，可增厚到正常的6~10倍。

②急性水肿型：会厌显著肿大如圆球状，间质水肿，炎性细胞浸润增加，局部可形成脓肿。

③急性溃疡型：较少见，病情发展迅速而严重，病菌常侵及黏膜下层及腺体组织，可发生化脓、溃疡。血管壁如被侵蚀，可引起糜烂出血。

（2）急性变态反应性会厌炎

活体组织检查可见黏膜水肿、增厚，嗜酸性粒细胞浸润，其基底膜破坏，嗜碱粒细胞和肥大细胞增多。会厌、杓状会厌襞等处的黏膜及黏膜下组织均高度水肿，有时呈水泡状，黏膜苍白增厚，甚至增厚达正常的6~7倍。

（二）辨证诊断

本病发作急骤，变化迅速，畏寒发热，咽喉疼痛吞咽时加剧，吞咽困难，严重时可伴有呼吸困难，甚至晕厥休克危及生命，属于中医会厌痈范畴。临床一般分为酿脓期、成脓期、溃脓期三个阶段。辨是否成脓乃辨证之关键，及时采取排脓治疗，对缩短病程至关重要。

1. 酿脓期

（1）临床症状　喉痈初起，咽痛，吞咽时加重，患处黏膜色红漫肿或颌下肿胀，触之稍硬。发热恶寒，头痛，周身不适，口干，咳嗽痰多，小便黄。

（2）辨证要点　突然发作，喉痈初起，咽痛，吞咽时加重，会厌黏膜色红漫肿或颌下肿胀，舌质红、苔薄黄，脉浮数。

2. 成脓期

（1）临床症状　咽痛剧烈，胀痛或跳痛，痛引耳窍；吞咽困难，口涎外溢；或张口困难，言语不清，如口中含物；患处红肿高突，或隆起顶部红里泛白，触之有波动感，穿刺可抽出脓液，颌下有臖核。高热，头痛，口臭口干，便结溲黄。舌质红、苔黄厚，脉洪数有力。

（2）辨证要点　咽痛剧烈，吞咽困难，或张口困难，言语不清，会厌红肿高突，或隆起顶部红里泛白，触之有波动感，穿刺可抽出脓液，颌下有臖核。舌质红、苔黄厚，脉洪数有力。

3. 溃脓期

（1）临床症状　咽痛逐渐减轻，患处红肿突起渐平复，黏膜色红欠润，或溃口未愈合。身热已退，咽干口渴，倦怠乏力，懒动少言。舌质红或淡红、苔薄黄而干，脉细数。

（2）辨证要点　咽痛逐渐减轻，会厌红肿突起渐平复，黏膜色红欠润。舌质红或淡红、苔薄黄而干，脉细数。

三、鉴别诊断

（一）西医学鉴别诊断

（1）白喉　常见于儿童，起病较缓慢，全身中毒症状较重，常有“空空”声咳嗽，进行性呼吸困难，声嘶或失声。咽喉部可见片状灰白膜，不易擦去，强行剥离易出血。颈部淋巴结有时肿大，重者呈“牛颈”状。咽喉部拭子涂片及培养可找到白喉杆菌。

（2）会厌囊肿　发病缓慢，无全身症状。检查会厌无炎症或水肿表现，多见于会厌舌面。会厌囊肿合并感染时，局部有脓囊肿表现，宜切开排脓治疗。

（二）中医学鉴别诊断

喉部痰包

一般多无症状，常在喉部检查时发现，少数大囊肿可有喉不适感，刺激性咳嗽，先天性会厌大囊肿可引起新生儿或婴儿喉阻塞症状，（有报道成人巨大囊肿也可引起气道梗阻）。间接喉镜或置于悬雍垂处的硬喉内镜检查可发现，囊肿呈半球型，蒂部广，表面光滑，显灰白、浅黄或淡红色，根据病史，喉镜检查不难诊断。如用粗长针头注射器抽吸出黏液、乳白或褐色内容物可确定诊断。

四、临床治疗

（一）提高临床疗效的要素

及时控制感染，注意呼吸道通畅，掌握气管切开术时机。

（二）辨病治疗

治疗以抗感染及保持呼吸道通畅为原则。重者应急诊收入住院治疗，床旁备置气管切开包。

1. 控制感染

（1）全身应用足量抗生素和糖皮质激素　如氨华西林、头孢菌素类抗生素，地塞米松等。

（2）局部用药　局部用药的目的是保持气道湿润、稀化痰液及消炎。

（3）切开排脓　如会厌舌面脓肿形成，或脓肿虽已破裂仍引流不畅时，可在吸氧，保持气道通畅（如喉插管、气管切开）下，用喉刀将脓肿壁切开，并迅速吸出脓液，避免流入声门下。感染病灶尚未局限时，不可过早切开，以免炎症扩散。不能合作者应用全麻，成人可用表面麻醉。

2. 气管切开

如患者有呼吸困难，静脉使用抗生素和糖皮质激素后，呼吸困难无改善，应及时行气管切开。

有下述情况者，应考虑行气管切开术。

（1）起病急骤，进展迅速，且有Ⅱ度以上吸气性呼吸困难者。

（2）病情严重，咽喉部分泌物多，有吞咽功能障碍者。

（3）会厌或杓状软骨处黏膜高度充血肿胀，经抗炎给氧等治疗，病情未见好转者。

（4）年老体弱、咳嗽功能差者，出现烦躁不安、发绀、三凹征、肺呼吸音消失，发生昏厥、休克等严重并发症者应立即进行紧急气管切开术。

3. 其他

保持水电解质酸碱平衡，注意口腔卫生，防止继发感染，鼓励进流汁饮食，补充营养。

（三）辨证治疗

1. 辨证论治

（1）酿脓期

治法：疏风清热，解毒消肿。

方药：五味消毒饮加减。金银花、野菊花、蒲公英、紫花地丁、紫背天葵子。应用时可加荆芥、防风、连翘以加强疏风清热之力，加白芷以助消肿止痛，诸药合用共奏疏风清热、解毒消肿之功效。

（2）成脓期

治法：泄热解毒，消肿排脓。

方药：仙方活命饮加减。白芷、贝母、防风、赤芍药、当归尾、甘草节、皂角刺、穿山甲（以他药代替）、天花粉、乳香、没药、金银花、陈皮。红肿痛甚，热毒重者，加蒲公英、连翘、紫花地丁以增清热解毒之力；高热伤津者，去白芷、陈皮，重用天花粉，加玄参；便秘加大黄；痰涎壅盛，可加僵蚕、胆南星等以豁痰消肿。若热毒侵入营血，扰乱心神，出现高热烦躁、神昏谵语者，应以清营凉血解毒为主，可用犀角地黄汤，并选加安宫牛黄丸、紫雪丹，以开窍安神。若有痰鸣气急，呼吸困难者，按喉风处理，必要时行气管切开术，以保持呼吸道通畅。

（3）溃脓期

治法：益气养阴，清解余毒。

方药：沙参麦冬汤加减。沙参、玉竹、生甘草、冬桑叶、麦冬、生扁豆、天花粉。可加太子参以加强本方益气生津之功；加金银花、蒲公英以清解余毒。

2. 外治疗法

（1）吹药法　酿脓期及成脓期可将冰硼散、珠黄散等具有清热解毒作用的药剂吹入咽喉部。

（2）雾化吸入　可在不同证型时期将对症的中药汤剂雾化，吸入咽喉部，每日可 1~2 次，每次 20~30 分钟。

（3）针灸治疗　咽喉肿痛甚者，针刺合谷、内庭、太冲等穴以消肿止痛，用泻法每日 1 次。张口困难者，针刺患侧颊车、地仓穴，以使牙关开

（4）刺血法　痈肿未成脓时，可酌情用三棱针于局部黏膜浅刺 5~6 次，或用尖刀轻划使其出血，以泄热消肿止痛。高热者，用三棱针刺少商、商阳或耳尖，每穴放血数滴，以泄热解毒。

3. 成药应用

润喉丸：润喉生津，开音止痛，疏风清热。用于急，慢性咽炎及喉炎所致的疼痛，亦用于喉痒咳嗽，声音嘶哑的辅助治疗。

五、预后转归

绝大多数患者经恰当治疗，排出脓液后，溃口愈合而痊愈，预后良好。极少数患者因体质虚弱，或未及时有效治疗等原因，脓毒蔓延，可并发喉风，或热入营血，热盛动风，或侵蚀破坏脉络导致大出血等危症。

六、预防调护

（一）预防

采用嗜血流感杆菌结合菌苗接种可有效地预防婴幼儿急性会厌炎及其他嗜血流感杆菌感染疾病（脑膜炎、肺炎等）。

（二）调护

观察患者有无呼吸困难，注意口腔卫生，防继发感染。

七、专方选要

咽喉消肿八味汤：前胡 9g，牛蒡子 9g，僵蚕 9g，杏仁 9g，生甘草 3g，野菊花 9~15g，牛膝 9~15g，鲜芦根 30g，水煎服，每日 1 剂。适用于各型急性会厌炎咽喉肿痛。

主要参考文献

[1] 韦绪性．中医痛症诊疗大全［M］．北京：中国中医药出版社，1996.

第二节　急性喉炎

急性喉炎，指以声门区为主的喉黏膜的急性弥漫性卡他性炎症，亦称急性卡他性喉炎，好发于冬春季节，是一种常见的急性呼吸道感染性疾病。

一、病因病机

（一）西医学认识

（1）感染　为其主要病因，常在感冒后发生，在病毒感染的基础上继发细菌感染。感染细菌多为金黄色葡萄球菌、溶血性链球菌、肺炎双球菌、卡他莫拉菌、流感杆菌等。

（2）有害气体　吸入性有害气体，如氯气、氨、硫酸、硝酸、二氧化硫、一氧化氮等；生产性粉尘；烟酒过度，均可引起喉部黏膜的急性炎症。

（3）用声过度　用声过度也是其常见原因之一。

（4）喉创伤　如异物或器械损伤喉部黏膜。

（二）中医学认识

急性喉炎以喉部黏膜红肿发炎伴随声嘶、喉痛等为表现的一类疾病，属于中医急喉喑的范畴。多认为本病的发病机制为风邪侵袭或兼挟它邪而至，先犯于肺，使肺气失宣，邪闭喉窍而致病。同时肺胃积热引动外邪，热壅喉窍亦可致本病。病位主要在喉部，多与肺胃两脏相关。

（1）风寒袭肺　风寒外袭，肺气失宣，气机不利，风寒之邪凝聚于喉，致声门开合不利，发为喉喑。

（2）风热犯肺　风热外袭，肺失清肃，气机不利，邪热上犯于喉，致声门开合不利，发为喉喑。

（3）肺热壅盛　肺胃积热，灼津为痰，痰热壅肺，肺失宣降，致声门开合不利，发为喉喑。

二、临床诊断

（一）辨病诊断

1. 临床表现

患者多有突发性声嘶，伴喉痛、喉部分泌物增多等症状。

（1）声嘶　急性喉炎的主要症状，多突然发病，开始时声音粗糙低沉，以后变为沙哑，严重者完全失声。

（2）喉痛与吞咽痛　患者喉部及气管前有轻微疼痛，发声时喉痛加重，自感喉部不适，一般不严重。

（3）咳嗽、咳痰：因喉黏膜发生卡他性炎症，咳嗽、咳痰，但多不严重。

（4）全身症状　一般成人较轻，小儿较重。重者可有畏寒、发热、疲倦、食欲不振等症状。

2. 相关检查

喉镜检查可见喉黏膜的表现随炎症发展而发生变化，其特点为双侧对称，呈弥漫性充血。黏膜红肿常首先出现在会厌及声带，逐渐向下发展，但以声带及杓状会厌襞显著。随炎症发展，声带表面由淡红色逐渐变成暗红色，声门下黏膜明显红肿时，托衬于声带之下，可呈双重声带样，但两侧声带运动正常。

（二）辨证诊断

本病以声音不扬，失去圆润、清亮甚至声音嘶哑为主要症状，起病较急，自觉喉内干燥疼痛不适，属于中医急喉喑范畴。根据患者病情的不同可以分为风寒侵袭、风热犯肺、肺热壅盛等证型。

1. 风寒袭肺型

（1）临床症状　猝然声音不扬，沙哑，

喉痒不适，或咳嗽少痰，检查见声带肿胀淡红，声门闭合不全，兼见恶寒发热，鼻塞涕清，舌淡红、苔薄白，脉浮紧。

（2）辨证要点　声音嘶哑，喉部不适，鼻流清涕、苔薄白，脉浮紧。

2. 风热犯肺型

（1）临床症状　声音不扬，甚则嘶哑，喉黏膜及声带红肿，声门闭合不全。咽喉疼痛，干痒而咳，或发热微恶寒，头痛。舌质红、苔薄黄，脉浮数。

（2）辨证要点　声音不扬，甚则嘶哑，干痒而咳，或发热微恶寒，头痛。舌质红、苔薄黄，脉浮数。

3. 肺热壅盛型

（1）临床症状　声音嘶哑，甚则失音，喉黏膜及假声带、声带深红肿胀，声带上有黄白色分泌物附着，闭合不全。咽喉疼痛，咳嗽痰黄，口渴，大便秘结。舌质红、苔黄厚，脉滑数。

（2）辨证要点　声音嘶哑，甚则失音，声带上有黄白色分泌物附着，闭合不全。咽喉疼痛，咳嗽痰黄，口渴，大便秘结。舌质红、苔黄厚，脉滑数。

三、鉴别诊断

（一）西医学鉴别诊断

（1）喉结核　多继发于较严重的活动性肺结核或其他器官结核。病变多发生于喉的后部。喉结核早期，喉部有刺激、灼热、干燥感等。声嘶是其主要症状，随病情加重，甚至可发展为完全失声。常伴喉痛，且吞咽时加重。

（2）麻疹喉炎　由麻疹病毒引起，其病情发展与麻疹病程相符。出疹高峰可见明显声嘶、咳嗽或犬吠样咳嗽声，随着皮疹消退迅速好转，较少发生喉梗阻。继发细菌感染时病情较重，可导致喉梗阻。幼儿麻疹病情较重者，大都有轻度喉炎，几乎是麻疹的症状之一。麻疹喉炎出现喉梗阻者，可按急性喉炎治疗，首先控制继发性感染，同时予糖皮质激素，如病情无改善，仍表现较重的呼吸困难，可进行气管切开术。注意有无下呼吸道梗阻。

（二）中医学鉴别诊断

（1）情志喑　因情志所伤后，突发严重的声音嘶哑，多为失声耳语状，但咳嗽和哭笑声音正常，声门检查除闭合障碍外，无明显异常。

（2）白喉　多见于儿童，呼吸黏膜出现白色伪膜，难以刮去，强刮可出血，偶伴呼吸困难。白色分泌物涂片或培养可见白喉杆菌。

（3）声带瘀血　过度用嗓后，出现急性声音嘶哑，声带多为一侧红肿，但无畏寒、发热等全身症状。

四、临床治疗

（一）辨病治疗

（1）尽量噤声休息，缓解声带疲劳。

（2）及早使用足量广谱抗生素，充血肿胀明显者加用糖皮质激素。

（3）对症治疗　给氧、解痉、化痰，保持呼吸道通畅，可用水氧超声雾化吸入或经鼻给氧。早期黏膜干燥时，加入薄荷、复方安息香酊等。

（4）支持疗法　禁烟、禁酒，调节室内温度和湿度，保持室内空气流通等。

（二）辨证治疗

1. 辨证论治

（1）风寒袭肺型

治法：疏风散寒，宣肺开音。

方药：三拗汤加减。

麻黄、杏仁、苏叶、蝉蜕、桔梗、贝母、细辛（后下）、大黄、附片（先煎）、甘草。咽痒咳嗽较重，可加荆芥、前胡等祛风止咳。鼻塞重者，加辛夷、白芷通鼻窍。

（2）风热犯肺型

治法：疏风清热，利喉开音。

方药：疏风清热汤加减。

荆芥、防风、牛蒡子、甘草、金银花、连翘、桑白皮、赤芍、桔梗、黄芩、天花粉、玄参、浙贝。本方疏散风热，清利咽喉，可加蝉蜕、木蝴蝶、胖大海以利喉开音。若痰黏难出者，可加瓜蒌皮、杏仁以化痰。

（3）肺热壅盛型

治法：清热泻肺，利喉开音。

方药：泻白散加减。

桑白皮、地骨皮、粳米、甘草。本方为清热泻肺之主方，可加黄芩、杏仁以加强本方清肺热、宣肺利气之功；加瓜蒌仁、浙贝母、天竺黄、竹茹以清 化痰热；加蝉蜕、木蝴蝶以利喉开音；大便秘结者，可加大黄。

2. 外治疗法

（1）吹药法　用冰硼散、珠黄散等药吹喉，每日3~5次，以清热解毒，消肿化痰，可用于风热犯肺型、肺热壅盛型急喉喑。

（2）含服法　将金嗓开音丸、铁笛丸等药含服，每日2~4次，以清热消肿，止痛利咽，可用于风热犯肺型、肺热壅盛型急喉喑之咽喉肿痛症状。

（3）蒸汽吸入　将对症的药物煎汤作蒸汽吸入，每日1~2次，每次20~30分钟。

3. 成药应用

（1）金嗓开音丸　金银花、连翘、玄参、板蓝根、赤芍、黄芩、桑叶、菊花、前胡、苦杏仁（去皮）、牛蒡子、泽泻、胖大海、僵蚕（麸炒）、蝉蜕、木蝴蝶。用于风热邪毒犯肺引起的咽喉肿痛，声音嘶哑。

（2）清音丸　诃子肉、川贝母、百药煎、乌梅肉、葛根、茯苓、甘草、天花粉。用于风热犯肺或肺热壅盛津亏，咽喉不利，口舌干燥，声哑失音。

（三）医家诊疗经验

干祖望

干祖望认为，用现代观点看，“金实不鸣、金破不鸣”的理论虽有不足之处，但还具有一定的临床指导意义，尤其是急性喉炎，肺经有邪是病机关键，只是目光不能只局限于肺。古代解剖未指出声带的功能，以为发音是会厌、悬雍垂起作用，《灵枢·忧恚无言》说：“会厌者，音声之户也；口唇者，音声之扇也；舌者，音声之机也；悬雍垂者，音声之关也。”干祖望根据现代喉部检查所见声带，提出了“声带属肝”的理论，他认为声带是一种韧带，类似中医所说的“筋”。肝主筋，因此声带在生理、病理上均与肝密切相关。用之临床主要有两种情况，一是声带严重充血，要考虑肝火因素，二是声带肥厚、息肉等病，要用入肝经的药物活血化瘀治疗。

五、预后转归

若处理适当，一般预后良好，部分患者可能转为慢性喉炎。职业用嗓者更应注意。另外，对于严重感染者、儿童患者，若不及时治疗，可能致使病情向凶险转变。

六、预防调护

（一）预防

加强锻炼，提高机体免疫力；预防呼吸道疾病；正确用声；生活规律，早睡早起；保持良好心态，心情舒畅。

（二）调护

（1）保持室内空气流通，保持室内温度、湿度适宜，多饮热水，注意大便通畅，禁辛辣刺激食品。

（2）患儿行雾化吸入治疗时应保持半坐卧位，有利于气体交换，最好偏向一侧能预防误吸；若年龄偏小可采取怀抱式，托住患儿的枕部，保持头高脚低。

七、专方选要

麻黄附子细辛汤加减：治疗寒湿闭肺，且有化热趋势。麻黄4g，制附子6g，细辛3g，杏仁6g，生石膏20g，水煎服。

八、研究进展

（一）辨证思路

评价嗓音质量，有音量、音调、音色和音域四个要素，对于这些要素和中医的脏腑辨证的关系，干祖望提出自己独到的理论：音调属足厥阴，凭高低以衡肝之刚怯；音量属手太阴，别大小以权肺之强弱；音色属足少阴，察润枯以测肾之盛衰；音域属足太阴，析宽窄以蠡脾之盈亏。肝刚、肺强、肾盛、脾盈，则丹田之气沛然而金鸣高亢矣。

（二）治法探讨

干祖望认为，治疗急喉喑，重视升降肺气，轻以去实。喉喑以声音不扬，甚至嘶哑失音为主要症状。此病证多与用嗓过度、反复感受外邪有关。初期外邪束缚于表，肺气不得宣通，气机失利，升降失司。故发音沉闷，费劲，声音失润。治疗应因势利导，通过宣发疏散郁结，使气之开合、升降、出入协调，肺郁得解，肺气得以宣通流走。干祖望认为，对于无形之邪气犯肺，导致上窍闭塞，声音嘶哑，发声困难，只适宜轻清宣肺治法。轻宣理气药物，轻灵之药，轻宣理气入上焦，最易辛开散邪，苦来降气，轻来去实。通过宣发升调肺气，治疗邪气实之急喉喑。如牛蒡子、薄荷、金银花，配伍射干、杏仁。又如麻黄配伍杏仁，一方面宣散肺气，一方面利肺降气。干祖望更擅用蝉蜕轻清升散，宣郁达表，辅调肺气之升降，利咽开音。通过药物之升、降、浮、沉性用，结合升、降、浮、沉之治法的因势利导，治疗喉喑之疾，常参合行之，变化无穷。

参考文献

[1] 徐倩倩．治疗小儿急性喉炎的护理干预措施及实施效果分析［J］．中国医学文摘（耳鼻咽喉科学），2022，37（5）：199–200，203．

[2] 王莉．优质护理干预联合布地奈德雾化吸入辅助治疗小儿急性喉炎的临床分析［J］．中国冶金工业医学杂志，2019，36（3）：354–355．

第三节　慢性喉炎

慢性喉炎是指喉部黏膜的非特异性病菌感染所引起的慢性炎症。本病是最常见的喉科疾病之一，主要表现为双侧声带黏膜炎性病变。据病变程度、特性的不同，一般可分为慢性单纯性喉炎、慢性增生性喉炎和慢性萎缩性喉炎。

一、病因病机

（一）西医学认识

（1）邻近部位炎症直接蔓延，如鼻炎、鼻窦炎、慢性扁桃体炎、慢性咽炎等。

（2）鼻阻塞，外界空气未经鼻腔处理直接经口吸入刺激喉黏膜。

（3）有害气体（如氯气、氨、硫酸、硝酸、二氧化硫、一氧化氮等）及烟、酒、灰尘等长期刺激。

（4）用嗓过多或发音不当。

（5）全身性疾病使全身抵抗力下降或影响喉部，如糖尿病、肝硬化等。

（6）急性喉炎长期反复发作或迁延不愈。

（二）中医学认识

慢性喉炎是以声音嘶哑伴有喉部不适为主要表现的一类病症，属于中医慢喉喑范畴。主要是由于脏腑虚弱，声门失养或气血淤滞，痰浊集聚于声门而发病。病变部位主要在喉，多与肺脾肾三脏相关。

（1）肺肾阴虚　素体阴亏，燥热伤阴或久病伤阴，肺虚及肾，使声门失于濡养，声门开合无力而喑。

（2）肺脾气虚　久咳或用嗓过度而使肺气虚耗，喉窍失养，易为邪侵；或饮食不节，久病过用寒凉损伤脾气，使运化失职，水谷精微无以上滋喉窍，受邪侵而致喑。

（3）血瘀痰凝　用声过度，多语伤肺，喉窍脉络受损，气滞血瘀，或素体亏虚，邪气反复侵袭，滞留于喉使脉络损伤而致喑。

二、临床诊断

（一）辨病诊断

1. 临床表现

多有声音嘶哑，咽喉不适或异物感、咳嗽等，各种类型的喉炎各有侧重。

2. 临床分型

（1）慢性单纯性喉炎　主要发生在喉黏膜的慢性非特异性炎性病变，喉黏膜血管扩张，炎细胞浸润，黏膜下可发生血液积聚。上皮及固有层水肿及以单核细胞为主的炎性渗出。继而黏膜肥厚，腺体肥大。多数患者喉内肌亦呈慢性炎症。黏液腺受刺激后，分泌物增加，有较稠厚的黏痰。LSAB法免疫组化染色增殖细胞核抗原（PCNA）阳性细胞数量少，呈带状分布于上皮基底细胞层，其上的棘细胞层有1~2层散在的阳性细胞。

（2）慢性增生性喉炎　黏膜上皮不同程度增生或鳞状化生、角化，黏膜下淋巴细胞和浆细胞浸润，喉黏膜明显增厚，纤维组织增生、玻璃样变性导致以细胞增生为主的非炎性病变。增生性改变可为弥漫性或局限性。

（3）慢性萎缩性喉炎　喉黏膜及黏膜下层纤维变性，黏膜上皮化生，柱状纤毛上皮渐变为复层鳞状上皮，腺体萎缩，分泌减少，加之喉黏膜已无纤毛活动，故分泌液停滞于喉部，经呼吸空气蒸发，可变为脓痂。除去痂皮后可见深红色黏膜，失去固有光泽。可有浅表的糜烂或溃疡。病变向深层发展可引起喉内肌萎缩。炎症向下发展可延及气管。

3. 相关检查

（1）慢性单纯性喉炎　喉镜下可见喉黏膜弥漫充血，有时有轻度肿胀，声带由白色变粉红色，边缘变钝。声带表面有时可见黏痰，并在两侧声带之间形成黏液缘丝。

（2）慢性增生性喉炎　以假声带肥厚多见，肥厚的假声带可遮盖部分声带，或两侧室带前部互相靠在一起，以致间接喉镜下看不到声带前部。声带肥厚，边缘变钝，严重者两侧声带前部互相靠在一起，声门不能完全打开。电声门图多表现为闭相延长，开相缩短。喉动态镜观察可见对称性和周期性差，严重者振幅和黏膜波消失，声带闭合差。

（3）慢性萎缩性喉炎　喉黏膜变薄、干燥，严重者喉黏膜表面有痂皮形成，声门闭合时有菱形裂隙。电声门图多表现为闭相缩短或无闭相，波峰变矮。

（二）辨证诊断

慢喉喑又名久喑，主要表现为声音嘶哑，嘶哑程度可进行加重，可有喉疼、干咳等表现。慢喉喑多是在急喉喑的程度上反复发作迁延不愈或长期用声不当所致。临床上主要分为肺肾阴虚、肺脾气虚、血瘀痰凝等证型。

1. 肺肾阴虚型

（1）临床症状　声嘶日久，咽喉干燥，口干、干咳无痰，或痰少而黏，声带微红。舌红、少苔，脉细数

（2）辨证要点　声嘶日久，咽干、干咳、痰少而黏。舌红、少苔，脉细数

2. 肺脾气虚型

（1）临床症状　语声低微，气短懒言，咳嗽咳痰，痰白略稀，体倦乏力，纳少便溏，声带肿而不红，声带关闭不严。舌淡、苔白，脉细弱

（2）辨证要点　语声低微，气短懒言，痰白略稀，体倦乏力，纳少便溏。舌淡、苔白，脉细弱

3. 血瘀痰凝型

（1）临床症状　声音嘶哑，咳嗽痰少，用声过度后咽喉部疼痛，痛处固定，胸胁胀满。声带暗红、增厚或有结节。舌质紫暗或有瘀点，脉涩。

（2）辨证要点　咽喉部疼痛固定，声带暗红。舌质紫暗或有瘀点，脉涩。

三、鉴别诊断

（一）西医学鉴别诊断

对声嘶持续时间较长者，应与喉癌、梅毒、结核等鉴别。肿瘤常局限于一侧声带，可经活检证实；梅毒较难区别，如有会厌增厚、缺损或结痂，并有其他器官梅毒；喉结核的病变常在杓间区，黏膜常呈贫血现象，多有浅表溃疡和肺结核。

（二）中医学鉴别诊断

（1）喉癣　主要表现有声嘶，咽喉干燥咳嗽，同时伴有低热、盗汗，形体消瘦等全身症状。

（2）喉癌　表现为声嘶进行性加重，病变表面黏膜粗糙或有不规则增生肿物，常痰中带血，同时还有形体消瘦、胃肠道反应等较严重的全身症状。

四、临床治疗

（一）辨病治疗

（1）病因治疗　如避免长时间过度用声，戒除烟酒，改善工作环境，积极治疗鼻腔鼻窦的慢性炎症，解除鼻阻塞，控制咽部及下呼吸道的感染。

（2）局部使用抗炎药物。

（3）氧气或超声雾化吸入，必要时加用抗生素和地塞米松雾化。

（4）理疗　直流电药物离子（碘离子）导入或音频电疗、超短波、直流电或特定电磁波（TDP）等治疗。

（5）发声矫治　包括有声练习和发声练习等。

（二）辨证治疗

1. 辨证论治

（1）肺肾阴虚型

治法：滋阴降火，润喉开音。

方药：百合固金汤加减。百合、熟地、麦冬、生地、玄参、当归、白芍、贝母、桔梗、甘草。若阴虚火旺较重，可以加丹皮、黄柏、牛膝等滋阴降火。若喉痒干咳较重，可加枇杷叶、蝉蜕、杏仁等宣肺止咳。

（2）肺脾气虚型

治法：补益肺脾，益气开音。

方药：补中益气汤加减。

人参、白术、当归、陈皮、黄芪、升麻、柴胡、甘草。若声带肿胀明显，可加用参苓白术散。若气虚咳嗽较重，可加冬虫夏草、蛤蚧、党参等补益肺脾气之品。

（3）血瘀痰凝型

治法：行气活血，化痰开音。

方药：会厌逐瘀汤加减。

桃仁、红花、甘草、桔梗、生地、当归、玄参、柴胡、枳壳、赤芍。若痰多者，可加贝母、瓜蒌仁、海浮石以化痰散结。若兼肺肾阴虚，可配合百合固金汤加减；若兼肺脾气虚，可配合补中益气汤加减。

2. 外治疗法

（1）含服法　将润喉丸、铁笛丸等含化慢吞咽下，每日可数次或临睡前使用。以消肿止痛利咽，可用于肺肾阴虚型慢喉喑之咽喉肿痛症状。

（2）雾化吸入　将内服汤剂雾化后作蒸汽吸入，每日可 1~2 次，每次 15~30 分钟。

（3）针刺治疗　选取合谷、曲池、足三里、尺泽等穴位宣肺开音，每次 2~3 穴，再根据具体症状辨证选取其他对应穴位配合治疗，每日一次，七次为 1 个疗程。

3. 成药应用

（1）黄氏响声丸　薄荷、浙贝母、桔梗、薄荷脑、蝉蜕、儿茶、胖大海、诃子肉、川芎、连翘、大黄。可用于风热外束、痰热内盛所致的急、慢性喉喑，症见声音嘶哑、咽喉肿痛、咽干灼热、咽中有痰，或寒热头痛，或便秘尿赤。

（2）甘草清音丸　诃子肉、川贝母、百药煎、乌梅肉、葛根、茯苓、甘草、天花粉。用于肺肾阴虚，咽喉不利，口舌干燥，声哑失音。

（3）润喉丸　乌梅（去核）、甘草、马蹄粉、玄明粉、蝉蜕、食盐、薄荷脑。用于慢性喉炎所致的疼痛，亦用于喉痒咳嗽，声音嘶哑的辅助治疗。

五、预后转归

本病大多预后良好。起病急骤者，经及时适当治疗，多可痊愈。反复发作者，则病程迁延，缠绵难愈。

六、预防调护

（1）锻炼身体，增强体质，提高对外界气候的适应能力。

（2）积极治疗全身疾病。

（3）注意休息，当黏膜发生炎性反应后，应严格噤声，避免迁延日久转为慢性。

第四节　声带小结

声带小结是慢性喉炎的一型更微小的纤维结节性病变，常由炎性病变逐渐形成。典型的声带小结为双侧声带前、中 1/3 交界处对称性结节状隆起。

一、病因病机

（一）西医学认识

本病的病因主要有以下几种。

（1）用声不当与用声过度　声带小结多见于声带游离缘前中 1/3 交界处，因为：声带前 2/3 是膜部，后 1/3 是软骨部（即杓状软骨），膜部的中点即声带前、中 1/3 交界处，该处在发声时振幅最大，用声过度或用声不当会导致该处形成小结。

（2）上呼吸道病变　感冒、鼻炎等可诱发声带小结。

（3）反流性咽喉病　Kuhn（1998）报道声带小结患者中胃食管咽反流明显高于正常人。

（二）中医学认识

中医对声带小结的认识，根据发病的虚实分为两类，主要以虚证为主。实证主要为痰热犯肺，而使肺气不宣，气机阻滞，喉窍失利而致。肺胃积热，复感风热，内外邪气互结，灼伤津液，炼液成痰，痰热壅肺，而致本病。

虚证主要是由于脏腑受损，喉窍失于

濡养而致，脉络阻滞，邪气壅积而致本病，病位在喉，多与肺脾肾三脏相关。肺脾失健，水湿停聚，结于喉关而致本病；患病日久，邪聚于喉，阻滞脉络而致血瘀痰凝形成小结。

二、临床诊断

（一）辨病诊断

1. 临床表现

（1）以声嘶为主要表现，早期程度较轻，发声易疲倦和间歇性声嘶，仅用声多时感疲劳。随病情加重，声嘶由间歇性发展为持续性。

（2）根据病史及检查，常易做出诊断。患者常有较长时间的声嘶，喉镜检查见双侧声带前、中交界处有对称性结节状隆起。

2. 病理

声带小结初期柔软带红色，覆以正常的鳞状上皮，基质呈水肿状，并有血管增生，血管扩张。中期的小结则较坚实，有纤维化和透明样变性。晚期小结呈苍白色小隆起，上皮增厚和角化，可伴棘细胞层增厚和不全角化。

电镜观察可见黏膜鳞状上皮层次显著增多，表层细胞扁平，棘层内有角质透明蛋白颗粒；各层细胞排列紧密，张力微丝和桥粒均发育良好，基底层细胞核有丝分裂较多见，周围组织有炎症表现。早期多为水肿型，后易纤维化。

3. 相关检查

（1）喉镜检查　病程短的早期小结呈粉红色息肉状，初起时可见声带游离缘前、中 1/3 交界处，发声时有分泌物附着，此后该处声带逐渐隆起，成为明显小结。小结一般为对称局限性小突起；病程长者，则呈白色结节状小的隆起，表面光滑。发声时两侧的小结相靠而妨碍声带闭合。

（2）电声门图　声带小结的部位和大小不同，声嘶程度也不同，电声门图多表现为闭相缩短或无闭相，波峰变矮。

（3）喉动态镜　喉动态镜下振幅和黏膜波消失，震动关闭相减弱。

（4）语图　语图常有一些噪声成分，谱纹不规则，谐波之间有散在的噪声成分，偶有断裂现象，第一、二共振峰（F1、F2）谐波中有少量噪声成分。

（二）辨证诊断

声带小结属于中医喉喑范畴，辨证多为痰热凝聚、气虚痰结、气血瘀结三型。

1. 痰热凝聚型

（1）临床症状　声音嘶哑或不扬，咽喉微痛，干痒或不适，声带微红，边缘有粟粒样小结节，色淡红或鲜红。

（2）辨证要点　黏性分泌物附着，少气，便溏，舌苔白腻，脉濡滑。

2. 气虚痰结型

（1）临床症状　声音嘶哑，喉间痰多，色白而稀，声带淡白或淡红，边缘有粟粒样小结节隆起，色灰白或淡红，面色白或黄，气短乏力，纳差便溏，舌淡红、苔白腻，脉濡滑。

（2）辨证要点　喉间痰多，气短乏力，纳差便溏。

3. 气血瘀结型

（1）临床症状　声音嘶哑日久，多语更重。声带膜部边缘粟粒状隆起，色白或灰暗，质感硬，声带微红，可伴疼痛。舌质暗红或有瘀点、苔少，脉沉细。

（2）辨证要点　声带色红，声带微红可有疼痛，舌质暗红或有瘀点。

三、鉴别诊断

（一）西医学鉴别诊断

声带表皮样囊肿

一般肉眼难以鉴别声带小结和表皮样

囊肿，常需手术切除后病理检查方可确诊，但喉内高频超声可准确测试声带囊肿的大小。

（二）中医学鉴别诊断

喉痰包

喉痰包囊肿呈半球形，表面光滑，灰白色、微黄或淡红，囊壁一般很薄，触之可有波动感，通过频闪喉镜检查可以区别。

四、临床治疗

（一）辨病治疗

（1）声带休息　早期声带小结通过噤声，让声带充分休息，可自行消失。若声带休息 2~3 周，小结仍未明显变小，应采取其他治疗措施，因声带肌长期不活动反而对发声不利。儿童小结常至青春期后自然消失。

（2）药物治疗　对于早期的声带小结，在声带休息的基础上，配合中成药治疗，如金嗓开音丸、金嗓散结丸等。

（3）手术切除　经保守治疗无效者，对不可逆较大、声嘶明显的小结，或并有喉蹼者，可在表麻下经电子喉镜或纤维喉镜行声带小结切除或激光治疗，也可在全麻支撑喉镜下行喉显微手术将小结切除。操作时应特别小心，切勿损伤声带肌。术后应噤声 2 周，并用抗生素及糖皮质激素雾化吸入。术后予以正确的发声训练，可降低复发率。

（4）发声训练。

（二）辨证治疗

1. 辨证论治

（1）痰热凝聚型

治法：清肺化痰，散结开音。

方药：清气化痰丸加减。

胆南星、瓜蒌、黄芩、枳壳、陈皮、茯苓、半夏、杏仁、木通、桔梗。若肺脾气虚者，可加生诃子敛肺气。若热重伤阴，可加麦冬、沙参等滋阴。

（2）气虚痰结型

治法：健脾益气，化痰散结。

方药：六君子汤加减。

人参、茯苓、白术、陈皮、半夏、石菖蒲、甘草。若痰多者，可加贝母、瓜蒌仁、海浮石等化痰散结。若湿重便溏，可加白扁豆、山药、薏苡仁健脾除湿。

（3）气血瘀结型

治法：行气活血，逐瘀散结。

方药：会厌逐瘀汤加减。

桃仁、红花、赤芍、枳壳、当归、生地、柴胡、玄参、甘草。若痰多，加贝母、瓜蒌化痰。脾虚便溏者，加山药、白扁豆、薏苡仁健脾除湿。

2. 外治疗法

（1）含服　选用具有清利咽喉作用的中药制剂含服。

（2）雾化吸入　根据不同证型选取不同的中药水煎，取水煎后的药液雾化吸入。

（3）喉部按摩　将嗓音治疗仪放于喉结两侧，通电半小时，每日一次，每 10 天 1 个疗程。

（4）针刺治疗　以局部取穴和足阳明胃经穴位为主，常用为人迎穴、肺俞、脾俞等穴位，痰湿较重者可酌加丰隆穴，热盛可加曲池、大椎等穴位。

3. 成药应用

（1）金嗓开音丸　金银花、连翘、玄参、板蓝根、赤芍、黄芩、桑叶、菊花、前胡、苦杏仁（去皮）、牛蒡子、泽泻、胖大海、僵蚕（麸炒）、蝉蜕、木蝴蝶。适用于热邪引发的咽喉肿痛，声音嘶哑，急性、亚急性咽炎、喉炎。口服，水蜜丸 60~120 粒（6~12g），一日 2 次。

（2）金嗓散结丸　马勃、莪术（醋炒）、金银花、桃仁、玄参、三棱（醋炒）、红花、丹参、板蓝根、麦冬、浙贝母、泽泻、鸡内金（炒）、蝉蜕、木蝴蝶、蒲公英。功用清热解毒，活血化瘀，利湿化痰。用于热毒蕴结、气滞血瘀所致的声音嘶哑、声带充血、肿胀；慢性喉炎、声带小结、声带息肉见上述证候者。口服。一次60~120丸，一日2次。

（三）新疗法选粹

（1）采用中药汤剂，进行喉部局部直流电离子导入治疗，每次约20分钟，每日1次，有利于缓解声音嘶哑的症状。

（2）半封闭声道训练结合共鸣嗓音疗法 12周的半封闭声道训练（SOVTE）结合共鸣嗓音疗法能够有效提高声带小结患者发声效率，对发声方式不当所致的声带小结患者有良好的治疗效果。

（四）医家诊疗经验

谢慧

谢慧认为，声带小结、息肉之病机主在痰、瘀、虚，多为虚实夹杂之证，临床上大体分为初期、中期、后期三阶段而论治。初期多以化痰祛瘀为主，兼以扶正；中期则散邪补虚并重，补正气以促痰消瘀；后期则以扶正为主，兼以散瘀化痰。随虚实之消长调方，泻实补虚，多法并用，并强调随证调护。

五、预后转归

起病较急的患者，经过及时治疗，一般声音嘶哑可恢复，声带小结可以变小或消失，较大的声带小结一般通过保守治疗很难全部消除，可以采取手术治疗消除。反复发作者，病程缠绵，很难痊愈。

六、预防调护

（一）预防

（1）声带小结术后尽量噤声1~2周以上。

（2）避免用嗓过度。

（3）演员唱歌、老师授课前不宜饮食过饱，最好提前2小时不进食。

（4）要改掉清嗓的习惯，这个动作使声带瞬间严重拉紧，容易造成声带损伤。

（5）忌烟酒等辛辣刺激食物。

（6）当教育儿童时不要大声喊叫，尤其是好动的男性儿童。

（7）职业用声者在练声时要注意喉肌需得到有规律的休息。声嘶常在喉肌疲劳情况下发生，喉肌疲劳一般较难恢复。

（二）调护

早期声带小结通过噤声，让声带充分休息；声带小结切除术后，严格噤声两周。

七、专方选要

散结开音汤：白沙参30g，玄参15g，麦冬10g，知母8g，莪术10g，僵蚕10g，贝母10g，郁金10g，木蝴蝶6g，桔梗6g，薄荷3g，甘草6g。

主要参考文献

［1］方素英，葛畅．半封闭声道训练结合共鸣嗓音疗法在声带小结患者中的应用［J］．听力学及言语疾病杂志，2022，30（6）：655-657.

第五节　喉息肉

喉息肉，发生于声带者称为声带息肉，喉息肉的绝大多数均为声带息肉。声带息肉好发于一侧声带的前、中交界处边缘，为半透明、白色或粉红色表面光滑的肿物，多为单侧，也可为双侧，是常见的引起声音嘶哑的疾病之一。

一、病因病机

（一）西医学认识

现病因不明，常见的有机械创伤学说、循环障碍学说、炎症学说、自主神经功能紊乱学说等。患者多为发声不当或过度发声所致，也可为一次强烈发声之后所引起。所以本病多见于职业用声或过度用声的患者。也可继发于上呼吸道感染。

（二）中医学认识

中医对喉息肉的认识主要以虚证为主，属于中医慢喉喑范畴。素体虚弱，易被外邪侵犯或用声不当损伤喉器而致病。素体肺脾虚弱，脏腑功能失调，水液输布失常，喉间痰浊凝聚发为本病；久病脏虚运化失职或用声过度，伤及脉络，气血失和，痰浊瘀血阻于喉间，渐发本病。病位在喉，主要与肺脾两脏相关，久病可及肾。

二、临床诊断

（一）辨病诊断

1. 临床表现

主要表现为声嘶，因声带息肉大小、形态和部位的不同，音质的变化、嘶哑的程度也不同，通常息肉大者声嘶重，反之声嘶轻。息肉大小与发音的基频无关，与音质粗糙有关。声门的大小与基频有关。息肉长在声带游离缘处声嘶明显，长在声带表面对发声的影响小，广基大息肉可引起失音。

2. 病理

主要的病理改变是声带膜部边缘、上皮下的 Reinke 间隙发生局限性水肿，血管扩张或出血，表面覆盖正常的鳞状上皮。形成白色或粉红色的椭圆形肿物，病程长的息肉其内有明显的纤维组织增生或玻璃样变性。根据其病理变化，声带息肉可分 4 型：出血型、玻璃样变性型、水肿型及纤维型。

3. 相关检查

喉镜检查：声带游离缘前中部见有表面光滑、半透明、带蒂如水滴状新生物。带蒂的息肉有时随呼吸上下活动。息肉多呈灰白或淡红色，偶有紫红色，大小如绿豆、黄豆不等。声带息肉一般单侧多见。

（二）辨证诊断

喉息肉主要属于中医慢喉喑范围，辨证分型一般分为痰湿凝聚、气虚痰结和气滞血瘀三型。

1. 痰湿凝聚型

（1）临床症状　声音嘶哑或低沉，晨清暮重，喉部见息肉灰白或淡红、水肿，声门关闭不全。痰多，常欲清嗓，纳差，胸脘痞闷，舌淡、苔薄白或腻，脉滑。

（2）辨证要点　声音嘶哑低沉，息肉灰白，纳差，痰多欲清嗓。

2. 气虚痰结型

（1）临床症状　声音沉闷，语久乏力，喉部憋闷，呼吸不畅，息肉肿甚，色白，声门关闭不全。咳嗽痰白，神疲乏力，纳差便溏，舌胖、边有齿痕、苔白，脉细。

（2）辨证要点　语久乏力，呼吸困难，咳嗽痰白，舌胖、边有齿痕。

3. 气滞血瘀型

（1）临床症状　声嘶日久难愈，音色晦暗或者发声困难，息肉带蒂或息肉变色，颜色灰暗或暗红。舌质紫暗或有瘀点，脉沉涩。

（2）辨证要点　音色晦暗或发声困难，息肉暗红，舌有瘀点。

三、鉴别诊断

（一）西医学鉴别诊断

喉癌

早期肿瘤和初起的息肉及间变，肉眼

颇难鉴别，切除的息肉均应常规送病理检查，以免误诊。

（二）中医学鉴别诊断

喉癣

喉息肉多是由于肺脾虚弱或气血淤滞所引起的病变，以慢性为主，主要表现为声音嘶哑，偶伴咳嗽、呼吸困难等，同时喉部可见表面光滑的肿物。而喉癣主要是由于脏腑虚弱、瘵虫侵袭引起，具有传染性，主要表现为咽喉干燥疼痛，吞咽困难，声音嘶哑，同时伴有咳嗽、低热、盗汗、身体消瘦等全身症状，检查咽喉部可见黏膜上斑点状溃疡，边缘不整齐。

四、临床治疗

（一）辨病治疗

以手术切除为主。手术方法有多种，可视具体情况而定。声门暴露良好的带蒂息肉，可在间接喉镜下摘除。若息肉较小或有蒂且不在前联合，可在电视纤维声带镜下行声带息肉切除术。局麻不能配合者，可在全麻气管插管下经支撑喉镜切除息肉，有条件者可行显微切除或激光显微切除术。年老体弱、颈椎病及全身状况差者，可在纤维声带镜下切除或行射频、微波治疗。术中避免损伤声带肌，若双侧声带息肉样变，尤其是近前联合病变，宜先做一侧，不要两侧同时手术，以防粘连。术后辅以糖皮质激素、抗生素、维生素及超声雾化等治疗，促进术后恢复。

（二）辨证治疗

1. 辨证论治

（1）痰湿凝聚型

治法：除痰化湿，散结消肿。

方药：导痰汤加减。

半夏、胆南星、瓜蒌、枳实、陈皮、茯苓、生姜、桔梗、甘草。声带肿胀明显，可加参苓白术散。若湿聚日久化热，可加清气化痰丸。

（2）气虚痰结型

治法：健脾化痰，散结消肿。

方药：四君子汤和五苓散加减。

人参、茯苓、白术、猪苓、泽泻、生姜、甘草。若痰结重，加海藻、昆布化痰散结。

（3）气滞血瘀型

治法：活血化瘀，散结开音。

方药：会厌逐瘀汤。

当归、赤芍、红花、桃仁、生地、枳壳、柴胡、桔梗、玄参、炙甘草。若痰多者，可加贝母、瓜蒌仁、海浮石等化痰散结。声嘶者，加木蝴蝶、僵蚕散结开音

2. 外治疗法

（1）息肉较大或质地较硬，应选取手术摘除。

（2）针灸疗法　常选取人迎穴、丰隆穴、足三里等穴位治疗，采取泻法中等强度刺激，每日 1 次，每次 20 分钟，每 10 次为 1 个疗程。

3. 成药应用

（1）金嗓散结丸　马勃、莪术（醋炒）、金银花、桃仁、玄参、三棱（醋炒）、红花、丹参、板蓝根、麦冬、浙贝母、泽泻、鸡内金（炒）、蝉蜕、木蝴蝶、蒲公英。功用清热解毒，活血化瘀，利湿化痰。用于热毒蕴结、气滞血瘀所致的声音嘶哑、声带充血、肿胀；慢性喉炎、声带小结、声带息肉见上述证候者。口服，一次 60~120 丸，一日 2 次。

（2）铁笛丸　麦冬、玄参、瓜蒌皮、诃子肉、青果、凤凰衣、桔梗、浙贝母、茯苓、甘草。用于阴虚肺热津亏引起的咽干声哑，咽喉疼痛，口渴烦躁。口服或含化，一次 2 丸，一日 2 次。

五、预后转归

起病急骤者，经及时治疗，一般可较好恢复。反复发作，慢性迁延不愈者，多预后较差。

六、预防调护

（1）注意休息，尤其是注意声带的休息，避免过度疲劳及长时间用嗓。

（2）一旦出现声哑，绝对禁止发声说话，尽量不咳嗽。

（3）尽量不要大声喊叫，避免出现“声嘶力竭”的情况。

（4）多饮白开水，饮食不宜过烫或过冷。

（5）加强锻炼、增强体质、预防感冒。

七、专方选要

声带息肉术后恢复治疗可采用：丹参10g，当归10g，赤芍10g，川芎10g，党参30g，白芍10g，茯苓12g，陈皮6g，茯苓12g，柴胡6g，升麻3g，诃子10g，蝉蜕10g，每日1剂，连服7天。

第六节　喉水肿

喉水肿是一种喉黏膜下松弛部位的组织液渗出病变。其并非一独立疾病，可由多种病因造成。一般可分为急性和慢性，无感染者多为浆液性，感染性者为浆液脓性。喉水肿具有一般喉功能障碍症状，但急性严重者可引起窒息死亡。

一、病因病机

（一）西医学认识

本病病因主要有以下几种。

（1）感染性疾病　喉部邻近组织感染所致。

（2）非感染性疾病

①喉创伤：喉的开放性切割伤，闭合性挫伤或钝器伤，气管插管等可致喉黏膜水肿。

②喉血管神经性水肿：也称遗传性血管神经性喉水肿（hereditary angioneurotic laryngeal edema，HALE），为常染色体显性遗传病，患者血中C1脂酶抑制物（C1-INH）缺乏或功能缺陷，常反复发作喉水肿。

③变态反应：主要为Ⅰ型（IgE介导）的超敏反应引起的喉水肿。药物如注射青霉素、口服碘化钾、阿司匹林等；有过敏体质者食用致敏的食物如蟹、虾等易引起变应性喉水肿。

④全身疾病：心脏病、肾炎、肝硬化病、甲状腺功能低下导致的黏液性水肿，使喉淋巴和静脉回流受阻产生被动性喉水肿。

（二）中医学认识

喉水肿不是一个独立的疾病，多指因咽喉部水肿而伴有咽喉部疼痛，吞咽障碍，呼吸困难等表现的一类症状。可以包含于喉风、喉癣、喉喑等多种疾病的进程中，一般症状仅表现为声嘶、语音含混、咽喉梗阻感，如果症状严重，可发生喉梗阻，如不及时抢救可危及生命。多因外邪侵袭，搏结于喉，造成喉部邪毒痰浊壅滞，而形成水肿。病位在喉，多与肺胃相关。

二、临床诊断

（一）辨病诊断

1. 临床表现

详询病史，行咽喉及全身检查，鉴别喉水肿为感染性或非感染性。主要症状有声嘶、语音含混、咽喉梗阻感。急性感染性喉水肿伴有发烧、喉痛，严重者可有喉梗阻表现。非感染性喉水肿者有原发疾病的临床表现，变应性、遗传血管性者发展快，常在几分钟内发生喉喘鸣、声嘶、呼吸困难，甚至窒息。

2. 病理

杓状会厌襞、杓间区、会厌等喉黏膜松弛处有黏膜下组织液渗出，组织间水肿。非感染性者液体为浆液性，感染性者为浆液脓性，尤以喉黏膜疏松部位更为明显。

3. 相关检查

喉镜：非感染性喉水肿黏膜呈苍白水肿状，杓状会厌襞、声带尤为明显。感染性喉水肿可见喉黏膜广泛红肿并附有分泌物。

（二）辨证诊断

喉水肿一般起病较急，病情变化较快，诊断时要及时密切观察患者病情变化，针对病因治疗，辨证施治。若病情较急，则可以先缓解患者症状，后去除病因治疗。

1. 外邪侵袭，上犯咽喉型

（1）临床症状　咽喉部疼痛，吞咽不利。偏于风热者，吞咽时疼痛增加，发热，伴恶风，头痛，可见喉部黏膜鲜红，肿胀，舌苔薄黄，脉浮数。偏于风寒者，疼痛较轻，伴恶寒发热，喉部黏膜淡红，舌淡红，脉浮紧。

（2）辨证要点　咽喉部疼痛，喉部黏膜肿胀，伴恶寒发热、脉浮等表证表现。

2. 肺胃热盛，上攻咽喉型

（1）临床症状　咽喉部疼痛较剧烈，吞咽困难，声嘶，发热，口渴喜冷饮，口气臭秽，喉部红肿明显或有脓点，大便秘结，小便短赤，舌红苔黄，脉洪数。

（2）辨证要点　疼痛较剧烈，口气臭秽，发热喜冷饮，舌红苔黄，脉洪数。

3. 热毒熏蒸，痰热郁结型

（1）临床症状　咽喉肿痛难忍，喉部极度红肿，红肿可波及会厌、声门，呼吸困难，喘息气急，喉中痰鸣，声音嘶哑。可见憎寒壮热或高热心烦，汗出如雨，口干欲饮，鼻翼扇动，三凹征明显，舌红绛、苔黄腻或腐，脉数或脉微欲绝。

（2）辨证要点　咽喉肿痛难忍，极度红肿可波及周围，三凹征明显，舌红绛、苔黄腻。

三、鉴别诊断

（一）西医学鉴别诊断

（1）支气管哮喘　有反复发作史，以阵发性、呼气性呼吸困难为主，肺部可听到哮鸣音，无吸气性三凹征，应用支气管扩张剂可缓解症状。

（2）肺炎　高热，重者有呼吸困难，并非吸气性，鼻翼扇动，呼吸频率增快，肺部可听到湿啰音，胸透易与之鉴别。

（3）阻塞性呼吸困难　可分为吸气性、呼气性和混合性呼吸困难三种，其鉴别要点见表 8–2。

表 8–2　与阻塞性呼吸困难的主要鉴别点

类型	临床表现	临床意义
吸气性呼吸困难	吸气时间延长，吸气显著困难，重者出现“三凹征”	喉水肿、痉挛、气管异物、肿瘤或受压引起的上呼吸道机械梗阻
呼气性呼吸困难	呼气费力，呼气时间延长，常伴有哮鸣音	支气管哮喘、喘息型慢性支气管炎、慢性阻塞性肺气肿
混合性呼吸困难	吸气与呼气均感费力，呼吸频率增快，呼吸变浅，常伴有呼吸音异常 可有病理性呼吸音	重症肺炎、重症肺结核、大量胸腔积液及气胸

（二）中医学鉴别诊断

喉异物

喉水肿与喉异物均可有声音嘶哑，咳嗽，疼痛，严重者都可发声呼吸困难，但喉水肿检查喉部可发现明显的水肿表现，同时发病有外感或内热，痰结等病因，伴有明显的全身症状；喉异物可有异物入喉史，一般无全身症状。

四、临床治疗

（一）辨病治疗

1. 病因治疗

（1）感染性喉水肿　给予足量抗生素抗感染、消肿，同时静脉滴注糖皮质激素，雾化吸入，0.1% 肾上腺素喷入喉部和理疗，若已形成脓肿，则切开排脓。

（2）非感染性喉水肿　变应性喉水肿可口服抗组胺药物。对遗传性血管神经性喉水肿，治疗分为急性期治疗和缓解期预防治疗，对于急性发作，症状严重者国外选用 C1-INH 浓缩制剂 Berinert 和重组人 C1-INH Ruconest，或缓激肽受体拮抗剂 Icatibant、血浆激肽释放酶抑制剂 Ecallabtide，但这些药物我国目前尚缺乏，国内推荐静脉滴注新鲜冰冻血浆处理紧急 HALE 症状。对于缓解期预防用药，国内主要是弱雄性激素达那唑和抗纤溶制剂，国外推荐 C1 酯酶抑制剂。

2. 气管切开

有重度喉阻塞者，应及时行气管切开术。

（二）辨证治疗

1. 辨证论治

（1）外邪侵袭，上犯咽喉型

治法：风热者疏风清热，消肿利咽；风寒者疏风散寒，宣肺利咽。

方药：风热者用疏风清热汤加减，风寒者用六味汤加减。

风热者采用荆芥、防风、金银花、连翘、黄芩、赤芍、玄参、浙贝、天花粉、桑白皮、牛蒡子、桔梗、甘草。

风寒者采用荆芥、防风、薄荷、桔梗、僵蚕、甘草。

若痰多，可酌加苏叶、枇杷叶、前胡；若表证严重，可酌加辛夷、白芷、苍耳子。

（2）肺胃热盛，上攻咽喉型

治法：清热解毒，消肿利咽。

方药：清咽利膈汤加减。

荆芥、防风、薄荷、金银花、连翘、栀子、黄芩、桔梗、牛蒡子、玄参、生大黄、玄明粉、甘草。若高热不退，可酌加水牛角、大青叶；若咽喉脓肿甚，可酌加蒲公英、马勃等。

（3）热毒熏蒸，痰热郁结型

治法：邪热解毒，祛痰开窍。

方药：清瘟败毒饮加减。

水牛角、玄参、生地、赤芍、丹皮、黄连、黄芩、栀子、石膏、知母、连翘、桔梗、甘草。若痰甚者，可酌加竹沥、竹茹、葶苈子等清热化痰散结；若高热窍闭神昏，可加紫雪丹、至宝丹、安宫牛黄丸等清热开窍。

2. 外治疗法

（1）含漱法　咽部红肿者可将清热解毒、消肿止痛的中药煎水含漱，每日 3 次。

（2）吹药法　将清热解毒、消肿利咽的中药磨成粉末，如珠黄散、冰硼散、麝黄散、锡类散等吹入患处，以消肿止痛；二是用祛痰通关的中药粉剂如通关散、速效熊胆散等吹入患处，一日 2 次。

（3）针刺治疗　取合谷、少商、商阳、曲池、大椎等穴位解除邪热，每次选用 2~3 个穴位，再根据症状选取其他穴位相配，采用泻法，每日一次，可连续 7 日为 1 个疗程。

3. 成药应用

（1）六神丸　有清热解毒之效，适用于各型喉水肿。

（2）紫雪丹或至宝丹　有清热解毒、开窍祛风镇痉之功。

（3）安宫牛黄丸　有解毒豁痰，开窍镇痛之效。适用于肺胃热盛、火毒结聚、痰涎壅盛者。

五、预防调护

（1）保持乐观愉快的情绪。长期出现负面情绪，会使大脑皮质兴奋和抑制过程的平衡失调，所以需要保持愉快的心情。

（2）生活节制注意休息、劳逸结合，生活有序，保持乐观、积极、向上的生活态度对预防疾病有很大的帮助。

（3）多吃清淡易消化食物，忌辛辣刺激食品，避免食用海鲜等过敏食物。

（4）遵医嘱限制钠盐及蛋白食物的入量，控制饮水量。

主要参考文献

[1] 李燕萍，胡瑞利. 遗传性血管神经性喉水肿1例[J]. 中国耳鼻咽喉颅底外科杂志，2021，27(5)：540–542.

[2] 姚小坚，秦昆，张堂德. 遗传性血管性水肿防治的研究进展[J]. 皮肤性病诊疗学杂志，2018，25(1)：53–56.

[3] 李景丽，胡蓉，何时知. 遗传性血管性水肿并发喉梗阻二例[J]. 中华耳鼻咽喉头颈外科杂志，2019(12)：937–939.

第七节　会厌囊肿

会厌囊肿常因会厌黏膜黏液腺管受阻或喉先天性畸形疾病造成。可分为先天性会厌囊肿和后天性会厌囊肿。前者也称之为喉黏液囊肿，由喉小囊扩大并充满黏液所致。后者常见的有潴留囊肿和表皮样囊肿，其常见病因为喉慢性炎症、机械刺激和创伤。多发生于会厌谷、会厌舌面和会厌游离缘，可能因为这些部位黏液腺体丰富。喉的其他部位也可发生但很少见。中医学无会厌囊肿的记载，但按其病因病理及临床表现，可归属于“喉部痰包”范畴。

一、病因病机

（一）西医学认识

先天性会厌囊肿，约占30%，常因喉先天性畸形疾病造成，为喉小囊扩大并充满黏液所致。后天性会厌囊肿其常见病因为喉慢性炎症、机械刺激和创伤。

（二）中医学认识

本病类似于中医学的喉部痰包，古代对本病没有明确的记载，关于本病的病因病理也未见有专著，从“痰包”等论述中可知本病与痰饮凝结等关系有关。根据临床病因、病理，本病多认为由脾失健运，水湿内停，复因机械刺激、创伤等，导致络脉受损，经气痞塞，湿浊凝聚喉部而成。

二、临床诊断

（一）辨病诊断

1. 临床表现

一般多无症状，常在喉部检查时发现，少数大囊肿可有喉不适感，刺激性咳嗽，先天性会厌大囊肿可引起新生儿或婴儿喉阻塞症状，（有报道成人巨大囊肿也可引起气道梗阻）。间接喉镜或置于悬雍垂处的硬喉内镜检查可发现，囊肿呈半球型，蒂部广，表面光滑，显灰白、浅黄或淡红色，根据病史，喉镜检查不难诊断。如用粗长针头注射器抽吸出黏液、乳白或褐色内容物可确定诊断。

2. 相关检查

（1）常规体格检查　患者可诉喉痛，

若涉及声门则有声嘶或咳嗽，甚至呼吸困难，尤其新生儿或婴儿先天性囊肿，位于喉室者，常表现为呼吸困难与喘鸣，哭声微弱含混，咽部检查可见有明显的会厌肿大呈球状，充血明显。

（2）实验室检查　血常规、C- 反应蛋白、血沉、咽部的分泌物检查等。

（3）喉镜检查　间接喉镜或置于悬雍垂处的硬喉内镜检查可发现，囊肿呈半球型，蒂部广，表面光滑，显灰白、浅黄或淡红色。

（二）辨证诊断

古代虽无本病的确切论述，但有关辨证内容可从"痰包"论治的方面论之。

1. 痰浊凝聚型

（1）临床症状　咽部肿胀，大小不一，按之如囊，皮色不变，日久不消。无痛，微痒或不适感。全身症状不明显，舌质红、苔白或腻，脉缓滑。

（2）辨证要点　咽部肿胀，皮色不变，无痛，微痒或不适感，全身症状不明显，舌红、苔白或腻，脉缓滑。

2. 邪毒侵袭型

（1）临床症状　咽部红肿疼痛，灼热，按之痛甚；间接喉镜检查见会咽部局限性隆起，皮肤色红，按之较硬，穿刺可有脓性分泌物；可伴有畏寒发热、尿黄便秘等症，舌红、苔黄，脉弦数。

（2）辨证要点　咽部红肿疼痛，灼热，可伴有畏寒发热、尿黄便秘等症，舌红、苔黄，脉弦数。

三、鉴别诊断

（1）喉气管支气管炎

1）发病急，先有上呼吸道感染症状，继而出现哮喘干咳、声嘶、喉鸣及呼吸困难。

2）发热，病情进行性恶化，呼吸困难进行性加重，烦躁不安，甚至惊厥或昏迷。

3）喉镜或支气管镜检查。声门及声门下，气管支气管黏膜红肿，有分泌物，甚至有伪膜。

4）肺呼吸音减低，有干啰音，胸部 X 线检查纹理变粗，有时有点片状阴影。

5）应与白喉、呼吸道异物、支气管哮喘鉴别。

（2）喉水肿　详询病史，进行必要的咽喉及全身检查，并鉴别喉水肿为感染性或非感染性。变应性、遗传性血管神经性多突然发作，伴有面部浮肿发痒，有反复发作史。

（3）咽白喉　根据病史，症状及体征，结合细菌学检查，诊断多无困难。但一次检查阴性并不能排除本病，应重复多次，必要时可行锡克试验及毒力试验，以求早期确诊。如临床表现疑似白喉，可先行治疗。

四、临床治疗

（一）提高临床疗效的要素

（1）知常达变，从痰论之　会厌囊肿多认为由脾失健运，水湿内停，导致络脉受损，经气痞塞，湿浊凝聚喉部而成。因此，在治疗应健脾化湿，行气化痰。干祖望以化痰为主要原则，选用王氏二陈汤合三子养亲汤健脾化痰。

（2）谨守病机，注重行气活血　会厌囊肿多认为是经气阻塞，湿浊凝聚喉部而成，痰凝则阻塞气机，导致气机不畅，血为气之母，气为血之帅，因此，当气机不畅时，易导致血液瘀滞，故而会厌囊肿在健脾化痰的同时要注重行气活血，气机顺畅，则痰包易消。

（3）中西合璧，内外治疗兼顾　根据病程的长短及病情的轻重，囊肿有大小之分，对于体积较小的囊肿可选用中药健脾化痰，行气散积以消肿块。对于体积较大难消者，可选用西医学在支撑喉咽镜下，行手术切除，同时选用中药健脾化湿、补养气血，提高手术成功率，减少复发。

（二）辨病治疗

临床上本病一般多无症状，少数大的囊肿会出现喉不适感，刺激性咳嗽，先天性会厌大囊肿可引起新生儿或婴儿喉阻塞。若囊肿出现明显的气道阻塞时，应立即行手术治疗。

（三）辨证治疗

1. 辨证论治

（1）痰浊凝聚型

治法：健脾祛湿，化痰散结。

方药：导痰汤加减。

半夏、陈皮、茯苓、枳实、制南星、甘草、大枣。方中半夏、陈皮燥湿化痰，茯苓健脾利湿，枳实、制南星涤痰散结，甘草、大枣益气健脾以助运化。可酌加僵蚕、浙贝等增强祛痰散结之功；局部有灼热者，加栀子、黄芩、半枝莲以清热散结消肿；局部暗红增厚者，加当归、桃仁、丹皮等活血化瘀，散结消肿。

（2）邪毒侵袭型

治法：清热解毒，消肿散结。

方药：仙方活命饮加减。

金银花、甘草、陈皮、乳香、没药、当归尾、赤芍、贝母、天花粉、白芷、防风、穿山甲（以他药代替）、皂角刺。方中金银花、甘草清热解毒；陈皮、乳香、没药、当归尾、赤芍活血消肿止痛；贝母、天花粉、白芷、防风除湿化痰、消肿散结；穿山甲（以他药代替）、皂角刺溃壅破坚。便秘加生大黄、芒硝通腑泄热；热盛加黄芩、黄连以增强清热解毒之功。

2. 外治疗法

古代医书无本病的外治法记载。西医学治疗本病方法很多，年老体弱者抽吸净囊液后，注射无水乙醇等使其内外侧囊壁粘连。目前较为提倡的是完全切除囊肿，常用的有电刀法、二氧化碳激光、低温等离子切除术等。内侧壁可不予处理让其完全暴露，处理后一般不会复发。对于巨大的囊肿可将囊液抽吸出大部分，再用上述相同的经喉内法将其切除。

（1）手术疗法　内镜下会厌囊肿摘除术：手术前进行全身检查排除手术禁忌，手术过程中采用全麻气管插管，以支撑喉镜导入暴露会厌舌面囊肿后支撑架固定，于内窥镜电视屏幕下手术。手术中采用长约 21cm 的电凝挡刀头，输出功率 20W 于基底部四周进行电凝，以减少出血便于分离，然后以喉剪沿囊壁钝性分离至基底呈“蒂”状后尽可能将囊壁完整切除，再以电凝对创面进行烧灼，达到止血及消除残留囊壁组织的作用。

（2）物理疗法

①激光治疗：可用二氧化碳、Nd：YAG 等激光治疗仪，酌情选用适当波长、功率、光斑直径、功率密度及治疗时间。一般每日 1 次，10 次为 1 个疗程。

②冷冻疗法：局部消毒，抽尽囊液后，选择与囊肿大小相似的冷冻头，采用接触冷冻法、稍加压力，以半分钟为 1 个冻融，至局部呈白色冰冻组织即可，不需麻醉。

③微波开窗法治疗：用微波刀头将囊肿表面开窗后，挤出囊液，将刀头在囊腔内反复插入 4~5 次，使其尽量彻底破坏囊壁组织，然后加压包扎。

④针灸疗法：采用火针灼刺治疗本病，疗效满意。

五、预后转归

本病经适当治疗后效果良好，一般不易复发。但若治疗不彻底，易反复发作。

六、预防调护

（一）预防

（1）患有会厌囊肿的患者应养成良好的生活习惯，保证充足的睡眠时间，随天气变化及时增减衣服，去除室内潮湿的空气，都是重要的。对于患病儿童，应养成不挑食、不过食的良好习惯。

（2）坚持锻炼身体，提高机体抵抗疾病的能力，不过度操劳，若劳累后应及时调整休息。戒除烟酒，是预防会厌囊肿的要点。

（二）调护

（1）会厌囊肿应彻底治愈，以免留下后患。

（2）预防各类传染病、流行病。

（3）手术出院后嘱患者术后一周内应进食流质、半流质清淡食物，忌食过硬、过热、辛辣等食物，禁烟酒；注意个人卫生，保持口腔清洁，规律作息，保证充足睡眠；保持心情愉悦，避免压力过大。

主要参考文献

［1］张雷．会厌囊肿患者应用支撑喉镜下低温等离子刀切除术的疗效与安全性观察［D］．合肥：安徽医科大学，2022.

［2］李斐．低温等离子治疗会厌囊肿的临床效果及护理策略［J］．微创医学，2019，14（5）：683–684.

第八节　喉阻塞

喉部或其邻近组织的病变，使喉部通道（特别是声门处）发生狭窄或阻塞，引起呼吸困难者，称喉阻塞，亦称喉梗阻。它不是一种独立的疾病，而是一个由各种不明病因引起的症状。小儿因声门狭小，喉黏膜下组织疏松、神经系统不稳定更易发生喉阻塞。相当于中医学的“喉风”。

一、病因病机

（一）西医学认识

1. 炎症

如小儿急性喉炎、急性喉气管支气管炎、白喉、急性会厌炎、喉脓肿、咽后脓肿等。

2. 外伤

喉部挫伤、切割伤、烧灼伤、火器伤、高热蒸气吸入或毒气吸入。

3. 异物

喉部、气管异物不仅造成机械性阻塞，还可引起喉痉挛。

4. 水肿

喉血管神经性水肿，药物过敏反应，心、肾疾病引起的水肿。

5. 肿瘤

喉癌、多发性喉乳头状瘤、喉咽肿瘤、甲状腺肿瘤。

6. 畸形

喉蹼、先天性喉鸣、喉软骨畸形、喉瘢痕狭窄。

7. 声带瘫痪

双侧声带外展瘫痪。

（二）中医学认识

本病多由外邪侵袭，搏击咽喉，以致邪毒痰浊壅塞喉间。本病可发生于任何年龄，由于小儿脏腑娇嫩，喉腔狭小，稍有肿胀即可发生阻塞，发生喉风的机会较多。

1. 风寒痰浊，痰聚咽喉

风寒外袭，壅遏肺系，肺失宣肃，邪不外达，肺不布津，聚而成痰，风寒痰浊凝聚咽喉而为病。

2. 风热外袭，热毒内困

肺胃素有蕴热，复感风热或时行疫疠

之邪，风热邪毒引动肺胃蕴热，内外邪毒搏结咽喉而为病。

3. 热毒熏蒸，痰热壅结

湿热内蕴，熏蒸咽喉，或邪热入里化火，灼津成痰，痰火热毒结聚于咽喉而为病。

二、临床诊断

（一）辨病诊断

根据病史、症状及体征，对喉阻塞的诊断并不困难。一旦明确了喉阻塞的诊断，首先要判断的是喉阻塞的程度。至于查明喉阻塞的病因，则应视病情轻重和发展快慢而定。轻者和发展较慢，病程较长的，可作间接或纤维喉镜检查以查明喉部病变情况及声门裂大小。但作检查时要注意，因咽喉部麻醉后，咳嗽反射减弱，分泌物不易咳出，可使呼吸困难明显加重，且有诱发喉痉挛的可能，故应作好气管切开术的准备。重者和发展较快的，则应首先进行急救处理，解除喉阻塞后再作进一步的检查，明晰其病因。

（二）辨证诊断

1. 风痰凝聚型

（1）临床症状　猝然咽喉憋闷，发音困难，吞咽不利，呼吸困难。全身可见恶寒、发热、头痛等。舌苔白，脉浮。检查见喉关无红肿，会厌可见明显肿胀甚至如半球状，声门处黏膜苍白水肿，声门开阖不利。

（2）辨证要点　猝然咽喉憋闷，发音困难，吞咽不利，呼吸困难。全身恶寒症状明显，舌淡苔白，脉浮。

2. 痰火壅结型

（1）临床症状　呼吸困难，喘息气粗，喉中痰鸣，声如拽锯，声音嘶哑，语言难出，咽喉肿痛，会厌或声门肿胀明显。全身可见憎寒壮热，口干欲饮，大便秘结，小便短赤，或烦躁不安，汗出如雨。

（2）辨证要点　呼吸困难，喘息气粗，喉中痰鸣，声如拽锯。咽喉肿痛，会厌或声门肿胀明显。舌质红绛、苔黄或腻，脉数或沉微欲绝。

三、鉴别诊断

（一）西医学鉴别诊断

（1）喉阻塞引起的呼吸困难，临床上还必须与支气管哮喘，气管支气管炎等引起的呼气性、混合性呼吸困难相鉴别。见表8–3。

表8–3　喉梗阻鉴别诊断表

病因及临床表现	吸气期呼吸困难	呼气期呼吸困难	混合性呼吸困难
病因	咽、喉、气管上段等处的阻塞性疾病，如咽后脓肿、喉炎、肿瘤、异物或白喉	小支气管阻塞性疾病，如支气管哮喘、肺气肿	气管中、下段阻塞性疾病，或上、下呼吸道同时有阻塞疾病、如喉气管支气管炎、气管肿瘤
呼吸深度与频率	吸气运动加强，延长，呼吸频率基本不变或减慢	呼气运动增强延长，吸气运动亦稍加强	吸气与呼气均增强
颈、胸部软组织凹陷	吸气时有明显三凹征	无三凹征	无明显三凹征，若以吸气期呼吸困难为主者则有之
呼吸时伴发声音	吸气期喉喘鸣	呼气期哮鸣	除上呼吸道伴有病变者外，呼吸时一般不伴有明显声音

续表

病因及临床表现	吸气期呼吸困难	呼气期呼吸困难	混合性呼吸困难
咽喉、肺部检查	咽、喉检查有阻塞性病变，肺部有充气不足的体征	肺部有充气过多的体征	胸骨后可闻气管内呼吸期哮鸣声

（2）吸气性呼吸困难应与呼气性呼吸困难及混合性呼吸困难相鉴别　①吸气性呼吸困难，病位在咽喉部有阻塞性病变，吸气运动时呼吸深度加强、延长，即吸气深而慢，显示吸气空气有困难，吸气频率基本不变或减慢。吸气时三凹征明显，伴有喉鸣，咽喉部有阻塞性病变，肺部有充气不足的体征。②呼气性呼吸困难，病位在小支气管阻塞性病变，呼气运动时呼吸深度增强、延长，显示呼出空气有困难，吸气运动频率稍加强。无三凹征，呼气时有哮鸣声，肺部有充气过多的体征。③混合性呼吸困难，病位在气管中下段或上下呼吸道同时又阻塞性病变，吸气与呼气均费力，三凹征不明显，但以吸气性呼吸困难为主时则可见，呼吸时一般不伴有明显声音，胸骨后可闻及呼吸期哮鸣音。

（二）中医学鉴别诊断

喉痈：本病与喉痈的鉴别如下。

1）病因：喉痈多由外感风热、火毒等引起；喉阻塞多由痰湿、气滞等引起。

2）症状：喉痈常伴有喉咙疼痛、声音嘶哑、吞咽困难等症状，且常有发热、口渴、咳嗽等全身症状；喉阻塞则表现为喉咙异物感、喉部堵塞感、吞咽不畅等症状，一般无发热等全身症状。

3）喉部检查：喉痈患者喉部可见充血、肿胀、溃疡等病变，有时可见脓性分泌物；喉阻塞患者喉部一般无明显病变，但可能有痰液积聚或喉部肿块等。

4）舌象：喉痈患者舌质偏红，苔黄腻；喉阻塞患者舌质一般正常，苔可能厚腻。

5）脉象：喉痈患者脉象多数偏数、滑数；喉阻塞患者脉象多数偏滑、偏涩。

四、临床治疗

（一）提高临床疗效的要素

呼吸困难的程度是选择治疗方法的主要依据。同时要结合病因和患者一般情况，耐受缺氧的能力（儿童、老人、孕妇一般对缺氧的耐受能力较差）等全面考虑。

一度：明确病因后，一般通过针对病因的积极治疗即可解除喉阻塞，不必做急诊气管切开术。如：通过积极控制感染和炎性肿胀；取出异物；肿瘤根治手术等手段治疗病因，解除喉阻塞。

二度：对症治疗及全身治疗（如吸氧等）的同时积极治疗病因。由急性病因引起者，病情通常发展较快，应在治疗病因的同时做好气管切开术的准备，以备在病因治疗不起作用，喉阻塞继续加重时急救。由慢性病因引起者，病情通常发展较慢；且病程较长，机体对缺氧已经耐受，大都可以通过病因治疗解除喉阻塞，避免做气管切开术。

三度：在严密观察呼吸变化并做好气管切开术准备的情况下，可先试用对症治疗和病因治疗。若经保守治疗未见好转，应及早手术，以免造成窒息或心力衰竭。因恶性肿瘤所引起的喉阻塞，应行气管切开术。

四度：立即行气管切开术。若病情十分紧急时，可先行环甲膜切开术。

（二）辨证治疗

1. 辨证论治

（1）风痰凝聚型

治法：祛风散寒，化痰消肿。

方药：六味汤加减。

荆芥、防风、薄荷、桔梗、甘草、僵蚕。方中荆芥、防风、薄荷祛风解表、辛散风寒；桔梗、甘草、僵蚕宣肺化痰利咽。可加苏叶、桂枝以助疏散风寒；加半夏、天南星、白附子等以燥湿祛风化痰；加蝉蜕祛风开音；加茯苓、泽泻健脾祛湿消肿。

（2）痰火壅结型

治法：泄热解毒，祛痰开窍。

方药：清瘟败毒饮加减。

水牛角、玄参、生地、赤芍、丹皮、黄连、黄芩、栀子、石膏、知母、连翘、桔梗、甘草。方中以水牛角为主药，结合玄参、生地、赤芍、丹皮以泄热凉血解毒；黄连、黄芩、栀子、石膏、知母、连翘清热泻火解毒，除气分之热；桔梗、甘草宣通肺气而利咽喉。痰涎壅盛者，加大黄、贝母、瓜蒌、葶苈子、竹茹等泄热化痰散结，并配合六神丸、雄黄解毒丸、紫雪丹、至宝丹以清热解毒、祛痰开窍；大便秘结者，可加大黄、芒硝以通腑泄热。

2. 外治疗法

（1）蒸汽吸入　可用金银花、菊花、薄荷、葱白、藿香等中药，适量煎煮过滤，取药汁进行蒸汽吸入，以祛风清热，消肿通窍。

（2）中药离子透入　可用黄芩、栀子、连翘、赤芍、丹皮、贝母、天竺黄、大黄等药浓煎后，借助于离子透入仪将药从颈前部皮肤导入至喉部病变部位。

（3）吹药　用清热解毒、利咽消肿的中药粉剂吹入患处，以消肿止痛。

（4）含漱　咽部红肿者可用清热解毒、利咽消肿的中药煎水含漱。

五、预后转归

本病病情危急，变化迅速，严重者瞬间可引起窒息死亡。掌握好呼吸困难分度和气管切开的时机，实施准确的辨证治疗，则可转危为安。

六、预防调护

（1）加强锻炼，增强体质，积极防治外感，可有效减少喉风的发生。

（2）密切观察病情，做好抢救准备，床头备好吸引器，随时吸出痰涎。

（3）减少活动，安静休息，采取半卧位。

（4）戒除烟酒，忌食辛辣刺激肥甘厚味，以免助长火势，滋生痰湿，使病情加重。

七、研究进展

（一）治法探讨

贺季衡在本病病机认识上继承了前人观点，认为本病为风邪痰热抟结于肺胃所致。对于邪热亢盛的患者，贺季衡根据实际病情需要使用清营开窍、凉血解毒之法。在王童案中贺季衡先用麻杏石甘汤清热平喘之后，患者“症情稍定，表分渐热，时若闭状，脉滑数鼓指”，由此而知其人除了风痰邪热相抟于肺胃之外，尚有邪气内伏营分，故用“神犀丹一锭，分三次开水磨服”。

（二）评价及展望

中医对于喉梗阻已有了比较完善的治疗原则及方法，其清热解毒的方法在临床上取得了很好的疗效，使许多人免除了气管切开，正确运用中医治法，增加了急喉风的治疗方法，在一定程度上提高了治疗效果。

第九章　耳鼻咽喉肿瘤

第一节　外耳、中耳肿瘤

耳部肿瘤按所在部位，可分为外耳肿瘤、中耳肿瘤和内耳肿瘤。按病理类型，可分为瘤样病变、良性肿瘤和恶性肿瘤。良性肿瘤以乳头状瘤常见，恶性肿瘤以鳞状细胞癌最常见。本病多属中医学的“耳痔”“耳菌”“耳挺”“耳蕈”等范畴。

原发于外耳者多属良性，以外耳道乳头状瘤最常见，其次还有血管瘤、囊肿、纤维瘤及瘢痕疙瘩等，以位于耳廓者多见。恶性肿瘤少见，其中以外耳鳞状细胞癌常见，其次为腺癌、恶性黑色素瘤等。

一、外耳道乳头状瘤

（一）病因病机

1. 西医病因病机

乳头状瘤常发生在鼻腔、外耳道、咽部、食管、乳腺等组织器官，多为良性肿瘤。在外耳道良性肿瘤中最常见，多发生于外耳道软骨段皮肤。目前还没有确切的病因，可能与经常挖耳等不良习惯、乳头状瘤病毒等病毒感染、慢性炎症刺激、变态反应、环境等因素有关，是其鳞状上皮细胞或基底细胞长期受刺激增殖的结果。

2. 中医病因病机

关于本病吴谦在《医宗金鉴》中提到：“肝经怒火、肾经相火、胃经积火凝结而成”，且赵濂在《医门补要》中提出：“肾与三焦湿火上腾，使耳中气脉阻闭，或先干痒有日，继而疼痛异常，初生小红肉，逐渐塞满窍内，甚至拖出耳外，时流臭血水，名曰耳痔。正如湿地热蒸而生菌也”。

（二）临床诊断

1. 辨病诊断

（1）症状　肿瘤早期肿块较少时多无症状。乳头状瘤充满外耳道者可有耳痒、阻塞感及听力下降等；挖耳时可出血或挖出“肉块”样物；继发感染者可有耳痛、流脓等。

（2）体征　外耳道可见乳头状新生物阻塞，表面高低不平，棕褐色，质较硬，多有蒂，基底较广。有感染者局部充血、肿胀，呈肉芽状；肿瘤局部血液循环障碍者可先变黑，后能部分自然脱落；增殖迅速者可侵犯中耳和乳突；对有耳痛、易出血者应警惕其恶变的可能，尽早治疗。结合其症状、体征不难诊断。

2. 辨证诊断

（1）内火炽盛型

①临床症状：耳痛明显，外耳道新生物阻塞微肿闷疼，色红皮破，触碰则疼痛牵引脑巅。挖耳时出血或挖出“肉块”样物。可伴有耳痒、流脓、堵塞感或听力下降；伴有口干欲饮，心烦易怒，夜寐不安，大便秘结，小便黄，或其他肝肾火旺、胃经积火的症状或体征。舌红苔黄，脉弦数或洪数。

②辨证要点：外耳道肿物红肿疼痛。舌红苔黄，脉弦数或洪数。

（2）湿火上腾型

①临床症状：外耳道新生物阻塞，耳痛，耳痒，流脓。可伴有口黏，口糜，头闷痛，胸腹胀闷不舒，多梦，便黏等肾与三焦湿火上腾的症状和体征。舌红、苔黄厚腻，脉濡数或滑数。

②辨证要点：外耳道新生物阻塞，耳

痛，耳痒，流脓。舌红、苔黄厚腻，脉濡数或滑数。

（三）鉴别诊断

1. 西医学鉴别诊断

该病应与耳部恶性肿瘤相鉴别，肿瘤活检可明确诊断。

2. 中医学鉴别诊断

该病应与耳疮相鉴别，耳疮虽有耳痛、耳痒、流脓等症状，但并无外耳道新生物，据此可以鉴别。

（四）临床治疗

1. 提高临床疗效的要素

一旦发现应尽早手术切除，若切除不彻底则术后复发率较高，术后外耳道存在狭窄可能。手术切除不及时，瘤体逐渐长大，成为基底部超过外耳道1/2周长的广基型乳头状瘤，则术后更易复发，或发生外耳道狭窄、外耳道自洁功能不良等。

（1）坚持彻底切除病变的治疗原则，以防肿瘤的复发　①切除的范围应包括肿瘤边缘正常皮肤1.5mm以上，同时一并切除肿瘤所在蒂部的皮肤，务求彻底，对基底及浸润组织周围的正常组织应切除足够的安全界。②术中注意整块切除，避免肿瘤播散种植。③尽量减轻对正常组织的损伤，减少术中出血。

（2）广基型乳头状瘤术后外耳道创面大，易发生肉芽组织增生，发生外耳道狭窄，故应采用皮瓣或膜修复切口，或者加压填塞，完全堵塞外耳道。

（3）辨证论治，积极结合中医内外治疗法，改正不良的生活习惯，增强体质，以防肿瘤复发。

2. 辨病治疗

外耳道乳头状瘤的治疗方法较多，但尚无针对性药物，以手术治疗为主。手术在额镜，耳、鼻内镜下或显微镜下进行，切除方法有刮除、切吸、切除。有的采用激光、微波、瘤体刮除联合液氮冷冻法、等离子低温射频、电灼、外涂药物等治疗，或综合治疗。

（1）显微镜下切除手术

具体操作：①患者取侧卧位，患耳向上。常规消毒、铺巾。②在手术显微镜下，用1%利多卡因+0.1%盐酸肾上腺素于耳周局部浸润。用小圆刀在外耳道12:00方向做一纵向切口，外端沿耳轮脚前缘向上延伸约1.5cm，用撑开器撑开外耳道，充分暴露肿瘤。③沿肿瘤边缘1.5mm左右切开外耳道皮肤，将肿瘤及肿瘤根部皮肤一并切除。根据肿瘤范围及是否涉及鼓膜、鼓室，手术切除肿瘤，可并行植皮、外耳道成形、鼓膜成形、鼓室探查或鼓室成形术及乳突根治手术。④术后用红霉素油纱条填塞外耳道。缝合切口，加压包扎。术后7天拆除外耳切口缝线，12~14天后取出外耳道填塞物。

特点：彻底清除病灶，整块切除肿瘤蒂部，不易发生蒂部残留；视野清晰，立体感强，支持施术者双手操作。有研究显示，结合游离皮瓣移植，可以降低肿瘤复发和外耳道狭窄等其他并发症的概率。

（2）内镜下手术联合等离子低温射频治疗

具体操作：①患者采用侧卧位，用75%乙醇对肿瘤周边皮肤进行局部消毒后，于鼻内镜或耳内镜下对肿瘤基底部以2%利多卡因2~3ml+0.01‰肾上腺素3滴进行局部浸润麻醉，以12号小圆刀片距瘤体边缘1mm处切开皮肤，取乳突刮匙刮除瘤体，吸引器吸除外耳道内残留瘤体组织、分泌物及血凝块。②将美创等离子设备功率调至电凝6档，电切6档，选用MC208型双极手术刀头止血、处理残留小病灶，并多点消融瘤体根部组织，使组织全部发白。③术后术面耳道均局部涂金霉素眼膏，嘱患者保持外耳道干燥，口服抗生素1周。

特点：彻底清除病灶，不易复发；光源好，术野清晰，间接组织损害小，迅速彻底止血；微创，不易伤及鼓膜。

（3）瘤体刮除联合液氮冷冻法

具体操作：①选取合适体位，用乙醇先行消毒外耳道，在无菌操作下，局部浸润麻醉后，在额镜下以刮匙沿基底部将乳头状瘤刮除，以无菌干棉球压迫止血后，立即选择合适的冷冻头紧贴于刮除后的基底部皮肤表面，进行接触冷冻。若基底部范围较大，冷冻头不能一次覆盖，则逐处冷冻，将基底全部冷冻覆盖。②冷冻剂量：两个冻融周期。每次冷冻在局部冰霜形成后开始计时，10~15秒，一般复温后再冷冻一次。③治疗结束后，用干棉球压迫，术后每日更换干棉球，无须消毒，至局部痂皮脱落，若一次未愈可再次冷冻。

特点：术野暴露较差，对位置较浅的外耳道乳突状瘤此术操作简便易行，冷冻后不留瘢痕，不易造成因瘢痕所致的外耳道狭窄。外耳道软骨部及耳甲腔为软骨组织，冷冻过量可以使软骨损伤，甚至引起软骨坏死。

（4）内镜下手术运用硝酸银烧灼联合硅胶管填塞

具体操作：①广基型乳头状瘤患者取合适体位，常规消毒铺巾后，经耳内镜成像系统，1%利多卡因10ml加入1‰肾上腺素约0.04ml的混合溶液行乳头状瘤基底部浸润麻醉，如瘤体过大，基底部窥不清者可阻滞麻醉耳大神经、枕小神经及耳颞神经。②可用止血钳直接钳除较大的瘤体组织后，暴露出乳头状瘤基底部，再沿基底部外侧1mm处切开皮肤，深达软骨膜，剥离切除残余乳头状瘤，再用刮匙搔刮创面，至内镜下无瘤体组织残留，基底部残余骨膜或软骨膜表面干净后，用30%硝酸银精确地烧灼基底部，防止复发。③术后凡士林纱条填塞2天后取出，然后选取比外耳道直径略小的硅胶管填塞于外耳道，硅胶管长度应大于乳头状瘤基底部内外径。每周门诊耳内镜下换药，取出硅胶管，碘伏清洗后浸泡15分钟，消毒后备用。换药时需清理外耳道深部的分泌物，如发现基底部创面有乳头状瘤复发或肉芽增生较明显者，可再次用30%硝酸银烧灼复发的瘤体或基底部肉芽，防止乳头状瘤复发的作用。硅胶管1月1换，放置总时间为3个月。

特点：该治疗方法在基层医院耳内镜下就能完成，节约治疗费用，减少医保支出，疗效肯定，尤其适合既往有鼓膜穿孔合并外耳道乳头状瘤的慢性中耳炎患者。

3. 辨证治疗

（1）辨证论治

①内火炽盛型

治法：清肝泻火，滋阴降火，清泻胃火。

方药：栀子清肝汤（《外科正宗》）。生栀子、川芎、当归、柴胡、酒白芍、丹皮、煅石膏、牛蒡子、生甘草、黄芩、黄连。

②湿火上腾型

治法：清热燥湿降逆。

方药：龙胆泻肝汤《医方集解》。龙胆草（酒炒）、黄芩、栀子（酒炒）、柴胡、泽泻、木通、车前子（另包）、当归（酒炒）、生地（酒洗）、生甘草。

（2）外治疗法

①鸦胆子制剂、硇砂散等药物滴耳。

②结合患者具体情况，运用针灸、耳穴、头皮针等，清泄肝肾胃中积火，并且益气健脾，以加强人体的免疫功能。

（3）成药应用

①鸦胆子制剂：不结合创面修补术时，术后以鸦胆子油剂涂抹创面，放入膨胀海绵；将鸦胆子油乳剂（1mg/10ml）装入空塑料滴眼药水瓶内，每日滴耳三次，每次两滴；术后第7天取出膨胀海绵，改用鸦胆

子油乳剂涂抹创面一次，至创面愈合。

②金霉素眼膏：不结合创面修补术时，术后以金霉素眼膏涂抹创面，放入膨胀海绵；每日用氯霉素眼药水滴耳；术后第7天取出膨胀海绵，改用金霉素眼膏涂抹创面至愈合。

4. 新疗法选粹

（1）确诊HPV感染的外耳道乳头状瘤处理　少见的生殖器外感染，HPV感染所导致的耳部尖锐湿疣。除常规手术切除肿瘤外，还应局部及全身应用抗病毒药物辅助治疗，同时给予光动力及免疫增强剂，以增强机体免疫力，增强机体自身清除HPV的能力，预防复发，长期随访。

（2）游离皮瓣移植法　采用皮瓣移植修复创面简单易行，且有研究显示，术后疗效佳，可以加速伤口愈合，能降低切除手术后并发伤口感染、外耳道狭窄、外耳道自洁功能不良和瘤复发的概率。

具体操作：搔刮术后外耳道创面，取修剪成适当大小的游离皮瓣（多取自体大腿内侧皮瓣，胸部中厚游离皮片及耳周带蒂皮瓣），移植于外耳道，缝合2~4针。术毕外耳道用浸有红霉素眼膏的油纱条填压，保留2周后取出。术后口服抗生素2天。

注意事项：手术前若外耳道发生感染必须先控制感染，1周后再行手术治疗。手术中①取皮时尽量要薄；②皮瓣内血管不可扭曲，采用顺行或逆行方法时应保证不损伤皮瓣血管，最好使皮瓣深筋膜与血管并在一起；③耳廓隧道要宽松，防止张力过高引起血管循环受阻进而导致皮瓣移植失败；④皮瓣缝合时尽量保持无张力或少张力，针距要大，敷料不要太紧或太松；⑤术后避免使用止血药物，以提高移植皮瓣的存活率；⑥换药过程中若出现肉芽组织增生过度，应及时清除。

（3）口腔修复膜修复术后皮肤缺损　切除术后，测量外耳道皮肤缺损的面积及形状，选择规格及型异种脱细胞真皮基质进行修剪，覆盖在皮肤缺损处，靠外侧部分与皮肤缝合，靠近鼓膜部分边缘则置于外耳道皮肤之下，用小碘仿纱条填塞外耳道。耳道口常规加压包扎。术后1周拆线。术后15天取出外耳道内碘仿纱条，常规外耳道换药。优点：异种脱细胞真皮基质修复膜组织相容性好，易于周围上皮爬行，对皮肤缺损修复效果好。术后不易发生外耳道狭窄及瘢痕挛缩。

5. 医家诊疗经验

1. 陈实功

明代陈实功在《外科正宗》中，用白降丹点在肿物上，缓缓侵蚀，以达到腐化肿物的作用。

2. 窦汉卿

宋代窦汉卿在《疮疡经验全书》中记载，将肿物刺破后，用红玉膏点之，以使之渐渐坏死脱落；如果出现耳胀痛的症状，用虎耳草汁滴入耳内。

（五）预后转归

外耳道乳头状瘤在外耳道良性肿瘤中常见，常发生于外耳道软骨段皮肤，容易复发，且有一定的恶变倾向。积极治疗，手术彻底切除，降低肿瘤复发率，并且警惕术后伤口感染、外耳道狭窄、外耳道自洁功能降低等并发症。

（六）预防调护

（1）积极治疗，既病防变。戒除挖耳恶习，减少对外耳道的不良刺激。规律起居，调畅起居，清淡饮食。

（2）禁止游泳、桑拿等，防止外耳道感染。禁止佩戴耳机，减少对外耳道、鼓膜的刺激。

（七）专方选要

硇砂散：选自《医宗金鉴》，外耳道与

肿物红肿疼痛，未施行手术时可结合内服中药使用，“硇砂（一钱），轻粉、雄黄（各三钱），冰片（五厘）。共研细末，水调浓，用谷草细梗咬毛，蘸点痔上”。

（八）研究进展

1. 病因病机

郭帅等研究显示，HPV感染与外耳道乳头状瘤发病密切相关，并且临床上存在少见的外耳道尖锐湿疣，积极开展抗HPV感染治疗可以有效降低外耳道乳头状瘤发病率，防止外耳道乳头状瘤复发和癌变，改善患者预后。

2. 外治疗法

高士秀等研究显示，鸦胆子油涂抹外耳道乳头状瘤术后创面，明显减少了乳头状瘤的复发率。该观察还发现涂抹鸦胆子油后，外耳道创面愈合时间稍延长，但狭窄率明显降低，指出这一发现可能与鸦胆子油抑制细胞DNA合成的作用相关，但其具体作用机制仍需进一步研究。

3. 评价及展望

引起外耳道乳头状瘤的原因仍须进一步研究明确。目前的治疗方式较少，以手术治疗为主，怎样在手术中减少术中出血，减少对正常组织的创伤，尽量避免残留仍需进一步探索。人体是一个整体，治疗外耳道乳头状瘤不能只考虑局部问题，在临床上运用中医内外治疗法，辨证论治，调节人体脏腑功能，溯本求源，让患者重回健康。

主要参考文献

[1] 严欢，涂恩毅．耳内镜联合等离子低温射频治疗PEAC的疗效及安全性分析［J］．西南国防医药，2019（1）．

[2] 郭帅，孙静美．HPV感染对外耳道乳头状瘤发病的影响及分析［J］．黑龙江医药，2018（6）．

[3] 高士秀，周宿迪，屠彦红，等．鸦胆子油乳剂治疗外耳道乳头状瘤临床观察［J］．中医药临床杂志，2018（10）．

[4] 王荣坤，杨莉，赵敏，等．广基型外耳道乳头状瘤术后应用硝酸银烧灼联合硅胶管填塞治疗效果［J］．包头医学院学报，2016（11）．

[5] 连纯利，吴新风，何强亮，等．外耳道尖锐湿疣1例治疗［J］．现代医药卫生，2016，32（18）．

二、中耳肿瘤

原发于中耳者多属恶性，中耳癌较多见，中耳良性肿瘤较少。

（一）病因病机

1. 西医病因病机

中耳恶性肿瘤中鳞状细胞癌高发，其发生可能与炎症有关，中耳的慢性炎症反复刺激使鼓室黏膜上皮不断增生诱发。

2. 中医病因病机

湿毒蕴结：饮食不节，脾胃损伤，湿毒蕴结耳窍，至窍内骨肉腐烂，血脉瘀阻，久而形成肿块。气滞血瘀：情志不遂，肝气郁结，气郁日久，气血凝滞经络，结聚耳窍而成肿块。

（二）临床诊断

1. 辨病诊断

（1）临床表现　耳流脓，顽固性耳痛、出血，中、低分化鳞状细胞癌的患者均伴有面瘫，耳聋、张口困难、面瘫、眩晕及其他症状。早期中耳癌症状与慢性中耳炎相似。

（2）相关检查　应仔细检查，看是否是淋巴结转移和肺、肝、骨等的远处转移，第二原发癌，明确中耳癌的临床分期。

①CT：冠状位、水平位片了解评估骨质破损，轴位片了解咽鼓管受侵犯情况。

综合可了解癌组织对周围组织的浸润情况，以及筛查癌远处转移，还应警惕第二原位癌。

②MRI：MRI对周围软组织如脑膜、脑实质、腮腺、咽间隙及颈部的受侵情况可清晰显示。可了解颈部淋巴结分期，以及癌的神经周围扩散、颅底侵犯和颅内蔓延评估。

③病理检查：确诊中耳癌的可靠方法。确诊后，可以通过评定中耳癌的组织分化程度、临床分期判断病情，从而指导治疗方案，推测患者病情预后。

④查体：仔细触摸头颈淋巴结，检查有无淋巴结病理性肿大或其他肿块，判断癌细胞有无转移等。

2. 辨证诊断

（1）湿毒蕴结型　反复耳流脓，经久不愈，耳内有肉芽样新生物，伴脓血性分泌物，秽臭，耳内闷胀，耳鸣耳聋，或兼头重头晕。舌苔白或黄腻，脉濡缓。

（2）气滞血瘀型　耳廓或外耳道肿块痒痛，出血或溃烂流血水，甚则耳痛剧烈，张口困难，耳周或颈部恶核。耳内闷胀，耳鸣耳聋，胸闷胁痛，舌质红或有瘀点、瘀斑，舌苔白或黄，脉弦。

（三）鉴别诊断

1. 慢性化脓性中耳炎

早期中耳癌症状与慢性中耳炎相似，二者均有耳痛、流脓等症状，增生肉芽组织的病理活检可以鉴别。

2. 中耳结核

中耳结核的症状往往不典型，局部症状与中耳癌类似，而且有些案例会伴有周围性面瘫、乳突处感染疼痛，一般临床上如没有合并结核的全身症状，不会首先考虑结核感染，而是考虑其化脓性或胆脂瘤型中耳炎，乃至中耳癌的可能性，误诊率较高，应仔细进行检查，结合中耳分泌物涂片检查、中耳肉芽组织病理检查可以与其他病鉴别。

（四）临床治疗

1. 提高临床疗效的基本要素

本病临床少见，起病具有隐匿性，应加强对本病的认识，早期诊断早期治疗；早期切除加术后放疗；晚期则应充分考虑患者的综合情况，仔细评估后，结合手术、放疗、化疗、中医药治疗等进行综合治疗，提高患者的生存率和生活质量。

2. 辨病治疗

（1）颞骨次全切除术　手术治疗彻底切除肿瘤是理想手段，术后可根据患者情况建议其进行化疗、放疗的治疗。适用于晚期中耳癌，仍局限于中耳乳突及颞骨内部分，无颅内或远处转移者。切除范围向内达耳囊和岩尖以期获得安全边界，内听道为最内侧边界。最理想的是做到三维解剖结构整块切除，实施过程中依据病变范围，根据冰冻结果可能变成分块切除。如果需要切除乙状窦和颈静脉球，必须控制出血，阻断乙状窦、结扎颈内静脉。还应当了解患者颈内动脉的受累情况，必要时术前应做血管造影进行确定。切除范围包括外耳道、部分颞颌关节、乳突颞骨鳞部及岩部外1/2~2/3，仅保留部分内耳道、部分颈内动脉管和以内的岩尖部分。综合考虑患者病情及身体情况后，可同时实施腮腺清除术，甚至颈廓清术，以达到根治肿瘤的目的。

（2）放疗、化疗

1）局部治疗方案：用于肿瘤不可切除的患者，以及肿瘤可切除但优选非手术方法保留器官（肿瘤未破坏该器官）的患者。根据患者病情，制定合适的放疗计划。①化疗联合根治性局部区域治疗：结合诱导化疗、同步放化疗，能缩小局部治疗范围，保留重要器官的功能，有助于克服放疗抵抗。有增加毒性，限制患者依从性，延迟或组织根治性局部治疗完成的风险。②单纯根治性局部治疗：进行手术或放疗治疗。治疗后，患者死亡率较化疗联合根治性局部区域治疗高。③序贯治疗：诱导化疗后，同步行放化疗。

2）全身性治疗方案：基于肿瘤初始大小、位置，以及与正常器官关系制定放疗计划。①诱导化疗前进行初始评估，并进行对比增强 CT 或 MRI。②单纯根治性放疗或同步放化疗的选择：单纯根治性放疗是Ⅰ～Ⅱ期头颈部癌患者的标准治疗选择，不用使用化疗。当患者禁忌使用铂类药物为基础的化疗、患者拒绝化疗、患者同时应用全身性治疗绝对获益较小、患者化疗相关并发症发生风险相对较高时，某些局部晚期疾病患者（Ⅲ/Ⅳ期），也可使用单纯性根治性放疗。③剂量和分割方式改良方案：头颈部癌根治性治疗标准方案是对肉眼可见肿瘤实施一日 2Gy 的放疗，一周安排 5 日，总剂量为 7 周给完 66~70Gy。大分割，通过增加每日放疗剂量，缩短放疗疗程和强化放疗生物学效果，放疗剂量相对较小的早期疾病较常使用。剂量递增的超分割，通过一日多次治疗，降低每次剂量，降低发生额外的严重长期并发症的风险。加速分割，通过减少肿瘤照射总剂量缩短疗程（使用一日多次较小剂量，或每周加用标准剂量），减少放疗过程中肿瘤再增殖。

3. 辨证治疗

（1）湿毒蕴结型

治法：祛湿解毒，化痰散结。

方药：清气化痰丸加减。半夏、胆南星、瓜蒌皮、杏仁、陈皮、枳实、茯苓、黄芩。若脾气虚弱，可加党参、白术；若颈部肿块硬实，可选鸡内金。牡蛎、三棱、莪术等；面瘫、张口困难者，选加蜈蚣、僵蚕、全蝎等。

（2）气滞血瘀型

治法：活血化瘀，行气散结。

方药：丹栀逍遥散加减。柴胡、当归、白芍、茯苓、白术、薄荷、生姜、丹皮、栀子、炙甘草。可加三棱、莪术、山慈菇；肝胆火盛耳聋，去当归加龙胆草、夏枯草；流血水者，选加土茯苓、薏苡仁、鱼腥草等。

（五）预后转归

影响预后的关键是能否早期诊断、早期治疗，因为中耳癌临床较少见，因常伴有慢性化脓性中耳炎，且起病隐袭，早期易被忽视，待至症状明显时，肿瘤已累及岩骨、颅内及颞颌关节等处。因此，中耳癌患者多数不能获得早期治疗，故预后较差。

（六）预防调护

（1）积极治疗慢性化脓性中耳炎。

（2）改善不良的生活习惯，尽量避免生水、脏水进入耳部导致感染，中耳炎的患者应注意保暖，少感冒。

（七）评价与展望

为更好地规范颞骨恶性肿瘤的诊断，比较各种治疗方法的效果，统一的分级分期标准亟待制订。放射治疗的效果尚需更多的病例进一步证实。对晚期颞骨恶性肿瘤的治疗，采取整块切除或分块切除，对疗效有否影响尚在争论中。

主要参考文献

[1] 宋雯洁，高志强，魏兴梅，等．岩骨次全切除术的临床应用[J]．中华耳科学杂志，2019，17(3)．

[2] 夏寅．颞骨切除术与岩骨次全切除术——House 与 Fisch 比较[J]．中华耳科学杂志，2017，15(1)．

[3] 梁海荣，陈俊明，虞幼军，等. 颞骨次全切除术治疗鼻咽癌放疗后放射性颞骨坏死临床分析[J]. 中国耳鼻咽喉颅底外科杂志，2016(3).
[4] 白燕芳，张兰梅，刘小玲，等. 鼻咽癌放疗后颞骨骨坏死性颞骨次全切除同期人工耳蜗植入的手术配合[J]. 医疗装备，2015(11).
[5] 辛颖，严森，宋为明，等. 外耳及中耳恶性肿瘤39例临床分析[J]. 临床耳鼻咽喉头颈外科杂志，2015(14).
[6] 单珊，周永青，李晓明，等. 双侧中耳癌一例[J]. 中华耳科学杂志，2012，10(1)：128-129.
[7] 尹时华，吴立连. 颞骨次全切除术治疗中耳Ⅱ级骨巨细胞瘤1例[J]. 咸宁学院学报(医学版)，2003(6)：434-435.
[8] 王新春，王梦. 中耳癌20例报告[J]. 临床耳鼻咽喉科杂志，2003(10)：600-601.
[9] 王少植，王志彬，赵啸天. 颞骨恶性肿瘤[J]. 国外医学. 耳鼻咽喉科学分册，2001(2)：91-95.

第二节　鼻部肿瘤

鼻腔及鼻窦良性肿瘤种类繁多，按组织来源进行分类有数十种，但临床较常见的当数血管瘤、乳头状瘤和骨瘤。

一、鼻部血管瘤

（一）病因病机

1. 西医病因病机

若以鼻衄为主要表现时，可参考“鼻出血”章节。如以鼻塞为主要表现时，可参考“鼻窒”章节。

2. 中医病因病机

鼻部血管瘤主要属于毛细血管瘤和海绵状血管瘤，也可见血管平滑肌瘤，可发生在内鼻、鼻窦等各处；血管瘤多在婴儿时期发病，与异位的成血管细胞有关。

（二）临床诊断

1. 辨病诊断

（1）临床表现　①鼻出血为主要症状，可反复发作，亦可有血性鼻涕，久而引起贫血。②肿瘤较大时，有鼻塞及压迫症状，如鼻塞严重、面部畸形、眼球移位、复视、头痛等症状。③鼻内镜检查可见鼻中隔前下部，或鼻腔底或鼻甲处见一小蒂或广基新生物，常呈暗红色，表面光滑或呈桑椹状。④发生在鼻窦时，有时可见鼻道丰满或有息肉变性样新生物，中鼻道有血性分泌物等。若误以鼻息肉摘除，可引起严重出血。⑤发生在外鼻部时，可有鼻部“红斑”，或“赘样”包块等。

（2）相关检查　①鼻窦X线或CT扫描时，有时可见上颌窦扩大。亦可进行MRI检查。②瘤体穿刺可鉴别血管瘤的类型，如抽出血液则是血管型血管瘤，但活检宜慎重，以免引起严重出血。③药物试验：对麻黄素、抗组胺药、激素、抗生素反应不良，血管收缩剂有效，具有很强的特异性。

2. 辨证诊断

若以鼻衄为主要临床表现时，可参考“鼻出血”章节。如以鼻塞为主要表现时，可参考“鼻窒”章节。

（三）临床鉴别

本病应与鼻息肉、鼻腔乳头状瘤、鼻窦炎及鼻部恶性肿瘤相鉴别，根据病史、临床症状及专科检查，诊断容易确立，不难鉴别。

（四）临床治疗

鼻部血管瘤好发于成人和婴儿，成人和婴儿的治疗方式并不相同，且治疗方案应基于患者鼻部血管瘤的分期和亚型。目前的主要治疗手段有：观察治疗、药物治疗、手术治疗、电凝、激光照射、注射硬化剂、放射治疗等。

1. 提高治疗效果的原则

（1）积极诊疗，尤其对于婴儿患者，以防止影响生命的严重并发症。

（2）预防溃疡及感染，对于已经发生的，要促进溃疡愈合，缓解疼痛。

（3）尽量避免血管瘤消除后带来的畸形。

（4）注意术后护理，教育患者认真履行陪护规则。

2. 辨病治疗

（1）口服普萘洛尔　增殖期口服普萘洛尔积极干预，效果好于口服其他药物，消退期辅助其他治疗也能达到很好疗效。

（2）YAG 激光手术治疗

具体操作：用 1% 丁卡因行鼻腔黏膜局部麻醉后，在鼻血管瘤出以 1% 利多卡因和 1% 肾上腺素行局部浸润麻醉后，进行激光治疗。

术后处理：术后患侧鼻腔用薄荷油滴鼻，每日 2~3 次，术后第 4 天起每日进行鼻腔换药，检查伪膜形成情况，清除分泌物及部分血痂，避免鼻腔粘连；术后使用泮托拉唑保护胃黏膜。

（3）低温等离子射频治疗

具体操作：鼻部肿瘤较大者行全身麻醉，且术前备血，其余局部麻醉。麻醉后，患者取仰卧位，鼻内镜下探明肿瘤大小、瘤体范围、基底组织部位和周围组织关系，对瘤体基底部位局部麻醉后，用等离子刀头沿瘤体周围完整切除。瘤体位于下鼻甲的应切至骨质，在鼻中隔者应避免损伤鼻中软骨。出血影响术野时，等离子止血或 1% 肾上腺素棉片局部压迫止血，再对基底部彻底止血，使局部平整，颜色由浅稍变深，消融切除周缘至安全界限，防止复发。鼻腔创面贴附止血海绵，无须鼻腔填塞，切除肿瘤送病理检查。

术后处理：术后患侧鼻腔用薄荷油滴鼻，每日 2~3 次，术后第 4 天起每日进行鼻腔换药，检查伪膜形成情况，清除分泌物及部分血痂，保持鼻黏膜的湿润度，有助于术后黏膜上皮的恢复，避免鼻腔粘连；术后使用泮托拉唑保护胃黏膜。

特点：较传统激光手术治疗方式有微创手术的优势，手术难度降低，术中出血量较小，损伤小，手术时间短，术后恢复快，术后鼻腔粘连、鼻中隔穿孔、鼻萎缩的发病率较低。但器械要求较高，费用较昂贵。

（4）鼻内镜下微波手术

具体操作：患者在局部麻醉下进行手术，患者取仰卧位，用 1% 丁卡因麻黄素收缩双侧鼻黏膜，选用 4.4mm 德国 Wolf 鼻内镜，以 0° 插入鼻腔，探明瘤体大小及范围、基底部位及与周围组织的关系。用 0.1% 肾上腺素于肿瘤基底部浸润，采用 MTC–4 微波治疗仪，将微波单极探头接触瘤体基底部或插入瘤体内部，功率 50W，时间 5 秒，分次连续热凝，待瘤体组织凝固变白后，予以摘除。仔细观察瘤体，如带蒂，则先对蒂组织进行热凝后剪除。对范围较大的瘤体，采用边凝固边取出热凝后的病体组织，逐步摘除肿瘤，同时用环形探头连续对瘤体基底部进行凝固，直到局部平整为止，保证病变部位全部去除。

术后处理：术后鼻腔滴复方薄荷油鼻液及复方呋麻滴鼻液，每次 2 滴，每次日 3 次，且每日清理鼻腔分泌物，清理完后给予中药辛菊汤剂雾化喷鼻。

特点：较传统开放式手术在技术层面上，术中出血量小，术后发生并发症和复发概率较小，术后恢复较快，缩短患者住院时间。设备和技术要求高。

（5）传统开放式手术治疗

具体操作：患者取仰卧位，卧位行

常规局部麻醉，行常规局部麻醉，切开其鼻腔，仔细探查鼻腔脉管病变部位并进行切除处理，术后对切口缝合，行常规护理措施。

特点：此为临床上的传统治疗方式，施行已久，行业普及度高，技术熟练，对术中、术后的处理有丰富经验，但手术创伤大，不利于患者的恢复，易形成瘢痕。

（五）预后转归

本病如能及时止血，并进行全身调理，预后良好。若反复出现或出现量多者可致贫血，甚至危及生命。

（六）预防调护

（1）检查操作时，动作要轻巧，切忌粗暴，以免加重损伤，造成血管瘤破裂出血。

（2）患鼻部血管瘤的患者应尽量避免抠鼻、用力擤鼻、打喷嚏、猛低头、猛抬头等。

（3）忌食辛燥刺激之物、禁烟酒，以免加重鼻部出血。多食用蔬菜水果等维生素较高的饮食，保持大便通畅。

（4）平时注意锻炼身体，预防感冒，但运动不可太剧烈；注意情志调养，保持心情舒畅，忌抑郁暴怒。

主要参考文献

[1] 左晓晖，陈俊曦，陈舒．鼻内镜下低温等离子消融术治疗鼻腔血管瘤的临床效果[J]．血管与腔内血管外科杂志，2019，5(3)：203-207.

[2] 刘伟，蒋敏丽．探讨鼻内镜下微波手术治疗鼻腔血管瘤的临床疗效[J]．中国继续医学教育，2018，10(12)：103-104.

[3] 马翔．鼻内镜下低温等离子消融术对鼻腔血管瘤患者的临床研究[J]．中国社区医师，2017，33(28)：67，69.

[4] 周建章，周国章，张碧红．应用普萘洛尔治疗婴幼儿鼻部血管瘤的临床疗效观察[J]．血管与腔内血管外科杂志，2017，3(5)：977-979.

[5] 赵志国，潘遥，杨东升，等．口服普萘洛尔治疗婴幼儿鼻部血管瘤临床疗效评价[J]．中国口腔颌面外科杂志，2017，15(2)：161-164.

[6] 向莎，周春丽，何威，等．鼻部血管平滑肌瘤二例[J]．实用皮肤病学杂志，2017，10(1)：61-62，64.

[7] 张灵敏，田秀芬．鼻腔鼻窦血管瘤26例临床诊治分析[J]．中华实用诊断与治疗杂志，2016，30(10)：982-983.

[8] 郭守明．鼻内镜下低温等离子消融术治疗鼻腔血管瘤的临床疗效分析[J]．中国医学文摘（耳鼻咽喉科学），2016，31(4)：188-191.

[9] 徐继红．鼻内镜引导下手术切除鼻腔血管瘤（附22例临床分析）[J]．河南大学学报（医学版），2016，35(1)：63-64.

[10] 黄秀春．整体护理在鼻立氏区血管瘤微波术患者中的应用效果[J]．中国当代医药，2016，23(2)：195-197.

二、鼻乳头状瘤

（一）病因病机

1. 西医病因病机

（1）鼻乳头状瘤　鼻乳头状瘤发病病因尚不明确，但多数学者认为与人乳头瘤病毒（HPV）病毒感染关系最为密切，此外黏膜慢性炎症、病毒感染、环境因素、免疫紊乱等也是相关病因。该肿瘤侵袭性生长，具有破坏强、复发和恶变率高等特点。

（2）鼻骨瘤　常见于鼻窦，一般生长缓慢，成年后有自行停止发展的趋势。临床上，一些骨瘤并不需要特殊治疗。

2. 中医病因病机

根据其临床表现及特点，多从“鼻菌”“鼻瘤”“失荣”“上石疽”“鼻渊”“鼻疽”“鼻痔”“控脑砂”“真头痛”类推来论治鼻乳头状瘤。中医学认为鼻乳头状瘤的发病多与长期不洁空气刺激、饮食不节、情志不畅、长期食用辛辣炙煿、霉腐食物有关。病因病机为：长期接触不洁空气，热毒蕴肺，炼液成痰；或饮食不节，损伤脾胃，脾失健运，痰浊内生，结而成块；或长期过食辛辣炙煿、霉腐食物，脾胃积热；情志不畅，肝气郁结，疏泄失常，气滞血凝，凝聚鼻窍；或情志不畅，郁而化火，循经上犯，结聚鼻窍，从而发病。

本病的病位在鼻及鼻窦，主要与肺、脾、肝密切相关。该病的基本病机是正气亏虚、脏腑功能失调、气滞血瘀、痰结毒聚，日久积滞而成。病理性质总属本虚标实，正气亏虚、脏腑功能失调为本，气滞血瘀、痰结毒聚为标。

（二）临床诊断

1. 辨病诊断

（1）鼻骨瘤　好发于鼻窦，骨瘤小可无明显症状，肿瘤大则可导致局部机械性梗阻，引起鼻阻、流涕、头痛，晚期可超出鼻窦腔，侵入鼻腔、眼眶等邻近组织器官，造成颜面变形、鼻部症状、突眼、眼球移位、复视、视力减退，甚至压迫脑部，引起颅内症状，或诱发颅内感染等。

（2）鼻乳头状瘤　同样好发于鼻窦，亦见于鼻前庭、鼻中隔等处。分型主要是鳞状细胞乳头状瘤、外生性乳头状瘤、内翻性乳头状瘤。外生性和内生性乳头状瘤生长方向不同，但常兼见。

（3）鳞状细胞乳头状瘤　鼻前庭或鼻中隔黏膜与皮肤交界处的角化型乳头状瘤，又称“鼻前庭疣”。

（4）外生性乳头状瘤　常见于鼻中隔区，肉眼所见呈乳头状，质较硬，基底广，有时呈分叶状，色粉红或略带灰色，有的表面不平呈肉芽状，触之易出血。镜下特点：被覆之上皮多为分化良好的移行上皮或鳞状上皮，偶见纤毛柱状上皮，基底膜完整。

（5）内翻性乳头状瘤　常见于鼻腔侧壁或鼻窦，外观呈息肉样，长或呈指状内翻，上皮以移行上皮多见，亦可见鳞状上皮及呼吸上皮。肿瘤若局限于鼻窦内可无症状。若肿瘤继续增大，可出现相应症状和体征，如鼻塞及鼻内肿块，可伴流涕，涕中时带血，可有头面部疼痛和嗅觉异常等。肿瘤外观呈表面颗粒状不光滑、色粉红的乳头状，易出血，病变常见于鼻腔，可向后延伸至鼻咽及口咽部。患处隆起，可引起压迫症状。向眼眶发展，常将眼球向前、向下方推移，以致眼球突出及复视等；向颅内发展，可引起颅内组织受压，出现头闷、头痛、恶心、呕吐等。

2. 辨证诊断

（1）痰浊结聚型

①临床表现：面颊肿胀、突眼等面部异常，鼻音重，鼻塞，流涕时带血，嗅觉减退，头闷头痛，或视力减退，素体痰湿内盛或饮食无节，胃脘痞塞，咳嗽痰多，满闷不舒，恶心纳少，头晕目眩。舌淡红、苔滑或厚腻，脉滑或弦滑。

②辨证要点：面颊肿胀、突眼等面部异常，鼻音重，鼻塞，流涕时带血，嗅觉减退，头闷头痛，或视力减退，兼有痰湿内盛的表现。舌淡红、苔滑或厚腻，脉滑或弦滑。

（2）气滞血瘀型

①临床表现：面颊肿胀、突眼等面部异常，鼻音重，鼻塞，流涕时带血，嗅觉减退，头闷头痛，或视力减退。平素情志不舒，伴胸胁胀闷、刺痛，或胁下有痞块、刺痛拒按，妇女有月经不调等。舌紫暗或

有瘀斑，脉弦涩。

②辨证要点：面颊肿胀、突眼等面部异常，鼻音重，鼻塞，流涕时带血，嗅觉减退，头闷头痛，或视力减退，兼有气滞血瘀的表现。舌紫暗或有瘀斑，脉弦涩。

（3）火毒蕴结型

①临床症状：面颊肿胀、突眼等面部异常，鼻音重，鼻塞，流涕时带血，嗅觉减退，头闷头痛，或视力减退。鼻部红肿高突，灼热疼痛，或有流脓，口渴，小便黄赤，或伴发热。舌质红、苔黄，脉弦数。

②辨证要点：面颊肿胀、突眼等面部异常，鼻音重，鼻塞，流涕时带血，嗅觉减退，头闷头痛，或视力减退，鼻部红肿高突，灼热疼痛，或有流脓，兼有火热内盛的全身症状，舌质红、苔黄，脉弦数。

（4）痰瘀互结型

①临床症状：面颊肿胀、突眼等面部异常，鼻音重，鼻塞，流涕时带血，嗅觉减退，头闷头痛，或视力减退。鼻部肿块刺痛，胸闷痰多，或伴有肢体麻木感。舌紫暗或有瘀斑瘀点、苔腻，脉弦涩。

②辨证要点：面颊肿胀、突眼等面部异常，鼻音重，鼻塞，流涕时带血，嗅觉减退，头闷头痛，或视力减退，鼻部肿块刺痛，胸闷痰多，兼有痰瘀互结的表现。舌紫暗或有瘀斑瘀点、苔腻，脉弦涩。

（5）肺脾气虚型

①临床症状：面颊肿胀、突眼等面部异常，鼻音重，鼻塞，流涕时带血，嗅觉减退，头闷头痛，或视力减退。素体气虚，或病后体虚，面色无华，易感冒外邪，胸闷，气短，懒言，四肢无力，食少便溏或大便秘。舌质淡、苔白滑，脉细弱。

②辨证要点：面颊肿胀、突眼等面部异常，鼻音重，鼻塞，流涕时带血，嗅觉减退，头闷头痛，或视力减退，兼有肺脾气虚的表现。舌质淡、苔白滑，脉细弱。

（三）临床鉴别

应与鼻息肉、乳头状腺瘤、下鼻甲乳头状肥大等鉴别。鼻息肉一般有变态反应及感染史，病变多为双侧。组织病理表现：基底膜透明或增厚，有黏液分泌腺体，有嗜酸性细胞和炎性细胞。而乳头状腺瘤、骨瘤除病史、体征不同外，在组织病理表现上，乳头状腺瘤为基底膜正常，无腺体和嗜酸性粒细胞；骨瘤可由骨化的纤维组织形成。

（四）临床治疗

1. 提高临床疗效的要素

（1）尽早手术治疗。分期越高，病变范围越大，手术彻底清除肿瘤的难度就越大，术中残留的可能性就越高，肿瘤复发概率高。

（2）手术彻底切除肿瘤。手术彻底清除肿瘤，是改善术后复发的重要保证。选择合适的术式联合治疗，充分暴露肿瘤，彻底切除肿瘤组织。

（3）伴有不典型增生的患者复发率和癌变概率更高，应警惕。

（4）术后应积极防止炎症和疼痛，维持患者鼻腔功能，促进患者术后恢复，防止严重并发症。

2. 辨病治疗

鼻内翻性乳头状瘤：该型肿瘤对放疗不敏感，其治疗方式主要以手术清理病灶为主，传统手术方式有鼻侧切开、鼻内径路和经上颌窦前壁径路等，鼻内镜技术具有优越性，且鼻内镜术可联合多种传统术式，达到理想的切除效果。

（1）鼻内镜手术

具体操作：在镜下看清肿瘤情况后，灵活使用不同角度的鼻内窥镜。对于肿瘤起源于鼻腔的患者，在0°~70°的鼻内窥镜下，在肿瘤基底部用双极电凝处理肿瘤组织。对于肿瘤位起于颌窦的患者，在0°~70°的鼻内窥镜下切除钩突，扩大颌窦口可实现肿瘤彻底清除。筛窦肿瘤患者在0°~70°的鼻内窥镜下，首先使筛窦气房开放然后彻底清除肿瘤组织。对于肿瘤起源于蝶窦的患者，在0°~70°的鼻内窥镜下开发蝶窦，彻底切除蝶窦内肿瘤组织。最后确认有无肿瘤残留，必要时磨除基底部部分骨质，无残留后冲洗鼻腔，充分止血，鼻窦术腔填塞止血海绵。

术后护理：术后一周左右换药冲洗鼻腔。术后定期复查，复查时鼻内镜下观察，若发现新生组织，范围小，可及时彻底切除送病理，若范围较大，则钳取部分组织送病理，以便及早发现肿瘤，必时行影像学检查及鼻内镜下再次手术。用削刨器切除患者鼻内的肿瘤组织，同时将患者的钩突一起切除，打开筛泡，扩大患者的上颌窦口，利用鼻内镜能够直视肿瘤情况将肿瘤切除，同时切除肿瘤周围的鼻窦以及鼻腔黏膜。

（2）鼻内镜和柯陆氏进路联合

具体操作：除了清除患者的病变组织，还需清除病变处的黏膜与原发肿瘤，手术完成后用海绵填塞术腔，一般于48小时取出，随后时刻注意患者的伤口处的卫生。

特点：柯陆氏手术治疗效果较好，但手术范围大，损伤患者的正常组织，恢复时间长。该手术方式主要针对上颌窦内的病变组织较多的患者，只用一种手术方式不能完全清除病变组织，因此两种手术方式配合。

（3）传统鼻侧切开术

具体操作：全麻后，根据患者鼻内的情况将患者鼻腔鼻窦中的肿物，上颌窦内侧壁，中下鼻甲的筛窦用手术刀进行分离切除，在完成手术后填塞碘仿纱条，视具体情况取出填塞的纱条。

特点：术野较清楚，有利于彻底清理肿瘤以防复发，术后并发症较多，如面部焮痛、牙齿麻木等，且对患者正常解剖与功能造成严重损伤，同时无法更好地满足患者对美观的需求。

（4）上颌骨鼻腔口内径路行内翻性乳头状瘤全切术

具体操作：手术用全麻，并用含有肾上腺素的利多卡因注射入鼻部软组织和颊切口区内。切口位于唇眼沟和颊眼沟内，通过中线扩展至两侧粗隆。切至骨膜，将面部软组织从上颌骨前面游离向上至眶下孔，保留眶下神经。作常规软骨间切口，从软骨侧分离鼻部软组织，鼻骨骨膜尽可能向外分离，向上达鼻根。作贯通切口使软骨中隔和下侧软骨内侧脚分离，用锐分离使其沿骨面剥离并和前面中区连接，完成双侧上颌骨鼻腔口内暴露。在作内侧上颌骨切除之前，软组织分离之后，恰在梨状孔内切开外侧鼻黏膜，构成宽约4mm上下的双蒂鼻黏膜瓣并保留之。随后按改良内侧上颌骨切除术常规切除鼻侧壁。需要注意的是，仅作双蒂黏膜瓣的切除，充分止血后，将面部结构复位至正确位置，用5–0铬制肠线将双蒂黏膜瓣的前缘连续缝合至鼻前庭皮肤，贯通切口用4–0的铬线贯穿缝合，颊眼沟切口用连续缝合法。最后，在前鼻孔轻轻进行填塞止血，维持外形。

特点：本法出血较多，但出血量少于鼻侧切开术。上颌骨鼻腔口内暴露法能避免外部瘢痕，鼻腔和面中1/3的暴露不受限制，可以全部切除内翻，术野可以根据病变范围变更和扩大，无外部瘢痕。

（5）放疗　是否予以放疗，目前还没有一致的见解，其中最大的顾虑是担心放疗有可能诱发恶变。但患者出现以下情况者应辅以放疗：①肿瘤不能彻底切除；②肿瘤多次复发；③内翻性乳头状瘤伴恶变；④不适合手术的患者。因其复发率高，患者应在手术或放疗后坚持定期随诊。

（6）药物治疗　以往主要以手术治疗鼻内翻性乳头状瘤，术后可予药物促进术后恢复，也可用中医中药治疗方式介入，以降低术后复发率和癌变可能性。

桉柠蒎肠溶软胶囊：规格每粒 300mg，每次 0.3g，一日 3 次，餐前半小时凉开水送服。连续治疗 7 天为 1 个疗程。应用于鼻内翻乳头状瘤术后，本药通过提高鼻腔黏液纤毛清除系统活性，碱化黏液，降低其黏滞度，维持术后鼻腔功能，显著改善患者鼻部症状，并能改善眼痒、视物模糊、流泪症等眼部症状，达到促进术后恢复的目的。

3. 辨证治疗

（1）辨证论治

①痰浊结聚型

治法：化痰散结。

方药：方用清气化痰丸加减。胆南星、半夏、橘红、槟榔、木香、沉香、苍术。

②气滞血瘀型

治法：疏肝行气，活血化瘀。

方药：方用逍遥散加减。柴胡、白芍、当归、茯苓、白术、炙甘草。

③火毒蕴结型

治法：泻火解毒。

方药：方用柴胡清肝散加减。银柴胡、栀子、连翘、生地黄、胡黄连、赤芍、龙胆草、青皮、甘草。

④痰瘀互结型

治法：给予涤痰化浊，祛瘀散结。

方药：方用清气化痰丸和桃红四物汤加减。清气化痰丸药物组成见上，桃红四物汤具体方药如下：生地黄、当归、芍药、川芎、桃仁、红花。

⑤肺脾气虚型

治法：健脾益气。

方药：方用参苓白术散加减。人参、白术、白茯苓、山药、扁豆、甘草、桔梗、薏苡仁、莲子肉。

（2）成药应用

藏药独一味胶囊：有研究显示，此药在防治患者术后的疼痛和出血上，有起效快、服用方便、安全可靠无不良反应的优势。该药物的主要有效成分就是独一味，独一味具有非常好的止血、镇痛、消肿、抑菌作用以及提高非特异性免疫和特异性免疫的功效。分析研究结果发现，独一味在术后的镇痛效果，以及术后患者的鼻甲消肿、鼻腔通气所需时间方面，与普通止痛片相比均具有显著的优势。

4. 新疗法选粹

低温等离子辅助泪前隐窝入路

具体操作：术前对患者行全身麻醉，将浓度 0.1% 肾上腺素纱条填塞于鼻腔内，促使鼻腔黏膜血管收缩，使用鼻内镜对病灶部位进行检查，确定肿瘤范围后使用低温等离子刀切除病变部位钩突，开放筛窦，充分暴露上颌窦窦口，开放额隐窝。消除额隐窝、前组筛窦、中鼻道肿瘤组织，并仔细观察上颌窦腔内是否存在肿瘤根部，若发现肿瘤组织，联合泪前隐窝入路切除。手术入路由下鼻甲前缘上方鼻腔外侧壁将骨黏膜自上而下经鼻底做弧形切开，将骨黏膜由前向后分离至上颌窦自然口，去除骨性上颌窦内侧壁。使骨性鼻泪管下端充分开放，形成下鼻甲瓣，内移，使上颌窦窦腔暴露，切除肿瘤。完成术腔清理后复位膜性鼻泪管下鼻甲，黏膜切口对位缝合固定，将下鼻道外侧壁黏膜切开，行下鼻道上颌窦开窗。手术完成后常规鼻腔填塞，并给予一定抗生素支持。

特点：泪前隐窝入路结合低温等离子辅助治疗，能降低术中创伤，减少出血量，疼痛轻微，手术简单快捷。且能有效解决术式术野问题，同时保留下鼻甲、鼻泪管完整性，术后对患者鼻腔功能、结构保护较好。该术式可充分暴露上颌窦腔，术野清晰，无观察死角，处理上颌窦内病灶，包括：齿槽隐窝、泪前隐窝，为进入眶底壁、颞下窝等手术提供入路，并保存下鼻甲、鼻泪管，对维护术后泪道、鼻腔结构功能效果显著。但该术式对手术医师要求较高，手术费用较高。

5. 医家诊疗经验

田理

田理认为此病初起之时，内外邪毒或情志不畅致肺失宣肃、肝郁气结，以邪实为主、肺脾亏虚尚不明显，此时应以平肝解郁、理气化痰散结为主；病至中后期，邪正相争，气郁化火，肝郁气滞，痰瘀互结，耗伤人体气血津精，出现肺脾亏虚，邪毒留着，属虚实夹杂，应扶正与祛邪并举，如肝郁与脾虚兼有者，应疏肝理气、固护脾胃，痰浊凝聚者多伴有肺脾气虚，治疗时在化痰散结的同时予以补益肺脾。晚期多属正虚邪恋，且多损伤肝肾之精，此时应以扶正为主（益气养血，补益肺脾，滋补肝肾），兼予祛痰散结或化瘀解毒。

放疗类似于火邪、火毒，故放疗后的患者应以“益气生津、滋阴降火”为其基本治法，在此基础上兼以理气、健脾、疏肝、化痰、活血等，多以“知柏地黄汤”为基础方，可加玄参、北沙参、石斛等增加养阴生津之效，夏枯草软坚散结，白土茯苓清热解毒，黄芪、白术、茯苓益气健脾，红花活血祛瘀。若出现腰膝酸软、手足肢冷、夜尿频多等症可加用淫羊藿、巴戟天温肾阳；若因外感出现咳嗽、黄痰，舌红等可加用清肺止咳之品，如黄芩、芦根、百合等药物。亦可加用一些抗肿瘤的药物，如黄芪、白花蛇舌草、山慈菇、半枝莲等。

鼻部乳头状瘤，特别是恶变的患者，或多或少都会出现悲观、焦虑、紧张的精神状态，在用药物益气滋阴时应注意加入一定分量的疏肝之品，如柴胡、白芍、郁金，但忌予重镇以平肝，同时可予以酸枣仁、珍珠母以宁心安神。且患者家属及医师都应对患者进行情绪疏导，纠正患者的不良认知及行为，其情志舒畅可明显改善患者生存质量。

田理强调，在疾病的各个阶段，邪实一直存在，在益气扶正的过程亏虚明显，切忌运用重镇、滋腻之品，以免“虚不受补。”另外此病易复发、恶变，在治疗时应长期、规律、缓慢调治。

（五）预后转归

鼻乳头状瘤具有一定的侵袭性和恶变率，应早发现、早治疗，手术彻底切除，预防严重的并发症，如未手术彻底清除肿瘤组织，则有较高的复发率。

（六）预防调护

（1）未病防病，即病防变，清淡饮食，规律起居，调畅情志，适量运动。注意预防感冒，防止鼻部肿瘤感染。不要抠鼻、挖鼻，不要用力擤鼻、摇晃头部等，防止鼻部外伤。

（2）加强对患者心理的调护，减轻患者心理负担。改善工作环境条件，减少致癌粉尘、气体的吸入，戒烟。注意饮食卫生，避免过食辛辣炙煿之品，忌食发霉、有毒食品。

（七）研究进展

1. 病因病机

（1）乳头状瘤病毒感染与鼻内翻性乳头状瘤发病、复发和恶变的关系。王茂华等认为，HPV 感染与鼻部乳头状瘤的发病、复发无关，而与鼻部乳头状瘤的恶变有关，且与 HPV-18、HPV-31、HPV-33，3 种亚型的关系尤其密切。

（2）对于疱疹病毒及人乳头状瘤病毒感染与鼻窦内翻性乳头状瘤的临床关系，

孙彦珍等认为，鼻、鼻窦内翻性乳头状瘤患者存在有EBV、HPV感染的情况，且两种病毒与该病之间具有紧密的联系。

2. 中药复方研究

（1）消瘤汤　由党参、黄芩、薏苡仁、三七、扶芳藤、山慈菇、紫河车和半枝莲等组成。功效：扶正抗瘤。曾家耀等认为：消瘤汤可通过抑制血管生成实现抗肿瘤生长效果。夏俊等认为，党参、黄芪、薏苡仁、三七、扶芳藤、山慈菇、紫河车、半枝莲，加1000ml水，武火煮沸改文火慢煎，水煎至200ml，早晚两次分服，术后当日开始服用，4周1个疗程，共服用3个疗程，联合鼻内镜手术可降低术后远期复发率，安全性较好，无不良反应记录，其作用机制待进一步研究。

（2）参苓白术散　汪永辉等认为，参苓白术散可以改善代谢及血流变学的指标，还可以提高免疫力。运用于手术后患者体质虚弱时，或常规使用预防肿瘤复发。

（3）苍耳子散合除湿汤加减　配合手术，治疗鼻腔鼻窦内翻性乳头状瘤，取龟甲、僵蚕、金银花、苍耳子、鳖甲、鱼腥草、细辛、浙贝母、薏苡仁、薄荷、白芷、桔梗、生甘草、黄芪、败酱草、五味子、薄荷、辛夷、路路通、土鳖虫、生牡蛎、黄芩、川芎。煎煮，每日服用1剂，取汁400ml，分3次服用。朱勇等认为，以上中药配合手术治疗，在改善症状方面有更好的临床疗效，能有效降低本病的复发率，减轻患者痛苦。

（八）评价及展望

（1）近5年关于鼻乳头状瘤的研究层出不穷，不乏中医治疗的运用，但中医治疗鼻乳头状瘤多在其手术之后，且临床中对患者的心理疏导关注力度不够，今后应多注意中医中药在其疾病整个过程中的使用，且应注意患者心理及情绪变化，及时解除顾虑及进行心理疏导，对缓解患者症状及改善预后有显著的作用。

（2）对鼻部乳头状瘤患者肿瘤组织进行更广泛的HPV亚型检测与基因分型有助于更精准地判断肿瘤预后并依此制订个性化诊疗方案。因此，采用更灵敏的检测手段，筛查更广泛的病毒亚型，仍是值得深入探索的研究方向。

（3）目前的研究对鼻鳞状细胞乳头状瘤、鼻外生性乳头状瘤、鼻骨瘤的关注较少，病因病机、治疗方法等方面还有很大的研究空间。

主要参考文献

[1] 陈永兴，熊国平，张卓成，等. 鼻内镜手术与鼻内镜下泪前隐窝入路手术治疗鼻腔鼻窦内翻性乳头状瘤的效果对比[J]. 中国医学创新，2020，17(8)：44-47.

[2] 王艳杰，耿志刚，赵长青，等. 鼻腔鼻窦内翻性乳头状瘤的临床分期及术式选择[J]. 中国中西医结合耳鼻咽喉科杂志，2020，28(1)：75-79.

[3] 戴炳译，杜晓东，关兵，等. P53基因表达与鼻腔鼻窦内翻性乳头状瘤恶变相关的meta分析[J]. 中国中西医结合耳鼻咽喉科杂志，2019，27(6)：419-423.

[4] 王培林，黄新生. 鼻内翻性乳头状瘤患者术后复发的影响因素分析[J]. 中外医学研究，2019，17(35)：27-29.

[6] 庹华为，杜海霞，石闯，等. 鼻内镜辅助下柯陆氏手术治疗鼻内翻性乳头状瘤的临床效果分析[J]. 解放军预防医学杂志，2019，37(11)：6-7.

[7] 赵波，马力学，邵岩. 低温等离子辅助泪前隐窝入路治疗鼻窦内翻性乳头状瘤的临床分析[J]. 中国实用医药，2019，14(33)：77-79.

第三节　咽喉肿瘤

一、咽喉良性肿瘤

咽喉部良性肿瘤系指发生于咽部、喉部，在临床上及病理学上均具有良性特点的真性肿瘤。按病理学分类以乳头状瘤较多见。在清代的喉科医著作中，有喉瘤的论述。《医宗金鉴》："喉瘤郁热属肺经，多语损气相兼成，形如元眼红丝裹，或单或双喉旁生。"发生于咽部者称"咽瘤"，发生于喉部者称"喉瘤。"

（一）病因病机

1. 西医学认识

咽喉部良性肿瘤包括青年性乳头状瘤、血管瘤、纤维瘤、软骨瘤、黏液瘤和神经纤维瘤。尚无明确病因，但可能与吸烟、慢性炎症刺激如慢性喉炎或呼吸道炎症、空气污染、病毒感染、放射线等因素有关。

2. 中医学认识

（1）肺胃蕴热，痰浊结聚　肺胃素有蕴热，若过食辛辣，或外感邪毒，多语损伤，则内外邪热相搏，肺胃火热循经上蒸咽喉，痰热交蒸，久滞咽喉而成肿块。

（2）肝气郁结，气滞血瘀　由于七情所伤，以致肝气郁结，疏泄失常，气机阻滞不畅，久则气滞血瘀而形成肿块。

（3）肺经郁热，多语损气　此证由肺经郁热，并多语损气而成。

（二）临床诊断

1. 辨病诊断

（1）临床表现

①根据肿瘤部位和大小而不同，可有咽部不适，吞咽障碍，鼻阻，发音不清症状；鼻咽纤维血管瘤可见鼻塞和反复性鼻出血进行性加重（可参考"鼻部血管瘤"章节）。

②鼻咽部肿瘤，可见鼻和鼻窦炎或肿物；肿瘤侵及咽鼓管口有耳鸣、耳聋等耳部症状；若压迫气道引起呼吸困难。当肿瘤压迫神经、侵入颅内或原发于某神经时，则出现脑神经损害症状和颅内并发症。咽喉肿瘤可入侵周围组织，导致突眼、面颊隆起等。

（2）相关检查

①鼻内镜或喉镜检查：肿瘤所在部位的咽壁隆起，常表面黏膜正常，咽侧肿瘤显示咽侧壁隆起外，肿瘤较大可在下颌区颈部扪及肿块，时有颈部大血管移位，在咽部或软腭处可见搏动。鼻咽纤维血管瘤可见圆形、红色、质硬的表面光滑肿块，触之易出血。

②一般不做活检，必要时可行穿刺检查，以排除囊肿、恶性肿瘤等。

③X线片、CT扫描均有助于肿瘤大小和侵及范围的确定，亦可血管造影了解肿瘤与大血管间关系。

2. 辨证诊断

（1）肺胃蕴热，痰浊结聚型

临床表现：咽喉不适，喉中哽哽不利，或声音不扬，声音嘶哑，甚则气喘痰鸣，消谷善饥，大便秘结。舌质红、苔黄，脉弦或弦滑数。

辨证要点：咽喉不适，喉中哽哽不利，或声音嘶哑，讲话费力，甚则失声，气喘痰鸣，兼肺胃蕴热的全身症状。舌质红、苔黄，脉弦或弦滑数。

（2）肝气郁结，气滞血瘀型

临床表现：咽喉哽哽不利，或声音嘶哑，讲话费力，甚则失声，气喘痰鸣，平素情志不调，急躁易怒或郁郁寡欢，口苦咽干，胁肋胀痛，胸闷不舒，舌质红或暗红，舌边或有瘀点、苔微黄，脉弦或弦滑数。

辨证要点：咽喉哽哽不利，或声音嘶

哑，讲话费力，甚则失声，气喘痰鸣，兼有肝气郁结和气滞血瘀的全身症状，舌质红或暗红，舌边或有瘀点、苔微黄，脉弦或弦滑数。

（3）肺经郁热型

临床表现：咽喉痒痛，哽哽不利，或声音嘶哑，讲话费力，甚则失声，气喘痰鸣。喉旁肿块形如圆眼，肿块表面有红丝相裹，肿块可单见一边，或双侧同见。也有因醇酒炙煿，或奋力喊叫，触犯肿块作痛，不触犯不痛的。舌红苔黄，脉滑数。

辨证要点：咽喉痒痛，哽哽不利，或声音嘶哑，讲话费力，甚则失声，气喘痰鸣，兼有肺经郁热的全身症状，多有多语损气的病史。舌红苔黄，脉滑数。

（三）鉴别诊断

须与鼻后孔出血性息肉、增殖体肥大、鼻咽恶性淋巴瘤和脊索瘤、咽喉恶性肿瘤等相鉴别。

（四）临床治疗

1. 辨病治疗

以手术治疗为主。

2. 辨证治疗

（1）肺胃蕴热，痰浊结聚型

治法：清泻肺胃，化痰散结。

方药：清咽双和饮合二陈汤加减。金银花、桔梗、荆芥、前胡、葛根、玄参、贝母、归尾、赤芍、丹皮、生地、陈皮、半夏、茯苓、甘草。

（2）肝气郁结，气滞血瘀型

治法：疏肝解郁，活血化瘀。

方药：会厌逐瘀汤加减。桃仁、红花、当归、赤芍、生地、柴胡、枳壳、桔梗、甘草、玄参。可加香附、郁金、青皮加强疏肝解郁理气之功。

（3）肺经郁热型

治法：清肺益气消瘤。

方药：益气清金汤加减。苦桔梗、黄芩、浙贝母、麦冬、牛蒡子、人参、白茯苓、陈皮、生栀子、薄荷、甘草、紫苏、竹叶。

3. 外治疗法

消瘤碧玉散点之

组成：硼砂三钱；冰片、胆矾各三分（《医宗金鉴》）。

用法：共研细末，用时以箸头蘸药，点患处。

（五）预后转归

良性肿瘤一般预后良好，如未手术彻底切除肿瘤组织，复发率较高。

（六）预防调护

注意饮食有节，起居有常，调畅情志，不过分忧惧疾病，少食辛热之品，戒烟酒等不良嗜好。一旦发现，应及早彻底治疗，并定期观察，以防恶变。

（七）评价与展望

对于咽喉良性肿瘤的病因病机的研究还有待明确，治疗上，除了手术治疗，还应多结合中医药治疗，发挥中医药治疗的优势，研究中医传统外治法，降低复发率和癌变率，改善患者预后。

二、咽喉部恶性肿瘤

指发生于咽部、喉部的恶性肿瘤。在清代的一些医著作中，有喉菌的论述。《咽喉经验秘传》："喉菌因忧郁血热气滞而生，妇人有患之者，状如浮萍略高而厚紫色，生于喉旁，难速愈。"其中，发生于口咽部和喉咽部者称"咽菌"，发生于喉部者称"喉菌"。

（一）病因病机

1. 西医学认识

咽喉恶性肿瘤主要包括鼻咽癌、扁桃体恶性肿瘤、喉咽癌。迄今确切的病因尚不明确，可能为多种因素综合作用所致：遗传、EB病毒感染；或环境中致癌物质的影响：如吸烟、饮酒、空气污染，及其他等。

2. 中医学认识

（1）肺热郁蒸，痰热互结　素有痰热，复受外邪侵袭，内外邪热壅结于肺，火毒循经上炎，蒸灼咽喉，痰热交结，壅结于咽喉而形成肿块。

（2）脾胃热盛，火毒内困　由于饮食不节，长期嗜烟酒，过食辛辣、肥甘厚腻之品，致脾胃积热，火毒内困，交积于咽喉，形成肿块。

（3）肝气郁结，气滞血瘀　由于七情所伤，以致肝气郁结，疏泄失常，气郁日久，气血凝结经络，结聚而形成肿块。

（二）临床诊断

1. 辨病诊断

（1）鼻咽癌

临床诊断：①鼻部症状：以回吸涕中带血为最多见，较晚方有鼻阻塞。②耳部症状：肿瘤致咽鼓管阻塞引起耳内闭塞感，听力减退，耳鸣和鼓室积液等。③眼部症状：肿瘤侵入眶腔或使眼功能支配的脑神经受累，而出现复视或眼球偏斜，视力减退及视野缺损，眼球突出和眶内肿块，眼痛及麻痹性角膜炎、霍纳综合征等。④颈部症状：肿瘤区域性颈淋巴结转移，最初在乳突尖下或下颌角后方，胸锁乳突肌深面的颈上深淋巴结肿大，质硬，较固定和无压痛，40%的患者以此为首发症状。⑤头痛及脑神经受累症状：头痛多提示有颅底侵犯，或为血管反射性引起，约有20%患者以头痛为首发症状。脑神经受累常为三叉神经、眼运动神经（Ⅲ、Ⅳ、Ⅵ，以Ⅵ最多见）和后组脑神经。肿瘤侵犯多条脑神经时，症状常以综合征出现，如有岩蝶综合征、垂体蝶骨综合征、眶上裂综合征、眶尖综合征、颈静脉孔综合征和后组脑神经综合征等。⑥远处转移：以骨、肺或肝转移最常见。

相关检查：①局部检查所见：鼻咽癌好发于鼻咽顶部和咽隐窝附近，早期仅有黏膜粗糙不平，继而原发癌部位肿瘤呈菜花型、结节型、黏膜下型、浸润型和溃疡型5种形态表现。②鼻咽镜检查：凡有涕中带血，咽鼓管阻塞，眼外展受限及特征性颈淋巴结肿大，均应做常规鼻咽部检查。有原发癌者多数有局部表现，高度怀疑者应长期随访。③颅底及侧位X线片：可帮助了解肿瘤侵及范围及是否有颅底骨质破坏。鼻咽腔胶浆造影有助于发现黏膜下浸润病变。CT及核磁共振扫描可精确判定肿瘤部位及骨损情况。④脱落细胞学检查：鼻咽部标本涂片或颈淋巴结穿刺涂片，对检查癌细胞有较高的阳性率和诊断价值。⑤确诊：鼻咽部或颈淋巴结活检病理检查可确定诊断。⑥免疫学诊断：免疫球蛋白抗体测定，适用于人群普查，且对临床分期、判定疗效和估计预后均有重要的意义。

（2）扁桃体恶性肿瘤

临床诊断：①咽部不适和异物感，肿瘤破溃感染时有咽痛，吞咽困难，侵犯咬肌或翼肌有张口困难，累及咽鼓管口有耳鸣和耳聋，肿瘤阻塞咽腔影响吞咽、呼吸和语言，肿瘤溃烂有口臭、出血症状，晚期呈恶病质表现。②单侧扁桃体肥大，表面结节状或溃疡，触诊较正常区更硬，病变向腭弓、舌根、咽侧和磨牙三角区扩大，有时难以判断原发灶。③区域性下颌后颈淋巴结肿大，具有发病率高，转移早，较多个且双侧均可发生的特点。远处的肺、肝和骨常发生转移性癌肿。

相关检查：①组织活检：溃疡边缘活检，亦可切除扁桃体送检。②淋巴结穿刺：溃疡边区涂片或肿大颈淋巴结穿刺行组织活检。

（3）喉咽癌

临床诊断：①咽喉不适和异物感为早期症状。②随肿瘤长大侵及周围出现吞咽疼痛、困难，声嘶，咳嗽，口臭，颈部中组和锁骨上区淋巴结肿大。

相关检查：①局部检查：早期梨状窝不对称，积液或丰满，一侧声带运动障碍，均可提示肿瘤发生此区。晚期菜花状新生物表面溃疡形成。环状软骨后癌和咽后壁癌早期须直接喉镜或食管镜检方可查见。②肿块活检病理检查：病灶处刮片或颈肿大淋巴结穿刺细胞学检查有助于诊断。③颈侧位平片及食管钡餐造影检查：对判定病变范围和食管入口的影响有帮助。

（4）鼻咽癌

以放射疗法为主，分照射用X线、^{60}Co、加速器治疗和鼻咽腔镭疗两种。手术治疗仅适于：①鼻咽部原发癌；②颈淋巴结转移灶；③放疗后残存或复发病灶。手术多用硬腭和颞下窝径路。化学疗法适于不能手术或放疗者，有缩小肿瘤和缓解症状功效，亦有结合放疗提高疗效用法。常用抗肿瘤药有环磷酰胺、博来霉素、5-氟尿嘧啶、噻替哌等。

（5）扁桃恶性肿瘤

手术切除扁桃体及其癌肿，张口困难者可取颈侧途径。有颈侧转移可作颈廓清术。放射治疗：用于肉瘤或晚期姑息疗法。综合治疗：放射辅以手术切除收效最佳，化疗效果不甚满意。

（6）喉咽癌

喉咽癌局限性行全喉切除术，广泛性行全喉及喉咽切除术，对颈部区域性淋巴结行廓清术。放射治疗适于术后辅助或残存肿瘤照射。化疗多用于不适合手术病例，有时可同时进行放射治疗。

2. 辨证诊断

（1）肺热郁蒸，痰热互结型　咽喉梗阻感及微痛不适，或声嘶，咳嗽痰多，或痰中带血丝，舌质红、苔白或黄腻，脉滑略数。

（2）脾胃热盛，火毒内困型　咽喉疼痛，吞咽不利，头痛剧烈，或声音嘶哑，甚则失声，咳嗽痰稠，痰中带血，甚则张口困难，伸舌不利，口臭流涎，呼吸困难。舌质红或红绛、苔黄燥，脉弦滑数。

（3）肝气郁结，气滞血瘀型　咽喉哽哽不利，吞咽苦难，头痛剧烈，声音嘶哑，痰中带血，甚则气喘痰鸣，呼吸困难。舌质红或瘀点、紫斑、苔白或微黄，脉弦细涩或弦缓。

（三）鉴别诊断

需与单侧扁桃体肥大、扁桃体周围脓肿、咽侧脓肿、溃疡膜性咽炎和颈淋巴结炎、咽喉良性肿瘤等相鉴别，应根据病史、体征，病理活检详细鉴别。

（四）临床治疗

1. 提高临床疗效的基本要素

早发现、早治疗。

2. 辨病治疗

主张计划综合疗法。

3. 辨证治疗

（1）肺热郁蒸，痰热互结型

治法：清肺泄热，化痰散结。

方药：清气化痰丸加减。半夏、胆南星、瓜蒌仁、杏仁、陈皮、枳实、黄芩、茯苓。

（2）脾胃热盛，火毒内困型

治法：泻火解毒，消肿散结。

方药：黄连解毒汤加减。山豆根、白花蛇舌草、七叶一枝花、夏枯草、马鞭草等。

（3）肝气郁结，气滞血瘀型

治法：行气活血，祛瘀散结。

方药：会厌逐瘀汤加减。桃仁、红花、当归、赤芍、生地、柴胡、枳壳、桔梗、甘草、玄参。可配三棱、莪术、水蛭等加强活血祛瘀作用。

（五）预后转归

喉部恶性肿瘤早期诊断，早期治疗，一般预后尚好。咽部者大多预后较差。应积极疏导患者和家属的情绪，帮助患者调整心态，配合治疗，改善患者的生存质量。

（六）预防调护

注意精神调节，保持心情舒畅，避免抑郁、思虑过度等精神刺激。注意饮食卫生，避免过食辛热炙煿之品，节制烟酒，忌食发霉食品。注意环境卫生，避免有毒致癌物质外溢，加强个人防护。定期进行体检，排查恶性肿瘤，争取早期发现、早期诊断、早期治疗。

（七）评价与展望

鼻咽癌的起病隐秘，预后较差，建议临床对于疑似症状的患者进行临床筛查，以提高早诊率，改善预后。

主要参考文献

[1] 陈永兴，熊国平，张卓成，等. 鼻内镜手术与鼻内镜下泪前隐窝入路手术治疗鼻腔鼻窦内翻性乳头状瘤的效果对比［J］. 中国医学创新，2020，17（8）：44–47.

[2] 王艳杰，耿志刚，赵长青，等. 鼻腔鼻窦内翻性乳头状瘤的临床分期及术式选择［J］. 中国中西医结合耳鼻咽喉科杂志，2020，28（1）：75–79.

[3] 戴炳译，杜晓东，关兵，等. P53基因表达与鼻腔鼻窦内翻性乳头状瘤恶变相关的meta分析［J］. 中国中西医结合耳鼻咽喉科杂志，2019，27（6）：419–423.

[4] 王培林，黄新生. 鼻内翻性乳头状瘤患者术后复发的影响因素分析［J］. 中外医学研究，2019，17（35）：27–29.

[5] 李静. 内镜下鼻腔鼻窦内翻性乳头状瘤不同术式的疗效分析［J］. 中国农村卫生，2019，11（20）：82.

[6] 王阳，吴迪，娄鸿飞，等. 人乳头状瘤病毒感染与鼻内翻性乳头状瘤发病、复发及恶变关系的研究［J］. 中国实验诊断学，2019，23（8）：1299–1303.

[7] 庞华军，万杨莉，梅友泉. 鼻内翻性乳头状瘤的MRI特点分析［J］. 农垦医学，2019，41（4）：345–348.

[8] 夏俊，彭丹. 鼻内镜手术加消瘤汤治疗鼻内翻性乳头状瘤的疗效观察［J］. 中国肿瘤临床与康复，2019，26（5）：587–590.

[9] 王茂华，于爱民，关兵，等. HPV感染与鼻内翻性乳头状瘤复发及恶变相关的Meta分析［J］. 中国耳鼻咽喉颅底外科杂志，2018，24（4）：350–355，360.

[10] 朱勇，马建容. 苍耳子散合除湿汤加减配合手术治疗鼻腔鼻窦内翻性乳头状瘤的临床观察［J］. 北方药学，2017，14（4）：121.

第十章　耳鼻咽喉职业病

第一节　上呼吸道职业病

在生产和生活中，经常有外源性化学物质进入机体，有些化学物质能与上呼吸道发生生物化学或生物物理作用，破坏上呼吸道的正常生理功能，引起暂时或永久的病理状态，甚至危及患者生命。

一、病因病机

（一）西医学认识

化学性上呼吸道职业病：毒性化学物质危害人体的作用机制多种多样。腐蚀作用：强酸、强碱可以吸收组织中的水分，与蛋白质、脂肪相结合，使细胞变性坏死，在其接触部位直接造成组织损伤，妨碍机体氧的摄取、运输、利用。抑制酶的活性，干扰细胞或细胞器的生理功能等。

粉尘性上呼吸道职业病：粉尘对上呼吸道的危害与粉尘的种类、理化性质有关，其最常见的致病方式为直接刺激作用，由于长期粉尘的直接刺激作用，可使上呼吸道的黏膜出现充血、肿胀、干燥或萎缩等病理变化。部分粉尘还具有化学腐蚀、产生变态反应、引起中毒等作用，从而引起一系列的上呼吸道病变。

（二）中医学认识

中医学认为肺在窍为鼻，喉为肺之门户：鼻为肺之窍，鼻与喉相通而联于肺，鼻与喉皆是呼吸道的重要部分。肺通过鼻窍与外界直接相通。鼻的主要生理功能有两方面：一是通气功能，鼻、喉本身即是呼吸道的一部分，其通畅与否，直接关系呼吸的进行。二是嗅觉功能，可分辨各种气味。中医学认为，鼻的通气和嗅觉功能均依赖于肺气的作用，如《灵枢·脉度》说："肺气通于鼻，肺和则鼻能知香臭矣。"喉主通气和发声，但均依赖于肺气才能完成，故称喉为肺之门户。

在病理情况下，肺的功能失常，常引发鼻与喉的病变，可见鼻塞，流涕，喷嚏，喉痒，喉痛，音哑或失音等。而外邪侵袭，也常从口鼻而入，引发肺的病变。故上呼吸道疾病的发生多从肺论治，又与脾、肾密切相关。

二、临床诊断

（一）辨病诊断

1. 致病因素

辨病诊断，首先需对影响发病的因素进行一定的了解。

（1）毒物的化学结构　化学结构与毒物的毒性有直接关系。一些有机物的化学结构与其毒性呈一定规律。一般直链的毒性比支链的大，成环的比不成环的毒性大。不饱和链增多，其毒性增大。无机物的化学结构与毒性关系也有一定规律，但不如有机物明显。

（2）理化性质　化学物的理化性质对毒物进入人体的途径及在体内的吸收、分布、代谢、排泄有重要影响。①挥发性：毒物挥发性愈大，就愈容易进入空气中，与人体接触机会增多，造成危害的可能性增大。②溶解度：溶解度与毒物能否吸收有直接关系，一般来讲，溶解度愈大，其毒性愈大，在体液中不同的溶解度和毒作用特点有关。如氯气易溶在上呼吸道黏液中，会对上呼吸道造成损害。③分散度：毒物的颗粒愈小，分散度愈大，不仅其化学活性增大，同时易经呼吸道进入体内，因而毒作用愈大，此外，随分散度加大其表面活性加大，而使溶解速度加快，吸收加快。④纯度：工业化学物一般会含杂质，杂质可影响毒性，有时还会改变毒作用性质。

2. 临床表现

（1）鼻部病变　鼻是呼吸道的门户，是最先遭受毒性化学物质损害的器官，根据接触毒物理化性质不同，临床表现多样。如氯气、氨气等有毒气体，极易溶解于水，吸入呼吸道后即对鼻黏膜引起强烈刺激，临床表现常为急性病变。氯气接触呼吸道黏膜后，与水作用后形成盐酸和新生态氧，前者对鼻黏膜有刺激和烧灼作用，后者对组织有很强的氧化作用。接触氯气后立即产生流泪、喷嚏、流涕、鼻塞、鼻内烧灼感等症状，检查见鼻黏膜充血、肿胀、水样分泌物增多等。

在铬电镀等生产过程中，如不积极采取预防措施，可引起鼻中隔溃疡、穿孔等鼻病。铬对人体的危害主要由六价铬化合物所致；在铬电镀，生产和使用重铬酸盐的过程中，在颜料等工业中，均有接触六价铬化合物的机会。此类化学物质以酸雾或粉尘等形式吸入呼吸道。长期接触六价铬化合物者，常有鼻塞、涕多、干燥感、嗅觉减退、鼻甲红肿、鼻中隔前下方黏膜苍白、糜烂、溃疡等表现。如鼻中隔溃疡程度较重，且位于双侧相应部位时，有致鼻中隔穿孔可能，应予重视。由于铬作用工人的手指常受铬污染，如以铬污染手指挖鼻，可加重鼻中隔病变。

慢性磷中毒时，鼻黏膜常有发干、充血及肿胀等表现。锰的长期刺激可产生黏膜肥厚或萎缩性病变。烟草工人常有鼻黏膜干燥或萎缩。苯有抑制造血系统的毒性，接触后可出现鼻出血。长期接触氟化物的工人，由于氟化氢及其盐类对黏膜的刺激，可出现鼻部疼痛、鼻出血、鼻塞以及嗅觉减退和分泌物增多等症状。

（2）咽部病变　鼻腔对吸入的空气有清洁滤过功能，故化学物质对咽部的刺激常轻于鼻腔，但在鼻塞、张口呼吸，或吸入高浓度刺激性气体时，仍可刺激咽部，产生咽部疼痛、烧灼感等症状。检查见咽部黏膜红肿、分泌物增多等症。如长期接触低浓度的有毒化学物，可致慢性咽炎。

（3）喉部病变　水溶性大的有毒气体，对黏膜产生刺激作用，可导致喉黏膜的急性炎症发生。表现为黏膜充血、肿胀、分泌物增多，甚至出现急性喉水肿而致吸气性呼吸困难。偶可诱发喉痉挛而致呼吸困难。长期吸入二氧化硫等低浓度的刺激性气体后，可引起喉部慢性炎症，产生咳嗽、咯痰、声嘶等症状。

（二）辨证诊断

1. 肺气失宣型

（1）临床症状　鼻阻、流涕、咽痛、咳嗽、咯痰等，舌淡苔白、脉浮缓。

（2）辨证要点　鼻阻、咳嗽、咯痰，脉浮。

2. 肺阴亏虚型

（1）临床症状　鼻干、咽干、声嘶、咳嗽痰少、不易咳出，面部潮红、潮热盗汗，舌红苔少、脉细数。

（2）辨证要点　鼻干、咽干、舌红苔少、脉细数。

3. 肺肾两虚型

（1）临床症状　肺虚及肾，肺气不降，肾不纳气，故症见：呼吸无力、言语无力、咳嗽气喘、动则气短、形寒肢冷、腰膝酸软、夜尿频多、舌淡苔少、脉沉细弱。

（2）辨证要点　呼吸无力、言语无力、咳嗽气喘、腰膝酸软、舌淡苔少、脉沉细弱。

三、鉴别诊断

（一）西医学鉴别诊断

应与慢性鼻炎、慢性咽喉炎做出鉴别，根据患者接触史及临床检查。

（二）中医学鉴别诊断

中医本病可与伤风相鉴别，根据接触史及临床表现，二者不难鉴别。

四、临床治疗

（一）辨病治疗

（1）对于化学物质急性中毒，多需按急症处理，包括快速撤离现场，以便吸入新鲜空气。对因喉水肿致呼吸困难者，及时给氧，应用地塞米松，以减轻症状。病情较重者可行气管插管或气管切开术。

（2）治疗由铬刺激引起的鼻中隔黏膜糜烂、溃疡，可于温水清洗后，局部涂布金霉素、红霉素眼膏等药物，促使创面愈合，并密切观察，防止鼻中隔穿孔。

（3）对于粉尘、化学物质引起的鼻炎、咽炎、喉炎，可给予对症治疗，以减轻症状。

（二）辨证治疗

1. 肺气失宣型

治法：宣降肺气。

方药：三拗汤加减。炙麻黄、杏仁、甘草。方中麻黄宣肺平喘，杏仁宣降肺气，止咳化痰，甘草协同麻仁、杏仁利气祛痰，三药相配，共奏疏风宣肺，降气止咳之功。气急加射干、苏子宽胸理气。

2. 肺阴亏虚型

治法：润肺养阴。

方药：沙参麦冬汤加减。沙参、麦冬、玉竹、天花粉、生甘草、桑叶、扁豆。方中沙参、麦冬养肺、胃之阴，玉竹、天花粉养阴清肺、生津止渴，扁豆、生甘草益气培中、甘缓和胃，桑叶轻宣燥热，甘草调和，诸药合用，共奏有润肺养阴之功。

3. 肺肾两虚型

治法：温补肺肾。

方药：参脉散合人参胡桃汤。人参、麦冬、五味子、胡桃肉。方中人参甘温，益元气，补肺气，生津液；麦冬甘寒养阴清热，润肺生津。五味子酸温，敛肺止汗，生津止渴；胡桃肉补肾固精，温肺定喘；诸药合用，共施益气养阴，温补肺肾之功。偏于肾阳虚者加仙茅、车前子、制附片等；偏于肾阴虚者，加生地黄、枸杞、何首乌、北沙参等。

五、预后转归

若接触时间短，脱离接触环境后一般能痊愈。若病久及肾，则难以痊愈。

六、预防调护

（1）技术措施　采取综合措施，改善生产环境，以减少粉尘、化学物质对机体的危害。

（2）改革工艺，改进生产设备　通过远距离操纵、计算机空气、隔室监控等方法，避免接触。

（3）湿式作业　如采取矿山湿式凿岩、湿式磨碾耐火材料、井下运输喷雾洒水等方法，可减少粉尘飞扬。

（4）加强密闭和通风　对于不能采用湿式作业的生产过程，可以密闭和排风相结合的方法，防止有害物质外溢。抽出的污染空气，经处理后排入大气。铬电镀作业时常以这种方法降低生产环境中的铬浓度。

（5）就业前体格检查　目的在于了解就业前的健康状况，以便日后对照比较，并能发现职业禁忌证。萎缩性鼻炎、鼻腔肿瘤等鼻病患者，不宜从事接触粉尘及化学物质的工作。

（6）定期体格检查　可以测评预防措施的效果，并早期发现患者，及时给予治疗。

（7）个人防护和个人卫生　由于条件限制，生产环境中有害物质的浓度不能达到卫生要求时，应戴用防尘、防毒口罩，以机械过滤或化学过滤方法，净化吸入的空气。防护口罩的种类较多，其卫生要求是过滤性能好、呼吸阻力小、重量轻，不妨碍视线，便于清洁等。此外，加强卫生宣教也很重要，教育工人坚持做到不在含有害物质的环境中进食、吸烟。养成饭前洗手、下班后淋浴的卫生习惯。纠正张口呼吸，不用染有毒物的手指挖鼻，以免加重鼻部病变。孕妇及哺乳期妇女宜暂时调离有毒的工作环境。

第二节　噪声性听力损失

噪声性听力损失（noise-induced hearing loss，NIHL），又称噪声性聋，系人们听觉长期遭受 85 dB 以上噪声强烈影响，而发生的一种缓慢双侧进行性高频下降型感音神经性听力损失，可分为暂时性阈移和永久性阈移。目前噪声性听力损失是导致感音神经性听力损失的第 2 位原因，仅次于老年性聋。

一、病因病机

（一）西医学认识

噪声是导致本病发生的主要原因，其中又以职业噪声暴露为主，与噪声接触者的年龄、性别及噪声敏感性等因素也有关系。其发病机制大概有以下几方面。

1. 毛细胞损伤

NIHL 的永久性听阈位移病理特征是毛细胞的损失，相关研究表示过度噪声暴露后，导致自由基在局部大量蓄积，如果有自由基未被中和，将诱发毛细胞的凋亡和坏死。或因为噪声触发血小板聚集形成血栓，使耳蜗缺血缺氧，最终导致毛细胞死亡。此外过度噪声刺激后，淋巴液快速流动也会造成毛细胞机械性损伤。

2. 听神经损伤

噪声刺激可能引起听神经突触和听神经髓鞘的病变。有研究表明噪声暴露仅引起暂时性听阈位移（无毛细胞损失）的情况下，仍会造成超过 50% 的毛细胞和耳蜗神经末梢之间突触的永久性损失。过度暴露噪声可导致听神经髓鞘病变，造成听神经动作电位的传导障碍和听觉通路中的突触传递障碍。

噪声引起耳鸣和前庭功能障碍的机制尚未完全阐明，可能与高阈值低自发放电速率的耳蜗神经元的选择性损伤有关。

（二）中医学认识

噪声性听力损失属中医学“耳聋”范畴，尤与肾关系密切，其病因主要有以下几方面。

1. 外邪侵袭

外感风寒或风热，肺失宣降，外邪循经上犯耳窍，清空之窍受蒙蔽，而导致耳聋。

2. 肝火上扰

若情志不遂，气机失畅，气郁化火，上逆于头，清窍受蒙而失聪。

3. 痰火郁结

饮食不节，或忧思过度，致脾胃受损，运化失常，津液不行，水湿内停，聚而为痰，痰湿久聚，郁而化火，痰火上壅清窍，则发为耳聋。

4. 气滞血瘀

若七情郁结，心气不舒，经气不行，气病及血，血行不畅而瘀阻于耳窍脉络，则清窍闭塞，不能纳音，而致不聪。

5. 气血亏虚

饮食不节，饥饱失调，或劳倦、思虑过度，致脾胃虚弱，清阳不升，气血生化无源，不能上荣于耳，则耳窍失养致耳聋。

6. 肾精亏损

肾藏精，先天肾精不足，或后天病后失养，恣情纵欲，伤及肾精，或年老肾衰，均可致肾精亏损。若肾阴不足，则虚火内生，若肾阳不足，则耳窍失于温煦，二者均可致耳聋。

二、临床诊断

（一）辨病诊断

1. 临床表现

（1）有明确的噪声暴露史，即在超过85dB以上的环境下超时工作的历史。

（2）有自觉的听力损失、耳鸣，或头晕的症状，纯音听阈测定为感音神经性聋，并排除其他原因所致的听力损失，即可诊断。

2. 相关检查

耳鼻咽喉部位的一般检查多无异常，纯音听阈测定为感音神经性聋。

（二）辨证诊断

噪声性听力损伤患者早期多表现为听觉疲劳，无明显听力下降，离开噪声环境后则恢复，耳鸣、头晕等症状常比明显的听力下降更早出现。本病发展缓慢，因外邪入侵或情志不遂而诱发，另久病多虚、多瘀，或虚实夹杂，故辨证多从此论。

1. 外邪侵袭型

（1）临床症状　症见听力突降，或伴耳胀闷感及耳鸣。全身可伴头痛，鼻塞、恶寒发热等。舌质红、苔薄黄，脉浮数。若为风寒所致，则舌淡红、苔薄白，脉浮紧。检查鼓膜无明显变化，或有轻度潮红、内陷，听力检查多呈单侧或双侧感音神经性聋或混合性聋。

（2）辨证要点　听力下降、鼻塞、发热，恶寒，舌红、苔薄黄，脉浮数。

2. 肝火上扰型

（1）临床症状　多起病于情绪波动、过度兴奋或郁怒之后。症见突然耳鸣，如闻潮声，或如风雷，耳聋时轻时重，随情绪波动而加重，伴见耳胀、耳痛、眩晕、头痛面赤、口苦咽干、心烦易怒等。舌红苔黄，脉弦数。检查见鼓膜潮红，听力检查多呈感音神经性聋。

（2）辨证要点　耳鸣，听力下降，随情绪波动而加重，头痛眩晕，面红目赤、口苦咽干，舌质红、苔黄，脉弦数。

3. 痰火郁结型

（1）临床症状　症见听力下降，两耳蝉鸣，头昏头重，胸脘痞闷，咯痰黄稠，烦闷不舒。舌质红、苔黄腻，脉弦滑。听力检查呈单侧或双侧的感音神经性聋或混合性聋。

（2）辨证要点　两耳蝉鸣，听力下降，头昏头重，胸闷脘痞，舌质红、苔黄腻，脉弦滑。

4. 气滞血瘀型

（1）临床症状　听力减退，病程可长可短，全身无明显其他症状，或有爆震史，多为单侧，亦可为双侧并发，常伴耳鸣，呈“呼呼”风声样，或伴有眩晕。舌质暗红或有瘀点，脉细涩，听力检查多为感音神经性聋。

（2）辨证要点　听力下降、耳鸣，舌质暗红，舌上瘀点，脉细涩。

5. 气血亏虚型

（1）临床症状　症见耳鸣，耳聋，休息暂减，劳而更甚，蹲下站起时加重。伴有倦怠乏力，食后腹胀，纳差便溏，心悸失眠，面黄唇白，舌淡苔白，或白腻，脉虚弱。听力检查多为感音神经性聋。

（2）辨证要点　耳鸣，耳聋，休息暂

减，劳而更甚，纳差便溏，面黄唇白，舌淡苔白，或白腻，脉虚弱。

6. 肾精亏损型

（1）临床症状　病程久远，耳鸣、耳聋缓慢加重。若偏于阳虚则头晕目眩、腰膝酸软、夜尿增多等症状，舌淡、脉细无力；若以阴虚为主则口干，五心烦热，盗汗，失眠多梦，舌质红、少苔，脉弦细。

（2）辨证要点　耳鸣、耳聋缓慢加重，腰膝酸软，夜尿增多，或五心烦热，盗汗，失眠多梦。

三、鉴别诊断

（一）西医学鉴别诊断

（1）药物性聋　纯音测听气骨导的听力曲线呈一致性下降，双耳呈对称性，一般情况下听力损失较多。声导抗鼓室压力图呈 A 型声反射图，当听力损失较大时，一般情况下不能引出。且有耳毒性药物接触史。

（2）传导性聋　纯音听阈测定骨导正常或接近正常，气导听阈提高，气骨导间距大于 10dB，一般不大于 40dB，最大不超过 60dB；气导听阈提高以低频为主，呈上升型曲线，气骨导差以低频区明显。声导抗鼓室压力图不能引出，或呈 B、C 型。声反射图一般情况下不能引出。

（二）中医学鉴别诊断

本节所讨论的耳聋应与外耳道耵聍栓塞（耵耳）、外耳异物（异物入耳）及脓耳所致之耳聋相鉴别。

（1）耵耳和外耳异物所致耳聋，作外耳道检查便可诊断，取出耵聍团块或异物后患耳听力恢复。

（2）脓耳听力亦可减退。但多伴有发热、耳痛、耳胀不适，检查鼓膜可见充血，听力检查大多呈传导性聋。且多无噪声接触史。

四、临床治疗

（一）提高临床疗效的基本要素

（1）西医治疗　询问患者是否有噪声暴露史，注意与传导性聋相鉴别，根据患者听力损失程度的不同选择相应的处理措施。至今，对噪声性聋尚无确实可靠的治疗方法，最重要的是加强预防。

（2）中医治疗　注意辨证准确，根据不同证型选择相应的治疗原则、措施及方药。

（二）辨病治疗

该病目前暂无真正有效的疗法，早期仅有 4000Hz 听力下降者，应休息数日或数周，应用改善循环的药物（如卡波金皮质类固醇、ATP、硝普钠、烟酸、丹参等），促进神经营养代谢的药物（如神经生长因子、维生素 B 族、维生素 C、维生素 E 等）或抗氧化剂类药物 [如谷胱甘肽、N- 乙酰半胱氨酸（NAC）、NAC 与乙酰左卡尼汀联用等]，另外 Ca^{2+} 拮抗剂、高压氧等临床亦有使用。若病期已久，螺旋器及螺旋神经节细胞已变性，则治疗亦难奏效。影响日常生活者，可配用助听器或行人工耳蜗植入术。

（三）辨证治疗

1. 辨证论治

（1）外邪侵袭型

治法：疏风宣肺，解表通窍。

方药：可选用三拗汤加味。

组成：麻黄、杏仁、甘草。三拗汤中麻黄疏风宣肺为主，杏仁宣肃肺气为辅，甘草调和药性为佐使，可加入防风、豆豉、僵蚕、浮萍等以加强疏风祛邪之功，加路路通、石菖蒲等以宣肺通窍。若风热外袭，可选用银翘散加减。

（2）肝火上扰型

治法：清肝泻火，解郁通窍。

方药：龙胆泻肝汤为加减。

组成：龙胆草、黄芩、栀子、泽泻、木通、车前子、当归、生地、柴胡、甘草。方中龙胆草善泻肝胆之实火；黄芩、栀子、柴胡苦寒泻火，车前子、木通、泽泻清利湿热，导热下行；肝为藏血之脏，肝经有热则易伤阴血，故佐以生地、当归养血益阴；甘草调和诸药为使。配合成方，共奏清肝泻火之功，可息肝火而聪耳。亦可选用清胆汤，泻清丸加减。

（3）痰火郁结型

治法：清热化痰，散结通窍。

方药：以清气化痰丸加减。

组成：胆南星、黄芩、瓜蒌仁、枳实、陈皮、茯苓、杏仁、半夏。方中胆南星、黄芩、瓜蒌仁清热化痰；治痰当理气，故又以枳实、陈皮下气消痰；佐茯苓健脾渗湿、杏仁宣肺下气；半夏燥湿化痰，诸药合用使气顺则火自降，热清则痰自消，痰消则火无所附，耳窍乃能聪听。或可选用加味二陈汤或加减龙荟丸。

（4）气滞血瘀型

治法：活血化瘀，行气通窍。

方药：可选用通窍活血汤加减。

组成：麝香、桃仁、红花、赤芍、川芎、生姜、大枣、老葱。通窍活血汤中以桃仁、红花、赤芍、川芎行气活血；麝香走窜通窍，老葱辛温升散；生姜、大枣调和营卫，滋气血生化；诸药共用，去滞通窍，俾聋耳复聪。通气散中以香附、川芎行气活血；柴胡引经入少阳，诸药合用，专事祛除耳窍脉络之瘀血闭阻。唯药味少而恐药力不够，可以加入红花、当归、丹参等活血化瘀之品。

（5）气血亏虚型

治法：健脾和胃，益气通窍。

方药：补中益气汤，或归脾汤加减。

组成：黄芪、人参、白术、甘草、升麻、柴胡、陈皮、当归、甘草。方中黄芪补中益气、升阳固表为君；人参、白术、甘草甘温益气，补益脾胃为臣；陈皮调理气机，当归补血和营为佐；升麻、柴胡协同参、芪升举清阳为使。综合全方，补气健脾，使后天生化有源，耳窍得养以复聪。若脾虚湿盛者亦可用参苓白术散加减。

（6）肾精亏损型

治法：补肾填精，滋阴潜阳。

方药：可选用耳聋佐磁丸加减。

组成：熟地黄、山药、山茱萸、泽泻、茯苓、牡丹皮、磁石、柴胡。耳聋左慈丸是在六味地黄丸基础上加入磁石、柴胡二药组成，具有滋肾平肝的功效。方中熟地黄滋补肾水；泽泻宣泄肾浊以济之；山茱萸温涩肝经；牡丹皮清泻肝火以佐之；山药收涩脾经；茯苓渗脾湿以和之；磁石重镇平肝，潜纳阳气。竹叶柴胡疏肝解郁，宣通开窍；诸药合用，共奏滋肾养阴，平肝清热之功。偏于阴虚者选用左归丸；阳虚者可选用右归丸。

2. 外治疗法

（1）体针　局部取穴与远端辨证取穴相结合，局部可以耳门、听官、听会、翳风等穴为主，每次选取2穴。风热侵袭可加外关、合谷、曲池、大椎；肝火上扰可加太冲、丘墟、中诸；痰火郁结可加丰隆、大椎；气滞血瘀可加膈俞、血海；肾精亏损可加肾俞、关元；气血亏虚可加足三里、气海、脾俞。实证用泻法，虚证用补法，或不论虚实，一律用平补平泻法，每日针刺1次。

（2）穴位贴敷　以吴茱萸、乌头尖、大黄三味为末，用唾液（亦可用温水）调和，敷贴于涌泉穴；有引火下行的作用。此法适用于肝火、痰火所致暴聋，亦可用于渐聋证属虚火上炎者。

（3）耳穴贴压　取内耳、脾、肾、肝、

神门、皮质下、内分泌等耳穴，用王不留行子贴压以上穴位，不时按压以保持穴位刺激。

（4）穴位注射　可选用听宫、翳风、完骨、耳门等穴，药物可选用当归注射液、丹参注射液等，适用于气滞血瘀所致的耳聋。针刺得气后注入药液，每次每穴注入0.5~1ml。

（5）塞耳法　如用甘遂、甘草研末，用棉花包裹塞入耳中，甘遂塞左耳，甘草塞右耳，晚上塞，白日取，两周1个疗程。

（6）其他疗法

①鸣天鼓：两手掌心紧贴两耳，两手食指、中指、无名指、小指对称横按在两侧枕部，两中指相接触到，再将两食指翘起叠在中指上面，然后把食指从中指上用力滑下，重重地叩击脑后枕部，此时闻及洪亮清晰之声如击鼓。先左手24次，再右手24次，最后两手同时叩击48次。此法亦具有疏通经络、运行气血的作用，一般用于治疗暴聋或渐聋而不伴有头痛头晕的患者。

②鼓膜按摩法：以手中指（或食指）置外耳道口，轻轻捺按，两侧各捺按15~30次，每日3次。具有引动气血流通的作用，适用于渐聋而不伴有头痛头晕者。

③营治城郭法：以两手按耳轮，一上一下摩擦之，每次做15分钟左右。

④五音疗法：基于中医传统的阴阳五行理论和五音对应，用角、徵、宫、商、羽五种不同的音调的音乐来调理耳聋，根据五脏相生相克理论，辨证播放相应音乐。

五、预后转归

噪声性聋系由于听觉长期遭受噪声影响而发生缓慢的进行性的感音神经性聋，早期表现为听觉疲劳，离开噪声环境后可以逐渐恢复，久之则难以恢复，终致感音神经性聋。噪声除对听觉损伤外，还可引起头痛、头昏、失眠、高血压等，影响胃的蠕动和分泌。故本病应以预防为主。

六、预防调护

（一）预防

（1）控制噪声来源。

（2）减少噪音接触时间。

（3）耳部隔音，戴用耳塞、耳罩、隔音帽等防声器材。一般在80dB噪声环境长期工作即应配用简便耳塞，90dB以上时必须使用防护工具。简便者可用棉花塞紧外耳道口，再涂抹凡士林，其隔音值可达30dB。

（4）卫生监护，就业前应检查听力，患有感音神经性聋和噪声敏感者，应避免在强噪声环境工作。

（5）争取早期治疗。

（二）调护

戒烟酒，饮食清淡，忌食辛辣刺激、肥甘厚腻、生冷之品。注意劳逸结合，保暖，慎风寒，谨防贼风侵袭，加强锻炼，增强体质。

七、专方选要

（1）益气聪明汤

组成：黄芪、人参各15g，葛根、蔓荆子各9g，白芍、黄柏各6g，升麻4.5g。

功效：益气升阳，聪耳明目。

主治：脾胃气虚，听力减退属于气虚清阳不升者。

（2）耳聋左慈丸

组成：磁石（煅）、熟地黄、山茱萸（制）、牡丹皮、山药、茯苓、泽泻、竹叶柴胡。

功效：滋肾平肝。

主治：肝肾阴虚，耳鸣，耳聋，头晕目眩。

八、研究进展

关于噪声性听力损失发病机制的研究不断深入，近年来提出了微循环障碍学说、过度氧化应激学说、钙离子不平衡学说、基因多态性、不规则生物钟的损害作用等。其中微循环障碍学说和机械学说相差不大，即强噪声会造成内耳微血管中的血液和淋巴液出现涡流现象，对基底膜造成压力，出现相应的毛细胞损害、毛细血管破裂等机械性损伤。过度氧化应激学说指出强噪声会引起的毛细胞氧化损伤，而毛细胞是高度分化的细胞，不易再生，损害不可逆。钙离子不平衡学说提出噪声的刺激会使细胞内钙离子失调，对耳蜗突触产生影响，导致突触小泡释放失调，对听觉信号的传递产生影响。基因多态性表明含有易感基因序列的群体更易受噪声的影响，近年来关于基因多态性的影响研究较多。不规则生物钟的损害作用是指昼夜失调会对听觉系统产生暂时性或永久性的损害，并且会产生炎症反应，从而使听力受损。另外，叶品凯等认为血糖升高是NIHL的危险因素，并且与男性呈加法交互作用。

在治疗方面，黄河银等认为，抗氧化调节、光生物调节、突触保护调节等，主要通过清除过多的自由基，抑制细胞色素C和Caspase依赖性细胞凋亡，同时降低耳毒性听力损失影响，减少内毛细胞突触前带的损伤等几方面来进行调节治疗。噪声性听力损失的发病机制及其治疗方面虽然取得了一定的进展，但噪声导致的毛细胞损失是不可完全恢复的，对于噪声性听力损失的最重要措施还是以预防为主。

主要参考文献

[1] 贺梦超，杨花荣，白治丽，等. 噪声性聋的发病机制及研究进展[J]. 中国耳鼻咽喉颅底外科杂志，2018，24(2)：181-185.

[2] 王顶，马秀岚. 噪声性耳聋机制的研究进展[J]. 中华耳科学杂志，2017，15(3)：376-379.

[3] 王瑜. 感音神经性耳聋的中医药研究进展[J]. 湖南中医药杂志，2018，34(2)：164-166.

[4] 杨宝旺，肖震心，岳倩文. 中医治疗感音神经性耳聋的研究进展[J]. 中国社区医师，2017，33(23)：8-10，12.

[5] 冷辉，张琦. 中医五音治疗耳鸣的理论及应用[J]. 中医眼耳鼻喉杂志，2018，8(3)：124-127.

第三节　职业性喉病

职业性喉病，是指以嗓音为主要职业的演员、教师、讲解员和经常在噪声环境中工作被迫大声讲话者易发生的喉病，以失音、声音嘶哑为主要症状。检查可见声带边缘不整、肥厚、充血、水肿或声带小结和息肉等。

一、病因病机

（一）西医学认识

（1）病因　过度发音与发声方法不当是本病发生的主要原因，但经深入研究发现，本病除喉部存在不同程度的病理变化外，同时与心理、社会因素有明显关系。

（2）发病机制　用嗓过度，如大声喊叫，超过声带张力强度，或持续用声时间过长，易出现声嘶。发音方法不当，不恰当地运用共鸣腔，增加声带负担，亦易损伤声带。全身性疾病，如内分泌功能紊乱、甲状腺功能减退，可引起声带水肿。自主神经功能失调，精神过分紧张，月经期或妊娠期，均可影响喉部。呼吸道炎性疾病如慢性鼻窦炎、慢性咽炎等可使发声之共鸣受到不良影响，使发声费力。

（二）中医学认识

职业性喉病属中医“慢喉喑”范畴，即声音嘶哑之谓，多因邪犯于喉，或用声过度和发声方法不当，或因脏腑虚弱，声门失养，气滞血瘀，痰浊凝结于声门所致。在《黄帝内经》有多次提及，如《素问·宣明五气篇》曰：“五邪所乱……搏阴则为喑。”《灵枢·忧恚无言》曰：“寒气客于厌，则厌不能发，发不能下，至其开阖不致，故无音。”喉为肺系，为发声之官，肺为声音之门。外感邪气，或用声过多、过久及过高，易耗伤肺气，引起气血不和，气滞血瘀，日久则伤阴，致使气阴两亏，声道失于滋润，而致发音嘶哑。或脾虚失运、清气不升，或肾虚精亏、本元匮乏。多言损气，气损则滞，滞则生痰、生瘀，久则痰与瘀相凝结，由无形而终至有形有质。

二、临床诊断

（一）辨病诊断

根据职业、声嘶和喉镜检查所见，排除其他喉病，可做出诊断。

1. 临床表现

（1）患者职业为演员、歌唱家、教师、广播员、讲解员等，有过度用嗓或大声喊叫史。

（2）以失音或声音嘶哑为主要临床表现，尚有干燥感、异物感，或用嗓后感到喉痛等。

2. 相关检查

间接喉镜：可见声带边缘不整、肥厚、充血、水肿或声带小结和息肉、声带黏膜下出血或点状血管扩张、声门闭合不全，出现梭形裂隙等。

（二）辨证诊断

1. 肺肾阴虚型

（1）临床症状　声嘶，咽喉干燥，焮热微痛，喉痒，干咳，痰少而黏。声带暗红，或边缘增厚。咽喉肌膜干燥暗红，或有少许黏痰附着。全身可见颧红，唇赤，头晕耳鸣，虚烦少寐，腰膝酸软，手足心热，舌红少苔，脉细数。

（2）辨证要点　咽喉干燥，干咳，痰少而黏，舌红少苔，脉细数。

2. 肺脾气虚型

（1）临床症状　声音嘶哑，日久不愈，服凉药或遇劳益甚，上午症状明显，语音低沉，讲话费力。咽喉黏膜色淡，声带肿而不红，或松弛无力，闭合不良。全身症见面色淡白或萎黄，倦怠乏力，易感冒，口淡不渴，痰多黏白，纳减腹胀，便溏，舌质淡嫩、苔白，脉虚缓。

（2）辨证要点　语音低沉，讲话费力，舌质淡嫩、苔白，脉虚缓。

3. 血瘀痰凝型

（1）临床症状　声嘶日久，缠绵难愈，喉内有痰，有梗阻感。或喉部微痛，痛处不移，按之亦痛。声带肥厚色暗红，或有小结，息肉，发音时闭合不全。全身可见胸胁脘腹胀闷不舒，时轻时重，或咽喉干燥，欲饮而不多，舌质暗淡或有瘀点，脉弦滑。

（2）辨证要点　声嘶日久，缠绵难愈，舌质暗淡或有瘀点，脉弦滑。

三、鉴别诊断

（一）西医学鉴别诊断

主要与引起声音嘶哑的疾病相鉴别，如感染性喉炎、喉异物、喉外伤、癔症性失声等相鉴别。感染性喉炎，多有上呼吸道感染史，起病急，症状重，可有发热、犬吠样咳嗽、声音嘶哑、吸气性喉鸣和三凹征等表现。喉异物有异物吸入史，可伴有声嘶、剧咳、呼吸困难等，颈侧位X线或喉镜检查可见异物。喉外伤有明显外伤史，伴见喉痛，甚至呼吸困难、皮下气肿、吞咽困难、休克等表现。癔症性失声表现为突然发生，大多与情绪波动有关，或是睡觉起床时一下发不出声，然而咳嗽和哭笑时声音正常，有的伴有咽喉感觉减退，但喉镜检查多无明显异常。

（二）中医学鉴别诊断

本病当与白喉、喉癣、喉瘤、喉菌等相鉴别。白喉除声嘶外，还伴有咽喉疼痛、犬吠样咳嗽、饮水呛咳、吞咽困难等不适，咽后等处可见白色假膜，不易剥脱，故可鉴别。喉癣吞咽时咽喉疼痛，严重者，吞咽剧痛，影响进食，声嘶甚则失音。喉黏膜色淡水肿，初起黏膜凹凸不平，周围红肿，继而形成溃疡，溃疡浅表、多个，病变常以一侧声带为显著。喉瘤与喉菌的声嘶为进行性加重，可有咯痰见血，均可见喉部新生物，触之易出血，不难鉴别。

四、临床治疗

（一）提高临床疗效的基本要素

医者要明确病史，辨证准确，用药得当。患者要配合治疗，遵嘱用药，注意发声休息和调护。

（二）辨病治疗

1. 一般治疗

正确科学用嗓，避免过度用嗓，必要时可进行发声训练，积极治疗原发病，注意患者心理健康问题。

2. 雾化吸入

可应用糖皮质激素、抗生素进行超声雾化吸入，多选用庆大霉素和地塞米松进行雾化。

3. 手术

喉镜下见声带小结与声带息肉的患者，可在喉镜下施行手术切除或激光治疗。

4. 局部物理治疗

透热疗法：用中波透热治疗机，局部治疗。通过微波、中频等理疗设备，局部治疗达到促进血液循环，加快瘀血吸收的作用。

（三）辨证治疗

1. 辨证论治

（1）肺肾阴虚型

治法：滋养肺肾，降火清音。

方药：百合固金汤加减。

组成：熟地黄、生地黄、归身、白芍、甘草、桔梗、玄参、贝母、麦冬、百合。

本方滋养肺肾之阴，使金水相生，则水源不竭。方中百合、生地黄、熟地黄滋养肺阴；麦冬、玄参滋阴生津，降火利喉；当归、白芍养阴和阴；桔梗、甘草、贝母化痰利喉。

若阴虚火旺者，可加黄柏、知母以降火坚阴；加木蝴蝶、蝉蜕利咽开音；若咽喉梗胀不适，宜加香附、郁金以疏肝理气。亦可用麦味地黄丸，方中六味地黄丸滋阴补肾，麦冬甘微寒以润肺生津，五味子以敛肺固肾。加胖大海以清热化痰利喉开音，合而用之，共奏滋水清金，利喉开音之效。

亦有火衰于下，阳浮于上或服凉药愈失音者，为肾经虚寒之证，则宜温肾壮阳，祛寒开音，可用附桂八味丸加石菖蒲。方中六味地黄丸滋肾，少加附子、肉桂以温肾祛寒；石菖蒲以通窍，肾阳既复，浮火得归，喉窍宣利，其声则清；亦可用右归丸加石菖蒲以温肾壮阳，通窍开音。如阳虚精滑，或滞浊便溏，加补骨脂、五味子。

（2）肺脾气虚型

治法：补益肺脾，益气开音。

方药：补中益气汤加减。

组成：黄芪、人参、白术、甘草、升麻、柴胡、陈皮、当归、甘草。方中黄芪味甘微温，入脾肺经，补中益气，升阳固表，故为君药。配伍人参、炙甘草、白术，补气健脾为臣药。当归养血和营，协人参、黄芪补气养血；陈皮理气和胃，使诸药补而不滞，共为佐药。少量升麻、柴胡升阳举陷，协助君药以升提下陷之中气，共为佐使。炙甘草调和诸药为使药。可加石菖蒲、诃子以敛肺宣壅，化浊开音。如声带肿胀明显，为脾虚湿盛，宜健脾益气渗湿，用参苓白术散，湿去肿消，其声自出。若咳嗽痰白者，加半夏燥湿除痰，降逆止咳。如痰湿壅滞气道而嘶哑者，宜导痰汤加石菖蒲以抑湿化痰，宣壅开窍。

（3）血瘀痰凝型

治法：行气活血，化痰开音。

方药：会厌逐瘀汤加减。

组成：桃仁、红花、当归、玄参、生地黄、桔梗、甘草、柴胡、赤芍、枳壳。方中桃仁、红花、当归活血化瘀；玄参、生地黄、桔梗、甘草养阴生津、化痰，开宣肺气；柴胡、赤芍、枳壳疏肝理气解郁；上药合用，使气滞得解，瘀血得除，痰浊得化，咽喉得润，散结消肿开音，其症自愈。若痰多者，可加贝母、瓜蒌仁、海浮石化痰散结。

2. 外治疗法

（1）含服法　选用具有清利咽喉的中药制剂含服，如润喉丸、铁笛丸、响圣破笛丸等。

（2）蒸气吸入法　按不同证型而用不同的药物进行蒸气吸入，每次15分钟。肺肾阴虚喉喑者，可用薄荷、桑叶、菊花，芦根、生地、玄参。肺脾气虚喉喑者，可用荆芥、紫苏、细辛、香薷、石菖蒲、桂枝、诃子。血瘀痰凝喉喑者，可用青皮、川芎、泽兰、莪术、半夏、白芥子、竹茹、乌梅、海藻。

（3）针灸疗法

①体针：局部与远端取穴相结合。局部取穴：人迎、水突、廉泉、天鼎、扶突，每次取2~3穴。远端取穴：病初起者，可取合谷、少商、商阳、尺泽，每次取1~2穴，若肺脾气虚可取足三里，若肺肾阴虚可取三阴交，用平补平泻法或补法。

②耳针：取咽喉、声带、肺、大肠、神门、内分泌、皮质下、平喘等穴，脾虚者加取脾、胃，肾虚者加取肾，每次3~4穴，针刺20分钟。病初起，每日1次，久病隔日1次，也可用王不留行子贴压，每次选3~4穴。

③穴位注射：取喉周穴位如人迎、水突、廉泉，每次选2~3穴行穴位注射，药物可选用复方丹参注射液、当归注射液等（多适用于血瘀痰凝型），每次注射0.5~1ml药液。

④穴位磁疗：取喉周穴位，如人迎、水突、廉泉，每次选2~3穴，贴放磁片，或加用电流，每次20分钟。

（4）喉内滴药法　取一点药液（2~4ml），常用的有丹参注射液、谷花注射液或复方川芎注射液（多适用于血瘀痰凝型），在间接喉镜的引导下，当患者发“衣”音时，用喉滴药针头，将药液分次数滴滴至喉黏膜表面，每日一次。

（5）敷贴法　须辨证选药。将药物碾碎后，加入黏合剂，搅匀，然后将药物敷贴于患病部位或者循经取穴，贴于相应的治疗穴位，从而达到治疗的目的，一般可贴敷在颈前甲状软骨前上缘，穴位多选用廉泉穴、人迎穴、水突穴，天突穴等。

（6）推拿按摩法　推拿按摩具有疏经通络，通经活血，舒筋祛瘀，改善循环，扶正祛邪，调整内环境平衡的诸多作用，治疗取穴以人迎、水突、局部压痛点及咽喉部的三条侧线为重点进行。

3. 成药应用

（1）金嗓清音丸　润肺化痰，清热利咽，适用于阴虚肺热型慢喉喑。用法：口服，每次6~10g，一日2次。

（2）补中益气丸　补中益气，利喉开音，适用于肺脾气虚型慢喉喑，用法：口服，每次1丸，每日3次。

（3）金嗓散结丸　活血化瘀，利湿化痰，适用于血瘀痰凝型慢喉喑，用法：口服，一次60~120丸，一日2次。

4. 单方验方

（1）散结利咽汤（夏枯草12g，姜半夏9g，青陈皮各3g，云茯苓12g，桃仁9g，红花9g，胖大海5枚，木蝴蝶3g，桔梗8g，泽泻15g，蝉蜕3g，生甘草3g）辨证加味治疗47例慢性结节性喉炎，用药14~60天，治愈4例，显效14例，有效21例，无效8例，总有效率为83%。

（2）利咽开音茶（蝉蜕、薄荷、菖蒲、浙贝母、乌梅等制成泡袋剂）治疗声音嘶哑251例，显效39例，好转193例，无效19例，总有效率为92.43%。

（3）百合30g，麦冬、紫菀各10g。水煎2次，煎液混匀后，早晚分服。适用于肺肾阴虚型慢喉喑。

（四）医家诊疗经验

干祖望

三棱、莪术二药，历代医家均言其性猛峻烈，为破血之品，非体格壮实、癥瘕痃癖，不敢轻易使用，干祖望认为并非如此，只要确有瘀血症状者，三棱、莪术用之颇效，无有戕正，此即“有故无殒，亦无损矣”。如声带血性息肉，假声带肥厚等，大多选用二药来活血化瘀。

五、预后转归

职业性喉病一般消除病因，用药得当，注意休息，预后多良好。若不注意保护嗓子，或因工作原因，始终不科学用嗓，或过度用嗓，则病程长久，不易恢复。

六、预防调护

（一）预防

（1）注意声带休息，避免过度用嗓，必要时可改变工作环境。

（2）掌握良好的发生方法，避免不正确用嗓。

（3）注意心理调节，以免精神过分紧张，从而影响喉部。

（二）调护

戒烟酒，注意清淡饮食，避免辛辣刺激、过于油腻食物，多饮温水。积极锻炼身体，避风寒，慎起居，避免感冒，调畅情志。

七、专方选要

（1）消肿散结利喉饮　白花蛇舌草15g，浙贝母12g，金银花15g，生牡蛎15g（先煎），桃仁6g，红花6g，木蝴蝶3g，香附6g，五味子6g，党参15g，薄荷3g，生甘草3g。

功能：软坚化痰、消肿利喉。

主治：慢性扁桃体炎、慢性咽喉炎、声带小结、声带息肉、梅核气。

（2）滋喉悦音饮　白花蛇舌草、南沙参、乌梅、山楂、木蝴蝶、海藻、昆布、全瓜蒌、桔梗、薄荷（后下）、生牡蛎（先煎）、五味子。

功能：养阴生津、化痰软坚、利喉散结。

主治：慢性喉炎、声带小结、息肉。

（3）生津利咽饮　白花蛇舌草、南沙参、全瓜蒌、五味子、乌梅、薄荷、山楂、橘络、西青果、生甘草。

主治：慢性咽炎，慢性扁桃体炎。

（4）谢氏滋喉宁嗽膏　百合、瓜蒌、木蝴蝶、胖大海、凤凰衣、五味子、生牡蛎、川贝、郁金、桔梗、薄荷、甘草、金银花。

功能：滋喉悦音，消肿散结，化痰宁嗽。

主治：慢性咽喉炎，扁桃体炎，气管炎。

八、研究进展

（一）病因病机

历代医家及大部分现代医家普遍认为慢喉喑的发病与肺、脾、心、肾四脏的阴阳失调、气阴亏虚、瘀血痰凝密切相关，但也有现代医家认为本病的发生与肝脏的病理变化密切相关。现代著名的中医耳鼻喉科专家熊大经认为，肝郁也会致喑。肝为刚脏，主疏泄，喜条达而恶抑郁，与人的情志活动有关。肝的疏泄功能失常，会导致气机不畅，气滞则不能助血运行，瘀血停留于喉部，影响声带运动，出现声音嘶哑，久则化生小结。肝主筋，声带属于“筋”，肝血充足，筋才能得以滋养，维持正常的发音功能。熊大经非常重视肝脏在慢喉喑发病中的作用，认为肝气不舒，气机不利是影响喉喑发生的重要因素。

（二）分型证治

现代有关对慢喉喑的辨证施治认识基本上是趋于一致的，辨证论治一般都是以肺肾阴虚、肺脾气虚和气滞血瘀痰凝这三型为基础，这三型是现代医家对慢喉喑辨证的基本认识，已被耳鼻咽喉科学术界广泛接受和认可，此外各个医家结合自己的临床经验和体会，有人习惯将肺肾阴虚型拆分为肺阴亏虚和肾阴亏虚两型单独进行论治，而部分医家提出从痰湿论治慢喉喑的观点，将气滞血瘀痰凝证分开，发展出了慢喉喑痰浊结聚型的辨证分型，此外还有医家提出对慢喉喑痰热蕴结证型的认识。

主要参考文献

[1] 黄蔚，朱镇华．朱镇华教授运用培土生金法治疗耳鼻喉科疾病经验[J]．中医药导报，2019，25（2）：134–135.

[2] 沈宇明，李琴，翟毓红，等．沈家骥主任治疗喉喑遣方用药体会[J]．云南中医中药杂志，2019，40（2）：1–3.

[3] 闫随刚．慢喉喑的古今文献研究[D]．昆明：云南中医学院，2017.

[4] 许周洁，张丽红，王芳瑜，等．贾德蓉治疗慢喉喑临床经验[J]．中医药临床杂志，2016，28（1）：1680–1681.

[5] 李凯，陈海，刘湘．《景岳全书》辨治声音嘶哑的临床思路探微[J]．新中医，2016，48（5）：13–15.

[6] 刘亚婷．熊大经教授治疗喉喑的经验介绍[J]．中医眼耳鼻喉杂志，2014，4（3）：121–122.

第十一章　耳鼻咽喉异物

第一节　鼻腔及鼻窦异物

鼻腔异物及鼻窦异物指各种原因导致异物误入鼻腔或者鼻窦内而引发的疾病。异物留滞于鼻腔或者鼻窦内会引起鼻气臭秽、鼻塞、鼻流脓血涕、头痛等症状。本病多见于小儿。中医学将其称为“鼻异物”。

一、病因病机

（一）西医学认识

1. 异物进入方式

异物进入鼻腔和鼻窦的方式主要有以下几种。

（1）儿童玩耍时，自己或他人常将豆类、果核、玻璃球、橡皮球、纸卷、纽扣、塑料玩物等塞入鼻孔内又难以自行取出时引起鼻腔异物。

（2）儿童饮食不慎或呕吐时饮食物或呕吐物呛入鼻内。

（3）热带地区水蛭和昆虫较多，可爬入野浴者或露宿者的鼻内。

（4）工矿爆破、器物失控飞出、枪弹误伤等使石块、木块、金属片、弹丸经面部进入鼻腔、鼻窦、眼眶及翼腭窝等处进入鼻腔。

2. 常见异物分类

（1）内源性异物　死骨、凝血块、痂皮、干酪样分泌物、结石等潴留鼻内。

（2）外源性异物　主要有植物性异物、动物性异物、非生物性异物。

①植物性异物：如豆类、谷粒、玉米、瓜子、果核等异物滞留鼻腔，多因儿童玩耍时塞入鼻孔内，可致鼻塞流涕，若滞留时间较长，异物遇水膨胀，则症状加重。

②动物性异物：小昆虫、蚂蚁、水蛭等进入鼻腔，爬行骚动，可致疼痛、出血。多因露宿或野外游泳时发生，常见于热带地区。

③非生物性异物：纽扣、电池、纸团、橡皮、玻璃球、粉笔、泡沫、沙石、弹头、弹片等滞留鼻内，阻塞鼻窍，可致鼻内感染。

3. 发病机制

异物滞留引起鼻腔或鼻窦黏膜继发性感染，加之异物刺激，可出现鼻内感染；异物滞留时间过长，可能会形成鼻石，鼻石因成分不同而颜色各异。

（二）中医学认识

中医对鼻腔鼻窦异物的认识是以发病原因及过程为依据的，并将其称为“异物入鼻”。古代医家对异物（特别是食物）入鼻的途径有较详细的观察，如很早就认识到在进食时因言语、喷嚏，食物因气逆而入于鼻内，小昆虫入鼻等。

隋代的《鼻病诸侯》中最早出现异物入鼻的记载：“颃颡之间，通于鼻道。气入，有食物未及下喉，或因言语，或因噫咳而气则逆，故食物因气逆者，误落鼻内。”指出在饮食时谈笑、喷嚏、咳嗽等动作影响腭帆肌上提软腭封闭鼻咽与口咽，而导致食物逆流鼻腔的病因病机。《口齿类要》所说蛇爬鼻内的可能性虽不大，但其他细小虫类偶入鼻内是可能的。

中医学认为，鼻腔异物存留日久，化热聚湿，腐败流脓，带血脓涕且有臭味，是鼻腔鼻窦异物最主要的发病机制。异物入鼻，阻塞气道，呼吸受阻，异物存留日久，湿热困结，复感外邪，则腐肌化脓，鼻流脓涕，有臭秽气味，甚则鼻肌膜糜烂或有肉芽增生，鼻内脉络受损则鼻衄，脓毒侵犯肺系，则头痛低热，全身疲惫，啼闹厌食。

二、临床诊断

（一）辨病诊断

1. 临床表现

根据异物、外伤等病史和临床表现不难诊断，诊断要点如下。

（1）病史　有异物入鼻史。

（2）临床症状　因异物的种类、大小及滞留时间长短而有不同的临床表现。异物滞留，可出现患侧鼻塞不通，时间已久，可有黏脓涕或脓血涕，并有臭味。昆虫类异物，常有骚动爬行感。若异物进入的位置较深，损伤部位较广时，可有出血、头痛、视力障碍。儿童单侧鼻塞及流脓血涕且伴秽臭者，应首先考虑鼻腔异物。纽扣和电池内含碱性物质，一旦塞入鼻腔极其容易产生化学反应，腐蚀鼻黏膜引起鼻黏膜糜烂甚至穿孔。医源性异物在术后仍感觉鼻塞、脓涕（有臭味）和头痛。带泥土的异物，应注意有引起破伤风的可能。

2. 相关检查

鼻腔检查发现异物可明确诊断。检查时，需要吸净鼻内分泌物。如异物存留过久，鼻腔可见肉芽组织生成，需用探针辅助检查。透光性差的异物，或疑有金属异物时，可借助 X 片或 CT 定位。

（二）辨证诊断

邪毒侵袭型

（1）临床症状　多为单侧鼻腔阻塞，呼吸不畅，睡眠不宁，鼻痛头痛，鼻臭流脓涕，鼻衄或涕带血丝，全身乏力伴有低热，病儿烦躁啼闹。舌脉多正常，脉弦数或滑数。

（2）辨证要点　鼻塞，鼻臭流脓涕，鼻腔或鼻窦内检查可见异物。

三、鉴别诊断

（一）西医学鉴别诊断

鼻腔牙：由于上颌牙始基被挤压于异常位置而发育长成。前鼻镜检查，见鼻腔底部有一白色突起硬物，用探针触查，质硬不易拨动，X 线检查，见有密度增高、状如牙齿的阴影。

（二）中医学鉴别诊断

婴幼儿不能明确提供异物入鼻病史者，应注意与鼻渊相鉴别。鼻渊是指鼻流清涕，如泉下渗，量多不止为主要特征的鼻病。常伴头痛、鼻塞、嗅觉减退、鼻窦区疼痛、久则虚眩不已。

四、临床治疗

（一）提高临床疗效的基本要素

（1）详细询问病史，婴幼儿不能提供病史者，当明确儿童鼻腔异物多有单侧鼻腔流黏脓涕、涕中带血和鼻塞症状，呼出气有臭味等临床症状，不可误诊。动物性异物鼻内多有虫爬感，日久可有鼻窦炎。

（2）明确内镜检查或 X 线检查。

（3）根据异物不同类型及异物位置的不同采用不同的取出方法。

（二）辨病治疗

本病的治疗以外治为主，可根据异物的性质、性状、大小及存留的部位，采取不同取法。小儿不合作者，可考虑在全麻下取出。有合并感染者，可参考相关章节内治。

圆形异物，如珠子、豆子、纽扣等，

可用异物钩或小刮匙，绕至异物后方，由后向前拨出。切记不可用镊子夹取，以免将异物推向深处。质软或条状异物，如纸团、纱条等，可直接用镊子夹取。形态不整或体形较大的异物，可夹碎分次取出。如经前鼻孔难以取出之异物，可取仰卧低头位，将异物推向鼻咽部，经口腔取出。动物性异物，须先用1%丁卡因麻醉鼻腔黏膜，再用鼻钳取出。金属异物若无症状，不处在危险部位，可定期观察，不必急于取出；若位置较深，则需在X线荧光屏下手术取出。异物较大且位于血管附近，须先行相关血管阻断，再施行手术取异物。对水蛭寄生鼻内者，有几种取出法：在内镜窥视下，用镊子直接夹住水蛭，轻轻拉出；水诱钳挟法：向鼻内注入冷水，数分钟后，水蛭被诱出至鼻前区或下鼻道，以镊子挟之取出。亦可用生理盐水注入鼻内，致使水蛭吸盘放松，然后钳取；吸，闻气味，驱虫外出，如吸烟、闻乙醇等。

应当注意的是，异物取出后，如局部黏膜有糜烂、破损者，可用减充血剂滴鼻，以防粘连；已有粘连，则分离后填入吸收性明胶海绵或凡士林纱条。

（三）辨证治疗

1. 辨证论治

邪毒侵袭型。证候：多为单侧鼻腔阻塞，呼吸不畅，睡眠不宁，鼻痛头痛，鼻臭流脓涕，鼻衄或涕带血丝，全身乏力伴有低热，病儿烦躁啼闹。舌脉多正常，脉弦数或滑数。治法：清热解毒。方药：五味消毒饮（《医宗金鉴》）加减。金银花、蒲公英、紫花地丁、鱼腥草、地肤子、野菊花、赤芍。加减：根据具体症状进行加减，如合并鼻炎、鼻窦炎者可合并苍耳子散；异物刺激或染毒疼痛严重者，可加入延胡索、桔梗等消毒止痛排脓。

2. 外治法

（1）取出鼻腔异物，详见西医部分。

（2）开关散（《丹溪心法附余》） 皂角、细辛，研为细末，涂鼻取嚏，使异物喷射而出。方法用棉签蘸开关散涂于两侧鼻前孔，以一手拇指和食指作捏鼻样按摩，药粉均匀地附于鼻黏膜，观察患者有喷嚏状表情动作时，即以拇指压无异物侧鼻翼，促使患侧空气增加，使异物喷出。

（3）对较小的异物可用皂角、细辛各等分研末，取少许吹鼻取嚏，喷出异物（经验方）。

（4）对鼻腔内活水蛭异物，可用青鱼胆粉涂于水蛭体上，稍待片刻，水蛭失去活动能力，便可用鼻镊夹出，或用浸2%丁卡因加少量肾上腺素棉片填入鼻腔，5分钟后取出棉片和水蛭。

3. 局部用药

异物取出后，应根据局部损伤或染毒红肿等情况，给予局部用药。

（1）鼻内肌膜糜烂、渗血，可用消毒凡士林纱条覆盖创面，以防肌膜粘连。

（2）鼻塞涕多者，可用滴鼻灵滴鼻，每日3~4次，以宣通鼻窍，除涕。

（3）鼻腔肌膜红肿糜烂较甚者，可用冰硼散、珠黄散吹鼻，每日2~3次，以解毒消肿，祛腐生肌。

四、预后转归

鼻内异物取出后，一般不需药物治疗。若黏膜红肿溃烂较甚，不做适当处理，可致肌膜粘连。若鼻内停留异物日久，肌膜染毒，可并发鼻渊。若昆虫类异物存留久，鼻内可有蛆虫繁殖，以致鼻部糜烂、臭秽。如异物长期留置鼻腔中未被发现，日久便形成以异物为核心的结石，称为鼻石。其质坚硬如石，压迫鼻甲可致鼻甲萎缩，或可引致鼻中隔穿孔。由于长期堵塞鼻窍，故多继发鼻渊。若取异物时方法不当，异物被推向鼻咽部滑入口咽，有被吸入气管或吞入胃内的可能。

五、预防调护

（1）提高对儿童鼻腔异物的警惕性，发现鼻塞、流臭秽涕等症状，要及时到医院诊治，以免贻误时间，加重病情。

（2）嘱患者不可盲目用手或其他不恰当器械自行挖取异物，以免将异物推向深处，造成不必要的损伤。

（3）本病要着重于预防，尤其要加强对幼儿的教育，防止将异物塞入鼻腔。

（4）医务人员在取出鼻腔填塞物后，应仔细检查，并清点填塞物，以免有所遗留。

主要参考文献

[1] 胡铁阳，徐江群，吴敏仙，等. 应用鼻腔冲洗法成功取出难取儿童鼻腔异物2例[J]. 中国乡村医药，2019，26(3)：46-47.

[2] 田天捷，周意. 日用耵聍刮匙联合耳内镜取出鼻腔异物54例[J]. 中国中西医结合耳鼻咽喉科杂志，2018，26(5)：384-385.

[3] 张少杰，王瑢，梁建平，等. 圈型耵聍钩在儿童鼻腔异物取出中的应用[J]. 中国临床新医学，2017，10(5)：423-425.

[4] 张玲，徐江，刘兵. 眼用电磁铁在耳鼻磁性异物取出术中的应用[J]. 中国耳鼻咽喉头颈外科，2016，23(5)：295-296.

[5] 王海，荀栋明，陈伟. 经口吹气治疗幼儿鼻腔异物45例疗效分析[J]. 山东大学耳鼻喉眼学报，2016，30(1)：61-63.

第二节　咽部异物

咽异物是耳鼻咽喉科常见急症之一，易被发现和取出，如处理不当，常延误病情，发生严重并发症。按照异物滞留的部位又可分为鼻咽异物、口咽异物、喉咽异物。

较大异物或外伤较重者可致咽部损伤。咽异物常引起异物感、吞咽困难和局部刺痛，部位比较固定而持续，做吞咽动作或推动喉部时症状加重。

一、病因病机

（一）西医学认识

1. 病因

异物进入咽部最主要的方式是进食不慎，将未嚼碎的食物或混杂在食物中的鱼刺、肉骨、果核等咽下；儿童嬉戏误吞小玩具、硬币，哭、笑、跌倒时异物坠入咽部；老年人咽部感觉较差，牙齿脱落，咀嚼不充分，易发生此病，老年人佩戴假牙进食是咽部异物的高危因素；精神病患者、昏迷酒醉者、癫痫者发生误吞；咽肌瘫痪、自杀、麻醉未醒时也可将异物咽下；此外，手术中止血纱条棉球缝针等误留于鼻咽部扁桃体中亦是咽异物发生的重要途径。

2. 发病机制

一部分异物能通过刺激性呛咳和咽反射排出。异物光滑，无刺激性而又未发生咽部完全梗阻者，可掉进食道而不造成咽部的创伤。异物进入咽部，若不及时取出，可在咽部内停留较长时间而仅有咽部异物感，造成局部黏膜轻度肿胀和炎症，也可在损伤咽壁黏膜的基础上继发感染，引发并发症。

（二）中医学认识

中医学把食道异物、喉异物和咽部异物一并归入“骨鲠”的范畴，“骨鲠”之名最早见于《礼记》。在晋朝的《肘后备急方》中有“诸杂物鲠喉”的记载。宋代以后又有“诸物鲠喉”“鱼骨鲠”“鸡骨鲠”“肉鲠”“误吞水蛭”的记载。说明古人早就认识到鱼刺、鸡骨头等是最为常见的喉异物。中医学认为，异物鲠于咽部，或阻于水谷之道，或刺伤黏膜，或压迫局部血络致使邪毒侵袭，气血凝滞，热毒熏蒸，以致患部肌膜红肿、腐烂、化脓成痈。

二、临床诊断

（一）辨病诊断

1. 临床表现

根据异物、外伤等病史和临床表现不难诊断，诊断要点如下。

（1）病史　有异物入咽部病史。

（2）临床症状　咽部有异物刺痛感，吞咽时症状明显，部位大多比较固定；若刺破黏膜，可见少量血液（血性唾液）；较大异物存留喉咽时可引起吞咽及呼吸困难；异物大多存留在扁桃体窝内、舌根、会厌谷、梨状窝等处；鼻咽部异物少见，偶可见于因呕吐或呛咳而将食物、药片等挤入鼻咽部。

①鼻咽异物：临床上一般较少见，可发生鼻塞，鼻涕带腥臭味，不明原因的发烧等症状，或可出现咽鼓管阻塞，并发耳内闷胀感和闭塞感。

②口咽异物：异物滞留于口咽部，会出现咽部异物感、刺痛感，吞咽时症状明显。

③喉咽异物：多见于梨状窝或会厌谷等处，异物较大者多有吞咽困难及呼吸困难。

2. 相关检查

通过压舌板、间接喉镜、间接鼻咽镜或纤维喉镜、动态喉镜检查多可发现异物，若不透光而喉镜检查难以发现，并已刺入组织内的异物，可行X线侧位片，以明确诊断。

（二）辨证诊断

邪毒侵袭型

（1）临床症状　患部疼痛，吞咽尤甚，饮食难入，痰涎壅盛，语音含糊，转颈受限。伴发热，颌下臖核肿胀、压痛。舌红、苔黄腻，脉数。

（2）辨证要点　患部疼痛，吞咽尤甚，舌红、苔黄腻，脉数。

三、鉴别诊断

（一）西医学鉴别诊断

（1）咽部异物与气管支气管异物、喉部异物鉴别诊断（参照气管、支气管异物等章节）。

（2）与会厌囊肿鉴别　会厌囊肿出现渐进性的咽部异物感，一般无疼痛，吞咽困难症状，再加上喉镜检查可鉴别。

（二）中医学鉴别诊断

可与乳蛾和喉痈相鉴别：风热乳蛾检查可见喉核红肿，甚者喉核表面有白腐物，无误吞异物史。喉痈可见咽喉局部红肿高突，痈肿成脓则触之有波动感，穿刺可抽出脓液，故不难鉴别。

四、临床治疗

（一）提高临床疗效的基本要素

（1）详细询问明确有无异物吞入病史，婴幼儿不能提供病史者，当出现疼痛明显、吞咽困难、咽部异物感、进食哭闹等症状时应高度怀疑，不可误诊。

（2）明确诊断可依据鼻咽镜、喉镜、X线、CT等检查。

（3）根据异物不同类型及异物位置的不同采用相应的取出方法。

（4）正确处理咽部异物引发的并发症。

（二）辨病治疗

本病的治疗以外治为主，可根据异物的性质、性状、大小及存留的部位，采取不同取法。有合并感染者，可参考相关章节和科别内治。

（1）口咽部异物如扁桃体、咽侧壁较小的异物，可用镊子夹出。

（2）位于舌根、会厌谷、梨状窝等处的异物可在间接或纤维喉镜下用异物钳取出。

（3）对于已继发感染者，应先用抗生素控制炎症后，再取出异物。异物穿入咽壁而并发咽后或咽旁脓肿形成者，可酌情选择经口或颈侧切开排脓，同时取出异物。

（三）辨证治疗

本病的治疗以及时取出异物为基本原则，根据梗阻的部位，采取不同的外治法。如黏膜损伤、外感邪毒，则配合内治。

1. 辨证论治

邪毒侵袭型

①治法：清热解毒，利咽消肿。

②方药：清咽利膈汤加减。常用药：丹皮、赤芍、连翘、栀子、黄芩、薄荷、牛蒡子、防风、荆芥、玄明粉、金银花、玄参、大黄、桔梗、黄连、甘草。收事半功倍之效。方用金银花、连翘、栀子、黄芩清热解毒，解其郁热；荆芥、防风、薄荷疏表散邪，透热于外；大黄、玄明粉泻下通腑，釜底抽薪，外疏内泄，挫其鸱张之热；复佐牛蒡子泄肺利咽，恢复功能；玄参凉血滋阴，补其已亏阴液，组合成方，共奏泄热解毒，利咽消肿之效。

异物检查未能发现，但咽喉疼痛、吞咽更甚者，或可用威灵仙30g，加水两碗，煎成半碗，加醋半碗徐徐咽下，日服1~2剂，注意密切观察病情变化。

2. 单方验方

中医常用威灵仙治疗骨鲠，称其为化鲠之王，因其味咸，故能软坚而消骨鲠，又能散结而消痰饮积聚。

五、预后转归

取出异物后预后良好。若异物致外伤或未能及时取出，可导致喉水肿，咽、颈部脓肿，皮下脓肿，吸入性肺炎，纵隔炎，败血症，大出血等严重并发症。

六、预防调护

（一）预防

（1）进食切忌匆忙，要细嚼慢咽。进食时细嚼慢咽，注意力集中，特别是在进食骨刺类食物时（如鱼、鸡、鸭等）避免与饭菜混吃，以防误咽。

（2）老年人的义齿要严防脱落，进食前要留心，睡眠前、全麻前应取下，义齿松动者及时修复。

（3）教育儿童不要将各类物体放入口中玩耍。在小儿进食时不可惊吓、逗乐或责骂，以免大哭、大笑而误吞。

（二）调护

（1）异物误入咽部后要立即就医，切忌用饭团、韭菜、馒头等强行下咽，以免增加并发症和手术困难，也不可自行用手掏取。

（2）切不可盲目自服“药物”，以免延误病情。

（3）异物取出1~2天视病情予以禁食或进食流质饮食，可减轻疼痛及预防染毒。

主要参考文献

[1] 李春娜. 威灵仙的临床应用[J]. 新疆中医药, 2019, 37(4): 93.
[2] 朱艳丽. 经鼻电子喉镜引导下探取咽部异物病例分析[J]. 名医, 2019(8): 56.
[3] 贾玉静，张再兴. 下咽部异物误诊为颈部感染二例并文献复习[J]. 临床误诊误治, 2018, 31(7): 45-48.

[4] 赵晶，李进让，郭宏光，等. 左颈部游走性异物存留4年一例误诊反思[J]. 临床误诊误治，2018，31(7)：49-50.
[5] 刘小英，包永立，邓翔宇. 直视下咽部异物取出分析[J]. 临床医药文献电子杂志，2015，2(17)：3473.

第三节　喉部异物

喉异物指发生于声门上区、声门区及声门下区的异物，多见于5岁以下婴幼儿，以及多牙缺失而且口、咽黏膜感觉减退的老年人。喉黏膜非常敏感，当异物进入喉腔，则立即引起剧烈咳嗽，将异物排除。但因声门裂是呼吸道最狭窄的部位，一旦异物嵌顿在附近或刺入喉腔组织内，会立即引起呼吸困难，形成喉阻塞，如不及时抢救会很快窒息死亡，是一种非常凶险的疾病。

一、病因病机

（一）西医学认识

1. 病因

滞留于喉部的异物种类繁多，常见有尖锐异物，如果核、骨片、鱼骨、瓜子、针及钉等；较大异物，如果冻、花生米、蚕豆、肉块等；还有小孩容易放入口中玩耍的异物，如硬币、珠子、小玩具等。

婴幼儿性喜啼哭和嬉闹，发育不完善，咀嚼功能差，而咽喉反射尚未健全，且常口含玩具嬉戏或哭闹，易吸入异物，加之咳嗽力较成人弱，难以咯出异物；小孩易将硬币、珠子等小玩物放入口中玩耍，多因口含异物或进食时，突然大声说话或大笑将异物吸入喉部，嵌顿在声门区，造成喉部异物；多牙缺失而且口、咽黏膜感觉减退的老年人则因感觉减退不能及时呛咳排除异物，形成喉部异物。

2. 发病机制

喉部异物可引起喉痉挛，或者致使喉黏膜水肿或机械性创伤后引发喉黏膜感染，均可引起声门裂狭窄，呼吸通道急剧变窄而致呼吸困难或窒息。

（二）中医学认识

中医学把喉异物归入“骨鲠”的范畴，“骨鲠”之名最早见于《礼记》。在晋朝的《肘后备急方》中有“诸杂物鲠喉”的记载。宋代以后又有“骨鲠”“诸物鲠喉”“鱼骨鲠”“鸡骨鲠”“肉鲠”“发鲠”“误吞针铁骨鲠”“误吞水蛭”等病名。说明古人早就认识到鱼刺、鸡骨头等是最为常见的喉异物。中医学认为异物鲠于喉部，或阻于水谷之道，或刺伤黏膜，或压迫局部血络致使局部气血瘀滞，甚者邪毒外犯，内外邪毒蕴结而致病。

二、临床诊断

（一）辨病诊断

1. 临床表现

（1）病史　有异物进入喉腔病史，小孩异物史可能不明显，注意观察异物入喉腔后引起剧烈咳嗽的症状。

（2）临床症状　①异物进入喉腔后引起反射性喉痉挛或者异物阻塞而出现喉阻塞所致的呼吸困难，较小异物则常有声嘶、喉喘鸣、阵发性剧烈咳嗽。较大异物嵌在声门或声门下可在数分钟内引起窒息死亡。②异物不完全阻塞时，剧烈咳嗽后会稍有缓解，但随着头颈部的活动可出现声嘶、失音、疼痛、喘鸣、异物感及不同程度的呼吸困难等不适。③异物滞留于喉入口可出现咽下困难、吞咽疼痛等症状。滞留于声门下区可有呼吸困难和声嘶。若是尖锐的异物刺伤喉黏膜，则可引起疼痛、咯血、皮下气肿等。喉黏膜损伤后，不仅疼痛、声嘶、呼吸困难加重，严重时还可引起喉脓肿，伴有发热等全身症状。

2. 检查

（1）喉镜检查　喉异物发生后可行喉镜检查，以确认诊断异物以及取出异物。不能配合的患儿，当在局麻或全麻下行喉镜检查，尽早取出异物。咽喉部异物的诊断和治疗多在间接喉镜下完成，有时细小异物难以发现或取出。值得注意的是，喉镜检查应以不引发或加重呼吸困难为前提。

（2）影像学检查　对于不能进行喉镜检查的患者，如为不透光和X线的异物，可行X线检查，根据喉前后位或正侧位X片、喉部CT扫描等确定异物所在部位、大小、性状、性质等。

三、鉴别诊断

喉异物当与气管、支气管异物相鉴别。二者结合病史及声嘶、呼吸困难、咳嗽等的症状和检查结果等不难鉴别。

四、临床治疗

（一）提高临床疗效的基本要素

详细询问病史，对于有异物呛咳史，声嘶、呼吸困难、喉喘鸣等表现，听诊双肺呼吸音均减低，胸部CT检查阴性，而抗炎雾化等治疗效果不佳者，应考虑到喉部异物的可能，可行纤维喉镜检查或气管镜检查以明确诊断。对无明确异物史的患儿，也要考虑到异物的可能，有些看护人未注意到患儿吸食异物，或因害怕承担责任，不愿承认患儿异物吸入史，而经反复抗炎治疗效果不佳时也应考虑气道异物的可能。若病情允许可及早行喉部及肺部CT加气道三维重建，或直接进行直达喉镜检查或气管镜检查，以明确诊断，解除喉阻塞，避免气管切开及呼吸循环衰竭、窒息死亡等并发症的发生。

（二）辨病治疗

本病是非常危急，凶险的病症。故本病的治疗以外治为主，在保证呼吸通畅的前提下，坚持及时取出异物，并予以妥善的术后处理是本病的治疗原则。

（1）间接喉镜下异物取出　适用于异物位于喉前庭以上且可以合作者。

（2）直接喉镜下异物取出　对于成人、少儿均可在全麻下通过直接喉镜下取出异物。术前应备气管镜、气管异物钳、吸引器，以便术中异物落入气管时使用。

（3）纤维喉镜下异物取出　对于会厌部无法暴露或异物比较隐蔽、寻找取出异物比较困难者，以及患者配合欠佳，间接喉镜无法检查者，采用纤维喉镜下检查取异物，能取得良好疗效。新器械：如鱼刺位于喉咽侧壁及前壁交界区黏膜皱襞中，会随呼吸皱襞移动致异物时现时隐，此时间接喉镜下钳取未必能成功，且造成黏膜出血，采用纤维喉镜后可顺利取出。

（4）颈外切开异物取出　如异物较大、气道阻塞严重、呼吸困难明显，估计难以在直接喉镜下取出时，应先行紧急气管切开，待呼吸困难缓解后，再于直接喉镜下取出，也可自气管切开处向上取出声门下较大异物。

（三）成药及单验方

《世医得效方》："治误吞铜铁金石竹木刺鸡鹅鱼诸骨鲠。川山豆根、山蜈蚣、山慈菇、威灵仙（铁脚者）、滑石、马牙硝、金星凤尾草（各一两），急性子二两，苎麻根五钱，甘草节（三钱，酒浸三宿），砖（五两，厕中制一年），上为末，白及五两与糯米糊一处，和剂成铤子，如梧桐子大，每用一铤，冷水磨化，即下骨鲠，若金石铜铁，则以生姜汁磨化下。"

四、预后转归

此病症如果能得到及时治疗，妥善处理，预后较好。若有感染，则病情加重。异物损伤大血管，可引起大出血死亡。喉异物会形成喉阻塞，引起呼吸困难，如不及时抢救，会很快窒息死亡。

五、预防调护

（一）预防

（1）喉异物危险性大，小物件不要放在小儿易发现和拿到的地方，做好防范措施。教育幼儿勿要将玩具等放入口中，以防误吞。

（2）应加强宣传教育，儿童进食时要避免逗引和责骂，不要让小儿将针、钉、小玩具等含在口内玩耍，进食时不要嬉闹，不要大声哭笑，不要吞食整个的花生米及豆类，儿童食物应避免混有鱼刺、碎骨等，以免误吸入呼吸道。

（3）加强对幼儿、老人、咽喉麻痹及中风患者的监护。

（二）调护

（1）喉异物一旦发生，要立即送医，时间就是生命。对于大块异物，家属抢救时，切勿轻易将手指从舌侧深入将异物挖出。方法不当会加重异物阻塞而导致呼吸困难。不可自行用食物如饭团等强行下咽，以免将异物推向深处或刺伤黏膜及血管。

（2）异物取出后 1~2 天予以软食或流质饮食，以减轻疼痛或防止感染。

主要参考文献

[1] 孙虹. 耳鼻咽喉头颈外科学：9版. 北京：人民卫生出版社，2018.

[2] 韩朝晖，朱冠龙. 以喘鸣为表现的喉异物误诊 2 例分析[J]. 医学理论与实践，2020.

[3] 吴峰，杨柳，吴立连，等. 喉异物致死 6 例报告[J]. 湖北科技学院学报（医学版），2016，30(6).

[4] 李正才，高映勤，林垦，等. 婴幼儿喉异物诊治分析[J]. 中国耳鼻咽喉颅底外科杂志，2016(3).

[5] 赵学海，王琳，李强. 小儿喉部异物误诊分析[J]. 基层医学论坛，2016(28).

第四节　气管、支气管异物

气管、支气管异物是最为常见的危重急症，治疗不及时可发生急性上呼吸道梗阻，严重时出现危及患者生命的呼吸衰竭、心力衰竭等严重并发症。该病绝大多数发生于儿童，尤以 1~3 岁多见。老年人及昏迷患者由于咽反射迟钝，也易产生误吸。偶见于健康成年人。

根据异物来源，可分为内源性异物和外源性异物两类。前者呼吸道内的假膜、干痂、血块、干酪样物等堵塞；后者为外界物质误入气管、支气管内所致，如花生、瓜子、笔帽、铁钉、小玩具等。通常所指的气管、支气管异物属于外源性异物。中医学将其称为“喘证”。

一、病因病机

（一）西医学认识

1. 异物进入方式

异物进入气管、支气管的方式主要有以下几种。

（1）因幼儿牙齿发育不良，不能将硬物嚼碎，加之喉的保护性反射功能不健全，若进食时嬉笑、哭闹、跌倒易将食物吸入气道，是气管、支气管异物最常见的原因。另外儿童对于异物危害无经验性认识。

（2）儿童的不良习惯。口含物品玩耍、作业时，尤其是仰头时，突然说话、哭笑、不慎跌倒可将异物吸入气管、支气管。用力吸食滑润的食物也可落入气道。

（3）部分健康成年人由于职业工作习惯，常将针、钉及扣等含于口中，遇有外来刺激或突然说话时可不慎发生误吸。

（4）全麻、昏迷、酒醉等状态的患者或老年人，由于吞咽功能不全，咽反射减弱，易将口咽部异物误吸入呼吸道，呕吐物清除不及时，也可吸入气管内。

（5）医源性异物。如气管、支气管手术中，器械装置断裂或脱落进入气管，或脱落的组织突然滑入气道内，或鼻腔、口腔异物，在诊治过程中可发生异物位置的突然变动，而误吸入下呼吸道，或咽、喉滴药时注射针脱落也可落入气道。

（6）精神病患者或企图自杀者的主动行为。

2. 常见异物

常见异物有花生米、黄豆粒、西瓜子、葵花籽等植物性异物，以及矿物性异物和化学合成品异物、动物性异物、尖锐的金属异物等，包括铁钉、滚珠、针头、别针、瓶盖、气门芯帽、圆珠笔帽等。

3. 发病机制

（1）和异物性质有关。植物性异物如花生米、黄豆粒等含有游离脂肪酸，具有刺激性，可引起呼吸道的弥漫性炎症，如黏膜充血、分泌物增多、肿胀等，甚至发生支气管堵塞，即“植物性支气管炎”。矿物类和化学合成品类对气管的刺激小，动物类异物刺激稍大；光滑的金属类异物则较少引起炎症反应，生锈的金属类异物对局部的刺激大，日久可形成肉芽组织；尖锐的异物则可穿透组织形成严重的并发症。

（2）和异物滞留的时间有关。一般来说，异物滞留的时间越长，引起的刺激和危害则越大。尤其以刺激性强、易于移位并在支气管腔造成阻塞的异物为甚。停留时间长可加重气管的堵塞而引起肺气肿、肺不张、肺部感染等并发症。

（3）和异物堵塞气管、支气管的程度有关。异物阻塞的程度不同，则引发的病症也有所不同。①不完全阻塞　发生于异物较小，炎症较轻时。患者可以咳嗽或咳嗽无力，喘息，呼吸困难，吸气时可以听到高调声音，皮肤、甲床、口唇、面色发绀。②完全阻塞：较大的异物完全堵住喉部或气管，患者面色青紫，不能说话、不能咳嗽、不能呼吸，患者很快发生窒息，失去知觉、呼吸心跳停止。

总之，异物所致的病理改变主要包括异物对气管、支气管黏膜的刺激；导致肺通气障碍，引起缺氧，继而引起呼吸性酸中毒；异物阻塞造成肺不张，导致肺部感染三方面的内容。

二、临床诊断

（1）病史　异物吸入史是重要诊断依据，因此注意仔细询问病史，但多数儿童异物吸入史多不明确，若有突然发生而久治不愈的咳喘，并伴有或不伴有发热、憋气，或反复发生的支气管肺炎应考虑气管、支气管异物的可能。①注意异物吞入或吸入的时间，询问当时及以后的呼吸情况、呛咳症状、咯血或呕血症状、有无吞咽困难。②了解异物的性质、大小、形状等。③当发生梗阻时，患者常常不由自主地表现为：手呈“V”字状紧贴于颈前喉部，表情痛苦。④对于误吸后突然发生激烈呛咳、憋气、呼吸困难等症时，应高度怀疑本病。

（2）体格检查　活动性气管异物在咳嗽或呼气期末可闻及拍击声，颈部可触到撞击感。肺部听诊可闻及喘鸣音。支气管异物可有肺炎、肺不张、肺气肿之体征，但早期有时体征不明显，应仔细进行两侧对比。

（3）X线、CT检查　可确定异物位置、大小及性状。需注意片中纵隔摆动、肺气肿、肺不张、肺部感染等间接征象。

①对气管异物患者，注意有无喘鸣、异物撞击声、阵发性咳嗽、呼吸困难、发绀等。②对支气管异物患者，检查时注意有无发热、咳嗽、咯血痰、肺不张、肺气肿、肺炎等。③对食管异物患者，注意有无吞咽困难，胸骨后疼痛、呕血、便血，以及气管阻塞症状等。④注意患者呼吸时胸部运动是否受限制，呼吸音是否减弱。⑤如为金属等不透X线异物，可作X线透视或摄片以确定位置；如为X线能透过的异物，则须注意有无肺气肿、肺不张、肺炎或纵隔炎，有无纵隔摆动等现象。食管异物必要时可吞服少许钡剂棉絮检查，但疑有食管穿孔者忌用。

（4）支气管镜检查　最可靠的诊断方法，且有诊断、鉴别诊断及治疗作用。

（5）对于病史不详、长期咳嗽而病因不明又久治不愈者，应考虑支气管异物的可能性。

三、鉴别诊断

（1）气管、支气管异物停留时间较长而引起肺部感染等并发症时，应注意与非异物引起的该类疾病相鉴别。

（2）食管异物与气管异物鉴别诊断　后者可以导致哮喘及呼吸困难。气管是由“C”型软骨构成，两侧都是软骨不能扩展，后方有缺口比较薄弱，容易扩展，因此气管的前后径稍长于左右径，如果是金属异物，其最大平面与矢状面一致，正位像可见硬币的侧面观，呈条状影。与纵隔淋巴结钙化相鉴别：前者有明确异物吞入史，吞钡造影不难区分。与食管占位相鉴别：后者一般表现为食管壁僵硬，肿块呈分叶状，位置固定，且后者无异物吞入史。

四、临床治疗

（一）提高临床疗效的基本要素

明确诊断，早做处理。

（二）辨病治疗

本病的治疗应遵循尽早取出、保持呼吸通畅的原则，并以外治法为主，可根据异物的性质、性状、大小及存留的部位，采取不同取法。有合并感染者，可参考相关科别内治。

（1）气管、支气管异物，一般可在内镜下取出。

①直接喉镜下气管、支气管异物取出法是一种比较简单、有效的方法，尤其适用于取气管内活动的异物。此法可避免支气管镜检查后引起的喉水肿。各种瓜子、豆类、果类都可在直接喉镜下用鳄鱼嘴式异物钳试取，如不成功，可立即改用支气管镜下取出。因此，直接喉镜法取异物时，必须准备支气管镜及相应的异物钳。完整取出异物后方能撤出直接喉镜。在取异物的过程中，直接喉镜应持续地挑起和固定会厌，暴露好声门，理由是在取异物的过程中，万一异物脱落或卡于声门，可立即将异物钳再次送入，重新夹取异物，否则有发生窒息的危险；取出的异物不完整时，可立即将异物钳再次送入，以同样的方法取剩余的异物。在直接喉镜下，如不能很好地挑起和固定会厌，可造成手术困难甚至危及生命。

②支气管镜下异物钳取术适用于经口进入的呼吸道异物，不能用直接喉镜法取出者及用直接喉镜法取异物失败者。

（2）几种难度较大异物的取出方法。

①金属类异物：对滚珠、大头针、缝针等不易夹取的异物，可用电磁铁吸出。在直达喉镜或支气管镜引导下吸取，但须在X线

透视下观察是否吸住异物，有无脱落等。

②玻璃球类异物：这类异物表面光滑，不易夹住，可用气囊法取出。插入带气囊的导管，越过异物后，在远端充气，然后借助气囊将异物拉出。拉至气管隆嵴处，为防止异物坠入对侧支气管，可在异物钳钳口两叶套上薄硅橡胶管，再行夹取，或用特制的小叶球形异物钳取出。

③大头针、缝针类小型金属异物：这类异物在支气管镜内常不能看到，必须先摄胸部正、侧位X线片，确定异物在叶、段、次段支气管的位置，在X线透视下用纤维支气管镜夹取。

（3）有呼吸困难者，必要时应先行气管切开术，经切口将异物取出。

（4）海姆立克急救法　此法是1974年美国外科医生 Henry J.Heimlich 发明。

其原理则是利用突然冲击腹部的压力，使膈肌抬高，使肺部残留空气形成一股向上的气流，这股气流具有冲击性、方向性，它会快速冲入气管，将异物排出。

（5）术后支持与抗感染治疗。

（三）新疗法选粹

对直接喉镜进行改良，将内窥镜与直接喉镜合为一体，在此改良喉镜下取出气管支气管异物。

五、预后转归

此病症如果能得到及时治疗，妥善处理，预后较好。

六、预防调护

（一）预防

（1）避免给3岁以下儿童吃花生、瓜子、豆类等坚果类食物。

（2）进食切忌匆忙，要细嚼慢咽。进食时细嚼慢咽，注意力集中，特别是在进食骨刺类食物时（如鱼、鸡、鸭等）避免与饭菜混吃，以防误咽。

（3）老年人的义齿要严防脱落，进食前要留心，睡眠前、全麻前应取下，义齿松动要及时修复。

（4）教育儿童不要将各类物体放入口中玩耍。在小儿进食时不可惊吓、逗乐或责骂，以免大哭、大笑而误吞。

（二）调护

（1）应加强宣传教育，不要让小儿将针、钉、小玩具等含在口内玩耍，进食时不要嬉闹，不要吞食整个的花生米及豆类，以免误吸入呼吸道。

（2）加强对幼儿、老人及咽喉麻痹或中风患者的监护。

（3）气管及食管异物取出后，一般禁食4~6小时，然后按医嘱给饮食。

主要参考文献

[1] 孙虹. 耳鼻咽喉头颈外科学：9版. 北京：人民卫生出版社，2018.

[2] 邓碧凡，汤伟光，谢睿彬，等. 气管异物的类型和手术难度相关性研究[J]. 中国中西医结合耳鼻咽喉科杂志，2018(1).

[3] 黄小燕. 气管支气管异物的临床综合分析[D]. 福州：福建医科大学，2015.

第五节　食道异物

食道异物是耳鼻咽喉科常见急症之一，也是食管的常见病，指异物嵌留入食管内不能通过而引起的病症。异物种类众多，以动物性异物最常见，如鱼刺、鸡骨、肉块等；其次为金属类，如硬币、铁钉等；另外还有化学合成类物品及植物类物品，如义齿、塑料瓶盖、果核等。异物最常见嵌顿于食管入口，其次为食管中段第2狭窄处，发生于食管下段者较少见。

本病因异物经口咽下时滞留于食管内所致，任何能够梗于食管内的物体均可成为食管异物。常表现为咽部异物感、胸骨后不适、进食疼痛等，诊断要有明确的异物误食史。可发生在任何年龄，以幼儿居多，老人次之。因大块异物可暂时停留在咽下部或食管入口部位狭窄处，可堵塞气道引起严重并发症，甚至危及生命，故必须及时处理。

一、病因病机

（一）西医学认识

1. 相关因素

此病的发生与年龄性别、饮食习惯和进食方式、食管自身病变、精神因素等相关。

（1）年龄性别　本病多发生于幼儿及老人。幼儿口中衔物，或进食因哭闹嬉戏而误咽；老人则由于睡眠时觉醒程度低下，义齿脱落，误咽入食管而致；或者进食时咽反射迟钝，咀嚼功能差而容易发生。

（2）饮食习惯和进食方式　沿海地区将鱼虾蔬菜混煮混食的习惯以及北方过节时在饺子内置金属硬币的习俗，易造成误咽，导致食道异物。此外，狼吞虎咽的不良进食方式是发生食管异物的重要的一环。

（3）食管自身病变　食管肿瘤、食管瘢痕狭窄、食管痉挛等容易诱发食管异物。①食管自身病变：食管肿瘤、食管瘢痕狭窄等，造成食物或较小食物存留。②纵隔病变：纵隔肿瘤或脓肿形成占位病变，压迫食管，造成食管狭窄，易存留食物或细小异物。③神经性病变：咽反射消失或吞咽反射减退，易造成误吞误咽。

（4）精神因素　精神失常或者自杀轻生者，可自行吞下勺子、刀片、玻璃珠子等异物。

（5）医源性因素　全麻患者假牙脱落。

2. 异物种类

异物以动物性最常见（占 70%~75%），如鱼刺、鸡骨、肉块等；其次为金属类17%，如硬币、针钉等（儿童多见，占60%）；还有化学制品及植物类，如假牙、瓶盖、枣核等。

3. 多发部位

由于咽肌的力量强大，能够把较大的和不规则的物体送入食管，食管上段的肌肉力量较弱，而且存在三处生理性狭窄，因此，异物常停留在食管 3 个生理狭窄处，尤其是食管入口（即第一生理狭窄处）最容易发生咽入物体的嵌顿。大约 70% 的异物位于食管入口处，多见于环咽肌下方。其次，为主动脉弓处及食管下部与胃的连接处。

4. 发病机制

食道异物引起的病理改变因异物的种类、大小、形状和时间长短可有不同表现。多数异物可使食管局部黏膜发生水肿和炎症反应，其程度和范围视异物的性状、污染程度及存留时间长短而异。异物光滑，无刺激性而又未发生食管完全梗阻者，可顺利通过食管而不造成创伤，也可在食管内停留较长时间而仅有局部黏膜轻度肿胀和炎症。尖锐异物易损伤食管黏膜使炎症扩散，可形成食管周围炎和纵隔炎。少数病例破溃到气管，形成食管气管瘘；严重者造成脓胸，或破溃至主动脉弓引起大出血而死亡。

（二）中医学认识

中医学把喉异物归入“骨鲠”的范畴，“骨鲠”之名最早见于《礼记》。在晋朝的《肘后备急方》中有“诸杂物鲠喉”的记载。宋代以后又有“骨鲠”“诸物鲠喉”“鱼骨鲠”“鸡骨鲠”“肉鲠”“发鲠”“误吞针铁骨鲠”“误吞水蛭”等病名。说明古人早就认识到鱼刺、鸡骨头等是最为常见的喉异物。中医学认为，异物哽于喉部，或阻于水谷之道，或刺伤黏膜，或压迫局部血络致使局部气血瘀滞，甚者邪毒外犯，内外邪毒蕴结而致病。

二、临床诊断

（一）辨病诊断

1. 临床表现

根据异物进入食管的病史和临床表现不难诊断，诊断要点如下。

（1）病史　有异物入食道史。嘱患者作咽口水动作，面部可立即出现痉挛性的痛苦表情，转头缩颈，手扶痛处。

（2）主要的临床症状　①吞咽困难（主要）：异物嵌顿于环后隙及食管入口时，吞咽困难明显。重者滴水难咽，常张口流涎，同时感胸骨后部有物阻塞。②吞咽疼痛：位于食管上段，疼痛部位多在颈根部或胸骨上窝处。位于食管中段，多为胸骨后疼痛并可放射到背部。③呼吸道症状：压迫气管后壁或压迫喉部发生呼吸困难。

2. 常见并发症

尖锐异物可在短期内发生食管穿孔，导致纵隔炎或脓肿，出现胸骨柄后疼痛加重，伴高热。光滑钝性异物，在较长久滞留后，同样可以造成穿孔。故凡有食管异物者，出现颈部皮下气肿或纵隔气肿即示食管已穿孔。尖锐异物嵌顿在食管第二狭窄处，穿破食管引起食管周围化脓性感染，动脉壁被侵蚀，破坏其弹性纤维而形成假性动脉瘤，或尖锐异物直接刺伤大血管，发生致死性大出血死亡。少数滞留较大异物，感染及肌层可引起食管瘢痕性狭窄。

3. 检查

食管镜、胃镜、食管造影、X 线和 CT 检查可明确诊断。检查前，应该询问是否有异物吞入史，吞入何种异物以及疼痛和梗阻的部位，这对选择检查方法十分重要。

食管 X 线检查：对金属不透光异物或大块致密骨质可以确诊。对较小、不显影、非金属异物可用钡剂检查。疑有食管穿孔时应改用碘油。少数病例，尤其小儿 X 线检查未发现异物，但有明显异物史，而且症状持续存在不能确诊时，应作食管镜检查。

对于不透过 X 线的异物，一般在透视及摄片中就能发现异物的大小、位置及形态。由于食管横径较前后径大，如异物大而扁平（如硬币），其最大径面通常于冠状位显示，侧位则呈条状或线状。对较小的骨片或骨刺，可见到颈椎前部软组织是否肿胀或有气体等异物并发的征象。

钡餐：通过造影显示刺入食管壁的刺状物，可见异物处纵行长条状或柳叶状钡棉悬挂现象，重复吞咽或口服清水仍然不能排除。如果颈椎前出现软组织增宽，纵隔积气、积液等则考虑为穿孔或继发感染等并发症。应该注意的是，无阳性发现也不能否定异物的存在。

CT：可见纵隔内异物密度影，或者形成纵隔脓肿出现气液平。异物停留处食管壁一般均有不同程度的水肿增厚，有的食管壁可见不规则低密度区，食管周围形成低密度软组织肿块，肿块内有时可见气体存在，表明异物刺破食管壁继发感染，食管壁及食管壁外脓肿形成，此时尚可见局部食管周围脂肪层模糊消失。CT 能准确地显示异物、腔内情况以及异物与大血管的关系，对于指导手术有独特的意义。

三、鉴别诊断

（一）西医学鉴别诊断

（1）食管异物与气管异物鉴别诊断（参照气管、支气管异物章节）。

（2）与食管静脉曲张相鉴别　食管静脉曲张是指食管黏膜下层的静脉丛异常迂

曲呈瘤样扩张。可分两型，即上行性和下行性，前者多见。上行性食管静脉曲张主要为门静脉高压所致。下行性极少见，主要病因为上腔静脉阻塞或纵隔纤维化。上行性静脉曲张的临床表现有肝硬化、脾大、脾功能亢进及腹水等门脉高压症状。其影像学诊断要点如下。

X线食管吞钡造影：早期显示食管中下段黏膜皱襞增粗，不光整，迂曲，管壁轮廓呈锯齿状；中期病变迁延至食管中段，黏膜皱襞粗大，扭曲呈蚯蚓状，并可见串珠状充盈缺损，食管稍扩张，管壁轮廓凹凸不平，钡剂排空延迟；晚期范围明显延长，可累及食管全段，曲张形成明显的充盈缺损。管壁凹凸不平及管腔扩张，张力减低，可合并胃底静脉曲张。

CT：增强三维重建可以明确曲张的范围及程度，尤其对食管旁静脉曲张及静脉曲张硬化治疗后随访有一定价值。影像表现为管壁增厚，管腔不规则，常合并胃底静脉曲张，除食管黏膜下或食管旁区外，肝胃韧带区可以出现卵圆形或葡萄状软组织影，增强扫描可以显示明显强化的迂曲血管团，呈持续强化，延迟性强化。

MRI：MRI门脉造影加MIP重建可显示曲张的食管静脉网，其效果近似于血管造影，典型的食管静脉曲张可表现为食管下段周围静脉、胃冠状静脉、胃短静脉及奇静脉呈圆条状、蚯蚓状扩张、迂曲。

DSA：多采用经肠系膜上动脉插管的间接门脉造影，表现为门静脉的延迟显影、主管增宽，肝内分支呈枯树枝状，造影剂经胃冠状静脉逆行至迂曲扩张的食道静脉。

（3）与气泡相鉴别　动态观察，气泡造成的充盈缺损可消失。

（4）与第三蠕动波相鉴别　第三蠕动波表现为黏膜皱襞正常，常见于贲门失弛缓或老年人。

（5）与食管癌（静脉曲张样食管癌）相鉴别：食管癌多发生于食管中段，表现为黏膜皱襞中段破坏，管壁僵硬，管腔恒久狭窄，病变段与正常食管分界截然等，且后者有进行性吞咽困难病史，而前者多有肝硬化病史。

（二）中医病症鉴别诊断

虽然中医学把咽部异物、喉部异物、气管支气管异物、食道异物等统称为“骨鲠”。但切记食道异物勿与口咽异物、气管支气管异物、喉异物相混淆。口咽异物以咽部刺痛，吞咽时加重为特征，主要发生于舌骨平面以上。喉异物常见剧烈咳嗽、呼吸困难、喉鸣、声嘶、喉痛等症状。气管、支气管异物则以剧烈呛咳憋气、呼吸不畅、拍击音（咳嗽时或呼气末期）反复发生的支气管肺炎及其他如发绀、死亡等并发症为主要症状。

四、临床治疗

（一）提高临床疗效的基本要素

（1）详细询问明确有无异物吞入病史，婴幼儿不能提供病史者，当明确儿童咽部异物感，胸骨后不适，进食疼痛、进食哭闹、呛咳等症状，如症状明显，应进一步检查。同时详细了解异物的性质、形状、大小、异物停留时间及有无其他症状，以便后期手术治疗时参考。

（2）明确食管镜、胃镜、食管造影或X线、CT检查。

（3）根据异物不同类型及异物位置的不同采用不同的取出方法。

（4）正确处理食道异物引发的并发症。

（二）辨病治疗

本病的治疗以外治为主，可根据异物的性质、性状、大小及存留的部位，采取不同取法。小儿不合作者，可考虑在全麻下取出。有合并感染者，可参考相关章节和科别内治。

（1）硬食管镜检查　此为最常用的方法，根据异物的大小、形状，部位、患者的年龄，选择大小适当的食管镜及异物钳。一般应采用全身麻醉，估计异物较容易取时，成人可采用黏膜表面麻醉。用食管镜窥见异物后，要查清异物与食管壁的关系。如遇尖锐异物刺入食管壁时，应选择合适位置钳取异物，使其钩刺退出管壁，再将异物长轴转至与食管纵轴平行后，将异物与硬食管镜一起同步退行，取出异物。巨大异物如义齿，特别是带钩义齿，如嵌顿不易钳取时，不应强行拉取，以免发生动脉破裂等致命性并发症。必要时，应行颈侧切开或开胸手术将异物取出。有时可用直接喉镜代替食管镜尝试夹取位于食管入口的异物。因直接喉镜较粗短，容易抬起环状软骨而暴露食管入口，有利于异物取出。对于小儿需注意不要过度抬高环状软骨，以免引起呼吸困难。

（2）纤维食管镜或电子食管镜检查　有利于较小而细长的异物取出，成人可在黏膜表面麻醉下进行。对于一些锐利的异物可采用囊袋或支架包绕异物而将其取出，可避免对食管壁造成损伤。

（3）Foley 管法　利用前端带有隐形气囊的体腔引流管，插入未被异物完全阻塞的食管内，隐形气囊越过异物后，向气囊内注入空气，使其扩张，气囊充满食管腔，向上退出时将异物带出。但仅适用于外形规则、表面平滑的异物。

（4）颈侧切开或开胸食管异物取出术　巨大并嵌顿甚紧或带有金属钩的异物，用上述方法未能或难以取出时，可考虑颈侧切开或开胸手术。

五、预后转归

取出异物后预后良好。

六、预防调护

（一）预防

（1）进食切忌匆忙，要细嚼慢咽。进食时细嚼慢咽，注意力集中，特别是在进食骨刺类食物时（如鱼、鸡、鸭等）避免与饭菜混吃，以防误咽。

（2）老年人的义齿要严防脱落，进食前要留心，睡眠前、全麻前应取下，义齿松动者及时修复。

（3）教育儿童不要将各类物体放入口中玩耍。在小儿进食时不可惊吓、逗乐或责骂，以免大哭、大笑而误吞。

（二）调护

（1）异物误入食管后要立即就医，切忌用饭团、韭菜、馒头等强行下咽，以免增加并发症和手术困难。

（2）术前护理　禁饮禁食，补液抗感染等，查血常规、出凝血时间、X 线等辅助检查观察生命体征；术后护理：生命体征的观察，出血的观察，抗炎补液，食管损伤严重要禁食，进行鼻饲，对并发症进行观察治疗。

（3）警惕各种并发症的发生　①如患者出现高热，呼吸困难，全身中毒症状明显，局部疼痛加重，便血或呕血（特别是患者吐出的分泌物中带有鲜红色血丝或少量鲜红色血液时，即应高度警惕，提示可能有大出血的可能）等症状，提示有并发症的发生，应立即报告医生，给予处理。②小儿食管镜检查时，可压迫气管后壁而致呼吸困难，应及时退出食管镜，以免窒息。因此宜采用气管插管麻醉，以保证手术时呼吸通畅。③尖锐异物已穿破食管，埋入周围组织时，有时可经颈侧或纵隔切开途径取出异物。④老年患者取出异物后，应注意观察食管内有无新生物等病症。

（4）营养供给　①异物取出后，无食管黏膜损伤，可恢复进食，以保证营养供给。②术中发现有食管黏膜损伤，应禁食1~2天，给予静脉补液及全身支持治疗。③疑有食管穿孔的患者，应安置胃管，进行鼻饲。

主要参考文献

［1］孙虹．耳鼻咽喉头颈外科学．9版．北京：人民卫生出版社，2018.

［2］李飞，刘磊峰，姚俊．复杂性食管异物的诊疗现状［J］．国际耳鼻咽喉头颈外科杂志，2018，42（5）：297-301.

［3］王超，戴天阳，杨晓燕，等．外科途径治疗经保守处理无效的食管异物［J］．中国胸心血管外科临床杂志，2018，25（6）：539-542.

［4］赵宇，罗和生，崔凝，等．胃镜难以处理的食管异物临床特点分析［J］．中华全科医师杂志，2018（5）：379-382.

［5］李飞，姚俊，刘磊峰．复杂性食管异物的临床诊疗分析［J］．山东大学耳鼻喉眼学报，2019，33（6）：85-89.

第六节　外耳道异物

外耳道异物是指外来物体误入外耳道而引起的不适或疾病。异物误入耳内会导致耳内有耳鸣、耳痛、瘙痒、听力下降、眩晕、反射性咳嗽等症状。异物可分为生物性或者非生物性。

一、病因病机

（一）西医学认识

（1）小儿多因玩耍时将小件玩具或者植物种子等塞入外耳道所致。如谷物、果核、豆子等；此类异物遇水膨胀，可直塞耳窍而致病。

（2）成人多见于挖耳不慎将异物留在外耳道。如断掉的一截棉棒、遗留的棉球屑等。

（3）昆虫入耳　如飞蚊、蟑螂、蚂蚁等进入外耳道。

（4）其他非生物类　如沙子、火柴棍子、玻璃球、考试作弊用耳塞等。此类异物能刺伤耳道，或壅塞耳道，或压迫鼓膜，导致耳道肌肤局部受伤出现血痂或者导致耳内闷胀感和听力下降。

（二）中医学认识

中医学称为异物入耳。如《肘后备急方》中有“百虫入耳”“蚰蜒入耳”“蜈蚣入耳”“耳中有物”等，《太平圣惠方》中有“飞蛾入耳”“蚊虫入耳”等等。历代医家对于昆虫入耳则有诱出法（如食诱、光诱、音诱等）和驱杀法等（如药物滴耳、熏耳、塞耳和吹耳等）。

二、临床诊断

（一）辨病诊断

（1）病史　多有异物入耳史。

（2）临床症状　耳内可有耳痛、耳内瘙痒、耳鸣、听力下降、眩晕、反射性咳嗽等，轻者可无明显症状。根据异物的种类、形态、大小和所在部位，而有不同的症状。一般来说，活体动物类异物本身的幽闭恐惧与惶恐挣扎，在耳道内爬行、骚动，使患者躁扰不安，给患者带来极大的困扰，引起难以忍受之痛痒，或刺激鼓膜产生擂鼓样耳鸣及眩晕，甚至导致鼓膜穿孔、出血；甚至无法站立行走。形体较大，尖锐、有刺激性异物，症状较明显；体小而光滑，无膨胀性、刺激性异物，其症状较轻或无明显症状。异物较大或植物性异物遇水膨胀阻塞耳道，可致耳鸣、听力下降、眩晕、耳痛、反射性咳嗽等，压迫较甚者可致外耳道肌肤红肿、糜烂、疼痛。若异物嵌顿外耳道峡部，则疼痛较剧。

（3）检查　外耳道检查，有异物存在，即可做出明确诊断。

（二）辨证诊断

异物侵入耳道多见于有外耳道异物史者，异物存在于耳道，耳道壅塞不通，耳内闷堵，听力下降；或者日久损伤耳窍肌肤，耳内发痒，发红，糜烂疼痛；或者导致眩晕和反射性咳嗽等症状。患者一般呈痛苦面容，迫切求诊。临床上亦有无症状者。舌脉大多正常。

三、鉴别诊断

应与外耳道耵聍、脓痂、血痂等相鉴别。

四、临床治疗

（一）提高临床疗效的基本要素

详细询问病史及异物引起的症状；做耳内镜检查确诊；根据异物性质不同，采用不同的取出方法。

（二）辨病治疗

辨治思路：本病的治疗，以外治法为主。即通过各种方法，将异物取出为治疗原则。根据进入外耳道异物的种类、形态、大小和所在位置的深浅，选择适当的方法取出异物。

（1）动物类异物　先用植物油、酒、姜汁、丁卡因等滴入外耳道内，使虫体失去活动能力，然后用镊子取出，或用外耳道冲洗法。使用此法时应注意，在虫体未失去活动能力前，不宜贸然取出，以免引起骚动更甚，损伤耳道皮肤或鼓膜。古书曾记载有在暗室中以亮光贴近耳部将虫诱出。

（2）不规则异物　应根据具体情况用耵聍钩或枪状镊取出，耵聍钩应沿外耳道壁与异物的缝隙或外耳道前下方进入，将异物钩出。对已膨胀、体积过大的异物，可夹碎成小块，分块取出，或先用95%乙醇滴入，使其脱水缩小后，再行取出。

（3）圆球形异物　可用刮匙或耵聍钩，沿外耳道壁与异物间的缝隙伸到异物后方，然后轻轻地将异物向外拨动。切勿用镊子或钳子贸然夹取，以防异物滑入耳道深部。

（4）质轻而细小异物　可用凡士林或胶黏物质涂于棉签头上，将异物粘出，或用带负压的吸管将其吸出。细小能移动异物，亦可用冲洗法将其冲出，冲洗时应注意勿正对异物冲洗，以免将异物冲入深处。遇水膨胀、易起化学反应、锐利的异物，以及有鼓膜穿孔者，忌用冲洗法。

（5）其他　对于躁动不安不合作的儿童，而异物又较难取出时，可考虑在全身麻醉下取出异物。若因异物损伤而致耳道肌肤红肿、焮痛、糜烂等症，可参考耳疖、耳疮的疗法进行治疗。

（三）辨证治疗

对于此类外邪，以取出异物，不伤害患者为原则。

（四）医家诊疗经验

张勤修

张勤修认为，外耳道异物必须去除，在去除异物前，应了解异物的种类、性状、大小，根据异物在外耳道内的位置及外耳道有无肿胀及弯曲情况，采用合适的器械和正确的方法。异物取出后，如有外耳道炎症，或取出过程中损伤了外耳道皮肤，可局部予以抗感染药物治疗。

五、预后转归

本病预后良好，如动物类或较大异物损伤鼓膜，则会影响听力。

六、预防调护

（一）预防

（1）野外宿营时，应加强防护，注意防蚊虫入耳。

（2）戒除挖耳习惯，以免断棉签、火柴棒等物遗留耳内。

（3）加强对小儿的看护，教育小孩不要将细小物体放入耳内。

（二）调护

（1）发现有异物入耳，不可慌张，应到医院取出，不要自行盲目挖取，以免损伤外耳道皮肤及鼓膜或将异物推向深处。

（2）异物取出后，外耳道应保持干燥与清洁，以防外邪乘虚入侵。

主要参考文献

[1] 孙虹. 耳鼻咽喉头颈外科学：9版. 北京：人民卫生出版社，2018.

[2] 玉玲，刘树维. 外耳道异物分析及取出措施总结[J]. 临床合理用药杂志，2014（32）.

[3] 黄敏. 幼儿外耳道异物咋办[N]. 家庭医生报，2015.

[4] 岳玉金. 外耳道内有异物该怎么处理[N]. 大众健康报，2020.

第十二章　耳鼻咽喉部的特殊性感染

耳鼻咽喉部的特殊性感染指的是咽白喉、麻风、梅毒、猩红热、樊尚咽峡炎、单核细胞增多症、粒细胞缺乏症、白血病、口腔及咽部念珠菌病、口咽及喉咽结核、白喉、麻风病、艾滋病、非典型性肺炎、手足口病、新型变异性流感病毒等耳鼻咽喉头颈外科的各种传染病。本章列举了结核、梅毒、艾滋病三种常见病例。

第一节　耳鼻咽喉结核

一、病因病机

（一）西医学认识

耳鼻咽喉的结核可分为增殖型和渗出型两大类。增殖型表现为结核性肉芽肿或寻常狼疮，渗出型则表现为结核溃疡，一般认为当机体抵抗力强，结核杆菌致病力较弱时，结核损害则表现为狼疮，狼疮病变发展缓慢，预后一般较好。

（二）中医学认识

可参考中医学对肺结核的认识。内因有先天体弱、精血虚少、长期劳逸失度、七情内伤、饮食不节等，久病虚损影响气血津液的运行，生实邪，最终形成虚实夹杂之候。外因主要有因虫致病、外感六淫。古人受历史条件所限，认为结核的外因是虫，比如肺虫、痨虫、尸虫等。《古今医统大全》记载："其虫更传亲人，传之三人即自能飞，其状如禽、如鳖、如虺、如蛇、如蛀、如蟹、如鼠、如婴，奇形怪状，不可尽述。"患者多伴有外感六淫邪气的诱因，由于调养不当，使邪气入里。比如长期房劳过度，醉酒入房，耗伤精血，使人正气亏虚，痰湿、瘀血内停。病机主要有：精血亏虚，阴虚火旺；瘀血阻滞；脾虚生痰，痰火互结；五脏虚衰。

二、临床诊断

涂片、刮片查找抗酸杆菌，活体组织检查，结核杆菌培养及动物接种等。

三、鉴别诊断

耳鼻咽喉结核需与耳鼻咽喉炎症、肿瘤、其他特殊性感染进行鉴别。用抗酸杆菌、活体组织检查、结核杆菌培养等方法均可鉴别。

四、临床治疗

（一）辨病治疗

以全身抗结核药物为主，辅以适当的局部治疗。鼻结核局部治疗可用0.5%链霉素液滴鼻，30%三氯醋酸烧灼溃疡创面等。咽结核除全身抗药物治疗外，局部用利福平甘油涂布。喉结核应采取积极的全身抗结核治疗，并注意支持疗法和发声休息。出现严重呼吸困难时应早期作气管切开术。耳结核要注意早期应用抗结核药物控制感染，并结合手术治疗。

（二）辨证治疗

要坚持驱邪与扶正并重的治疗原则。一是补虚，二是杀虫。瘀血阻滞者用活血逐瘀法：痨虫乃瘀血所化，杀虫是治标，去瘀是治本。脾虚生痰者用健脾祛痰法治疗。脾虚不运乃生痰之源，阴虚火邪灼炼亦可生痰。法宜健胃，则分布津液，心肾有益，胃又无损，则虫可得而诛矣。

五、预后转归

与病理性质、人体的免疫力和变态反应性、结核菌侵入的数量及毒力、从一种病理类型转变为另一类型的可能性与速度等相关。如果能够早期发现、及时诊断、规范治疗，一般预后良好。

六、预防调护

不要和患有传染性肺结核的患者接触，周围有传染性肺结核患者时要戴口罩。不要用手挖鼻孔，以免将结核杆菌带入。不要使用结核病患者的餐具，以免把结核杆菌吞入。如发现自己某个部位有结核，应及时治疗，以免传至其他部位。患有传染性结核的病者，应自觉进行自我隔离，以免传染给家人、朋友及社会人群。

七、专方选要

（1）肺阴亏损型可用月华丸加减　天冬、生地、麦冬、熟地、山药、百部、沙参、川贝母、阿胶、茯苓、獭肝、三七。

（2）阴虚火旺型可用百合固金汤加秦艽鳖甲散加减　熟地、生地、归身、白芍、甘草、桔梗、玄参、贝母、麦冬、百合、柴胡、鳖甲、地骨皮、秦艽、当归、知母。

（3）气阴耗伤型可用保真汤和参苓白术散加减　当归、人参、生地黄、熟地黄、白术、茯苓、天冬、麦冬、知母、黄柏、五味子、柴胡、地骨皮、甘草、陈皮、厚朴、白扁豆、茯苓、桔梗、莲子、砂仁、山药、薏苡仁。

（4）阴阳两虚型可用补天大造丸加减　紫河车、生地、麦冬、天冬、杜仲、熟地、牛膝、当归、小茴香、川黄柏、白术、枸杞子、五味子、陈皮、干姜、侧柏叶。

主要参考文献

［1］贾慧琳. 基于古代文献探析中医治疗肺结核的用药特点［D］. 成都：成都中医药大学，2018.

［2］朱新瑜. 肺痨的源流及用药规律研究［D］. 南京：南京中医药大学，2017.

［3］王聪聪，余学庆，马锦地，等. 基于现代名老中医经验的肺痨病因病机及证素规律研究［J］. 新中医，2017，49（1）.

第二节　耳鼻咽喉梅毒

一、病因病机

（一）西医学认识

梅毒是由梅毒螺旋体所致的系统慢性传染病。分先天性与后天性两种，先天性感染系宫内胎传，后天性感染多系不洁性交直接传染。先天性梅毒分早期和晚期，后天性梅毒分3期。以上各期梅毒均可在鼻部发生，其中以Ⅲ期鼻梅毒为多见。耳鼻咽喉是性器官以外较为常见的发病部位，具有极强的直接和间接传染的特点。梅毒起病较为隐匿，患者常隐瞒病史，易被漏诊。

1. 一期梅毒

好发于扁桃体，称为扁桃体硬下疳，在感染后2~4周发生。扁桃体肥大、质硬，表面有白膜或溃疡，一侧多见。症状轻微，不发热，无痛。常伴颈淋巴结肿大。

2. 二期梅毒

患者约有36.3%发生咽梅毒。病程一般2个月到半年，甚至可长达2年。扁桃体常双侧受累，表现为肿胀、充血、潮红，有脓疱及溃疡，常有白色假膜。颈部淋巴结肿大。患者无明显症状，可有轻度咽痛，有异物感，无发热。出现白色的圆形、椭圆形黏膜斑是二期梅毒的特征。梅毒斑开始为潮红斑，水肿，边界渐清楚而形成弧状为其特征。好发于悬雍垂、软腭及扁桃体等处。半数以上有咽喉轻痛、声音嘶哑、耳鸣等。喉梅毒少见，黏膜充血，多在声带、杓间隙及会厌发生息肉样黏膜斑。鼻腔损害罕见，表现为鼻前庭暗红色斑丘疹和暗红色黏膜斑。咽梅毒病变可累及腭弓、扁桃体、软腭、咽后壁、齿龈、喉、鼻及舌底。

（二）中医学认识

梅毒在中医学里被称为杨梅疮、霉疮、广疮、天柳病、花柳病、卖疮、大疮等。以阴部糜烂，外发皮疹，筋骨疼痛，皮肤起核而溃烂，神情痴呆等为常见表现的疫病类疾病。李时珍道："杨梅疮，古方不载，亦无病者。近时起于岭南，传及四方。"可见在我国，梅毒是一种舶来品，由广东进口而遍及各地。梅毒的病因病机为湿热邪火化毒而致。《外科正宗》中提出："夫杨梅疮者，以其形似杨梅；又名时疮，因时气乖变，邪气凑袭；又名棉花疮，自期绵绵难绝。有此三者之称，总由湿热邪火之化。"除了天行时毒相感和男女淫乱相染，中医还认为有以下三点病因病机。

1. 胎传遗毒

《外科真诠》："遗毒系先天遗毒于胞胎，有禀受染受之分，禀受者由父母先患梅疮而后结胎元，婴儿生后，周身色赤无皮，毒攻九窍，以致烂斑，患此难愈……染受者乃先结胎元，父母后患梅疮，毒气传于胎中，婴儿既生，则头上坑凹，肌肤先出红点，次发烂斑，甚者攻口角眼眶耳鼻，及前阴窍道破烂……若延毒遍身，日夜啼哭，不吃乳食者，属毒甚气微，终难救治。"新生儿梅毒有先天与后天的鉴别。

2. 正虚邪入

《霉疮秘录》："夫霉疮为患，正气不虚，则邪毒不入。"湿热邪火化毒侵入人体便发病。《景岳全书》："盖此淫秽之毒，由精泄之后，气从精道乘虚直透命门，以灌冲脉。所以外而皮毛，内而骨髓。凡冲脉所到之处则无所不至，此其为害最深，最恶。"此毒亦可传入心。

3. 非性传染

《外科大成》中有"夫梅疮……总由湿热邪火之化，而有精气二者之殊。精化由欲染者重，气化由传染者轻。"这里的"气化""传染"即是非性的接触传染。

二、临床诊断

有不洁性生活史，或与梅毒患者有性接触史。临床症状和体征符合黏膜梅毒的特点。病理学检查发现黏膜梅毒的组织学证据。血清学检测：梅毒筛选试验（PRP）和梅毒特异性确诊试验（TPHA）阳性。

三、鉴别诊断

需与白念珠菌感染、口腔扁平苔藓、急性扁桃体炎、樊尚氏咽峡炎、白喉、急性唇炎、鼻的特异性炎症如结核、鼻硬结病、喉癌等相鉴别。

四、临床治疗

（一）辨病治疗

原则：治疗及时，剂量足够，疗程正规，治疗后定期追踪观察，并对配偶和性伴侣进行检查和治疗。方法：每周肌注一次长效青霉素（苄星青霉素），每次240万单位，连续3周。治愈标准：临床症状消退，血清学检查转阴。注意：按梅毒进行全身治疗，青霉素治疗梅毒有良好效果。对青霉素有过敏反应者可改用四环素或红霉素。鼻腔局部应保持清洁，腐骨必须清除。在梅毒控制后，鼻畸形可考虑手术整形。

（二）辨证治疗

1. 辨证论治

（1）清肝泄热，利湿祛毒　方用龙胆泻肝汤加雄黄。药味组成：龙胆草、生地黄、当归各1g，柴胡、泽泻各3g，车前子、木通各1.5g。也可加黄芩、栀子、甘草。为粗末，水煎，温后冲服雄黄0.3g，空腹服。

（2）解表通里，疏风清热除湿　方用防风通圣散合荆防败毒散。防风通圣散：防风、川芎、当归、芍药、大黄、芒硝、连翘、薄荷、麻黄各15g，石膏、桔梗、黄芩各30g，白术、栀子、荆芥穗各8g，滑石90g，甘草60g，为粗末，每服6g，加生姜，水煎服。荆防败毒散：荆芥、防风、人参、羌活、独活、前胡、柴胡、桔梗、枳壳、茯苓、川芎、甘草各3g。为细末，水煎服。

（3）解毒消瘀，扶正固本　方用化毒散，配服五宝丹加党参、黄芪。化毒散出自《医宗金鉴》："生大黄（一两），穿山甲（炙）、当归尾（各五钱），炒僵蚕（炒，三钱），炙蜈蚣（炙黄，一条）。共研细末，每服二钱，温酒调下，一日二服。"五宝丹出自《景岳全书》："琥珀（透明血色者，用甘草水煮过，三分半），珍珠（炒过，三分半，一方用豆腐包蒸），朱砂（透明者，三分半）、钟乳石（用木香、甘草各一钱同煮干，用三分半）、飞罗面（炒过，三分半），冰片（半分，临时加）。上俱为极细末。"每服0.06~0.21g，加冰片0.15g，用土茯苓500g，病在上加木香6g，病在下加牛膝30g，与土茯苓同煎取汁，分多次送药，一日内服完此汤。病在上食后服；病在下食前服。

2. 外治法

（1）白杏膏　轻粉30g，杏仁去皮七个，共捣烂，将疮去痂，先抹猪胆汁，后涂药。

（2）千金散　乳香、没药、血竭、雄黄、杏仁各15g，轻粉、孩儿茶、枯矾各1.5g，胆矾1g，麝香0.3g，上为末，先用猪胆汁贴洗，后掺药。

（3）珠粉散　轻粉3g，珍珠0.6g，天竺黄1.8g，上为细末，将疮用槐条煎汤洗净，后搽药即愈。

（3）冲和膏（《外科正宗》）　炒紫荆皮、炒独活、炒赤芍药、石菖蒲。为细末，葱煎汤或热酒调敷患处。

（4）五五丹（《外伤科学》）　煅石膏、升丹。为细末，掺于疮面，每日换药1~2次。

（5）生肌散（《疡医大全》）　治痈疽疮疡久不收口方。人参、牛黄、珍珠、琥珀、熊胆、乳香、没药、煅炉甘石、乌贼骨、龙骨、煅石膏、轻粉、铅粉。为细末，加冰片，再研细，每用少许，搽患处。

五、预后转归

梅毒经过治疗后，如何判断是否痊愈，通常是用梅毒血清学的检测来加以判断，各大医院比较常用的是RPR（快速血浆反应素环状卡片试验）和TPPA（梅毒螺旋体颗粒凝集试验）。RPR是非特异性梅毒血清学试验，常用于疗效的判断。TPPA检测血清中特异性梅毒螺旋体抗体，有较高的敏感性和特异性。本法检测一旦阳性，无论治疗与否或疾病是否活动，通常终身保持阳性不变，其滴度变化与梅毒是否活动无关，故不能作为评价疗效或判定复发与再感染的指标，只能够作为梅毒的确认试验。

凡确诊为梅毒者，治疗前最好做RPR定量试验。两次定量试验滴度变化相差2个稀释度以上时，才可判定滴度下降。梅毒患者在经过正规治疗以后，每3个月复查一次RPR，半年后每半年复查一次RPR，随访2~3年，观察比较当前与前几次的RPR滴度变化的情况。在治疗后3~6个月后，滴度下降到1/4，说明治疗有效。滴度可持续下降乃至转为阴性。如果连续3~4次检测的结果都是阴性，则可以认为该患者的梅毒已临床治愈。

梅毒患者在抗梅治疗后，其血清反应一般有3种变化的可能：①血清阴转。

②血清滴度降低不阴转，或血清抵抗。③转阴后又变为阳性，或持续下降过程中又有上升，表明有复发或再感染。

六、预防调护

首先应加强健康教育和宣传，避免不安全的性行为。追踪患者的性伴，查找患者所有性接触者，进行预防检查，追踪观察并进行必要的治疗，未治愈前禁止性行为。对可疑患者均应进行预防检查，做梅毒血清试验，以便早期发现患者并及时治疗。对患梅毒的孕妇，应及时给予有效治疗，以防止将梅毒感染给胎儿。未婚的感染梅毒者，最好治愈后再结婚。梅毒患者应注意劳逸结合，进行必要的功能锻炼，保持良好的心态，以利康复。注意生活细节，防止传染他人：早期梅毒患者有较强的传染性，晚期梅毒虽然传染性逐渐减小，但也要小心进行防护。自己的内裤、毛巾及时单独清洗，煮沸消毒，不与他人同盆而浴。发生硬下疳或外阴、肛周扁平湿疣时，可以使用清热解毒、除湿杀虫的中草药煎水熏洗坐浴。

七、专方选要

（1）归脾汤（《校注妇人良方》） 补血养心，益气安神。人参、炒白术、炒黄芪、茯苓、龙眼肉、当归、远志、炒酸枣仁、木香、炙甘草，加姜、枣，水煎服。

（2）六味地黄丸合养心汤 滋阴益气，温肾纳气。六味地黄丸，源于《小儿药证直诀》：熟地黄、山茱萸肉、山药、泽泻、牡丹皮、茯苓（去皮）。为末，炼蜜为丸，梧桐子大，每服3丸。空腹温开水送下。养心汤，出自《校注妇人良方》：炒黄芩、茯神（去木）、茯苓、半夏曲、当归（酒拌）、炒酸枣仁、肉桂、柏子仁、炒五味子、人参，炙甘草，为末，每服9~15g，加生姜、大枣，水煎服。也可用养心汤冲服六味地黄丸。

（3）血府逐瘀汤（《医林改错》） 活血化瘀，行气通络。当归、牛膝、红花、生地黄、桃仁、枳壳、赤芍药、柴胡、甘草、桔梗、川芎，水煎服。

（4）定痫丸（《医学心悟》） 涤痰息风，开窍定痫，是治肝风痰浊所致之痫证方。天麻、川贝母、姜半夏、茯苓（蒸）、茯神（蒸）、丹参（酒蒸）、麦冬、陈皮、远志、石菖蒲、僵蚕、胆南星、琥珀（豆腐煮，灯心草研）、全蝎（去尾，甘草水洗）、朱砂（研细）。为末，以竹沥一小碗，姜汁一杯，以甘草熬膏和药为丸，弹子大，朱砂为衣。

主要参考文献

[1] 周蜜，徐萍，卢忠明. 中医辨证联合青霉素治疗梅毒血清抵抗的可行性与安全性[J]. 中国性科学，2018(6).

[2] 远庚，朱立，刘畅，等. 齐文升治疗以癫痫为首发症状的神经梅毒1例[J]. 中国中医基础医学杂志，2017(11).

[3] 白翎. 梅毒血清抵抗患者经中医辨证治疗的临床效果观察[J]. 中国继续医学教育，2017(19).

附录

临床常用检查参考值

一、血液学检查

指标			标本类型	参考区间
红细胞（RBC）	男		全血	（4.0~5.5）$\times 10^{12}$/L
	女			（3.5~5.0）$\times 10^{12}$/L
血红蛋白（Hb）	新生儿			170~200g/L
	成人	男		120~160g/L
		女		110~150g/L
平均红细胞血红蛋白（MCV）				80~100fl
平均红细胞血红蛋白（MCH）				27~34pg
平均红细胞血红蛋白浓度（MCHC）				320~360g/L
红细胞比容（Hct）（温氏法）	男			0.40~0.50L/L
	女			0.37~0.48L/L
红细胞沉降率（ESR）（Westergren 法）	男			0~15mm/h
	女			0~20mm/h
网织红细胞百分数（Ret%)	新生儿			3%~6%
	儿童及成人			0.5%~1.5%
白细胞（WBC）	新生儿			（15.0~20.0）$\times 10^{9}$/L
	6 个月至 2 岁时			（11.0~12.0）$\times 10^{9}$/L
	成人			（4.0~10.0）$\times 10^{9}$/L
白细胞分类计数百分率	嗜中性粒细胞			50%~70%
	嗜酸性粒细胞（EOS%）			0.5%~5%
	嗜碱性粒细胞（BASO%）			0~1%
	淋巴细胞（LYMPH%）			20%~40%
	单核细胞（MONO%）			3%~8%
血小板计数（PLT）				（100~300）$\times 10^{9}$/L

二、电解质

指标		标本类型	参考区间
二氧化碳结合力（CO_2-CP）	成人	血清	22~31mmol/L
钾（K）			3.5~5.5mmol/L
钠（Na）			135~145mmol/L
氯（Cl）			95~105mmol/L
钙（Ca）			2.25~2.58mmol/L
无机磷（P）			0.97~1.61mmol/L

三、血脂血糖

指标		标本类型	参考区间
血清总胆固醇（TC）	成人	血清	2.9~6.0mmol/L
低密度脂蛋白胆固醇（LDL-C）（沉淀法）			2.07~3.12mmol/L
血清三酰甘油（TG）			0.56~1.70mmol/L
高密度脂蛋白胆固醇（HDL-C）（沉淀法）			0.94~2.0mmol/L
血清磷脂			1.4~2.7mmol/L
α- 脂蛋白			男性（517 ± 106）mg/L
			女性（547 ± 125）mg/L
血清总脂			4~7g/L
血糖（空腹）（葡萄糖氧化酶法）			3.9~6.1mmol/L
口服葡萄糖耐量试验服糖后 2 小时血糖			＜ 7.8mmol/L

四、肝功能检查

指标		标本类型	参考区间
总脂酸		血清	1.9~4.2g/L
胆碱酯酶测定（ChE）（比色法）	乙酰胆碱酯酶（AChE）		80000~120000U/L
	假性胆碱酯酶（PChE）		30000~80000U/L
铜蓝蛋白（成人）			0.2~0.6g/L
丙酮酸（成人）			0.06~0.1mmol/L
酸性磷酸酶（ACP）			0.9~1.90U/L
γ- 谷氨酰转移酶（γ-GGT）	男		11~50U/L
	女		7~32U/L

续表

指标			标本类型	参考区间
蛋白质类	蛋白组分	清蛋白（A）	血清	40~55g/L
		球蛋白（G）		20~30g/L
		清蛋白 / 球蛋白比值		（1.5~2.5）：1
	总蛋白（TP）	新生儿		46.0~70.0g/L
		＞ 3 岁		62.0~76.0g/L
		成人		60.0~80.0g/L
	蛋白电泳（醋酸纤维膜法）	α_1 球蛋白		3%~4%
		α_2 球蛋白		6%~10%
		β 球蛋白		7%~11%
		γ 球蛋白		9%~18%
乳酸脱氢酶同工酶（LDiso）（圆盘电泳法）		LD_1		（32.7 ± 4.60）%
		LD_2		（45.1 ± 3.53）%
		LD_3		（18.5 ± 2.96）%
		LD_4		（2.90 ± 0.89）%
		LD_5		（0.85 ± 0.55）%
肌酸激酶（CK）（速率法）		男		50~310U/L
		女		40~200U/L
肌酸激酶同工酶		CK-BB		阴性或微量
		CK-MB		＜ 0.05（5%）
		CK-MM		0.94~0.96（94%~96%）
		CK-MT		阴性或微量

五、血清学检查

指标	标本类型	参考区间
甲胎蛋白（AFP，αFP）	血清	＜ 25ng/ml（25μg/L）
小儿（3 周 ~6 个月）		＜ 39ng/ml（39μg/L）
包囊虫病补体结合试验		阴性
嗜异性凝集反应		（0~1）：7
布鲁斯凝集试验		（0~1）：40
冷凝集素试验		（0~1）：10
梅毒补体结合反应		阴性

续表

指标		标本类型	参考区间
补体	总补体活性（CH50）（试管法）	血浆	50~100kU/L
补体经典途径成分	C1q（ELISA 法）	血清	0.18~0.19g/L
	C3（成人）		0.8~1.5g/L
	C4（成人）		0.2~0.6g/L
免疫球蛋白	成人		700~3500mg/L
IgD（ELISA 法）	成人		0.6~1.2mg/L
IgE（ELISA 法）			0.1~0.9mg/L
IgG	成人		7~16.6g/L
IgG/ 白蛋白比值			0.3~0.7
IgG/ 合成率			-9.9~3.3mg/24h
IgM	成人		500~2600mg/L
E- 玫瑰花环形成率		淋巴细胞	0.40~0.70
EAC- 玫瑰花环形成率			0.15~0.30
红斑狼疮细胞（LEC）		全血	阴性
类风湿因子（RF）（乳胶凝集法或浊度分析法）		血清	＜ 20U/ml
外斐反应	OX19		低于 1：160
Widal 反应（直接凝集法）	O		低于 1：80
	H		低于 1：160
	A		低于 1：80
	B		低于 1：80
	C		低于 1：80
结核抗体（TB-G）			阴性
抗酸性核蛋白抗体和抗核糖核蛋白抗体			阴性
抗干燥综合征 A 抗体和抗干燥综合征 B 抗体			阴性
甲状腺胶体和微粒体胶原自身抗体			阴性
骨骼肌自身抗体（ASA）			阴性
乙型肝炎病毒表面抗原（HBsAg）			阴性
乙型肝炎病毒表面抗体（HBsAb）			阴性
乙型肝炎病毒核心抗原（HBcAg）			阴性

指标	标本类型	参考区间
乙型肝炎病毒 e 抗原（HBeAg）	血清	阴性
乙型肝炎病毒 e 抗体（HBeAb）		阴性
免疫扩散法		阴性
植物血凝素皮内试验（PHA）		阴性
平滑肌自身抗体（SMA）		阴性
结核菌素皮内试验（PPD）		阴性

六、骨髓细胞的正常值

指标		标本类型	参考区间
增生程度		骨髓	增生活跃（即成熟红细胞与有核细胞之比约为 20：1）
粒系细胞分类	原始粒细胞		0~1.8%
	早幼粒细胞		0.4%~3.9%
	中性中幼粒细胞		2.2%~12.2%
	中性晚幼粒细胞		3.5%~13.2%
	中性杆状核粒细胞		16.4%~32.1%
	中性分叶核粒细胞		4.2%~21.2%
	嗜酸性中幼粒细胞		0~1.4%
	嗜酸性晚幼粒细胞		0~1.8%
	嗜酸性杆状核粒细胞		0.2%~3.9%
	嗜酸性分叶核粒细胞		0~4.2%
	嗜碱性中幼粒细胞		0~0.2%
	嗜碱性晚幼粒细胞		0~0.3%
	嗜碱性杆状核粒细胞		0~0.4%
	嗜碱性分叶核粒细胞		0~0.2%
红细胞分类	原始红细胞		0~1.9%
	早幼红细胞		0.2%~2.6%
	中幼红细胞		2.6%~10.7%
	晚幼红细胞		5.2%~17.5%

续表

指标		标本类型	参考区间
淋巴细胞分类	原始淋巴细胞	骨髓	0~0.4%
	幼稚淋巴细胞		0~2.1%
	淋巴细胞		10.7%~43.1%
单核细胞分类	原始单核细胞		0~0.3%
	幼稚单核细胞		0~0.6%
	单核细胞		0~6.2%
浆细胞分类	原始浆细胞		0~0.1%
	幼稚浆细胞		0~0.7%
	浆细胞		0~2.1%
其他细胞	巨核细胞		0~0.3%
	网状细胞		0~1.0%
	内皮细胞		0~0.4%
	吞噬细胞		0~0.4%
	组织嗜碱细胞		0~0.5%
	组织嗜酸细胞		0~0.2%
	脂肪细胞		0~0.1%
分类不明细胞			0~0.1%

七、血小板功能检查

指标		标本类型	参考区间
血小板聚集试验（PAgT）	连续稀释法	血浆	第五管及以上凝聚
	简易法		10~15s 内出现大聚集颗粒
血小板黏附试验（PAdT）	转动法	全血	58%~75%
	玻璃珠法		53.9%~71.1%
血小板第 3 因子		血浆	33~57s

八、凝血机制检查

指标		标本类型	参考区间
凝血活酶生成试验		全血	9~14s
简易凝血活酶生成试验（STGT）			10~14s
凝血酶时间延长的纠正试验		血浆	加甲苯胺蓝后，延长的凝血时间恢复正常或缩短 5s 以上
凝血酶原时间（PT）		全血	30~42s
凝血酶原消耗时间（PCT）	儿童		＞ 35s
	成人		＞ 20s
出血时间（BT）		刺皮血	（6.9 ± 2.1）min，超过 9min 为异常
凝血时间（CT）	毛细管法（室温）	全血	3~7min
	玻璃试管法（室温）		4~12min
	塑料管法		10~19min
	硅试管法（37℃）		15~32min
纤维蛋白原（FIB）		血浆	2~4g/L
纤维蛋白原降解产物（PDP）（乳胶凝聚法）			0~5mg/L
活化部分凝血活酶时间（APTT）			30~42s

九、溶血性贫血的检查

指标		标本类型	参考区间
酸化溶血试验（Ham 试验）		全血	阴性
蔗糖水试验			阴性
抗人球蛋白试验（Coombs 试验）	直接法	血清	阴性
	间接法		阴性
游离血红蛋白			＜ 0.05g/L
红细胞脆性试验	开始溶血	全血	4.2~4.6g/L NaCl 溶液
	完全溶血		2.8~3.4g/L NaCl 溶液
热变性试验（HIT）		Hb 液	＜ 0.005
异丙醇沉淀试验		全血	30min 内不沉淀
自身溶血试验			阴性
高铁血红蛋白（MetHb）			0.3~1.3g/L
血红蛋白溶解度试验			0.88~1.02

十、其他检查

指标		标本类型	参考区间
溶菌酶（lysozyme）		血清	0~2mg/L
铁（Fe）	男（成人）		10.6~36.7μmol/L
	女（成人）		7.8~32.2μmol/L
铁蛋白（FER）	男（成人）		15~200μg/L
	女（成人）		12~150μg/L
淀粉酶（AMY）（麦芽七糖法）			35~135U/L
		尿	80~300U/L
尿卟啉		24h 尿	0~36nmol/24h
维生素 B_{12}（$VitB_{12}$）		血清	180~914pmol/L
叶酸（FOL）			5.21~20ng/ml

十一、尿液检查

指标			标本类型	参考区间
比重（SG）			尿	1.015~1.025
蛋白定性		磺基水杨酸		阴性
		加热乙酸法		阴性
蛋白定量（PRO）		儿童	24h 尿	＜ 40mg/24h
		成人		0~80mg/24h
尿沉渣检查		白细胞（LEU）	尿	＜ 5 个 /HP
		红细胞（RBC）		0~3 个 /HP
		扁平或大圆上皮细胞（EC）		少量 /HP
		透明管型（CAST）		偶见 /HP
尿沉渣 3h 计数	白细胞（WBC）	男	3h 尿	＜ 7 万 /h
		女		＜ 14 万 /h
	红细胞（RBC）	男		＜ 3 万 /h
		女		＜ 4 万 /h
	管型			0/h

续表

指标			标本类型	参考区间
尿沉渣 12h 计数	白细胞及上皮细胞		12h 尿	< 100 万
	红细胞（RBC）			< 50 万
	透明管型（CAST）			< 5 千
	酸度（pH）			4.5~8.0
中段尿细菌培养计数			尿	< 10^6 菌落 /L
尿胆红素定性				阴性
尿胆素定性				阴性
尿胆原定性（UBG）				阴性或弱阳性
尿胆原定量			24h 尿	0.84~4.2μmol/（L · 24h）
肌酐（CREA）	成人	男		7~18mmol/24h
		女		5.3~16mmol/24h
肌酸（creatine）	成人	男		0~304μmol/24h
		女		0~456μmol/24h
尿素氮（BUN）				357~535mmol/24h
尿酸（UA）				2.4~5.9 mmol/24h
氯化物（Cl）	成人	以 Cl^- 计		170~255mmol/24h
		以 NaCl 计		170~255mmol/24h
钾（K）	成人			51~102mmol/24h
钠（Na）	成人			130~260mmol/24h
钙（Ca）	成人			2.5~7.5mmol/24h
磷（P）	成人			22~48mmol/24h
氨氮				20~70mmol/24h
淀粉酶（Somogyi 法）			尿	< 1000U/L

十二、肾功能检查

指标			标本类型	参考区间
尿素（UREA）			血清	1.7~8.3mmol/L
尿酸（UA）（成人酶法）	成人	男		150~416μmol/L
		女		89~357μmol/L

<table>
<tr><th colspan="3">指标</th><th>标本类型</th><th>参考区间</th></tr>
<tr><td rowspan="2">肌酐（CREA）</td><td rowspan="2">成人</td><td>男</td><td rowspan="2">血清</td><td>53~106μmol/L</td></tr>
<tr><td>女</td><td>44~97μmol/L</td></tr>
<tr><td rowspan="2">浓缩试验</td><td colspan="2">成人</td><td rowspan="3">尿</td><td>禁止饮水 12h 内每次尿量 20~25ml，尿比重迅速增至 1.026~1.035</td></tr>
<tr><td colspan="2">儿童</td><td>至少有一次比重在 1.018 或以上</td></tr>
<tr><td colspan="3">稀释试验</td><td>4h 排出所饮水量的 0.8~1.0，而尿的比重降至 1.003 或以下</td></tr>
<tr><td colspan="3">尿比重 3 小时试验</td><td rowspan="6">尿</td><td>最高尿比重应达 1.025 或以上，最低比重达 1.003，白天尿量占 24 小时总尿量的 2/3~3/4</td></tr>
<tr><td colspan="3">昼夜尿比重试验</td><td>最高比重＞1.018，最高与最低比重差≥0.009，夜尿量＜750ml，日尿量与夜尿量之比为（3~4）：1</td></tr>
<tr><td rowspan="4">酚磺肽（酚红）试验（FH 试验）</td><td colspan="2" rowspan="2">静脉滴注法</td><td>15min 排出量＞0.25</td></tr>
<tr><td>120min 排出量＞0.55</td></tr>
<tr><td colspan="2" rowspan="2">肌内注射法</td><td>15min 排出量＞0.25</td></tr>
<tr><td>120min 排出量＞0.05</td></tr>
<tr><td colspan="2" rowspan="2">内生肌酐清除率（Ccr）</td><td>成人</td><td rowspan="2">24h 尿</td><td>80~120ml/min</td></tr>
<tr><td>新生儿</td><td>40~65ml/min</td></tr>
</table>

十三、妇产科妊娠检查

<table>
<tr><th colspan="3">指标</th><th>标本类型</th><th>参考区间</th></tr>
<tr><td colspan="3">绒毛膜促性腺激素（hCG）</td><td>尿或血清</td><td>阴性</td></tr>
<tr><td rowspan="11">绒毛膜促性腺激素（HCG STAT）（快速法）</td><td colspan="2">男（成人）</td><td rowspan="11">血清，血浆</td><td>无发现</td></tr>
<tr><td rowspan="10">女（成人）</td><td>妊娠 3 周</td><td>5.4~7.2IU/L</td></tr>
<tr><td>妊娠 4 周</td><td>10.2~708IU/L</td></tr>
<tr><td>妊娠 7 周</td><td>4059~153767IU/L</td></tr>
<tr><td>妊娠 10 周</td><td>44186~170409IU/L</td></tr>
<tr><td>妊娠 12 周</td><td>27107~201615IU/L</td></tr>
<tr><td>妊娠 14 月</td><td>24302~93646IU/L</td></tr>
<tr><td>妊娠 15 周</td><td>12540~69747IU/L</td></tr>
<tr><td>妊娠 16 周</td><td>8904~55332IU/L</td></tr>
<tr><td>妊娠 17 周</td><td>8240~51793IU/L</td></tr>
<tr><td>妊娠 18 周</td><td>9649~55271IU/L</td></tr>
</table>

十四、粪便检查

指标	标本类型	参考区间
胆红素（IBL）	粪便	阴性
氮总量		＜ 1.7g/24h
蛋白质定量（PRO）		极少
粪胆素		阳性
粪胆原定量	粪便	68~473μmol/24h
粪重量		100~300g/24h
细胞		上皮细胞或白细胞偶见 /HP
潜血		阴性

十五、胃液分析

指标		标本类型	参考区间
胃液分泌总量（空腹）		胃液	1.5~2.5L/24h
胃液酸度（pH）			0.9~1.8
五肽胃泌素胃液分析	空腹胃液量		0.01~0.10L
	空腹排酸量		0~5mmol/h
	最大排酸量		3~23mmol/L
细胞			白细胞和上皮细胞少量
细菌			阴性
性状			清晰无色，有轻度酸味含少量黏液
潜血			阴性
乳酸（LACT）			阴性

十六、脑脊液检查

指标		标本类型	参考区间
压力（卧位）	成人	脑脊液	80~180mmH_2O
	儿童		40~100mmH_2O
性状			无色或淡黄色
细胞计数			（0~8）×10^6/L（成人）
葡萄糖（GLU）			2.5~4.4mmol/L
蛋白定性（PRO）			阴性

续表

<table>
<tr><th colspan="2">指标</th><th>标本类型</th><th>参考区间</th></tr>
<tr><td colspan="2">蛋白定量（腰椎穿刺）</td><td rowspan="4">脑脊液</td><td>0.2~0.4g/L</td></tr>
<tr><td rowspan="2">氯化物（以氯化钠计）</td><td>成人</td><td>120~130mmol/L</td></tr>
<tr><td>儿童</td><td>111~123mmol/L</td></tr>
<tr><td colspan="2">细菌</td><td>阴性</td></tr>
</table>

十七、内分泌腺体功能检查

<table>
<tr><th colspan="3">指标</th><th>标本类型</th><th>参考区间</th></tr>
<tr><td colspan="3">血促甲状腺激素（TSH）（放免法）</td><td rowspan="3">血清</td><td>2~10mU/L</td></tr>
<tr><td colspan="3">促甲状腺激素释放激素（TRH）</td><td>14~168pmol/L</td></tr>
<tr><td rowspan="5">促卵泡成熟激素（FSH）</td><td colspan="2">男</td><td>3~25mU/L</td></tr>
<tr><td rowspan="4">女</td><td>卵泡期</td><td rowspan="4">24h 尿</td><td>5~20IU/24h</td></tr>
<tr><td>排卵期</td><td>15~16IU/24h</td></tr>
<tr><td>黄体期</td><td>5~15IU/24h</td></tr>
<tr><td>月经期</td><td>50~100IU/24h</td></tr>
<tr><td rowspan="5">促卵泡成熟激素（FSH）</td><td colspan="2">男</td><td rowspan="5">血清</td><td>1.27~19.26IU/L</td></tr>
<tr><td rowspan="4">女</td><td>卵泡期</td><td>3.85~8.78IU/L</td></tr>
<tr><td>排卵期</td><td>4.54~22.51IU/L</td></tr>
<tr><td>黄体期</td><td>1.79~5.12IU/L</td></tr>
<tr><td>绝经期</td><td>16.74~113.59IU/L</td></tr>
<tr><td rowspan="2">促肾上腺皮质激素（ACTH）</td><td colspan="2">上午 8:00</td><td rowspan="2">血浆</td><td>25~100ng/L</td></tr>
<tr><td colspan="2">下午 18:00</td><td>10~80ng/L</td></tr>
<tr><td rowspan="3">催乳激素（PRL）</td><td colspan="2">男</td><td rowspan="8">血清</td><td>2.64~13.13μg/L</td></tr>
<tr><td rowspan="2">女</td><td>绝经前（< 50 岁）</td><td>3.34~26.72μg/L</td></tr>
<tr><td>黄体期（> 50 岁）</td><td>2.74~19.64μg/L</td></tr>
<tr><td rowspan="5">黄体生成素（LH）</td><td colspan="2">男</td><td>1.24~8.62IU/L</td></tr>
<tr><td rowspan="4">女</td><td>卵泡期</td><td>2.12~10.89IU/L</td></tr>
<tr><td>排卵期</td><td>19.18~103.03IU/L</td></tr>
<tr><td>黄体期</td><td>1.2~12.86IU/L</td></tr>
<tr><td>绝经期</td><td>10.87~58.64IU/L</td></tr>
</table>

指标			标本类型	参考区间
抗利尿激素（ADH）（放免）			血浆	1.4~5.6pmol/L
生长激素（GH）（放免法）	成人	男	血清	< 2.0μg/L
		女		< 10.0μg/L
	儿童			< 20.0μg/L
反三碘甲腺原氨酸（rT_3）（放免法）				0.2~0.8nmol/L
基础代谢率（BMR）			—	-0.10~+0.10（-10%~+10%）
甲状旁腺激素（PTH）（免疫化学发光法）			血浆	12~88ng/L
甲状腺 ^{131}I 吸收率	3h ^{131}I 吸收率		—	5.7%~24.5%
	24h ^{131}I 吸收率		—	15.1%~47.1%
总三碘甲腺原氨酸（TT_3）			血清	1.6~3.0nmol/L
血游离三碘甲腺原氨酸（FT_3）				6.0~11.4pmol/L
总甲状腺素（TT_4）				65~155nmol/L
游离甲状腺素（FT_4）（放免法）				10.3~25.7pmol/L
儿茶酚胺总量			24h 尿	71.0~229.5nmol/24h
香草扁桃酸	成人			5~45μmol/24h
游离儿茶酚胺	多巴胺		血浆	血浆中很少被检测到
	去甲肾上腺素（NE）			0.177~2.36pmol/L
	肾上腺素（AD）			0.164~0.546pmol/L
血皮质醇总量	上午 8:00			140~630nmol/L
	下午 16:00			80~410nmol/L
5- 羟吲哚乙酸（5-HIAA）		定性	新鲜尿	阴性
		定量	24h 尿	10.5~42μmol/24h
尿醛固酮（ALD）				普通饮食：9.4~35.2nmol/24h
血醛固酮（ALD）	普通饮食（早 6 时）	卧位	血浆	（238.6 ± 104.0）pmol/L
		立位		（418.9 ± 245.0）pmol/L
	低钠饮食	卧位		（646.6 ± 333.4）pmol/L
		立位		（945.6 ± 491.0）pmol/L
肾小管磷重吸收率			血清 / 尿	0.84~0.96
肾素	普通饮食	立位	血浆	0.30~1.90ng/（ml · h）
		卧位		0.05~0.79ng/（ml · h）
	低钠饮食	卧位		1.14~6.13ng/（ml · h）

续表

<table>
<tr><th colspan="4">指标</th><th>标本类型</th><th>参考区间</th></tr>
<tr><td rowspan="2" colspan="2">17-生酮类固醇</td><td rowspan="2">成人</td><td>男</td><td rowspan="4">24h 尿</td><td>34.7~69.4μmol/24h</td></tr>
<tr><td>女</td><td>17.5~52.5μmol/24h</td></tr>
<tr><td rowspan="2" colspan="2">17-酮类固醇总量（17-KS）</td><td rowspan="2">成人</td><td>男</td><td>34.7~69.4μmol/24h</td></tr>
<tr><td>女</td><td>17.5~52.5μmol/24h</td></tr>
<tr><td rowspan="2" colspan="3">血管紧张素Ⅱ（AT-Ⅱ）</td><td>立位</td><td rowspan="2">血浆</td><td>10~99ng/L</td></tr>
<tr><td>卧位</td><td>9~39ng/L</td></tr>
<tr><td colspan="4">血清素（5-羟色胺）（5-HT）</td><td>血清</td><td>0.22~2.06μmol/L</td></tr>
<tr><td colspan="4">游离皮质醇</td><td>尿</td><td>36~137μg/24h</td></tr>
<tr><td colspan="4">（肠）促胰液素</td><td>血清、血浆</td><td>（4.4 ± 0.38）mg/L</td></tr>
<tr><td colspan="2">胰高血糖素</td><td colspan="2">空腹</td><td>血浆</td><td>空腹：17.2~31.6pmol/L</td></tr>
<tr><td rowspan="4">葡萄糖耐量试验（OGTT）</td><td rowspan="4">口服法</td><td colspan="2">空腹</td><td rowspan="5">血清</td><td>3.9~6.1mmol/L</td></tr>
<tr><td colspan="2">60min</td><td>7.8~9.0mmol/L</td></tr>
<tr><td colspan="2">120min</td><td>< 7.8mmol/L</td></tr>
<tr><td colspan="2">180min</td><td>3.9~6.1mmol/L</td></tr>
<tr><td>C 肽（C-P）</td><td colspan="3">空腹</td><td>1.1~5.0ng/ml</td></tr>
<tr><td colspan="4">胃泌素</td><td>血浆空腹</td><td>15~105ng/L</td></tr>
</table>

十八、肺功能

<table>
<tr><th colspan="2">指标</th><th>参考区间</th></tr>
<tr><td>潮气量（TC）</td><td>成人</td><td>500ml</td></tr>
<tr><td rowspan="2">深吸气量（IC）</td><td>男性</td><td>2600ml</td></tr>
<tr><td>女性</td><td>1900ml</td></tr>
<tr><td rowspan="2">补呼气容积（ERV）</td><td>男性</td><td>910ml</td></tr>
<tr><td>女性</td><td>560ml</td></tr>
<tr><td rowspan="2">肺活量（VC）</td><td>男性</td><td>3470ml</td></tr>
<tr><td>女性</td><td>2440ml</td></tr>
<tr><td rowspan="2">功能残气量（FRC）</td><td>男性</td><td>（2270 ± 809）ml</td></tr>
<tr><td>女性</td><td>（1858 ± 552）ml</td></tr>
<tr><td rowspan="2">残气容积（RV）</td><td>男性</td><td>（1380 ± 631）ml</td></tr>
<tr><td>女性</td><td>（1301 ± 486）ml</td></tr>
</table>

指标		参考区间
静息通气量（VE）	男性	（6663 ± 200）ml/min
	女性	（4217 ± 160）ml/min
最大通气量（MVV）	男性	（104 ± 2.71）L/min
	女性	（82.5 ± 2.17）L/min
肺泡通气量（VA）		4L/min
肺血流量		5L/min
通气 / 血流（V/Q）比值		0.8
无效腔气 / 潮气容积（VD/VT）		0.3~0.4
弥散功能（CO 吸入法）		198.5~276.9ml/（kPa · min）
气道阻力		1~3cmH_2O/（L · s）

十九、前列腺液及前列腺素

指标			标本类型	参考区间
性状			前列腺液	淡乳白色，半透明，稀薄液状
细胞	白细胞（WBC）			＜ 10 个 /HP
	红细胞（RBC）			＜ 5 个 /HP
	上皮细胞			少量
淀粉样小体				老年人易见到，约为白细胞的 10 倍
卵磷脂小体				多量，或可布满视野
量				数滴至 1ml
前列腺素（PG）（放射免疫法）	PGA	男	血清	13.3 ± 2.8nmol/L
		女		11.5 ± 2.1nmol/L
	PGE	男		4.0 ± 0.77nmol/L
		女		3.3 ± 0.38nmol/L
	PGF	男		0.8 ± 0.16nmol/L
		女		1.6 ± 0.36nmol/L

二十、精液

指标	标本类型	参考区间
白细胞	精液	＜ 5 个 /HP
活动精子百分率		射精后 30~60min 内精子活动率为 80%~90%，至少＞ 60%
精子数		39×10^{6}/ 次
正常形态精子		＞ 4%
量		每次 1.5~6.0ml
黏稠度		呈胶冻状，30min 后完全液化呈半透明状
色		灰白色或乳白色，久未排精液者可为淡黄色
酸碱度（pH）		7.2~8.0

《当代中医专科专病诊疗大系》
参 编 单 位

总主编单位

开封市中医院
海南省中医院
河南中医药大学
广州中医药大学第一附属医院
广东省中医院
四川省第二中医医院

执行总主编单位

首都医科大学附属北京中医医院
中国中医科学院广安门医院
安阳职业技术学院
北京中医药大学深圳医院（龙岗）
北京中医药大学
云南省中医医院

常务副总主编单位

中国中医科学院西苑医院
吉林省辽源市中医院
江苏省中西医结合医院
中国中医科学院眼科医院
北京中医药大学东方医院
山西省中医院
沈阳药科大学
中国中医科学院望京医院
河南中医药大学第一附属医院
山东中医药大学第二附属医院
四川省中医药科学院中医研究所
北京中医药大学厦门医院

副总主编单位

辽宁中医药大学附属第二医院
河南大学中医院
浙江中医药大学附属第三医院
新疆哈密市中医院（维吾尔医医院）
河南省中医糖尿病医院
包头市蒙医中医医院
重庆中医药学院
天水市中医医院
中国中医科学院西苑医院济宁医院
黄冈市中医医院

贵州中医药大学
广西中医药大学第一附属医院
辽宁中医药大学第一附属医院
南京中医药大学
三亚市中医院
辽宁中医药大学
辽宁省中医药科学院
青海大学
黑龙江省中医药科学院
湖北中医药大学附属医院
湖北省中医院
安徽中医药大学第一附属医院
汝州市中西医结合医院
湖南中医药大学附属醴陵医院
湖南医药学院
湖南中医药大学
咸宁市中医医院
中国中医科学院
南阳理工学院张仲景国医国药学院
长垣中西医结合医院
成都中医药大学附属医院
成都中医药大学第二附属医院
兰州市中医医院
扬州市中医院
高安市中医医院
馆陶县中医医院
江西中医药大学
辽宁中医药大学附属第三医院
盐城市中医院
河南省人民医院
云南中医药大学

常务编委单位

（按首字拼音排序）

安钢职工总医院
安徽中医药大学第二附属医院
安阳市中西医结合医院
安阳市中医院
安阳市肿瘤医院
百色市中医医院
北海市中医医院
北京市昌平区中西医结合医院
北京市平谷区中医医院
北京中医药大学第三附属医院
澄迈县中医院
赤水市中医医院
重庆市北碚区中医院
重庆市中医院
重庆医科大学中医药学院
重庆医药高等专科学校
重庆中医药学院第一临床学院
德江县民族中医医院
防城港市中医医院
福建中医药大学附属康复医院
广西中医药大学
广西中医药大学第一附属医院（仙葫院区）
广元市中医医院
桂林市中医医院
海口市中医医院

河南省骨科医院
河南省洛阳正骨医院
河南省中西医结合儿童医院
河南省中医药研究院
河南省中医院
河南中医药大学第二附属医院
河南中医药大学第三附属医院
南昌市洪都中医院
南京市中医院
黑龙江省中医医院
湖北省妇幼保健院
湖北省中医院
湖南中医药大学第一附属医院
黄河科技学院附属医院
江苏省中西医结合医院
焦作市中医院
开封市第二中医院
开封市儿童医院
开封市光明医院
开封市中心医院
来宾市中医医院
兰州市西固区中医院
梨树县中医院
辽宁省肛肠医院
聊城市中医医院
洛阳市中医院
南京市溧水区中医院
南京中医药大学苏州附属医院
南阳市骨科医院
南阳张仲景健康养生研究院
南阳仲景书院
内蒙古医科大学
宁波市中医院
宁夏回族自治区中医医院暨中医研究院
宁夏医科大学附属银川市中医医院
平顶山市第二人民医院
平顶山市中医医院
钦州市中医医院
青海大学医学院
山西中医药大学
陕西省中医药研究院
陕西省中医医院
陕西中医药大学第二附属医院
上海市浦东新区光明中医医院
上海中医药大学附属岳阳中西医结合医院
上海中医药大学附属上海市中西医结合医院
上海中医药大学针灸推拿学院
深圳市中医院
沈阳市第二中医医院
苏州市中西医结合医院
天津市中医药研究院附属医院
天津武清泉达医院
天津医科大学总医院
田东县中医医院
温州市中西医结合医院
梧州市中医医院
武穴市中医医院
徐州市中医院
义乌市中医医院
银川市中医医院
英山县人民医院
张家港市中医医院

编委单位

（按首字拼音排序）

三门峡市中医院
厦门市中医院
陕西省中医药研究院
商水县中医院
上海仁爱医院
石家庄市中医院
天门市中医医院
尉氏县中医院
温县中医院
温州市中医院
湘潭市中医医院
新乡市中医院
新乡医学院第三附属医院
邢台市中医院
兴安界首骨伤医院
兴化市人民医院
沂源县中医医院
长治市上党区中医院
昭通市中医医院
郑州大学第五附属医院
郑州市金水区总医院
郑州澍青医学高等专科学校
中国人民解放军陆军第 83 集团军医院
中国中医科学院中医临床基础医学研究所
珠海市中西医结合医院